本书由广东省教育厅“特色针灸人才培养基地”（A1-AFD015151Z1558）、
广东省高水平大学重点学科（针灸学）建设项目和符文彬教授工作室资助

针灸临床特色技术教程

符文彬　徐振华　主编

科　学　出　版　社

北　京

内 容 简 介

本书为临床针灸特色技术教程，内容共分为五章，介绍了71种针灸临床特色技术，分为针类技术、灸类技术、中医微创技术、其他类技术。在强调操作规范及流程要点的基础上，增加了临床应用思维的拓展，图文并茂，实用性强。

本书可供中医学、中西医临床医学、康复治疗学等中医学类专业人员、学生及相关专业人员学习及临床使用。

图书在版编目（CIP）数据

针灸临床特色技术教程/符文彬，徐振华主编．—北京：科学出版社，2016

ISBN 978-7-03-048690-5

Ⅰ.①针…　Ⅱ.①符…②徐…　Ⅲ.①针灸学-教材　Ⅳ.①R245

中国版本图书馆CIP数据核字（2016）第129585号

责任编辑：郭海燕／责任校对：蒋　萍
责任印制：赵　博／封面设计：陈　敬

科学出版社出版
北京东黄城根北街16号
邮政编码：100717
http://www.sciencep.com
北京中石油彩色印刷有限责任公司印刷
科学出版社发行　各地新华书店经销
*
2016年7月第　一　版　开本：787×1092　1/16
2025年1月第六次印刷　印张：23
字数：616 000

定价：68.00元

（如有印装质量问题，我社负责调换）

《针灸临床特色技术教程》编委会

主　审　许能贵　陈达灿

主　编　符文彬　徐振华

副主编　樊　莉　刘健华　李滋平　米建平　孙　健　陈　裕

编　委　薄智云　陈　裕　陈　磊　陈全新　陈日新　邓秀红　邓忠明　董嘉怡　段　权　樊　莉　樊　凌　符文彬　雷丽芳　李　漾　李颖文　李滋平　刘健华　罗　丁　马　瑞　蒙昌荣　米建平　闵晓莉　孙　健　孙介光　王　聪　王　谦　王素愫　王文远　文　幸　谢长才　徐书君　徐振华　于　涛　袁　锋　张继福　周达君　朱晓平　左常波

秘　书　马瑞（兼）　徐书君（兼）

主 编 简 介

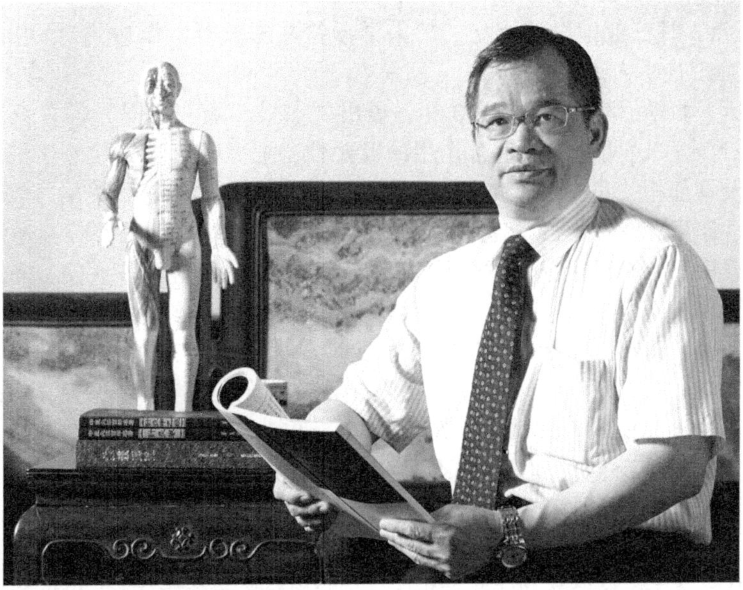

符文彬，教授，男，1963年11月生，1987年6月从广州中医学院毕业后留在广东省中医院（广州中医药大学第二临床医学院）针灸科工作至今，期间先后在中山医科大学、上海医科大学、华西医科大学、新加坡樟宜医院学习，并在湖南中医药大学攻读研究生，获得医学博士学位。现任广州中医药大学第二临床医学院主任医师、教授、博士生导师、博士后合作导师、二级正高，国家重点针灸专科学科带头人，国家重点针灸专科协作组组长，国家针刺类技术协作组组长，广州中医药大学学位委员会委员，广州中医药大学针灸推拿学学术带头人和针灸康复临床医学院针灸推拿学系名誉主任，广东省中医院大针灸科主任，广东省科学技术协会委员，广东省针灸学会会长，广东省中医药学会标准化专业委员会副主任委员，全国针灸标准化技术委员会委员，中国针灸学会常务理事，中国针灸学会临床分会、针推结合专业委员会和腹针专业委员会副主任委员，世界中医药学会联合会中医手法专业委员会副会长，香港针灸学会顾问，荷兰中医针灸协会（NVCA）永久名誉教授，香港医管局2011年至2012年度特聘访问专家。兼任《中国老年学杂志》副主编，《中华针灸电子杂志》副总编辑，国家中医药管理局《中医医疗技术手册》（2013年普及版）针刺类技术执行副主编，《中华医学百科全书》（针灸卷）、《中国针灸》、《上海针灸杂志》和《广州中医药大学学报》编委。主编广州中医药大学特色教材《临床针灸学》，全国中医药行业高等教育“十二五”国家级规划教材《针灸治疗学》和《推拿学》副主编，卫生部高级卫生专业技术资格考试指导用书《针灸推拿学高级教程-针灸学》副主编，国家卫生和计划生育委员会“十二五”规划教材、全国高等医药教材建设研究会规划教材（中医、中西医结合住院医师规范化培训教材）《针灸推拿学》副主编。全国中医药行业高等教育“十三五”国家级规划教材《针灸治疗学》副主编，上海中医药大学“十三五”研究生创新规划教材《灸法学》副主编。国家和广东、广西、浙江等省（区）自然科学基金委员会评审专家，中华中医药学会科学技术奖励评审专家，浙江中医药大学第三临床医学院“浙江省重中之重学科”（针灸推拿学）学术顾问，海南省中医院特聘首席专家，三亚市中医院针灸专业首席专家，中山市中医院客座教授，惠州人民医院康复医学顾问，广东省第二中医院科技专家指导委员会委员，广东省和广州市中西医结合医院全国名老中医学术经验继承人指导老师，广东省和中山市、清远市、高州市“优秀中医临床人才研修项目”指导老师。2013 年 11 月海南省政府在海南省中医院设立“全国著名针灸专家符文彬教授工作室”并于 2014 年 4 月挂牌，2014 年 6 月深圳市在宝安区人民医院建立“符文彬教授工作团队”，是广东省首批名中医师承项目指导老师，2015 年 3 月三亚中医院成立“岭南学派符文彬教授工作站”。已培养博士硕士研究生 129 名，结业师带徒 9 人。

从事针灸临床、教学、科研工作近 30 年，提出“一针二灸三巩固”的针灸阶梯临床治疗模式，倡导“整合针灸学”，明确针灸整合作用的重要性，把握针灸学与其他学科的溶合，对针灸治疗痛证、失眠及抑郁相关病症临床和理论研究有较深的造诣。曾得到美国、以色列、泰国、新加坡、马来西亚、印尼、波多黎格、越南、日本、斯里兰卡、智利、秘鲁等国邀请进行讲学和医疗指导，多次为泰国原三军总司令、印度尼西亚泗水省省长、秘鲁驻华大使、马达加斯加驻华大使、波多黎格副总督、泰国王室、文莱王室，美国、英国、法国、意大利、荷兰、希腊、澳大利亚、泰国、马来西亚、越南、印度等国驻广州总领事，中国香港、中国澳门知名人士，广东、海南、湖南、江苏、贵州、广西等省（区）以及党和国家领导人进行医疗保健，均得到好评。在国内外学术刊物发表论文 185 篇（其中核心期刊 116 篇，SCI20 篇，EI19 篇），曾担任针灸治疗痛症国际学术研讨会（2009 年香港）学术委员会主席和“2012 国际针灸经络学术研讨会（广州）”大会主席。著有《针灸奇法治病术》、《司徒铃针灸医论医案选》，主编《针灸临床特色疗法》、《汉英针灸治疗手册》、*Hand Book of Clinical Acupuncture and Moxibustion*、《陈全新针灸经验集》、《实用电针疗法》（DVD）、《颈椎病经络功法》（DVD）、《岭南传统天灸疗法》。2008 年被评为“第二届全国百名杰出青年中医”，2009 年被评为第十二届“新南方教学奖励基金”优秀教师，2010 年 9 月被《广州日报》评为传承广州文化 100 双手的妙手，2011 年 2 月评为中华中医药学会“科技之星”，2012～2015 年连续 4 年被《中华中医药杂志》社和全国中医药博士生优秀论文评选办公室评为“全国中医博士生优秀论文指导老师”，2013 年 11 月被广东省中医院评为建院八十周年“杰出贡献奖”人物，2014 年 1 月被广州中医药大学评为“优秀研究生导师”，2015 年 3 月被广东省家庭医生协会评为“岭南名医”，2015 年 9 月被评为广东省委教育工作委员会、广东省教育厅等授予“南粤优秀教师”称号。主持国家“十一五”科技支撑计划“针灸诊疗方案和评价研究”重点项目“不同针灸方法治疗颈椎病颈痛优化方案的临床研究”（2006BAI12B04-1）1 项及国家自然科学基金项目“cAMP-CREB-BDNF 受体后信号转导通路在针刺干预抑郁症模型大鼠的作用研究”、“基于胶质细胞介导谷氨基酸循环的针刺抗抑郁机理研究”2 项、国家十一五支撑外治项目“冬病夏治穴位敷贴技术操作规范研究”（2008BAI53B061）子课题 1 项；主持“十二五”国家支撑项目“电针治疗严重性便秘有效性和安全性多中心随机对照试验”、“电针缓解绝经过渡期绝经相关症状有效性和安全性多中心随机对照试验”、“针灸治疗围绝经期轻中度抑郁障碍的有效性和安全性多中心随机对照试验”和“电针和普卢卡必利治疗严重慢性便秘有效性和安全性-多中心随机对照试验（2012BA124B01）子课题 4 项，国际合作项目“针灸治疗慢性颈痛的临床研究”1 项，国家标准“腹针疗法技术操作规范”1 项，“从心肾论治颈椎病颈痛针灸优化方案的临床研究”、“针刺治疗抑郁症失眠的临床研究”、“疏肝调神针法标本论治抑郁性失眠的效应规律研究”等省部级课题 22 项、厅局课题 8 项；是国家重点基础研究发展计划 973 项目 2010CB530503“经脉体表特异性联系的生物学机制及针刺手法量效关系的研究（合谷穴区和面口部感觉传入信息在猕猴颈髓、丘脑和皮质的汇集研究）”主要成员（排名第三），同时也是专家指导委员会成员。主持“不同针灸方法治疗颈椎病的临床研究及疗效评价”获2006年首届中国针灸学会科技进步二等奖，“针刺调肝法治疗抑郁性神经症的规范化研究”获2008年中国针灸学会科技进步二等奖和2009年广东省科技进步三等奖；“针刺治疗缺血性中风的临床与基础研究”获教育部2013年度科学技术进步奖一等奖，并获教育部自然科学奖一等奖1项、广东省科技进步二等奖1项，2005年中华中医学会科技进步二等奖和中华中医药学会学术著作奖优秀奖各1项、广州中医药大学科技进步奖7项。主持研究的“天灸治疗哮喘、过敏性鼻炎”、“针刺疏肝调神法治疗抑郁、精神压抑”、“心胆诊治针灸术”3项成果被纳入国家诊疗技术推广项目；获得国家发明实用新型专利2项，是广东省省级非物质文化遗产“岭南传统天灸疗法”代表性传承人。

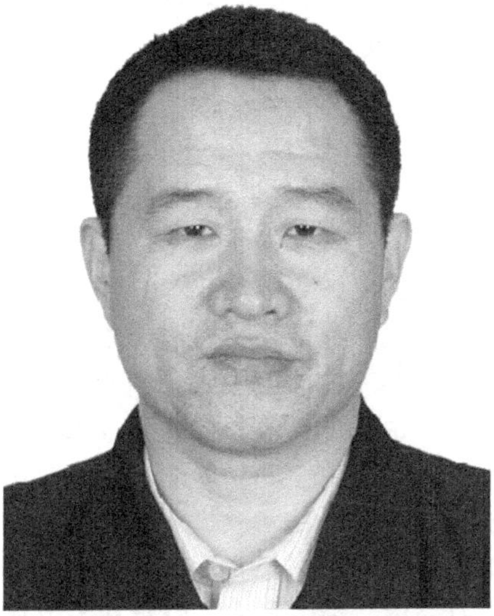

徐振华，男，1970年10月25日生，主任中医师，医学博士，博士生导师；现任广东省中医院大院针灸科主任，国家重点针灸专科专科负责人，世界中医联合会热敏灸专业委员会副会长，世界中医联合会手法专业委员会常务理事，广东省针灸学会常务理事，国家自然基金评审专家，教育部学位中心通讯评议专家，广州市非物质文化遗产“岭南传统天灸疗法”市级代表性传承人，广东省中医院青年专业技术拔尖人才。

从事针灸临床、教学、科研工作22年，主要研究方向是针灸治疗神经系统疾病和痛证的临床和理论研究及经络辨证的应用研究。在国内外学术刊物发表论文30余篇（其中核心期刊14篇、EI4篇），副主编、编委教材各一部，主编论著一部、副主编论著两部；主持、参与国家自然基金等国家、省部各级课题20余项；参加课题“针刺对脑缺血后神经元损伤保护及突触可塑性促进作用的研究”获教育部提名国家科学技术奖自然科学奖一等奖；“针刺治疗缺血性中风的临床与基础研究”获2013年度高等学校科学研究优秀成果奖 科技进步奖 一等奖（2013-228）；参加课题“不同针灸方法治疗颈椎病的临床研究及疗效评价”获首届中国针灸学会科学技术奖二等奖（ZL2006011-2-09）；博士论文：“针刺不同刺激量对脑缺血后功能恢复及突触可塑性促进作用的研究”获2005年广州中医药大学靳瑞优秀博士论文；获得“2005年香港求是优秀研究生奖学金”。

编 写 说 明

针灸临床发展迅速，各种特色疗法及针灸新思维、新理论层出不穷，在临床中大放异彩，为更好地开拓针灸临床医生及学生们的临床针灸思维和动手能力，本书编者们期望编写一本真正贴近临床，供中医学、中西医临床医学、康复治疗学等中医学类专业使用，承前启后的特色技术教程，使读者感触临床应用的魅力和价值。

本书共分为五章，介绍了 71 种针灸临床特色技术，分为针类技术、灸类技术、中医微创技术、其他类技术，在强调操作规范及流程要点的基础上，增加了临床应用思维的拓展，图文并茂，可读性强，有较高的临床价值。

本教程编写分工如下：针灸临床特色技术总论、眼针技术、火针技术、疏肝调神针灸技术、心胆论治针灸技术、大接经技术、相应取穴技术、夹脊针技术、司徒氏灸技术、天灸技术由符文彬、马瑞、陈裕执笔，毫针技术、头针技术、舌针技术、第二掌骨针灸技术、浅刺技术、通督调神针刺技术由徐振华执笔，岭南陈氏飞针技术由陈全新、徐振华执笔，热敏灸技术由陈日新、徐振华执笔，电针技术由刘健华执笔，耳针、平衡针技术由李漾执笔，鼻针技术由谢长才、符文彬执笔，穴位埋线技术由谢长才执笔，面针、脐针技术由于涛、符文彬执笔，腹针技术由蒙昌荣、薄智云执笔，背腧针技术由蒙昌荣执笔，三棱针技术、悬灸技术由王谦执笔，皮肤针技术、刮痧技术由朱晓平执笔，皮内针技术、温针灸技术由樊凌执笔，手针技术由王聪、周达君执笔，切脉针灸技术、脐灸技术、雷火灸技术、火针引流技术由王聪执笔，腕踝针技术、体环针技术、压灸技术由文幸执笔，芒针技术、鍉针技术由董嘉怡执笔，穴位注射技术、水针刀技术由李滋平执笔，醒脑开窍技术、实按灸技术、灯火灸技术由段权执笔，靳三针技术、铺灸技术、浮针技术由孙健执笔，贺氏三通技术、红外灸技术由李颖文执笔，董氏奇穴技术由左常波、米建平执笔，子午流注、灵龟八法、飞腾八法、针刺麻醉技术由樊莉执笔，蜂针技术、带刃针技术由陈磊执笔，隔物灸技术由张继福执笔，精灸技术由符文彬、马瑞执笔，药线灸技术由罗丁执笔，针刀技术由袁锋执笔，铍针技术由邓忠明执笔，拔罐类技术由雷丽芳、邓秀红执笔，砭石治疗技术由闵晓莉执笔，截根技术、烙治法治疗慢性扁桃体炎技术由王素愫执笔。全书由符文彬修改统稿。

本教程在编写出版过程中得到科学出版社的帮助，并参考了国内外相关特色技术的资料，在此表示衷心感谢，在教程编写过程中难免存在疏漏甚或错误之处，敬请读者提出宝贵意见，以便再版修订，提高质量。

编 者

2016 年 5 月

目 录

第一章

针灸临床特色技术总论

针灸临床特色技术是主要阐述适用于针灸临床的各种特色针灸技术的概要、基础理论、穴位定位主治或针具选择、技术操作步骤图、适应证、临床应用举例、禁忌证、注意事项等，为提高针灸临床疗效所掌握的针灸技能。

一、《黄帝内经》、《难经》为针灸临床特色技术奠定基础

早在春秋战国时期的《黄帝内经》，就载有针灸治病的特色技术。如九针，《灵枢·九针十二原》载“九针之名，各不同形。一曰镵针，长一寸六分；二曰员针，长一寸六分；三曰鍉针，长三寸半；四曰锋针，长一寸六分；五曰铍针，长四寸，广二分半；六曰员利针，长一寸六分；七曰毫针，长三寸六分；八曰长针，长七寸；九曰大针，长四寸。镵针者，头大末锐，去泻阳气；员针者，针如卵形，揩摩分间，不得伤肌肉者，以泻分气；鍉针者，锋如黍粟之锐，主按脉勿陷，以致其气；锋针者，刃三隅以发痼疾；铍针者，末如剑锋，以取大脓；员利针者，大如厘，且员且锐，中身微大，以取暴气；毫针者，尖如蚊虻喙，静以徐往，微以久留之而养，以取痛痹；长针者，锋利身薄，可以取远痹；大针者，尖如梃，其锋微员，以泻机关之水也”。《灵枢》不仅记载了九种不同针具的长短、形状和主治，还说明了九针的重要性和临床应用特点，为针灸临床特色技术奠定了基础。正如《灵枢·官针》所言“凡刺之要，官针最妙。九针之宜，各有所为，长、短、大、小，各有所施也。不得其用，病弗能移。疾浅针深，内伤良肉，皮肤为痈；病深针浅，病气不泻，支为大脓。病小针大，气泻太甚，疾必为害；病大针小，气不泄泻，亦复为败。失针之宜，大者泻，小者不移，已言其过，请言其所施。病在皮肤无常处者，取以镵针于病所，肤白勿取；病在分肉间，取以圆针于病所；病在经络痼痹者，取以锋针；病在脉，气少，当补之者，取以鍉针于井荥分俞；病为大脓者，取以铍针；病痹气暴发者，取以圆利针；病痹气痛而不去者，取以毫针；病在中者，取以长针；病水肿不能通关节者，取以大针；病在五脏固居者，取以锋针，泻于井荥分俞，取以四时”。另外，《灵枢·官针》还记载应九病的九刺、应十二经病的十二刺和应五脏病的五刺等特色技术。

《素问·阴阳应象大论》提出“善用针者，以右治左，以左治右”的法则，《素问·调经论》和《素问·缪刺论》明确指出“巨刺”和“缪刺”左痛刺右、右痛刺左、刺经、刺络治疗痛证的技术。《灵枢·刺节真邪》的振埃法治喘息，《灵枢·经脉》用鸠尾治疗皮肤瘙痒，《黄帝内经》刺络治疗痹证等均是针灸临床特色。《黄帝内经》针灸临床特色技术的成就对后世影响是显而易见的。

《难经》是一部继《黄帝内经》之后的中医古典理论书籍，它把中医五行相生相克规律应用

于五输穴，创补母泻子、泻井刺荥和泻南补北等针灸临床特色技术，丰富了《黄帝内经》的特色内容。

二、晋唐时期针灸特色重在灸法技术

晋唐时期重视灸法的趋势一直延至宋代。当时社会风气重灸法。根据《南史·齐本纪》的记载，有人自北方学来灸法，由于治有效验，一时间都城中大为盛行，甚至“诏禁之不止”，被称之为“圣火”。晋唐时期已有隔蒜灸、隔豆豉饼灸、黄土灸、隔盐灸、隔附子灸、隔面饼灸等技术。晋代葛洪《肘后备急方》是针灸广泛应用于防治急症最早的著作，其论“灸十宣穴治卒心痛”，“灸中魁，左之右，右之左，治口僻”；范汪在《医心方》载有治中风口僻噤方“两手叉于头，随僻左右灸肘头三四壮”，治五癫方“灸尺泽穴，在肘中动脉”，治中风舌强不语“灸廉泉”，均为针灸临床特色技术。

唐代孙思邈《备急千金要方》是继《针灸甲乙经》之后的又一个针灸里程碑，其热证用灸的特色，为灸法治病开辟了新的途径。《黄帝明堂灸经》载有“疗病卒心痛不可忍，灸足大趾次趾内横纹中，各灸一壮，炷如小麦大，下火立愈”；又“救妇人横产，先手出，灸右脚小趾尖头三壮，炷如小麦大，下火立产”；用绳缚两手大拇指灸指间治癫狂获奇效。这些均反映了晋唐时期注重灸法特色治病。而孙氏十三鬼穴治精神病也是典型的特色技术。

另外，《铜人针灸经》用角孙治齿龋，玉堂、通谷治呃逆，清冷渊治肩不举，窍阴治骨痛等，也属于针灸特色处方范畴。

三、宋金元时期针灸特色技术形成各种流派

宋代是我国针灸史上一个比较兴盛的时期，在针灸临床、腧穴的研究及针灸教育等方面都有较大的成就，这在很大程度上促进了针灸特色技术的发展。宋代除直接灸外，隔物灸较为普遍，也用于麻醉施灸。王惟一在《铜人腧穴针灸图经》里记载用针刺肩井穴治疗妇人堕胎后手足厥逆立愈。窦材《扁鹊心书》记载针关元穴治衄血诸药不效者。《圣济总录》记载取阴陵泉治肾腰病不可俯仰，灸脚跟上横纹中白肉际治腰痛。《针灸资生经》记载用火针劫喘，绝骨治鼻衄、咳逆、泄泻等，厥阴俞治牙痛，至阳治鼻塞，天井治咳嗽上气等都是有效的特色技术。

闻人耆年是葛洪之后的宋代一位有影响的急救灸学家，其著作《备急灸法》有灸两肘尖治肠痈，灸足外踝尖治牙痛，灸手大指第1节骨端处治鼻衄等灸法。

金元时期由于群星辉耀，百家争鸣，在针灸学派上也存在诸多学派，并在针灸特色技术上有所创新突破。金代张洁古用大接经法治疗中风偏枯，他在《难经》基础上创立五输穴接经法，为五输穴的临床运用增添了新的内容。张子和是一位攻下派医家，在针灸治疗中也体现了他的攻邪特点，他在《黄帝内经》刺络泻血基础上，发展了刺络技术。其治湿癣，当痒时刺百会针出血；治疟疾，当发作时刺十指尖出血；刺内迎香出血治目赤肿痛。

金元时期子午流注技术理论体系更具完善。何若愚《子午流注针经》开创“子午流注纳子法”先河。金元时期是在继承历代医学关于“谨候其时”的各种刺法基础上，加以整理提高而形成，相继开创了“飞腾八法”、“十经夫妻原穴相合逐日配合刺”等子午流注各派针。

元代杜思敬针气海治闪着腰痛。王国瑞在《扁鹊神应针灸五龙经》里记载用尺泽治五种腰痛，在《玉龙歌》里记载艾灸天井治瘾疹、瘰疬，少泽治乳痛难消；胡元庆《痈疽神秘灸经》有“肩痈在肩上，按之至痛酸半体者是也，甚则令人身热恶心寒，当灸太渊穴三七壮”。以上这些均反映了金元时期针灸医家应用针灸特色治病特点。

四、明清时期特色技术百花齐放

明清时期由于针灸治疗范畴扩大，辨证施治规律不断总结，针灸手法得到发挥，使针灸特色技术出现了丰富多彩的局面。明清时期温和灸应用较广，部分隔物灸也用于局部麻醉。

明清时期子午流注理论在徐凤、高武、杨继洲、张景岳、吴学谦、吴学川等名医手万得以传播。明代刘纯《医经小学》记载治晕针取肩髃与尺泽连线的中点。凌云在《卧岩凌先生得效应穴针法赋》中记述治头项强痛取承浆配风府或后溪配承浆，脊间心后痛取中渚配中脘。方贤的《奇效良方》记载灸耳尖治眼生翳膜，灸中魁治反胃，灸肘尖治瘰疬，灸内踝尖治下牙痛。高武《肘后歌》称“头面之疾针至阴，腿脚有疾风府寻……胁肋腿痛后溪妙”。明代著名针灸医家杨继洲用承浆治头项强急。张介宾《类经图翼》载有“命门灸寒热多效”，“早食午吐，午食晚吐，灸后溪九壮立愈；齿痛不能食饮，取鱼际，左患灸右，右患灸左，男三女四；牙疼灸消泺；胎衣不下灸乳根即下”。严振《循经考穴编》记载用三阳络治挫闪腰疼，少泽灸治鼻衄，蠡沟治暴痒，飞扬治衄衄。凌云《针灸法与主治》“列缺治半身不遂，一切危症”，“太渊主治心痛，眼生内翳障”，“鱼际主心腹痛”。薛立斋治乳痈、乳岩“焮肿痛甚者宜隔大蒜灸”，另外他将豆豉饼灸、附子饼灸、隔姜灸、桑枝灸等不同特色灸术应用于外科杂病难治病。这些均是明代针灸特色治病的实例。

灸法到清代发生变化，以针为灸的太乙神针法大行天世，有专论太乙神针的专著，如韩贻丰的《太乙神灸心法》、邱时敏的《太乙神针》、孔广培的《太乙神针集解》。李学川所著《针灸逢源》是清代对针灸极有影响的专著，也载有“雷火针法”、“太乙神针法”等特色技术。《采艾编翼》是清代一部以灸法为主的著作，其中记载用太渊治目疾，天枢治一切重感，龈交治小儿面久生疮癣，大敦治遗溺，承浆治气逆。《灸法秘传》记载治汗症灸尺泽，不效再灸膈俞；男子血损灸天枢，女子阴虚灸足三里，偶然跌仆闪挫腰痛灸气海，红肿牙痛灸手三里，小便频数灸大敦。可见清代针灸治病亦有许多特色。

而民国时期黄石屏《针灸诠述》治疗中风、咳嗽、痹证等采用层次治疗，承澹安有灸身柱治7岁以下伤风发热不爽，浅刺（刺激神经末梢）治热病痉挛止暴痛，深刺（刺激神经干）治慢性疼痛麻木及运动障碍，灸合谷治面部人中疔有特效；周仲房用会阴治闭经等针灸特色技术。

五、中华人民共和国成立后特色技术得以传承与发展

中华人民共和国成立后针灸学术有了很大发展，针灸临床特色技术研究从文献考证、临床研究、实验研究均取得长足进展，其中针刺麻醉技术的应用和机制研究受到世界的瞩目，涌现出以头针技术、耳针技术、腹针技术等为代表的微针技术，以电针技术、植线技术、针刀技术、浮针技术、温灸器技术、电热灸技术、热敏灸技术等为代表的现代技术，以醒脑开窍技术、靳三针技术、贺氏三通技术等为代表的现代流派技术，出现多种技术并存的繁荣局面。

20世纪50年代初，在封闭疗法与针灸结合基础上，穴位药物注射形成穴位注射技术；在古代留针基础上创立了皮内针技术；在古代刺络法、锋针基础上形成三棱针技术；在贺普仁教授的倡导下，推动火针技术的应用。1955年陕西学者朱龙玉，在前人经验和自己临床基础上，结合现代医学理论和技术，阐述电针技术的原理、方法和临床，使其得到普及推广；20世纪50年代末司徒铃在古代刺络法、锋针、半刺法基础上发明钩状挑治针。50～60年代我国医学工作者在针刺镇痛基础上发明了针刺麻醉技术并进行实践和研究；1958年12月叶肖麟在《上海中医杂志》介绍法国P·Nogier医学博士提出的胚胎倒影耳穴图，促进我国耳针技术的广泛应用研究和发展，

1981 年 6 月我国通过“耳穴标准化方案”，收载耳穴 90 个；1958 年皮肤针技术在我国开始应用和推广。

20 世纪 60 年代初我国医学工作者在中医鼻部色诊基础上创造发明鼻针技术并应用于针刺麻醉；60 年代在中医理论指导下，受手部按摩分区、主治启发形成手针技术，70 年代广泛应用和研究，形成方云鹏、王富春、朱振华、韩国柳泰佑的高丽手等流派；20 世纪 60 年代，为了巩固治疗和减少患者痛苦，在其他技术的启发下形成植线技术；1964 年徐相富将人中分成三部九穴对人中针技术开始应用；20 世纪 60 年代末，黄荣发在祖传针灸技术和古代九针基础上，创立了小宽针技术。

20 世纪 70 年代刘金荣在前人经验基础上，根据脏腑经络学说，结合现代医学理论，通过大量临床实践，创新了口针技术；20 世纪 70 年代在头部穴位治疗脑病和痛证基础上逐渐形成头针技术，并形成方云鹏、汤颂延、焦顺发等头针流派，1984 年 5 月世界卫生组织（WHO）西太区针灸穴名标准化会议上，通过由中国针灸学会主持的“头针穴名标准化方案”，1989 年 10 月在日内瓦举行的国际标准针灸穴名科学组会议上，该方案获正式通过，标志头针穴名和定位国际化、标准化；70 年代初彭静山教授在《黄帝内经》观眼察病基础上，根据中医五轮八廓学说原理创立了眼针技术，并于 80 年代推广应用；另外，70 年代初董景昌在其家传基础上，发展成独特针灸体系的董氏奇穴技术。1973 年石学敏院士在继承古代各家理论的基础上，结合现代医学，针对中风病神志障碍和肢体运动障碍的两大症状，明确提出中风病的根本病因病机为“窍闭神匿，神不导气”，确立了以醒脑开窍、滋补肝肾为主，疏通经络为辅的针灸治疗方法，创立了“石氏醒脑开窍”技术；1973 年张颖清发现了第二掌骨全息穴位群，研究这一肢节恰像是人体成比例的“缩小”，总结出人体任何肢节——任何一个相对独立的部分都是遵循第二掌骨侧类似相同的穴位分布规律，这一规律是穴位的全息律；20 世纪 70 年代末管正斋先生根据中医“舌者心之窍……舌尖主心，舌中主脾胃，舌边主肝胆，舌根主肾”的理论，创立舌针技术，并形成武连仲、盛伟、孙介光和孙雪然等舌针技术流派，同期陈全新教授为了解决“进针痛”的问题，创立了陈氏飞针技术。

20 世纪 80 年代初，广东省中医院继承前人经验的同时，根据人体阴阳消长规律，顺应四时气候变化的规律，“法于四时”，与自然环境保持协调统一，遵四时变化而预培人体之阴阳，即“冬病夏治”、“夏病冬治”，传承“岭南传统天灸疗法”，大规模开展“三伏天”、“三九天”天灸疗法，并向全国推广，使“天灸疗法”在国内外成为中医特色技术的明星；这个时代，在全息理论和中医理论指导下，形成足针技术、足象针技术、体环针技术、面针技术、夹脊针、背俞针、脐针技术、相应取穴技术、疏肝调神针法技术，同期靳瑞教授在系统整理针灸临床取穴规律基础上形成取三针组穴为主的“靳三针技术”；20 世纪 80 年代以来，师怀堂教授就开始致力于“新九针”器具的研究开发和临床推广，“新九针”是师怀堂医师经过 50 余年的中医针灸临床实践，在《黄帝内经》古九针的基础上大胆革新、潜心研制出的九种针具，它虽源于古九针，但在外形、针法及适应范围等方面都与古九针有较大的区别，根据“新九针”创立的新九针疗法，特别强调在针灸治疗过程中根据疾病发展的不同阶段，合理选用不同的针具，发挥每种针具的特殊作用，达到系统治疗的整体综合调治目的。

20 世纪 90 年代薄智云经过 21 年的研究，以神阙为中心的腹部经络体系为指导，创立了腹针技术；热敏灸疗法是陈日新教授等专家，经过了长达 22 年的潜心研究，发现人体穴位不是固定的，而是动态的，有的穴位是处于敏化状态的（或称为激活状态），同时结合中医古典《黄帝内经》有关针灸的理论，在临床实践中苦心钻研、探索、总结、验证形成的，2006 年经专家鉴定，热敏灸疗法属原始创新技术。21 世纪初许能贵教授以经络学说、中医神志学说为指导，在针灸循经取穴和机制研究基础上，突出针灸调节神志的功能，以达到形、神同治的一种中风病针刺方法，形成通督调神技术。同期，我们在继承传统中医针灸基础，吸收岭南针灸精华形成了心胆论治针灸术、精灸技术、浅针刺技术等。

2012年国家中医药管理局【国家中医药医政基层便函（2012）62号】“整理、规范、管理、推广启动了中医医疗技术”专项工作，确定了十类中医医疗技术协作组长单位和副组长单位，成立中医医疗技术协作组，办公室设在广东省中医院，针刺技术协作组组长单位为广东省中医院，灸类技术协作组长单位为江西中医学院附属医院，刮痧类技术协作组长单位为中国中医科学院针灸研究所，拔罐类技术协作组长单位为首都医科大学附属北京中医医院，中医微创类技术协作组长单位为中国中医科学院骨伤科研究所、北京黄枢中医院，推拿类技术协作组长单位为上海中医药大学附属岳阳中西医结合医院，敷熨熏浴类技术协作组长单位为北京中医药大学东直门医院，骨伤类技术协作组长单位为中国中医科学院望京医院，肛肠疾病类技术协作组长单位为南京市中医院，其他类技术协作组长单位为广东省中医院。中医医疗技术的整理、规范、管理和推广应用为进一步推动针灸临床特色技术开展提供政策支撑。

六、针灸特色技术的关键问题

为了提高临床疗效，保证医疗安全和质量，促进针灸临床特色技术的传承、发展和推广应用，落实《国务院关于促进健康服务业发展的若干意见》【国办发〔2013〕40号】“全面发展中医药医疗保健服务；推广科学有效的中医药养生、保健服务”和《国务院关于全国医疗卫生服务体系规划纲要（2015～2020年）》【国办发〔2015〕14号】“加强以全科医生为重点的基层医疗卫生队伍建设，健全在岗培训制度，鼓励乡村医生参加学历教育；大力支持中医类人才培养；充分发挥中医医疗预防保健特色优势”行动纲领，更好造福人民。我们认为针灸临床特色技术应该注重掌握技术操作步骤、把握关键技术要点、研究技术量效关系、掌握适应病症和临床应用，重点把握特色技术的禁忌证和注意事项。

到2014年年底我国已发布21项针灸技术操作规范包括艾灸、头针、耳针、三棱针、拔罐、穴位注射、皮肤针、皮内针、穴位贴敷、穴位埋线、电针、腕踝针、火针、鍉针、芒针、眼针、鼻针、口唇针、腹针、毫针基本手法、毫针刺灸手法和《耳穴名称与定位》标准，为针灸临床特色部分技术操作规范提供了有益的借鉴。

第二章 针类技术

第一节 毫针技术

毫针是古代“九针”之一，其针体微细，故又称为“微针”、“小针”，是从古至今临床上最常用的针具。早在《灵枢·九针十二原》中就提到“毫针，长三寸六分……尖如蚊虻喙，静以徐往，微以久留之而养，以取痛痹”。又《灵枢·九针论》提及“毫针，取注于毫毛，长一寸六分，主寒热痛痹在络者也”（图2-1）。

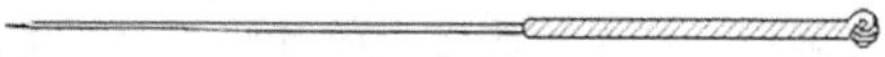

图2-1 毫针

毫针技术，又称“体针技术”，是以毫针为针刺工具，通过在人体十四经脉的腧穴等施行一定的操作方法，以通调营卫气血，调整经络、脏腑功能，达到治疗相关疾病的一种技术。毫针技术，是我国传统针刺医术中最主要、最常用的一种技术，是针刺技术的基础，更是针刺技术的主体，是每个针灸医生必须掌握的基本方法和操作技能。

一、理论基础

经络是人体运行气血的通道，包括经脉和络脉。“经”有路径的含义，为直行的主干；“络”有网络的含义，为侧行的分支。经脉以上下纵行为主，为经络的主体部分；络脉从经脉中分出侧行，为经络的细小部分。《灵枢·脉度》指出“经脉为里，支而横者为络，络之别者为孙”。经络纵横交错，遍布全身，是人体重要的组成部分。

经络系统是由经脉与络脉相互联系、彼此衔接而构成的体系。经络系统中有经气的活动。所谓经气，即经络之气，指经络运行之气及其功能活动。经络系统将人体的组织器官、四肢百骸联络成一个有机的整体，并通过经气的活动，调节全身各部的功能，运行气血，协调阴阳，从而使整个机体保持协调调和相对平衡。

（一）联系脏腑，沟通内外

《灵枢·海论》指出“夫十二经脉者，内属于藏府，外络于肢节”。人体的五脏六腑、四肢百骸、五官九窍、皮肉筋骨等组织器官，之所以能保持相对的协调与统一，完成正常的生理活动，是依靠经络系统地联络沟通而实现的。经络中的经脉、经别与奇经八脉、十五络脉，纵横交错，入里出表，通上达下，联系人体各脏腑组织；经筋、皮部联系肢体筋肉皮肤；浮络和孙络联系人体各细微部分。这样，经络将人体联系成了一个有机的整体。

经络的联络沟通作用，还反映在经络具有传导功能。体表感受病邪和各种刺激，可传导于脏腑；脏腑的生理功能失常，亦可反映于体表。这些都是经络联络沟通作用的具体表现。

（二）运行气血、营养全身

《灵枢·本藏》指出“经脉者，所以行血气而营阴阳，濡筋骨，利关节者也”。气血是人体生命活动的物质基础，全身各组织器官只有得到气血的温养和濡润才能完成正常的生理功能。经络是人体气血运行的通道，能将营养物质输布全身各组织脏器，使脏腑组织得以营养，筋骨得以濡润，关节得以通利。

（三）抗御病邪、保卫机体

营气行于脉中，卫气行于脉外。经络“行血气”而使营卫之气密布周身，在内和调于五脏，洒陈于六腑；在外抗御病邪，防止内侵。外邪侵犯人体由表及里，先从皮毛开始。卫气充实络脉，络脉散布于全身而密布于皮部，当外邪侵犯机体时，卫气首当其冲发挥其抗御外邪、保卫机体的屏障作用。如《素问·缪刺论》所说：“夫邪之客于形也，必先舍于皮毛，留而不去，入舍于孙脉，留而不去，入舍于络脉，留而不去，入舍于经脉，内连五藏，散于肠胃。”

（四）传导感应，调整虚实

针灸防病治病，是基于经络具有传导感应和调整虚实的作用。针刺中的得气和气行现象都是经络传导感应的功能表现。人体经络之气在周身腧穴处最为汇集和敏感。《灵枢·九针十二原》说：“节之交，三百六十五会……所言节者，神气之所游行出入也。”历以针刺操作的关键在于调经络之气，所谓“刺之要，气至而有效”。当经络和内脏功能失调时，通过针灸等刺激体表的一定穴位，经络可以将其治疗性刺激传导到相关的部位和脏腑，以发挥调节人体脏腑气血的功能，从而使阴阳平复，达到治疗疾病的目的。

二、穴位的分布及定位

人体的腧穴总体上可归纳为十四经穴、奇穴、阿是穴三类（图2-2）。

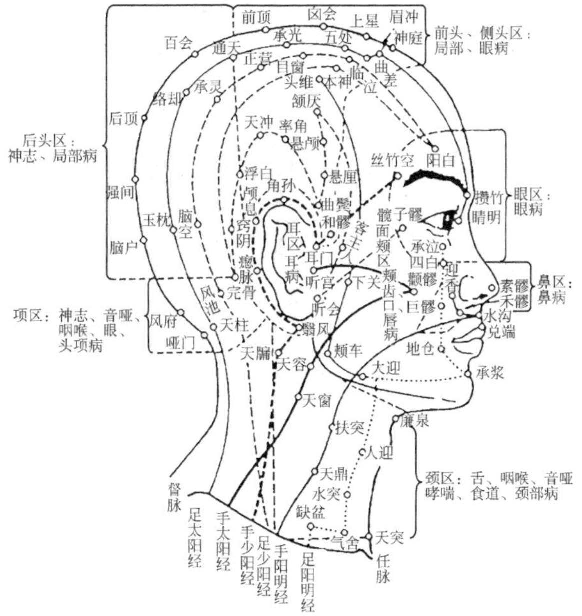

A.头面颈部

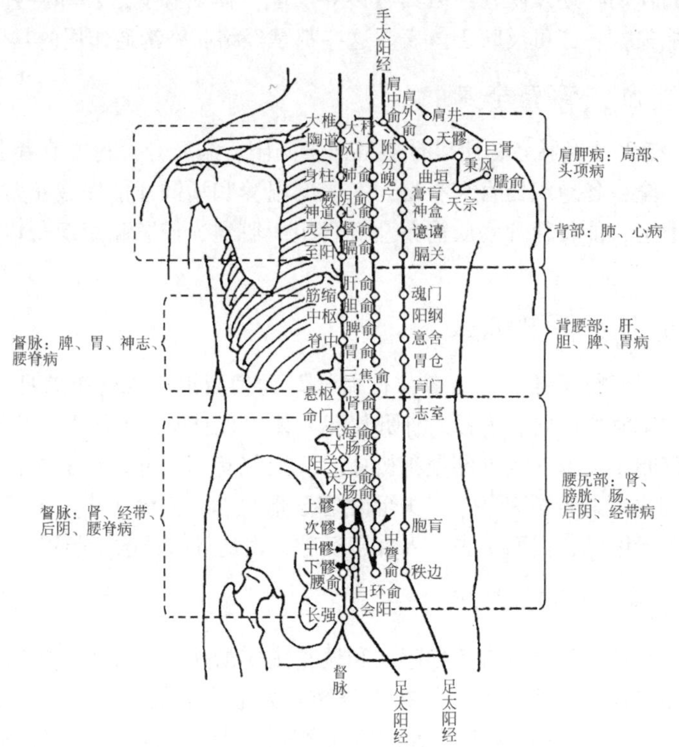

B.背部穴位

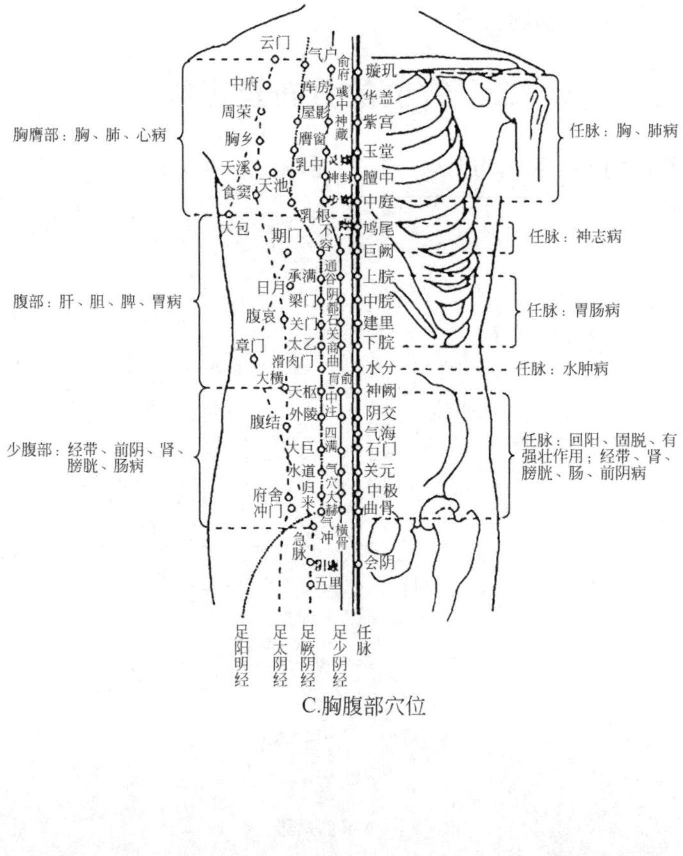

C.胸腹部穴位

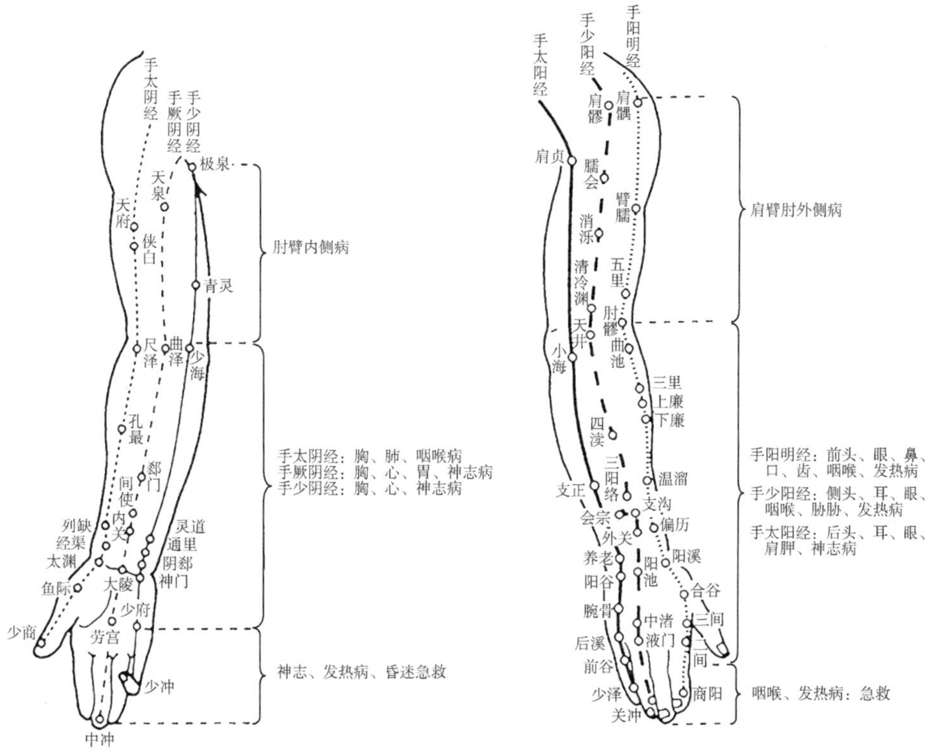

前部　　　　后部

D.上肢穴位

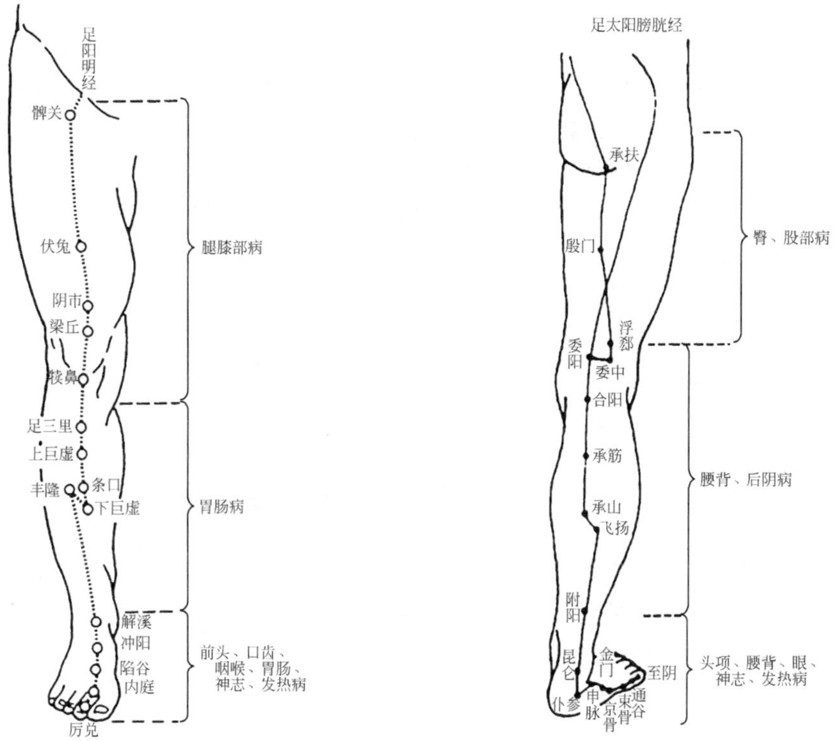

前部　　　　后部

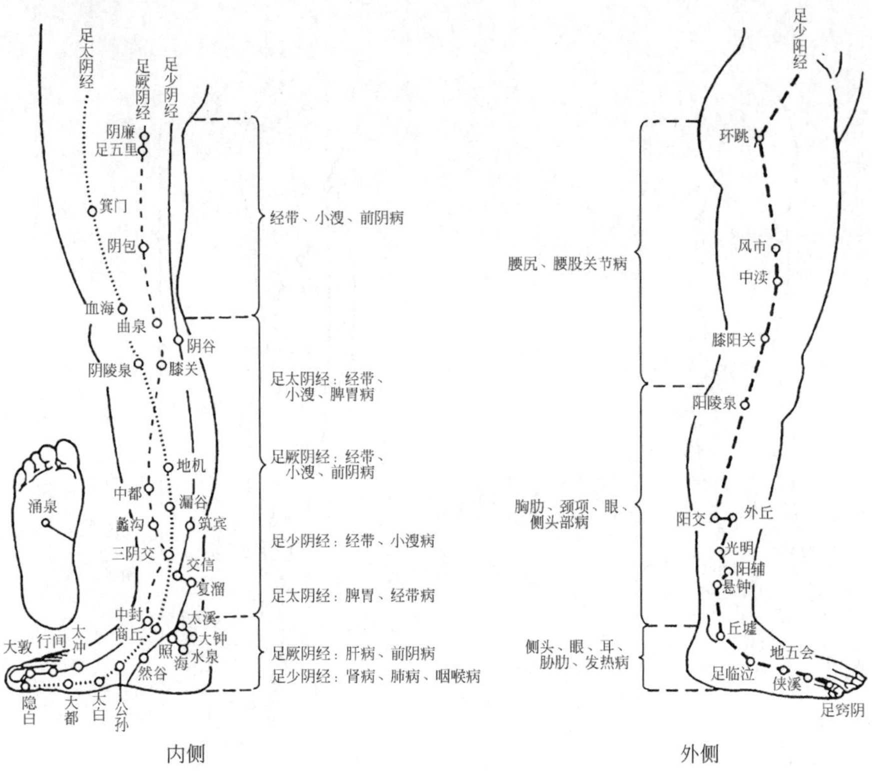

E.下肢穴位

图 2-2　人体腧穴

（1）十四经穴：指具有固定的名称和位置，且归属于十四经脉（十二正经和任脉、督脉）系统的腧穴。这类腧穴具有与归属经脉密切相关的某些主治或作用规律，因此，归纳于十四经脉系统中，简称“经穴”。十四经穴是腧穴的主要部分。

（2）奇穴：指既有一定的名称，又有明确的位置，但尚未归入或不便归入十四经脉系统的腧穴。这类腧穴的主治范围比较单纯，多数对某些病症有特殊疗效，因而未归入十四经脉系统，故又称“经外奇穴”。历代对奇穴记载不一，也有一些奇穴在发展过程中被归入经穴。

（3）阿是穴：指既无固定名称，亦无固定位置，而是以压痛点或病变局部或其他反应点等作为针灸施术部位的一类腧穴，又称“天应穴”、“不定穴”、“压痛点”等。唐代孙思邈的《备急千金要方》载：“有阿是之法，言人有病痛，即令捏其上，若里当其处，不问孔穴，即得便快痛处，即云阿是，灸刺皆验，故曰阿是穴也。”

三、穴位的主治作用及规律

腧穴有接受刺激、防治疾病的作用。腧穴不仅是气血输注的部位，也是邪气所客之处所，又是针灸防治疾病的刺激点。通过针刺等对腧穴的刺激以通其经脉，调其气血，使阴阳归于平衡，脏腑趋于调和，从而达到扶正祛邪的目的。

（一）腧穴的治疗作用

其作用有以下三个方面的特点。

（1）邻近作用：这是经穴、奇穴和阿是穴所共有的主治作用特点，即腧穴都能治疗其所在部位及邻近部位的病症。

(2) 远道作用：这是经穴，尤其是十二经脉在四肢肘、膝关节以下的腧穴的主治作用特点。这些要穴不仅能治局部病症，而且能治本经循行所到达的远隔部位的病症。

(3) 整体作用：临床实践证明，针灸某些腧穴，可起整体性的调治作用，这是远道作用的扩大。

(二) 腧穴的主治规律

每个腧穴都有较广泛的主治范围，这与其所属经络和所在部位的不同有直接关系。无论腧穴的局部治疗作用，还是远隔部位的治疗作用，都是以经络学说为依据的，一句话就是“经络所通，主治所及”。一般可以从腧穴的分经、分部两方面来归纳。

1. 分经主治规律

十二经脉在四肢部的五输、原、络、郄穴对于头身部及脏腑病症有特殊治疗作用，这是腧穴分经主治的基础，也是古人所总结的“四根三结”主治规律的由来。四肢是经脉的“根”和“本”部，对于头身的“结”和“标”部有远道主治作用。各经有其主要治证（主病），邻近的经又有类似作用，或两经相同，或三经相同，这是“三阴”、“三阳”在治疗作用上的共性。

2. 分部主治规律

任脉、督脉行于头身前后正中，为手足阴阳经脉所交会，是各经的总纲。头身部从上而下分为头、胸、上下腹，各与背腰部前后对应，这就是四海和气街所在部位。胸和上下腹，又属三焦的分布，这是十二经脉的“结”和“标”部，对于该部的脏腑、器官有邻近主治作用。主要腧穴有脏腑俞募穴和任督脉上的交会穴，“脏腑腹背，气相通应”，这是分部主治的规律，体现经脉在纵行分经的基础上又有横行分部的关系。任督脉由于地位的特殊对于整体有更大的作用。督脉以头项部为重点，任脉以下腹部为重点，体现阴升阳降的作用。

四、取穴原则

针灸处方的基本规律是循经取穴。就是说经络的循行、腧穴的分布及其主治作用，为针灸处方配穴的理论基础，《灵枢·终始》说：“从腰以上者，手太阴阳明皆主之；从腰以下者，足太阴阳明皆主之。”后世针灸家还有“肚腹三里留，腰背委中求，头项寻列缺，面口合谷收”等歌诀，正提示了这一点。针灸治病的基础是经络与腧穴，所以针灸治病首先要进行经络辨证，辨别疾病所属经络，然后循经取穴。

针灸处方的另一规律是脏腑辨证，尤其是对脏腑病，首先要进行脏腑辨证，辨别与某一脏、某一腑有何关系，然后进行取穴。与五脏有密切关系的腧穴是背俞穴、募穴、原穴，与六腑有关的腧穴是背俞穴、募穴、下合穴，所以临证取穴时这几个重要的腧穴很重要。具体的取穴规律可分为以下五大类。

(一) 局部取穴

在受病的脏腑、五官、肢体部位，就近选取腧穴，称为局部取穴；若病变局部禁针或皮肤红肿溃烂，亦可在其邻近处取穴。此种取穴法既可单取一经穴位，也可数经并用，旨在就近调整受病经络、器官的阴阳气血，使之平衡。

（二）远部取穴

在受病部位的远距离取穴，称为远部取穴。《黄帝内经》中称之为远道刺。《针灸聚英·肘后歌》曰："头面之疾寻至阴，腿脚有疾风府寻，心胸有疾少府泻，脐腹有疾曲泉针。"此种取穴方法属于远部取穴。远部取穴包括了本经取穴、他经取穴和多经取穴。

（三）辨证取穴

辨证施治是中医学的精髓。治病必先辨证，审证求因，立法施治，方能如矢中的。辨证取穴还包括辨病位、病因。若病在脏者可取俞穴、募穴、原穴；病在腑者取郄穴、募穴、合穴；病在经者可用巨刺法；病在络者可用缪刺法；病在表者可取太阳经穴；病在里者可取阳明及手足阴经穴；病在半表半里者可取少阳经穴。

（四）对症取穴

针对个别症状选取特效穴进行对症治疗叫作对症取穴。此法灵活实用、易于掌握、见效显著，一般属于治标的范畴。

（五）特定穴取穴

特定穴是指十四经中具有特殊治疗作用，并有特别称号的腧穴。包括四肢肘、膝以下的五输穴、原穴、络穴、郄穴、八脉交会穴、下合穴，在胸腹背腰部的俞穴、募穴，在四肢躯干部的八会穴及全身经脉的交会穴。

五、毫针技术操作步骤

毫针技术操作步骤见图2-3。

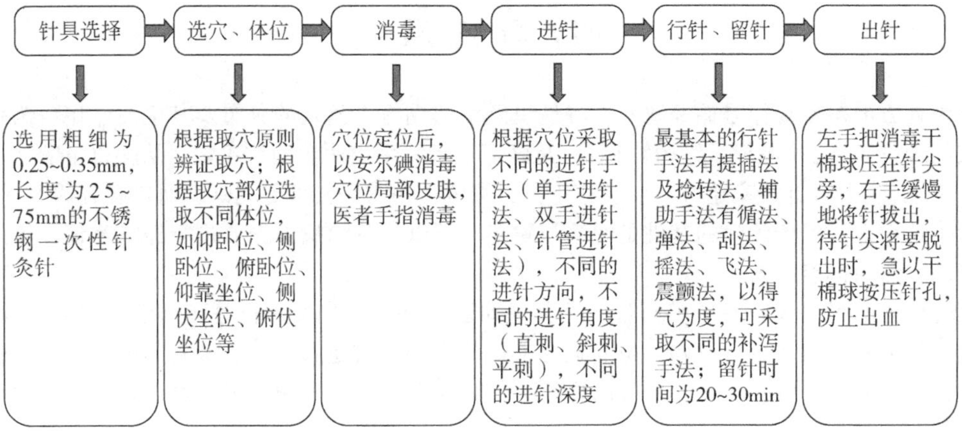

图2-3　毫针技术操作步骤图

六、适　应　证

毫针技术适应证广泛，涉及急症、痛证、心脑病症、肺系病症、肝胆脾胃病症、肾膀胱病症、气血津液病症、皮肤外科病症、妇儿科病症、五官病症等各科病症。

（1）急症：如晕厥、虚脱、昏迷、抽搐、内脏绞痛、中暑等；

（2）痛证：头痛、面痛、牙痛、咽喉肿痛、项痹、腰痛、胃痛、关节扭伤、纤维肌痛综合征、痛经、癌性疼痛等；

（3）心脑病症：中风、眩晕、颤病、郁病、癫狂、面瘫、心悸等；

（4）肺系病症：感冒、咳嗽、哮病、喘病、肺胀等；

（5）肝胆脾胃病症：黄疸、鼓胀、痞满、呕吐、呃逆、便秘等；

（6）肾膀胱病症：水肿、淋证、癃闭、阳痿、遗精、早泄、不育症等；

（7）气血津液病症：肥胖病、消渴、瘿病等；

（8）皮肤外科病症：斑秃、黄褐斑、粉刺、痄腮、乳痈、丹毒、肠痈等；

（9）妇儿科病症：月经不调、经前期综合征、围绝经期综合征、闭经、不孕症、小儿遗尿、儿童多动症等；

（10）五官病症：目赤肿痛、睑腺炎、近视、黄斑变性、耳鸣、鼻渊等；

（11）其他病症：高脂血症、高尿酸血症、糖耐量异常、痰证等。

七、毫针技术的临床应用举例

1. 面瘫

适应证　面瘫急性期、恢复期、后遗症期。

主穴　攒竹、阳白、太阳、下关、四白、迎香、地仓、颊车、翳风、合谷。

配穴　风寒证配风池；风热证配曲池；风痰证配中脘、丰隆；气血不足证配足三里；水沟歪斜配水沟；颌唇沟歪斜配承浆；后遗症期局部取穴减少，加百会、印堂、水沟、承浆、阳陵泉、胃俞、肺俞、心俞；面部感觉异常者加太冲；眼睑闭合不全者加照海；眼裂变小者加申脉。

操作方法　毫针针刺，急性期以远端腧穴为主，局部取穴 3 ~ 5 穴，针刺浅，手法轻；后遗症百会、印堂、水沟、承浆用毫针平补平泻。

2. 中风

适应证　中风病急性期、恢复期、后遗症期。

选穴

1）中脏腑闭证

主穴：水沟、内关、十二井穴、太冲、合谷。

配穴：风火闭窍证配风池、劳宫；痰火闭窍证配丰隆、尺泽；痰湿蒙窍证配丰隆、中脘。

2）中脏腑脱证

主穴：内关、水沟、关元、气海、神阙。

3）中经络

主穴：水沟、内关、三阴交、极泉、尺泽、委中。

配穴：肝阳暴亢证配风池、行间；风痰阻络证配丰隆、合谷；痰热腑实证配曲池、天枢、丰隆；气虚血瘀证配气海、足三里；阴虚风动证配太溪、太冲。伴有头晕者加风池、完骨、天柱；复视者加风池、天柱、太冲；上肢不遂者加肩髃、手三里、合谷；下肢不遂者加环跳、风市、阳陵泉；足内翻者加丘墟、照海；便秘者加天枢、曲池、支沟；尿失禁、尿潴留者加关元、中极、太冲、三阴交；预防复发加风池、足三里、绝骨。

操作方法　水沟向鼻中隔方向针刺 0.3 ~ 0.5 寸，雀啄手法，以眼球湿润为度；内关直刺 1

寸，捻转提插泻法；三阴交提插补法，以下肢抽动为度；极泉避开腋毛，直刺，提插泻法，以患者上肢有麻胀和抽动感为度；尺泽、委中均直刺，提插泻法，以肢体抽动感为度；关元、气海行补法；水沟、内关平补平泻；太冲、合谷泻法。

3. 肺胀

适应证　肺胀以咳嗽、咳痰、气短、喘息为主要表现。

主穴　肺俞、列缺、膈俞、脾俞、膻中、气海、肾俞、定喘。

配穴　外寒内饮证配风门、中脘；痰浊阻肺证加中脘、丰隆；痰热郁肺证配尺泽、太冲；肺气虚寒证加关元、足三里；阴虚肺燥证配鱼际、照海；肺肾两虚证加中府、京门；脾肾阳虚证配章门、关元。

操作方法　毫针针刺，按"补虚泻实"方法进行针刺。

4. 项痹

适应证　以头枕、肩部、上肢等部位以疼痛或兼有麻木、无力为主要表现的一类病症。

主穴　颈夹脊穴、阿是穴、百劳、肩中俞、后溪、申脉、中渚。

配穴　足少阳经加阳陵泉、足临泣；督脉加水沟；足阳明加足三里；手阳明加合谷；足少阴加太溪；足厥阴加太冲。风寒湿证加风池、天柱；气滞血瘀证加内关；痰湿阻络证加中脘；湿热阻滞证加液门；肝肾不足证加太溪、绝骨；气血亏虚证加足三里；颈肌膜纤维织炎加内关、阳陵；上肢麻木疼痛者加内关。

操作方法　毫针补虚泻实，可配合电针，肩中俞注意针刺方向、深度。

5. 月经不调

适应证　以月经周期异常为主症的月经病，有月经先期、月经后期、月经先后无定期。

主穴　关元、血海、三阴交。

配穴　脾气虚证加足三里、脾俞；肾气虚证加肾俞、气海；阴虚血热证加太溪、大陵；阳盛血热证加曲池、天枢、心俞、肝俞；肝郁化热证加曲池、中极、行间。功能性子宫出血加隐白；急性阴道炎加水分、子宫；甲状腺功能亢进加合谷、太冲、间使。

操作方法　毫针针刺，按补虚泻实原则进行针刺。

八、禁　忌　证

（1）小儿囟门未闭时，头顶部腧穴不宜针刺。

（2）孕妇不宜刺小腹部、腰骶部腧穴，以及合谷、三阴交、昆仑等通经活血穴位。妇女行经期，应避免针刺腹部穴位。

（3）常有自发性出血，或损伤后出血不止的患者，不宜针刺。

九、注意事项

（1）患者在过于饥饿、疲劳、精神过度紧张时，不宜立即进行针刺；对于身体瘦弱、气虚血亏的患者，针刺手法不宜过强，并应尽量选用卧位。

（2）皮肤有感染、溃疡、瘢痕或肿瘤的部位，不宜针刺。

（3）对尿潴留等患者在针刺小腹部腧穴时，应掌握适当的针刺方向、角度、深度等，以免误伤膀胱等器官，出现意外事故。

（4）针刺可出现晕针、滞针、弯针、断针、血肿、气胸、损伤内脏等异常情况，当注意预防及处理。

第二节 电针技术

电针是将毫针刺入腧穴得气后，在针具上通以接近人体生物电的微量电流，利用针和电两种刺激相结合，以治疗疾病的一种针灸技术。在我国，电针技术最早见于1934年第一期《针灸杂志》。20世纪50年代以后，电针在临床和实验研究中得到广泛应用。

一、电针技术的发展

低频脉冲电流在世界医学领域的临床应用已有100多年的历史。早在1810年，法国医师路易·白利渥慈提出在针上通脉冲电的想法。1825年Sarlandiere首次试用电针仪治疗某些疼痛而取得疗效。而在19世纪后期及20世纪初期，随着电生理学的发展及不断的深入研究，多种低、中频电疗法相继出现并且被广泛应用于临床。20世纪60年代，脉冲电流和电子生物反馈技术开始应用。

我国最早出现电针疗法见于1934年，唐世垂将电子管产生的脉冲电针应用于临床上，其成果刊登在《针灸杂志》第一期。1953年朱龙玉成功研制出国内第一台电针治疗机，并于1957年出版了第一本电针专著——《电针疗法》，奠定了电针技术的发展基础。1968年我国成功研制晶体管低频脉冲电针仪，并应用于针刺麻醉，引起了国际医学界的高度重视。1983年朱玉龙出版了《中国电针学》，为进一步推动电针疗法的普及和发展做出了贡献。

二、电针仪及针具的选择

电针仪的种类繁多，目前临床上应用最广的是脉冲式电针仪。针具的选择则根据电针部位的不同而选择不同型号的一次性毫针。

G6805型低频电子脉冲治疗仪，是目前临床上最常用的电针仪，该仪器采用电子集成电路，具有体积小、易于操作、便于携带等优点。该仪器性能较稳定，可输出连续波、疏密波、断续波。连续波频率为1～100Hz，疏密波其疏波为4Hz，密波为20 Hz，断续波为1～100Hz。正脉冲幅度为50V，负脉冲为35V。正脉冲波宽为500μs，负脉冲为250μs。刺激强度可根据人体的耐受程度进行调节，并有多个输出接口，可同时刺激多个部位。

三、电针的治疗作用

电针治疗的病种广泛，针刺能治疗的病症大多可用电针治疗。电针的镇痛效果已得到世界范围的认可，疼痛也是电针治疗的最主要病症；此外，电针对神经系统疾患（中风、偏瘫）、炎症（关节软组织炎症）、精神疾患（抑郁症、焦虑症）等均具有较好的临床疗效。

四、电针取穴原则

电针技术的处方配穴与针刺法相同。主要有辨证取穴，也有将神经干和肌肉神经运动点作为刺激部位。电针选穴不宜过多，2～3 对穴位为宜。

五、电针参数的选择

电针刺激参数主要包括波形、强度、频率和时间。

（1）波形：常用的波形为密波、疏波、疏密波、断续波、锯齿波。

1）密波：一般认为频率高于 30Hz 的连续波称为密波，其能降低神经应激功能。先对感觉神经起抑制作用，接着对运动神经也产生抑制作用。常用于止痛、镇静、缓解肌肉和血管痉挛，也用于针刺麻醉等。

2）疏波：一般认为频率低于 30Hz 的连续波称为疏波。疏波的刺激作用较强，能引起肌肉收缩，提高肌肉韧带的张力，对感觉和运动神经的抑制发生较迟。常用于治疗痿证，各种肌肉、关节、韧带、肌腱的损伤。

3）疏密波：是疏波、密波自动交替出现的一种波形。疏、密波交替持续的时间各约 1.5s，能克服单一波型易产生耐用的缺点。能促进代谢、血液循环，改善组织营养，消除炎性水肿。常用于关节软组织急慢性炎症、面瘫、肌无力等。

4）断续波：是有节律的时断时续出现的一种波形。断时 1.5s 内无电流输出，续时则密波刺激 1.5s。由于脉冲电流间断出现，机体不易产生适应，能提高肌肉组织的兴奋性，对横纹肌有较好的刺激作用，主要适用于各种弛缓性瘫痪。

5）锯齿波：是脉冲波幅按锯齿状自动改变的起伏波，每分钟 16～20 次或 20～25 次，其频率接近人体的呼吸频率，故可用于刺激膈神经（相当于天鼎穴部）做人工电动呼吸，抢救呼吸衰竭（心脏尚有微弱跳动者），因此又称为呼吸波。其有提高神经肌肉兴奋性，调整经络功能，改善气血循环等作用。

（2）强度：因人而异，以患者能耐受且舒适的强度为宜，刺激量过强或过弱都会影响治疗效果。由于患者可能对电针刺激产生耐受，因此在治疗过程中应根据患者的感受调节刺激强度。

（3）频率：指每秒钟内出现的脉冲个数，其单位为赫兹（Hz），目前使用的电针仪设置的常用频率为 1～100Hz。针刺镇痛的研究表明，2Hz 和 100Hz 电针均产生镇痛效应。

（4）时间：单次刺激的时间一般为 15～30min，刺激时间的长短因病、因人而异。用于镇痛单次治疗需要 30min 的电针刺激时间，每周 2～3 次，时间过短可能尚未起效，过长则容易产生耐受。

六、电针技术的操作步骤

电针技术的操作步骤见图 2-4。

七、适　应　证

电针的适应范围和毫针技术类同，其治疗范围较广。痛证是电针最主要的适宜病症，此外还常用于各种痿证、内脏疾患（心、脾胃、生殖系统）、精神疾病及肌肉、韧带、关节的损伤性疾病。

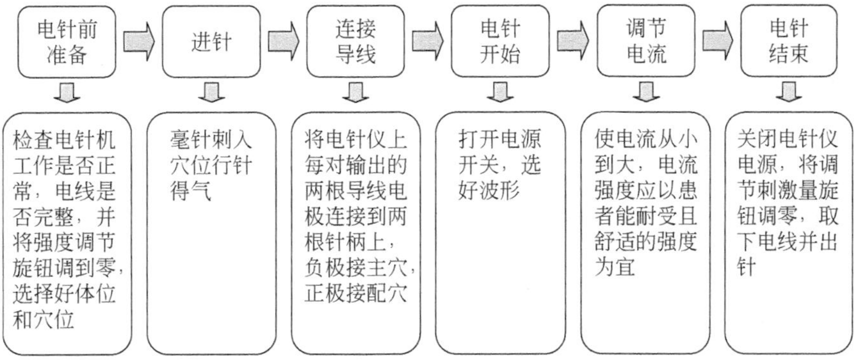

图 2-4　电针技术的操作步骤

八、电针技术的临床应用举例

1. 贝尔面瘫

适应证　适用于贝尔面瘫亚急性期（发病后 7～21 天）。

主穴　患侧地仓、颊车、阳白、下关、翳风、牵正。

配穴　皱额、蹙眉差者加攒竹、丝竹空，眼睑闭合不全者加睛明、瞳子髎、鱼腰，人中沟歪斜者加水沟，耸鼻不能者加迎香，示齿不能者加巨髎，耳鸣耳聋者加听会。

操作方法　每次选用 2～3 组穴位，交替进行，采用疏密波或者断续波。刺激强度以患者能耐受为度，每次电针时间 30min。

2. 偏头痛

适应证　适用于偏头痛的发作期及缓解期。

主穴　丝竹空、率谷、太阳、风池、合谷、太冲、足临泣。

配穴　阳陵泉、外关。

操作方法　每次选用主穴中 2～4 个，采用疏密波。刺激强度以患者能耐受为度，每次电针时间 30min。

3. 肩关节周围炎

适应证　适用于肩周炎的早期及后期。

主穴　肩髃、肩前、肩贞、阿是穴、阳陵泉。

配穴　太阴经证加尺泽、阴陵泉，少阳经证加手三里、外关，太阳经证加后溪、大杼、昆仑。

操作方法　每次选用局部穴位 2～4 个，早期采用连续波，后期采用断续波。强刺激 10～15min。

4. 胆绞痛

适应证　适用于胆绞痛急性发作期止痛。

主穴　中脘、日月（右）、胆俞、阳陵泉、胆囊穴。

配穴　恶心呕吐者加内关、足三里，肝胆气滞者加太冲、侠溪，肝胆湿热者加三阴交、阴陵泉，湿热发黄者加至阳、肝俞、阴陵泉。

操作方法　选取腹部、下肢穴位加电，每次选用2～4个穴位，采用连续波，强刺激30min。

九、禁　忌　证

（1）年老体弱、过饥过饱、过劳及醉酒患者不宜使用电针。

（2）孕妇慎用电针，孕妇腰骶腹部禁用电针。

（3）安装心脏起搏器患者禁用电针。

十、注意事项

（1）使用前注意电针仪是否正常，导线接触是否良好，强度调节旋钮是否在零位。

（2）电针时刺激强度不宜过大，尤其是体质虚弱、精神紧张者，应防止发生晕针。

（3）刺激强度时应逐渐加大，切勿突然增强，防止因引起肌肉强烈收缩而产生疼痛、麻木等不适，甚至发生弯针或断针等意外。

（4）在胸、背、颈部使用电针时，应注意同侧放置电极，严禁跨过身体两侧连接电极，避免电流回路通过心脏、脊髓、延髓，且刺激强度不宜过大。

（5）同一输出接口的刺激部位间的距离不宜过长，避免产生全身通电反应。

第三节　头针技术

头针技术又称头皮针技术，是在祖国传统针灸学及现代解剖学、神经生理学、生物全息论基础上发展形成的，通过针刺头部的特定区域，以治疗各科疾病的一种针灸技术。头针技术源于古人针灸头部腧穴治疗疾病。早在《黄帝内经》中就有关于利用头部腧穴治疗疾病的记载，《素问·骨空论》曰："头痛身重，恶寒，治在风府。"《灵枢·五乱》曰："乱于头，则为厥逆，头重眩仆……取之天柱。"另外在《太平经》中也记载："灸刺者，所以调安三百六十脉，通阴阳之气而除害者也。三百六十脉……外出周旋身上，总于头顶，内系于藏。"而《针灸甲乙经》中则有很多头部腧穴治疗疾病的记载，如"咽肿难言，天柱主之。癫疾，大瘦，脑空主之。小便赤黄，完骨主之"。此后各代医籍中有关头部腧穴治疗疾病的内容丰富多彩。至20世纪50年代末许多医家开始对头针进行研究治病，通过长期的临床实践，反复验证，逐步完善，不断总结升华，形成焦氏头针疗法、方氏头针疗法、朱氏头针疗法。本篇主要讲述国际标准头针技术。

一、理论基础

（一）头皮针的经络理论基础

《素问·脉要精微论》篇指出"头者，精明之府"。头为诸阳之会，手足六阳经皆上循于头面。督脉上至风府，入脑上巅。阳维脉至项后与督脉会合。阳跷脉至项后会合于足少阳胆经。因此，人体的经气通过经脉、经别、皮部等联系集中于头面部。另外，头皮针的14条治疗线实际上也隶属于上述经络之中。由于经络内连脏腑，外络肢节，沟通内外，贯穿上下，能运行气血，濡养周身，同时又能反映病候，传注病邪。而头面部又是经气汇集的重要部位，所以针刺头皮针治疗线，不仅可疏通气血，调理阴阳，治疗经脉病症，同时也可以治疗脏腑病症。

（二）头皮针的神经系统理论基础

大脑皮质的功能与相应的头皮治疗区有密切的联系，针刺相应的头皮治疗区可以调节相对的大脑皮质的功能；当大脑皮质受损导致机体出现疾病和症状时，通过针刺头皮相应的治疗区就可以治疗相关疾病或症状。

另外，根据脑功能与血流的关系，通过刺激头皮治疗区可激活大脑皮质各区域血流量，使到该区域的血流量增加，以促进大脑功能的恢复来达到治疗的目的。

二、穴区划分及定位

标准头穴线均位于头皮部位，按颅骨的解剖名称分为额区、顶区、颞区、枕区4个区，14条标准线（左侧、右侧、中央共25条）（图2-5）。

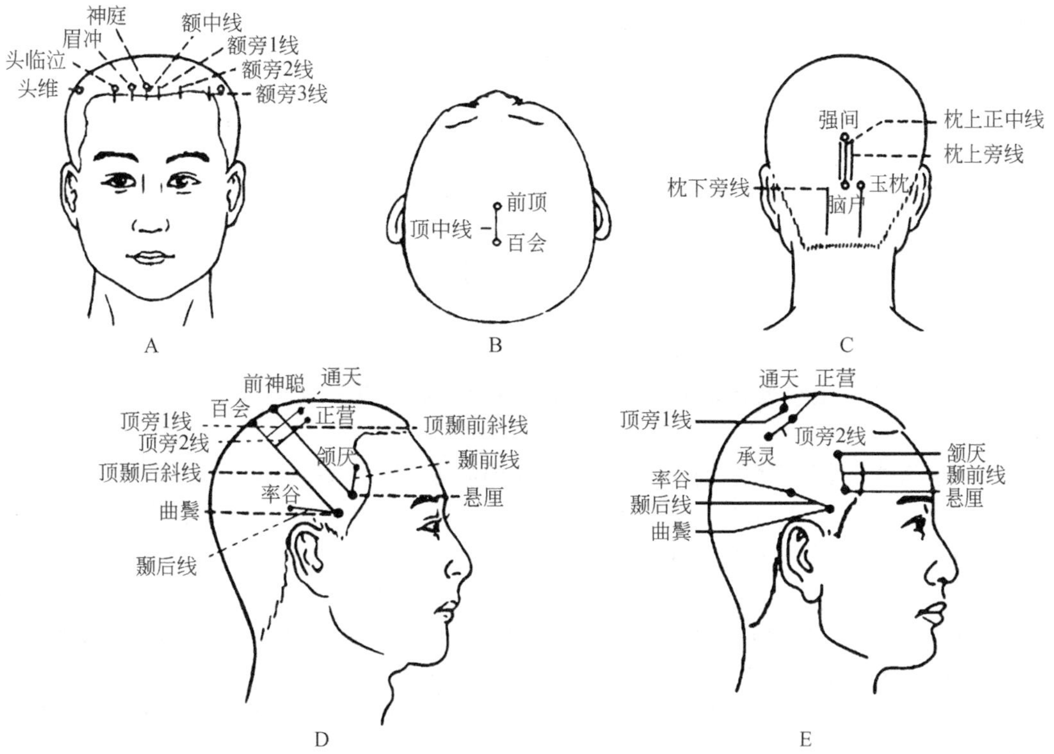

图2-5　头部腧穴

（一）额区（4条线）

（1）额中线：在头前部，从督脉神庭穴向下引一直线，长1寸。

（2）额旁1线：在头前部，从膀胱经眉冲穴向前引一直线，长1寸。

（3）额旁2线：在头前部，从胆经头临泣穴向前引一直线，长1寸。

（4）额旁3线：在头前部，从胃经头维穴内侧0.75寸起向下引一直线，长1寸。

（二）顶区（5条线）

（1）顶中线：在头顶部，即从督脉百会穴至前顶穴之段。

（2）顶颞前斜线：在头顶部、头侧部，从头部经外奇穴前神聪（督脉百会穴前1寸）至颞部胆经悬厘穴引一斜线。

（3）顶颞后斜线：在头顶部、头侧部，顶颞前斜线之后1寸与其平行的线，即从督脉百会穴至颞部胆经曲鬓穴引一斜线。

（4）顶旁1线：在头顶部，督脉旁1.5寸，从膀胱经通天穴向后引一直线，长1.5寸。

（5）顶旁2线：在头顶部，督脉旁开2. 25寸，从胆经正营穴向后引一直线，长1.5寸，至承灵穴。

（三）颞区（2条线）

（1）颞前线：在头的颞部，从胆经的颔厌穴至悬厘穴连一直线。

（2）颞后线：在头的颞部，从胆经率谷穴向下至曲鬓穴连一直线。

（四）枕区（3条线）

（1）枕上正中线：在后头部，即督脉强间穴至脑户穴之段。

（2）枕上旁线：在后头部，由枕外粗隆督脉脑户穴旁开0.5寸外起，向上引一直线，长1.5寸。

（3）枕下旁线：在后头部，从膀胱经玉枕穴向下引一直线，长2寸。

三、穴区的主治作用

（1）额中线：主治癫痫、精神失常、鼻病。

（2）额旁1线：主治冠状动脉粥样硬化心脏病、心绞痛、支气管哮喘、支气管炎、失眠症。

（3）额旁2线：主治急慢性胃炎、胃和十二指肠溃疡、肝胆病等。

（4）额旁3线：主治功能性子宫出血、阳痿、遗精、子宫脱垂、尿频、尿急等。

（5）顶中线：主治腰腿病症如瘫痪、麻木、疼痛，以及皮质性多尿、脱肛、小儿夜尿、高血压、头顶痛等。

（6）顶颞前斜线：全线分五等份，上1/5主治对侧下肢和躯干瘫痪；中2/5主治上肢瘫痪；下2/5主治中枢性面瘫、运动性失语、流涎、脑动脉粥样硬化等。

（7）顶颞后斜线：全线分五等份，上1/5主治对侧下肢和躯干感觉异常；中2/5主治上肢感觉异常；下2/5主治头面部感觉异常。

（8）顶旁1线：主治腰腿病症如瘫痪、麻木、疼痛等。

（9）顶旁2线：主治头痛、偏头痛，肩、臂、手等部位的病症如瘫痪、麻木、疼痛等。

（10）颞前线：主治偏头痛、运动性失语、周围性面瘫、口腔疾病等。

（11）颞后线：主治偏头痛、耳鸣、耳聋、眩晕等。

（12）枕上正中线：主治眼病、颈项强痛、癫狂、痫证。

（13）枕上旁线：主治皮质性视力障碍、白内障、近视眼等。

（14）枕下旁线：主治小脑疾病引起的平衡障碍、后头痛等。

四、取穴原则

头针的临床取穴，主要从以下三个方面进行。

（一）辨病取穴

根据病变部位、性质选取相应的头穴针刺，是头针取穴的主要原则。如中风偏瘫取用顶颞前斜线、顶颞后斜线。对于癫痫患者则可根据脑电图显示确定病变部位，来选用相应的头针穴位，如额叶癫痫取额区的额中线、额旁1线；顶叶癫痫取顶中线；颞叶癫痫取颞后线；枕叶癫痫取枕上正中线等。

（二）辨证取穴

根据临床表现，采取循经取穴和脏腑功能取穴的临床处方，属于辨证取穴范畴。某些头针治疗线与头部经络相重叠，如在该经脉循行部位发生病变，则可选取与该经脉在头部循行线相重叠的头部治疗线。如急性腰扭伤与慢性腰背痛，病变属于足太阳膀胱经与督脉，头针取穴则以枕上正中线、枕上旁线为主。

（三）对症取穴

临床治疗中，头针取穴也可选用对症取穴的形式。如额旁1线、额旁2线、额旁3线以治疗急性病症及痛证等。

五、头针技术操作步骤

头针技术操作步骤见图2-6。

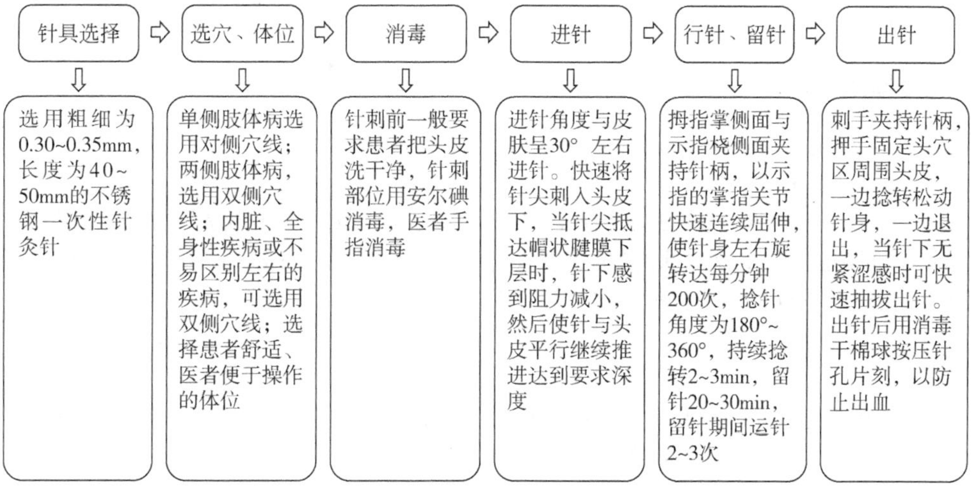

图2-6 头针技术操作步骤图

六、适应证

（1）脑源性病症：如脑卒中、血管性痴呆、癫痫、眩晕、抑郁等。

（2）痛证：如颈痛、肩周炎、腰椎间盘突出、膝骨关节炎、胃脘痛等。
（3）其他：如针刺麻醉、哮喘、高血压等。

七、头针技术的临床应用举例

1. 脑血管意外

适应证　适用于急性期、恢复期及后遗症期患者。
主穴　额中线、额旁1线、顶中线、顶颞前斜线。
操作方法　常规消毒，用1.5寸毫针平刺入帽状腱膜下，待刺入1寸后，将针以200次/分速度捻转，持续30s至1min，留针30min，每隔5min行针1次，每日1次，10次为1个疗程。

2. 头痛

适应证　各种急慢性疾病引起的头痛证状。
主穴　头维穴、颞后线、额旁2线/顶颞前斜线下1/3段（双侧）、顶中线。
操作方法　头维用十字刺法，即一针由前向后，一针由上向下。其他常规头针操作，留针15～30min，捻转频率为每分钟120～200次，每日1次，10～15次为1个疗程。

3. 高血压

适应证　原发性高血压伴有头晕、头痛、耳鸣、心悸、面红烦躁等症状。
主穴　顶中线为主，头痛者加额中线，耳鸣者加颞后线（双侧），烦躁者加额旁2线（左），失眠、心悸者加额中线、额旁1线（右），手指麻木者加顶颞后斜线中1/3（双侧）。
操作方法　用1.5寸毫针沿头皮快速进针至帽状腱膜下层，以200次/分的速度捻转针体，持续30s至1min，留针30～60min。留针期间每隔5～10min用同样的方法行针1次。每日1次，10次为1个疗程。

4. 腰椎间盘突出

适应证　腰椎间盘突出表现为腰痛及下肢神经放射痛等症状。
主穴　顶中线、顶旁1线、枕上正中线。
操作方法　顶中线自前顶向百会透刺1～1.5寸；顶旁1线从通天向承光方向透刺约1寸，枕上正中线由强间透脑户，以200次/分的速度捻转针体，持续30s～1min，留针30～60min。留针期间每隔5～10min用同样的方法行针1次。每日1次，10次为1个疗程。

5. 痛经

适应证　痛经表现为下腹部或腰骶部疼痛，甚至面色苍白、出冷汗、恶心呕吐、晕厥等症状。
主穴　顶中线、额旁3线（双侧）。
操作方法　用1.5寸毫针沿皮平刺，进针至帽状腱膜下，以200次/分的频率快速捻转，持续30s至1min，留针30min，留针期间每隔5～10min行针1次，每日1次，10次为1个疗程。

八、禁　忌　证

（1）囟门和骨缝尚未完全闭合的婴幼儿、孕妇。

（2）头部颅骨缺损处或开放性脑损伤部位，头皮有严重感染、溃疡、瘢痕者。

（3）高热、严重心脏病、重度糖尿病、重度贫血、急性炎症和心力衰竭者慎用。

（4）急性中风引起有昏迷、血压过高时，暂不宜做头针治疗，须待血压和病情稳定后方可做头针治疗。

九、注意事项

（1）对精神紧张、过饱、过饥者应慎用，不宜采取强刺激。

（2）由于头针刺激感强，刺激时间较长，行针捻转时应注意观察，防止晕针。

（3）头发较密部位常易遗忘所刺入的毫针，起针时需反复检查。

（4）头皮血管丰富，注意防止出血。

（5）头针长时间留针，并不影响肢体活动，在留针期间可嘱患者配合运动，提高疗效。

第四节 耳针技术

耳针技术，是指使用短毫针针刺或其他方法刺激耳穴，以诊治疾病的一种针灸技术。古代医著中就有“耳脉”、耳与脏腑经络的生理病理关系，以及借耳诊治疾病的理论和方法等记载。近30多年来，通过大量的临床实践和实验研究，耳穴诊治方法迅速发展，已初步形成了耳穴诊治体系。

一、理论基础

耳与经络之间有着密切的联系，早在2000多年前的医学帛书《阴阳十一脉灸经》就记述了“耳脉”，《黄帝内经》对耳与经脉、经别、经筋的关系做了详细的阐述。手太阳、手足少阳、手阳明等经脉、经别都入耳中，足阳明、足太阳的经脉则分别在耳前，至耳上角。六阴经虽不直接入耳，但都通过经别与阳经相合，而与耳相联系。因此，十二经脉都直接或间接上达于耳。奇经八脉中阴蹻、阳蹻脉并入耳后，阳维脉循头入耳。所以《灵枢·口问》说：“耳者，宗脉之所聚也。”

耳与脏腑的关系密切，据《黄帝内经》、《难经》等书记载，耳与五脏均有生理功能上的联系，如《灵枢·脉度》篇说：“肾气通于耳，肾和则耳能闻五音矣。”《难经·四十难》说：“肺主声，令耳闻声。”后世医家在论述耳与脏腑的关系时，更为详细，如《证治准绳》说：“肾为耳窍之主，心为耳窍之客。”《厘正按摩要述》曰：“耳珠属肾，耳轮属脾，耳上轮属心，耳皮肉属肺，耳背玉楼属肝。”进一步将耳郭分为心、肝、脾、肺、肾五部，说明耳与脏腑在生理功能上是息息相关的。

人体的内脏或躯体发病时，往往在耳郭的相应部位出现压痛敏感，皮肤电特异性改变和变形、变色等反应，参考这些现象来诊断疾病，并通过刺激这些部位可防治疾病，可见，耳不仅与脏腑的生理活动有关，而且与其病理变化也是不可分割的。

二、穴区的定位及主治

1. 耳郭表面解剖

耳郭表面解剖见图2-7。

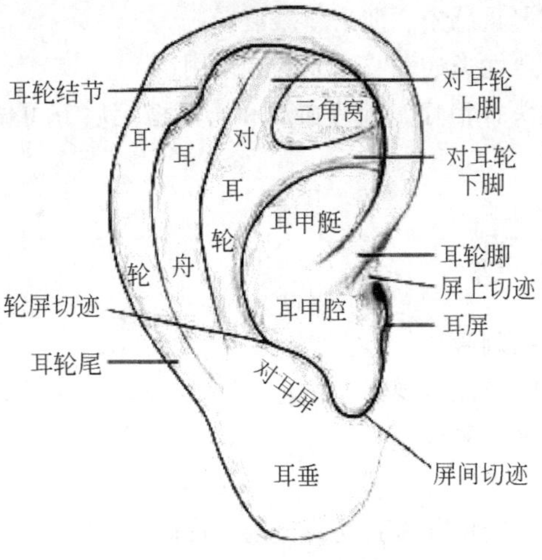

图 2-7　耳郭表面解剖

（1）耳轮：耳郭最外圈的卷曲部分。

（2）耳轮脚：耳郭深入到耳腔内的横行突起部分。

（3）耳轮结节：耳轮后上方稍突起处。

（4）耳轮尾：耳轮末端与耳垂的交界处。

（5）对耳轮：在耳轮内侧，与耳轮相对的隆起部。其上方有两分叉，向上分叉的一支称对耳轮上脚；向下分叉的一支称对耳轮下角。

（6）三角窝：对耳轮上、下角之间的三角形凹窝。

（7）舟：对耳轮上、下角之间的三角形凹窝。

（8）耳屏：耳郭前面的瓣状突起，又称耳珠。

（9）屏上切迹：耳屏上缘与耳轮脚之间的凹陷。

（10）对耳屏：对耳轮下方与耳屏相对的隆起部。

（11）屏间切迹：耳屏与对耳屏之间的凹陷。

（12）屏轮切迹：对耳屏与对耳轮之间的稍凹陷处。

（13）耳垂：耳部下部无软骨之皮垂。

（14）耳甲艇：耳轮脚以上的耳腔部分，又称耳甲窝。

（15）耳甲腔：耳轮脚以上的耳腔部分，又称耳甲窝。

（16）外耳道开口：在耳甲腔内，为耳屏所遮盖处。

2. 耳穴的定位及主治

耳部腧穴具体情况见图 2-8，耳穴的定位及主治见表 2-1。

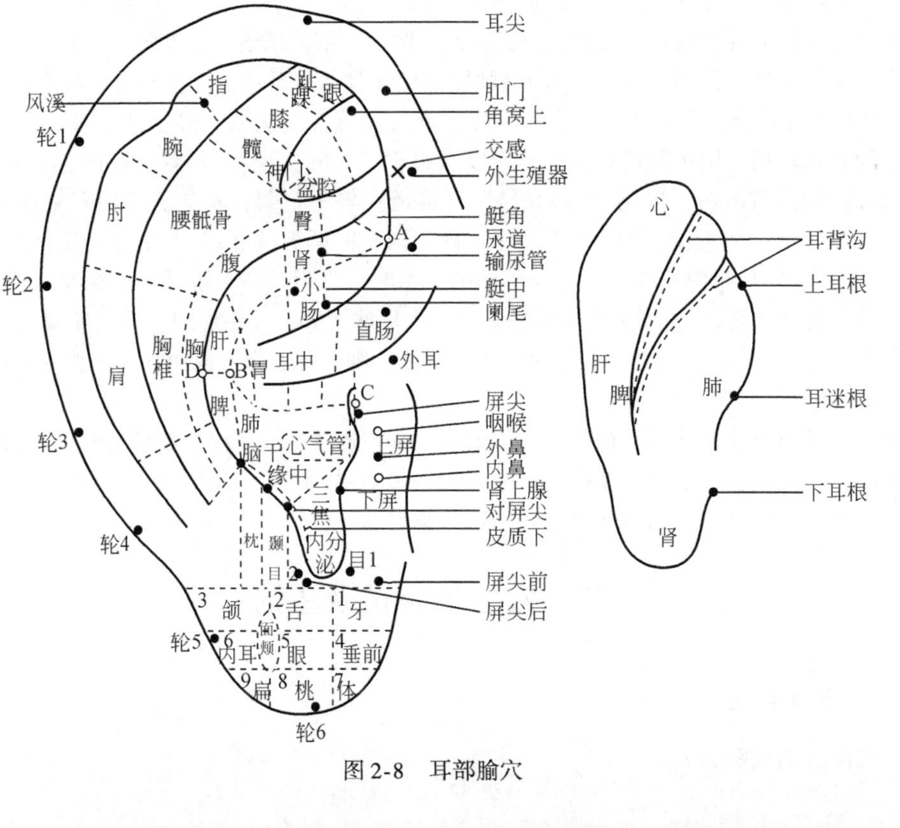

图 2-8　耳部腧穴

表 2-1 耳穴的定位及主治

解剖分部	穴名	定位	主治
耳轮脚	膈	在耳轮脚上	呃逆、黄疸
耳轮部	直肠下段	在与大肠穴同水平的耳轮处	便秘、脱肛、里急后重
	尿道	在与膀胱穴同水平的耳轮处	尿频、尿急、遗尿
	外生殖器	在与交感穴同水平的耳轮处	阳痿等外生殖器病症
	耳尖	将耳轮向耳屏对折时，耳郭上面的尖端处	目赤肿痛、发热、高血压
耳舟部	指	在耳轮结节上方的耳舟部	相应部位疾病
	腕	在平耳轮结节突起处的耳舟部	
	肩	在与屏上切迹同一水平线的耳舟部	
	肘	在腕与肩穴之间	
	锁骨	在尾轮切迹同水平的耳舟部、偏耳轮尾处	
	肩关节	在肩与锁骨穴之间	
对上耳脚轮部	趾	在对耳轮上脚的外上角	相应部位疾病
	踝	在对耳轮上脚的内上角	
	膝	在对耳轮下脚上缘同水平的对耳轮上脚的起始部	
对下耳脚轮部	臀 坐骨	在对耳轮下脚外 1/2 处 在对耳轮下脚内 1/2 处	相应部位疾病
	交感	在对耳轮下脚与耳轮内侧交界处	消化、循环系统疾病
对耳轮部	腹	在对耳轮上，与对耳轮下脚下缘同水平处	腹腔疾病、消化系统疾病、痛经等
	胸	在对耳轮上，与屏上切迹同水平处	胸胁部病症
	颈	在屏轮切迹偏耳舟侧处	落枕、颈部扭伤、瘿气
	脊椎	对耳轮的耳腔缘相当于脊柱，在直肠下段和肩关节同水平处分别作两条分界线，将脊柱分为三段，自上而下分别为腰骶椎、胸椎和颈椎。	相应部位疾病
三角窝	子宫（精宫）	在三角窝耳轮内侧缘的中点	痛经、带下、不孕、阳痿、遗精
	神门	在三角窝内，靠对耳轮上脚的下、中 1/3 交界处	失眠、多梦、烦躁
	盆腔	在对耳轮上、下脚分叉处	盆腔炎、腰痛
耳屏部	外鼻	在耳屏外侧的中央	鼻疔、鼻渊
	咽喉	在耳屏内侧面，与外耳道口相对处	咽喉肿痛
	内鼻	在耳屏内侧面，咽喉的下方	鼻渊、感冒
	屏尖	在耳屏上部外侧缘	炎症、痛证
	肾上腺	在耳屏下部外侧缘	低血压、昏厥、无脉症、咳嗽、气喘
	高血压点	在肾上腺与目穴中点稍前	高血压
屏轮切迹	脑干	在屏轮切迹正中处	头痛、眩晕

续表

解剖分部	穴名	定位	主治
对耳屏部	平喘（腮腺）	在对耳屏的尖端	哮喘、咳嗽、痄腮
	脑点	在对耳屏上缘，脑干与平喘穴连线的中点	遗尿、崩漏、失眠
	皮质下	在对耳屏内侧面	失眠、多梦、炎症、痛证
	睾丸（卵巢）	在对耳屏的内侧前下方，是皮质下穴的一部分	生殖系统疾病
	枕	在对耳屏外侧面的后上方	神经系统疾病、皮肤病、昏厥
	额	在对耳屏外侧面的前下方	头痛、头昏
	太阳	在对耳屏外侧面，枕与额穴之间	偏头痛
耳轮脚周围	食管	在耳轮脚下方内 2/3 处	恶心呕吐、吞咽困难
	贲门	在耳轮脚下方外 1/3 处	恶心、呕吐
	胃	在耳轮脚消失处	胃痛、呃逆、呕吐、消化不良
	十二指肠	在耳轮脚上方外 1/3 处	胃痛、呕吐
耳轮脚周围	小肠	在耳轮脚上方中 1/3 处	消化道疾病、心悸
	大肠	在耳轮脚上方内 1/3 处	痢疾、腹泻、便秘
	阑尾	在大肠与小肠之间	肠痈
屏间切迹	目 1	在屏间切迹前下方	青光眼
	目 2	在屏间切迹后下方	近视
	内分泌	在屏间切迹底部	生殖系统疾病、妇科病
耳甲艇部	膀胱	在对耳轮下脚的下缘，大肠穴直上方	淋证、癃闭、遗尿
	肾	在对耳轮下脚的下缘，小肠穴直上方	泌尿、生殖、妇科、腰痛、耳鸣
	胰（胆）	在肝、肾穴之间，左耳为胰，右耳为胆	胰腺炎、糖尿病、胆病
	肝	胃和十二指肠的后方	眼病、胁痛
	脾	肝穴的下方，紧靠对耳轮	脾胃病、血症
耳甲腔部	口	在耳甲腔，紧靠外耳道口的后壁	面瘫、口腔溃疡
	心	在耳甲腔中心最凹陷处	心悸、癔症等
	肺	心穴的上、下、外三面	肺系病、皮肤病
	气管	在口与心穴之间	咳喘
	三焦	在口、内分泌、皮质下和肺穴之间	便秘、浮肿
耳垂部	牙痛点	在耳垂 1 区的外下角	牙痛、拔牙止痛
	牙痛点	在耳垂 4 区的中央	
	上颌	在耳垂 3 区正中处	牙痛、下颌关节痛
	下颌	在耳垂 3 区上部横线之中心	
	眼	在耳垂 5 区的中央	眼病
	面颊	在耳垂 5、6 区交界线的周围	面瘫、三叉神经痛
	内耳	在耳垂 6 区正中稍上方	耳鸣、听力减退
	扁桃体	在耳垂 8 区正中	乳蛾

续表

解剖分部	穴名	定位	主治
耳郭背面	降压沟	在耻郭背面，由内上方斜向外下方行走的凹沟处	高血压
	上耳背	在耳背上方的软骨隆起处	腰背痛、皮肤病、坐骨神经痛
	中耳背	在上耳背与下耳背之间最高处	
	下耳背	在耳背下方的软骨隆起处	
耳背部	耳迷根	在耳郭背与乳突交界处（相当于耳轮脚同水平）的耳根部	

三、取穴原则

（1）根据病变部位选穴：如胃痛选胃穴；肠泻选大肠、小肠穴；肩痛选肩穴等。

（2）根据中医理论选穴：如皮肤病选肺穴是根据“肺主皮毛”的理论；心律不齐用小肠穴，因“心与小肠相表里”；偏头痛选胆穴，是因胆经循行时，“上抵头角”循行于侧头部；目赤肿痛选肝穴，是因“肝开窍于目”等。

（3）根据现代医学知识选穴：如月经不调选内分泌穴；输液反应选肾上腺穴等。

（4）根据临床经验选穴：如高血压病用高血压点；目赤肿痛用耳尖穴等。

以上方法可单独使用，亦可两种或两种以上方法配合使用，力求少而精，一般每次应用2～3个穴，多用同侧，亦可取对侧或双侧。

四、耳针技术操作步骤

耳针技术操作步骤见图2-9。

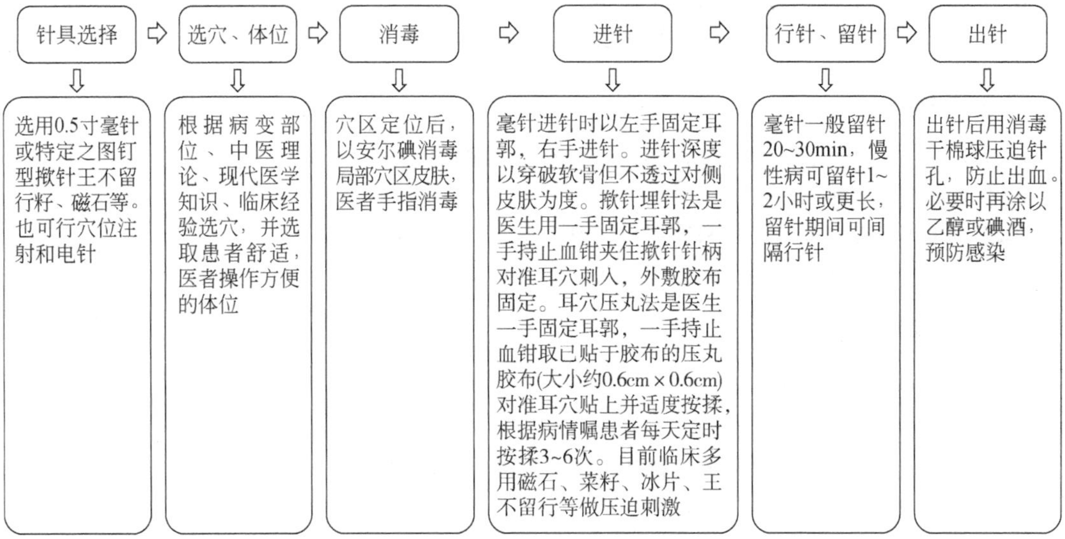

图2-9 耳针技术操作步骤

五、适 应 证

(1) 疼痛性疾病：如各种扭挫伤、头痛和神经性疼痛等。

(2) 炎性疾病及传染病：如急慢性结肠炎、牙周炎、咽喉炎、扁桃体炎、胆囊炎、流行性感冒、百日咳、菌痢、腮腺炎等。

(3) 功能紊乱性疾病：如胃肠神经官能症、心脏神经官能症、心律不齐、高血压、眩晕症、多汗症、月经不调、遗尿、神经衰弱、癔症等。

(4) 过敏及变态反应性疾病：如荨麻疹、哮喘、过敏性鼻炎、过敏性结肠炎、过敏性紫癜等。

(5) 内分泌代谢紊乱性疾病：如甲状腺功能亢进或低下、糖尿病、肥胖症、围绝经期综合征等。

(6) 其他：耳穴有催乳、催产，预防和治疗输血、输液反应的作用，同时还有美容、戒烟、戒毒、延缓衰老、预防保健等作用。

六、耳针技术的临床应用举例

1. 失眠症

适应证　慢性失眠。

主穴　神门、心、胆。

配穴　心脾两虚加脾，心肾不交加肾，肝郁气滞加肝。

操作方法　毫针针刺，得气后捻转手法，或用揿针埋针法。

2. 高血压

适应证　适用原发性高血压。

主穴　降压沟、皮质下、交感、神门。

配穴　高血压心脏病加心，高血压肾病加肾。

操作方法　毫针针刺，得气后捻转手法，或用揿针埋针法。

3. 慢性胃炎

适应证　慢性胃炎表现为胃胀胃痛、冒酸呃气等症状。

主穴　脾、胃、神门。

配穴　肝气犯胃加肝，心脾两虚加心、脾，胆汁反流加胆。

操作方法　毫针针刺，得气后捻转手法，或用揿针埋针法。

4. 单纯性肥胖症

适应证　单纯性肥胖症。

主穴　脾、胃、内分泌、直肠。

配穴　大便秘结加大肠，食欲旺盛加饥点、渴点。

操作方法　毫针针刺，得气后捻转手法，或用揿针埋针法。

5. 围绝经期综合征

适应证　围绝经期潮热盗汗、心烦易怒等症。

主穴 肝、肾、内分泌、子宫。
配穴 心烦加心、神门，盗汗加交感。
操作方法 毫针针刺，得气后捻转手法，或用揿针埋针法。

七、禁忌证

（1）有创面和炎症部位禁针。
（2）习惯性流产的孕妇应禁针。
（3）有严重器质性病变和伴有高度贫血者禁针。

八、注意事项

（1）严格消毒，防止感染。因耳郭暴露在外，表面凹凸不平，结构特殊，针刺前必须严格消毒。针刺后如针孔发红、肿胀，应及时涂 2.5% 碘酒，防止化脓性软骨膜炎的发生。
（2）对扭伤和运动障碍的患者，进针后应嘱其适当活动患部，有助于提高疗效。
（3）对严重心脏病、高血压者不宜行强刺激法。
（4）耳针治疗时亦应注意防止晕厥，一旦发生应及时处理。

第五节 眼针技术

眼针技术是通过在眼眶周围的特定穴区针刺，以治疗全身疾病的一种针灸技术。著名针灸学家彭静山教授根据《黄帝内经》“观眼察病”和《证治准绳》对眼的脏腑划分理论，于 20 世纪 70 年代创立了眼针技术。《黄帝内经》中不但详细介绍了诊目之法，亦阐释了通过察目中五色、观目中赤脉、察目窠及目下来判断病位、病性及疾病的转归预后等。明代王肯堂则在《证治准绳》中不仅论及眼诊的理论及临床证治，还涉及眼的八卦脏腑划分，为眼针提供了理论依据。

一、理论基础

眼睛通过全身经络系统，与各脏腑及各器官组织保持着密切的联系，使全身构成一个有机的整体，因而针刺眼眶周围的特定穴区便可以达到疏通经络、调整脏腑功能、治疗疾病的目的。

（一）眼与脏腑的关系

《灵枢·大惑论》云：“五藏六府之精气，皆上注于目而为之精，精之窠为眼，骨之精为瞳子，筋之精为黑眼，血之精为络，其窠气之精为白眼，肌肉之精为约束，裹撷筋骨血气之精，而与脉并为系，上属于脑，后出于项中。”说明眼依赖五脏六腑之精气濡养，才能发挥正常的生理作用。《证治准绳》有载“目窍于肝，主于肾，用于心，运于肺，藏于脾”。《太平圣惠方》指出“明孔遍五脏，脏气若乱，目患即生”。因此，脏腑功能失调，目失濡养，则表现出病理现象。

（二）眼与经络的关系

《素问·五藏生成》篇云：“诸脉皆属于目。”《灵枢·邪气藏府病形》篇亦云：“十二经脉，三百六十五络，其血气皆上于面而走空窍，其精阳气上走于目而为之睛。”说明眼的正常生理功能的维持，有赖于经络的贯通，使血气上荣。经络系统均直接或间接地与眼发生联系。足三阳经起于眼或边缘，手三阳经皆有支脉止于眼边或其附近，足厥阴经、手少阴心经与目系相通；奇经八脉中任脉、督脉、阴阳跷脉与目内眦或目下方相连。

（三）观眼察病

《灵枢·邪客》指出“视其血脉，察起色，以知寒热痛痹”，又云：“因视目之五色，以知五脏而决死生。”因此通过观察目中血络改变可以判断疾病的部位及病性。白睛诊法遵循一定的规律，一般血络改变所在的区域即反映该区所代表的脏腑病变，左眼代表躯体左侧病变，右眼代表躯体右侧病变。

二、穴区的划分及主治作用

（一）眼针穴区划分

眼针穴区分为“八区十三穴”。具体划分方法为两眼向前平视，经瞳孔中心做一水平线，并延伸过目内眦和目外眦，再经瞳孔中心做一与该水平线相垂直的线，并延伸过眼上眶和下眶，即将眼分为四个象限。然后再将每个象限划分为两个相等区，即将眼划分成八个相等区，分别为1、2、3、4、5、6、7、8区。2、4、7区不变，其余各区再划分成两个相等区，共分成十三个穴区。2、4、7穴区各占45弧度，其余各穴区各占22.5弧度。2、4、7穴区分别代表上焦、中焦、下焦区；1、3、5、6、8五个区，每区代表相表里的脏腑，即1区肾、膀胱，3区肝、胆，5区心、小肠，6区脾、胃，8区肺、大肠。眼针穴区分布于眼眶边缘外0.5cm处，如图2-10。

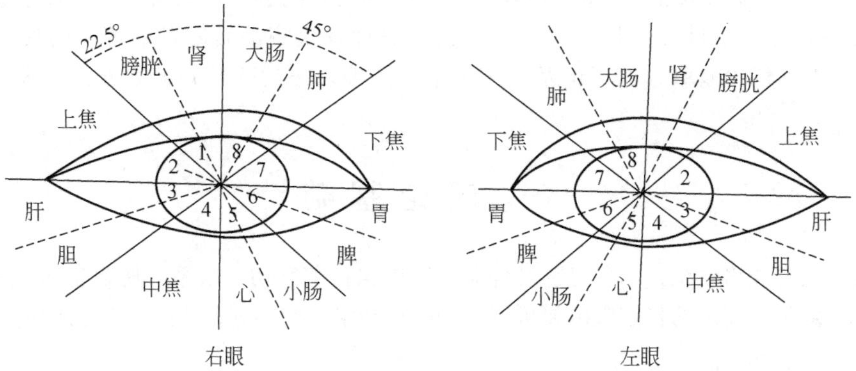

图2-10　眼针穴区

（二）眼针穴区主治作用

1. 各脏腑穴区主治本脏腑或经脉的疾病

1）肺区主治咳嗽、哮喘、肺咯血、肺癌引起的胸痛、急性荨麻疹及肺经体表循行所过的部位疼痛。

2）大肠区主治痔疮、便秘、脱肛、泄泻、头痛及大肠经体表循行所过部位疼痛。

3）胃区主治胃脘痛、呕吐、呃逆、面瘫及胃经体表循行所过的部位疼痛。

4）脾区主治泄泻、腹痛、胃脘痛、四肢肌肉疼痛、舌根痛及脾经体表循行所过的部位疼痛。

5）心区主治心绞痛、心悸、失眠、癫痫发作、中风失语、舌尖痛、昏迷、面部痤疮及心经体表循行所过的部位疼痛。

6）小肠区主治慢性泄泻、落枕、颈椎病及小肠经体表循行所过的部位疼痛。

7）膀胱区主治急性腰扭伤、腰肌劳损、落枕、颈椎病、后头痛、背痛、坐骨神经痛、肾绞痛、遗尿、小便失禁、尿潴留、抽筋。

8）肾区主治腰痛、遗精、早泄、全身骨痛、哮喘、肾绞痛、足心痛、脐周痛。

9）胆区主治偏头痛、胁肋痛、侧腰痛、坐骨神经痛、胆绞痛。

10）肝区主治高血压、痛经、月经不调、精神病、头痛、疝气、胸胁痛。

2. 上焦区主治膈肌水平以上疾病

1）头面五官疾病：头痛、面瘫、三叉神经痛、下颌关节功能紊乱。

2）颈项部疾病：落枕、颈椎病、颈肌劳损、颈部扭伤。

3）胸部疾病：哮喘、咳嗽、心绞痛、心悸、胸背痛。

4）上肢疾病：中风上肢瘫痪、肩周炎、肱骨外上髁炎、腕关节扭伤。

3. 中焦区主治膈肌水平以下、脐水平以上疾病

1）肝胆疾病：胁肋痛、胆绞痛、肝癌引起疼痛。

2）脾胃疾病：胃脘痛、呕吐、呃逆、泄泻、胰腺炎引起的腹痛。

3）其他疾病：腰背痛、肾绞痛。

4. 下焦区主治脐水平以下疾病

1）生殖泌尿系统疾病：痛经、遗尿、胎位不正、妊娠腹痛。

2）腰腿部疾病：腰骶痛、坐骨神经痛、下肢瘫痪、踝关节扭伤及其他原因引起的下肢痛证。

3）其他疾病：脱肛、痔疮疼痛。

三、取穴原则

眼针技术的取穴原则是以脏腑经络辨证为基础的。

（1）循经取穴：是根据经络辨证病变属于何经脉进行取穴。如腰椎间盘突出症表现为腰侧、臀部及下肢外侧放射痛属胆经，眼针穴区则选取胆区治疗。

（2）脏腑辨证取穴：是根据脏腑辨证病变在何脏腑来取穴。如哮喘患者急性发作属痰浊阻肺者取肺区、脾区。

（3）三焦辨证取穴：是根据病变部位属三焦区域进行取穴，如头面五官、上肢、心肺等疾病可取上焦区，肝胆、脾胃疾病取中焦，腰骶、泌尿生殖系统、下肢病变取下焦区。

四、眼针技术操作步骤

眼针技术操作步骤见图 2-11。

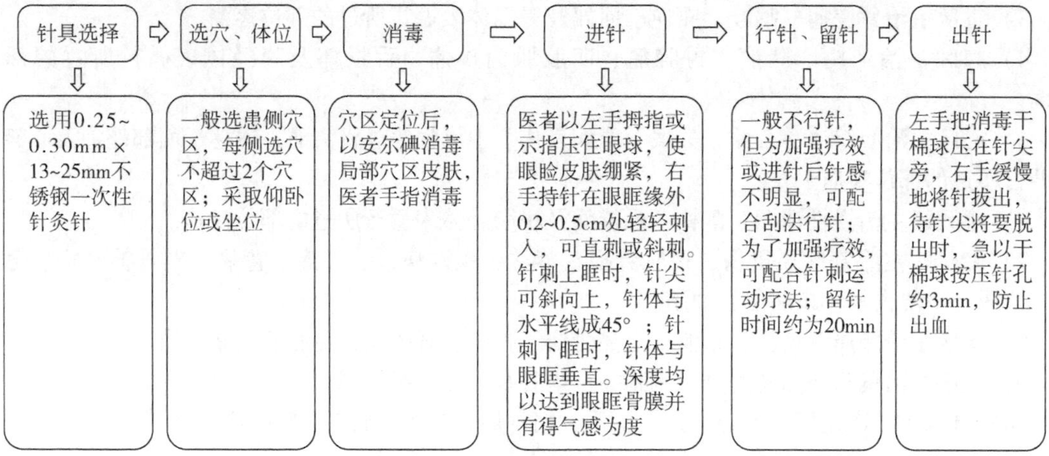

图 2-11　眼针技术操作步骤

五、适　应　证

眼针技术适应证广泛，涉及内、外、妇、儿、五官各科病症，对于急性病症疗效显著。

（1）痛证：眼针对各种急慢性痛证较好的镇痛作用，特别是急性痛证有较快镇痛效果，如急性腰扭伤、急性胆绞痛、急性肾绞痛、急性关节扭伤、急性痛风性关节炎、急性哮喘发作等。

（2）偏瘫：眼针对脑梗死、脑出血及脑外伤引起的偏瘫，病程在 3 个月以内且肌张力正常者疗效较好。

（3）炎性疾病：眼针对急性胆囊炎、面神经炎、气管炎等炎性疾病有一定的改善作用。

（4）功能紊乱性疾病：眼针对高血压、低血压、月经不调、胃肠神经官能症等功能紊乱性疾病有较好的调节作用。

六、眼针技术的临床应用举例

1. 中风偏瘫

适应证　适用于急性期及恢复期以肢体偏瘫为主症者。

主穴　取上焦区、下焦区为主。

配穴　伴高血压头晕者加肝区，伴言语不利者加心区，伴肌肉萎缩者加脾区，属气滞血瘀证者加肝区，属气虚血瘀者加胃区，属肝肾不足者加肝区、肾区。

操作方法　毫针针刺，直刺或斜刺到达眼眶骨膜至得气，留针期间嘱患者配合患肢运动。

2. 痛风性关节炎

适应证　痛风性关节炎急性发作期。

主穴　上焦区、下焦区。

配穴　疼痛明显者加心区、慢性病程反复发作者加脾区。

操作方法　毫针针刺，直刺或斜刺到达眼眶骨膜至得气，留针期间配合刮法行针。

3. 急性腰扭伤

适应证　适用于急性期疼痛明显及腰部活动受限者。

主穴　取肾区、膀胱区为主。
配穴　伴下肢放射痛者加下焦区，腰乏力者加胆区。
操作方法　毫针针刺，直刺或斜刺到达眼眶骨膜至得气，留针期间嘱患者配合腰部运动。

4. 哮喘

适应证　适用于哮喘急性发作期的平喘治疗。
主穴　取上焦区、肺区为主。
配穴　外邪引发者加膀胱区，脾虚痰多者加脾区，肺肾亏虚者加肾区。
操作方法　毫针针刺，直刺或斜刺到达眼眶骨膜至得气，留针期间嘱患者注意配合呼吸。

5. 胆绞痛

适应证　适用于胆绞痛急性发作期止痛。
主穴　取中焦、胆区为主。
配穴　伴呕吐者加胃区，肝气瘀滞、疼痛剧烈者加肝区。
操作方法　毫针针刺，直刺或斜刺到达眼眶骨膜至得气，留针期间配合刮法行针。

七、禁　忌　证

（1）脑出血急性期慎用。
（2）有出血倾向患者。
（3）神志障碍、躁动明显较难配合者。
（4）眼睑肥厚或有瘢痕，眼睑静脉明显或局部有病损者慎用。

八、注意事项

（1）针刺时注意方向，保护眼球，避免刺伤眼球。
（2）针刺内眦眼针穴区时，要注意方向，防止误伤内眦动脉，造成出血。
（3）眼针亦可出现晕针现象，当注意预防及处理。

第六节　鼻针技术

鼻针技术是指在鼻部范围内的特定腧穴上进行针刺，以治疗多种病症的一种针灸技术。《针灸大成》载有鼻准穴治鼻上生酒渣风；迎香穴治鼻息肉等。鼻针技术主要以祖国医学对鼻部“色诊”的理论为基础，通过鼻部皮肤色泽变化来诊治疾病为依据发展而来的。《灵枢·五色》说：“五色独决于明堂……明堂者，鼻也。”《灵枢·五阅五使》说：“五色之见于明堂，以观五藏之气。”即通过观察鼻部色泽变化可以测知病生于何脏何腑。《素问·五藏别论》言：“五气入鼻，藏于心肺。”

一、理论基础

《疮疡全书》说：“鼻居面中，为一身之血运。”提出鼻对全身气血及心肺之功能活动有重要作用。鼻是经络、气血密布之处，通过经络与脏腑各部都联系起来。《灵枢·邪气藏府病形》说：

“十二经脉，三百六十五络，其血气皆上于面而走空窍……其宗气上出于鼻而为嗅。”鼻是手、足阳明经与督脉交会之处。此外，手少阳小肠、足太阳膀胱、任脉亦循行于鼻部，故鼻为阴阳会合、诸经聚集之处，气血运行尤为旺盛，脏腑、气血的变化都可反应于鼻。针刺鼻部的特定穴位可达疏通经络、调通气血、治疗疾病之目的。

二、穴区的划分、定位及主治

鼻针穴位共23个，分布在三条线上（图2-12）。

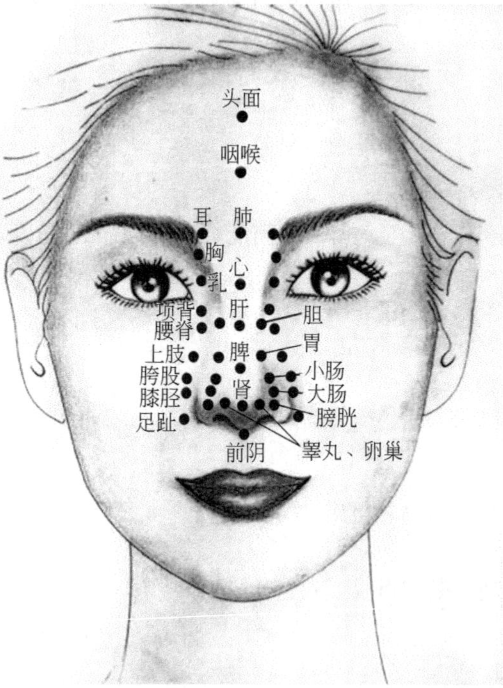

图2-12　鼻针穴位的划分与定位

1. 面中线（第一线）

面中线起于前额正中，止于水沟穴之上，共9个穴位。

（1）头面

1）定位：额正中处，眉心与前发际中点连线的上、中1/3交点处。

2）主治：头面五官疾病如头痛、面瘫、三叉神经痛、下颌关节功能紊乱。

（2）咽喉

1）定位：头面与肺之间，当眉心与前发际中点连线的中、下1/3交点处。

2）主治：咽喉痛、吞咽困难、梅核气、语言不利等。

（3）肺

1）定位：两眉头连线之中点。

2）主治：咳嗽、哮喘、肺咯血、肺癌引起的胸痛、急性荨麻疹及肺经体表循行所过的部位疼痛。

（4）心

1）定位：两目内眦连线之中点。

2）主治：心绞痛、心悸、失眠、癫痫发作、脑卒中失语、舌尖痛、昏迷、面部痤疮及心经体表循行所过的部位疼痛。

（5）肝

1）定位：当鼻梁最高处，鼻正中线与两颧骨连线之交点处。

2）主治：高血压、痛经、月经不调、精神病、头痛、疝气、胸胁痛。

（6）脾

1）定位：当鼻准头上缘正中线上。

2）主治：泄泻、腹痛、胃脘痛、四肢肌肉疼痛、舌根痛及脾经体表循行所过的部位疼痛。

（7）肾

1）定位：在鼻尖端处。

2）主治：腰痛、遗精、早泄、全身骨痛、哮喘、肾绞痛、足心痛、脐周痛。

（8）前阴

1）定位：在鼻中隔下端尽处。

2）主治：阴肿、阴痒、阴痛等。
（9）睾丸、卵巢
1）定位：在鼻尖肾点的两侧。
2）主治：生殖泌尿系病症如月经病、痛经、遗精、阳痿、睾丸炎等。

2. 鼻孔线（第二线）

鼻孔线起于目内眦下方，紧靠鼻梁骨两侧，至鼻翼下端尽处止，共5个穴位。
（1）胆
1）定位：位于肝区的外侧，目内眦下方。
2）主治：偏头痛、胁肋痛、侧腰痛、坐骨神经痛、胆绞痛。
（2）胃
1）定位：位于脾区的外侧，胆区直下方。
2）主治：胃脘痛、呕吐、呃逆、面瘫及胃经体表循行所过的部位疼痛。
（3）小肠
1）定位：在鼻翼上1/3处，胃点下方。
2）主治：慢性泄泻、落枕、颈椎病及小肠经体表循行所过的部位疼痛。
（4）大肠
1）定位：在鼻翼正中处，小肠点下方。
2）主治：痔疮、便秘、脱肛、泄泻、头痛及大肠经体表循行所过的部位疼痛。
（5）膀胱
1）定位：在鼻翼壁尽处，大肠点下方。
2）主治：急性腰扭伤、腰肌劳损、落枕、颈椎病、后头痛、背痛、坐骨神经痛、肾绞痛、遗尿、小便失禁、尿潴留、抽筋。

3. 鼻旁线（第三线）

鼻旁线起于眉内侧，沿鼻孔线的外方，止于鼻翼尽端外侧，共9个穴位。
（1）耳
1）定位：在眉内侧端，与肺相平。
2）主治：耳疾。
（2）胸
1）定位：在眉棱骨下，目窠之上。
2）主治：胸痹痛、软组织损伤等。
（3）乳
1）定位：在睛明穴之上方。
2）主治：乳疾。
（4）项背
1）定位：在睛明穴之下方。
2）主治：颈椎病、肩背痛、颈背肌筋膜炎等。
（5）腰脊
1）定位：在胆区之外，项背点的外下方。
2）主治：腰扭伤、腰肌劳损、腰椎间盘突出症、腰部软组织损伤。

（6）上肢
1）定位：在胃区之外方，腰脊点的外下方。
2）主治：上肢不遂、疼痛、麻木等。
（7）胯股
1）定位：在鼻翼上部相平处外侧，肢点外下方。
2）主治：坐骨神经痛、髋关节病变、臀部疼痛。
（8）膝胫
1）定位：在鼻翼正中外侧，胯骨点的下方。
2）主治：膝关节病、胫骨酸痛。
（9）足趾
1）定位：在鼻翼下部相平处外侧，膝胫点的下方。
2）主治：足趾疼痛、肿胀、麻木。

三、取穴原则

鼻针技术的取穴原则如下。
（1）脏腑经脉辨证取穴：如胃脘痛，证属肝气犯胃者取肝、胃，失眠证心肾不交者取心、肾。
（2）相应取穴：如心脏病症者取心，胆病者取胆，膝痛者取膝胫，颈痛者取项背等。

四、鼻针技术操作步骤

鼻针技术操作步骤见图2-13。

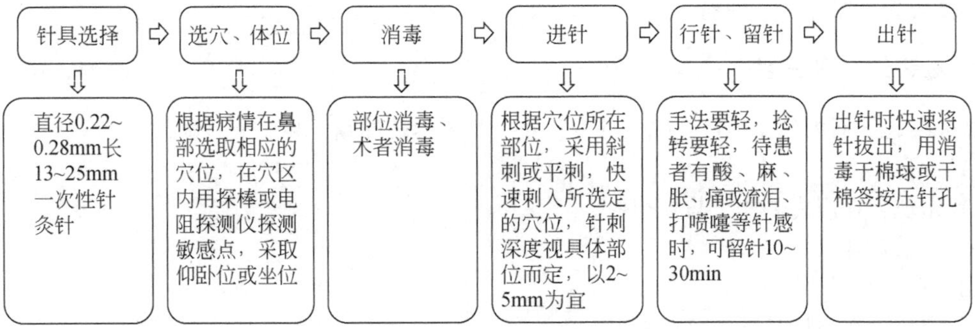

图2-13　鼻针技术操作步骤

五、适　应　证

鼻针穴位都是按人体器官名称命名的，所以穴位名称即主治相应器官疾病。
（1）内科疾病：支气管炎、高血压、低血压、急慢性胃炎、急慢性肠炎等。
（2）神经、精神科疾病：偏头痛、面神经麻痹、神经衰弱等。
（3）骨伤及软组织疾病：落枕、肩周炎、腰肌劳损及各部位软组织损伤等。
（4）外科疾病：阑尾炎、胆囊炎等。
（5）男性科疾病：睾丸炎、前列腺炎等。
（6）妇科疾病：痛经、慢性盆腔炎。

（7）五官科疾病：急慢性咽喉炎、急慢性鼻炎、牙痛、耳鸣等。

六、鼻针技术的临床应用

1. 胃痛

适应证　胃脘部疼痛为主症，多伴有吞酸、嗳气、反胃等急性胃痛及胃脘部不适疼痛拒按，并多伴有消化不良者慢性胃痛。

主穴　胃肠三点，鼻针以点代穴，位于鼻尖上1.5cm，中间一点及两侧鼻翼最高处各一点。

配穴　胃肠三点，是胃肠疾患在胃部的反应部位，所以针刺鼻部胃肠三点对治疗胃痛效果更佳，如疼痛牵连两胁，加鼻孔线（第二线）胆穴。

操作方法　患者仰卧位，选用22mm左右半寸针，直刺胃肠三点，不可刺透鼻软骨。

2. 慢性鼻炎及过敏性鼻炎

适应证　慢性鼻炎及过敏性鼻炎为主，以鼻塞、打喷嚏等症状反复，遇冷等加剧。

主穴　肺、肾、迎香、合谷。

配穴　辨证论治脾虚者加鼻针脾穴，肾虚者加肾穴，严重者鼻针肺透心，肾透脾，迎香透鼻通、睛明。

操作方法　患者仰卧位，选用22mm左右半寸针，针刺得气后，先泻后补。

3. 急性腰扭伤

适应证　急性腰扭伤患者。

主穴　鼻旁线（第三线）腰脊，即鼻骨下端之中、鼻翼上方左右各取一点。

配穴　疼痛牵连下肢加膝胫、足趾穴。

操作方法　毫针直刺，不穿透鼻软骨为度。针刺入后有强烈的酸、麻、痛等感觉，以患者能忍受为度，流泪、打喷嚏取效最佳。若针后无任何感觉，可将针退出一半改变方向再针，但不宜反复连续进退。

4. 顽固性呃逆

适应证　顽固性呃逆，持续48小时以上者。

主穴　双侧胃穴。

配穴　严重者加背俞穴，双侧胃俞、膈俞。

操作方法　患者取仰卧位，首先取双侧鼻针胃穴，用30mm或32mm半寸毫针直刺捻转强刺激，使患者有酸、麻、胀、痛、流泪、打喷嚏等针感出现时为佳。

5. 痤疮

适应证　痤疮患者，如聚合性痤疮可配合药物治疗。

主穴　头面、肺、脾、胃、肾、膀胱、卵巢、睾丸。

配穴　根据辨证选穴，如失眠、健忘取心点；肝郁气滞两胁胀痛、烦躁，取肝胆点，消化不良、大便异常选取胃点、大肠、小肠点等，伴有月经不调、痛经、闭经患者加腹针艾灸。

操作方法　患者取仰卧位，首先取双侧鼻针头面、肺、脾、胃、肾、膀胱、卵巢、睾丸，用30mm或32mm半寸毫针直刺，使患者有酸、麻、胀、痛证状。

七、禁 忌 证

（1）鼻部皮肤局部有感染、溃疡、创伤者禁针。
（2）凝血功能障碍者禁针。

八、注 意 事 项

（1）刺激宜轻，避免进针过深及强烈提插捻转。
（2）使用鼻针以不影响患者容貌为宜。
（3）孕妇慎用。
（4）鼻部有瘢痕时针刺应避开。
（5）精神紧张、大汗后、劳累后或饥饿时不适宜本法。

第七节 面针技术

面针技术是在面部特定的穴位针刺以治疗全身疾病的一种针灸技术。它是由《黄帝内经》“面部色诊”发展而来的，最早见于1960年有关报道。

一、面诊与面针

《黄帝内经》指出“视其外应，以知内藏”。《灵枢·五色》阐明了脏腑形身的病变反映于面部的特定位置，通过观察面部色泽的变化可以判断疾病所在。面针技术是根据《灵枢·五色》所划分的面部脏腑形身位置、在相应部位针刺以治疗全身疾病。

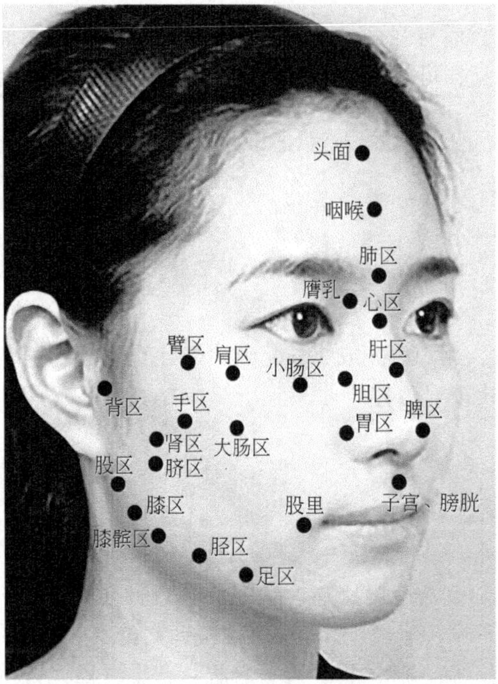

图2-14 面针穴位分布图

《灵枢·五色》指出“明堂骨高以起，平以直，五藏次于中央，六腑挟其两侧”。即是五脏依次分布于鼻的中部，六腑在鼻的两旁。《灵枢·五色》又说：“庭者，首面也；阙上者，咽喉也；阙中者，肺也；下极者，心也；直下者，肝也；肝左者，胆也；下者，脾也；

方上者，胃也；中央者，大肠也；挟大肠者，肾也；当肾者，脐也；面王以上者，小肠也；面王以下者，膀胱子处也；颧者，肩也；颧后者，臂也；臂下者，手也；目内眦上者，膺乳也；挟绳而上者，背也；循牙车以下者，股也；中央者，膝也；膝以下者，胫也；当胫以下者，足也；巨分者，股里也；巨屈者，膝膑也。此五脏六腑肢节之部也，各有部分。”这是五脏六腑肢节分布在面的部位，也是面针技术的治疗部位，见图2-14。

二、面针技术的定位和主治

面针技术穴位共有7个单穴和17个对双穴，计34穴。五脏六腑穴区主治相应脏腑及相应经脉的疾病，如肺区能治疗肺系疾病和肺经病变，依此类推；肢体形身穴区主治相应部位的疾病，如股里主治股内侧痛等病变，肩区主治肩周炎等肩部疾病。

1. 头面

（1）定位：在额正中部，当眉间至前发际正中线的上、中1/3交界处。
（2）主治：头面五官病症，如头痛、头晕、面瘫、鼻炎等。

2. 咽喉

（1）定位：当眉心至前发际正中连线的中、下1/3交界处。
（2）主治：咽喉病症，如咽痛、痰多、甲状腺肿等。

3. 肺区

（1）定位：当两眉内侧端连线的中点（即相当于印堂穴）。
（2）主治：咳嗽、哮喘、咽痛等。

4. 心区

（1）定位：在鼻梁骨最低处，正当两眼内眦连线的中点。
（2）主治：心绞痛、心悸、失眠、中风失语等

5. 肝区

（1）定位：在鼻梁骨最高点之下方，当鼻正中与两颧骨连线的交叉点。
（2）主治：痛经、月经不调、抑郁、头痛、胸胁痛等。

6. 脾区

（1）定位：在鼻尖上方，当鼻准头上缘正中点。
（2）主治：泄泻、腹痛、胃脘痛、四肢肌肉疼痛、消化不良等。

7. 胆区

（1）定位：在鼻梁骨外缘偏下方，当肝区的两旁，目内眦直下。
（2）主治：偏头痛、胁肋痛、胆绞痛、耳鸣等。

8. 胃区

（1）定位：在鼻翼中央偏上方，当脾区的两旁，胆区直下，两线交叉处。
（2）主治：胃脘痛、呕吐、呃逆、面瘫等。

9. 膺乳

（1）定位：在目内眦稍上方，鼻梁外缘凹陷处。
（2）主治：胸痛、乳腺增生。

10. 子宫、膀胱

（1）定位：相当于人中穴。
（2）主治：阴痛、阴痒、小便不利等。

11. 股里

（1）定位：在口角旁5分，当上、下唇吻合处。
（2）主治：膝内侧痛。

12. 背区

定位：在耳屏前方，当耳屏内侧与下颌关节之间。

13. 小肠区

（1）定位：在颧骨内侧缘，与肝区、胆区同一水平线上。
（2）主治：慢性泄泻、颈椎病、疝气等。

14. 大肠区

（1）定位：在颧骨面部，当目外眦直下方，颧骨下缘处。
（2）主治：便秘、泄泻、痤疮、头痛等。

15. 肩区

（1）定位：在颧部，当目外眦直下方，颧骨上缘处。
（2）主治：肩部疾病。

16. 臂区

（1）定位：在颧骨后上方，当肩区之后方，颧弓上缘处。
（2）主治：上肢麻木、疼痛、肿胀等。

17. 手区

（1）定位：在颧骨后下方，当臂区之下方，颧弓下缘处。
（2）主治：手部疾病。

18. 股区

（1）定位：当耳垂与下颌角连线的上、中1/3交界处。
（2）主治：大腿疼痛、活动受限等。

19. 膝区

（1）定位：当耳垂与下颌角连线的中、下1/3交界处。
（2）主治：膝关节病症。

20. 膝髌区

（1）定位：当下颌角上方凹陷处。

（2）主治：髌骨胀痛。

21. 胫区

（1）定位：下颌角之前方，下颌骨上缘处。
（2）主治：胫骨酸痛、肿胀。

22. 足区

（1）定位：在胫区前方，目外眦直下方，下颌骨上缘处。
（2）主治：足部病症。

23. 肾区

（1）定位：在颊部，当鼻翼下缘水平与太阳穴直下垂线的交叉处。
（2）主治：腰痛、遗精、早泄、肾绞痛、足心痛，

24. 脐区

（1）定位：当肾区下方约7分处。
（2）主治：脐周痛。

三、面针技术的取穴原则

（1）脏腑辨证取穴：是以脏腑辨证为基础进行选穴。如胃脘痛证属肝气犯胃者，取肝区、胃区；腰痛证属肾虚者，取肾区。

（2）经络辨证取穴：是以经络辨证为基础进行选穴。如腰肌两侧痛属膀胱经，取膀胱区；大腿外侧前缘痛属胃经，取胃区。

（3）相应部位取穴：按病变所属部位进行选穴治疗。如肩周炎取肩区，咽痛选咽喉穴，膝关节痛取膝区。

（4）敏感点取穴法：用经穴探测仪或探棒在按上面方法选好的穴区或其周围进行探查，所查到的敏感点或压痛点即为针刺之处。如胃痛在胃穴，高血压病在肝穴之穴区内或附近探寻，所发现的敏感点即为针刺的部位。

四、面针技术的适应证

（1）各种疼痛性疾病，如头痛、颈痛、心痛、肋间神经痛、急性腰扭伤痛、胆绞痛、肾绞痛、肩周炎痛、胃脘痛、膝关节痛等有良好的镇痛效果；也用针刺麻醉。

（2）脏腑相关的病症如胆囊炎、胆息肉、胃肠功能紊乱、失眠等有一定治疗作用。

（3）面针技术亦用于面部的美容。

五、针具及器械选择

（1）毫针：一般选用0.5寸或1寸的25号不锈钢针灸针。
（2）磁疗：小号磁片、电针机、胶布。
（3）激光：氦—氖激光医疗机。

六、面针技术的操作步骤

（一）面针

1. 面针技术的操作步骤图

面针技术的操作步骤见图 2-15。

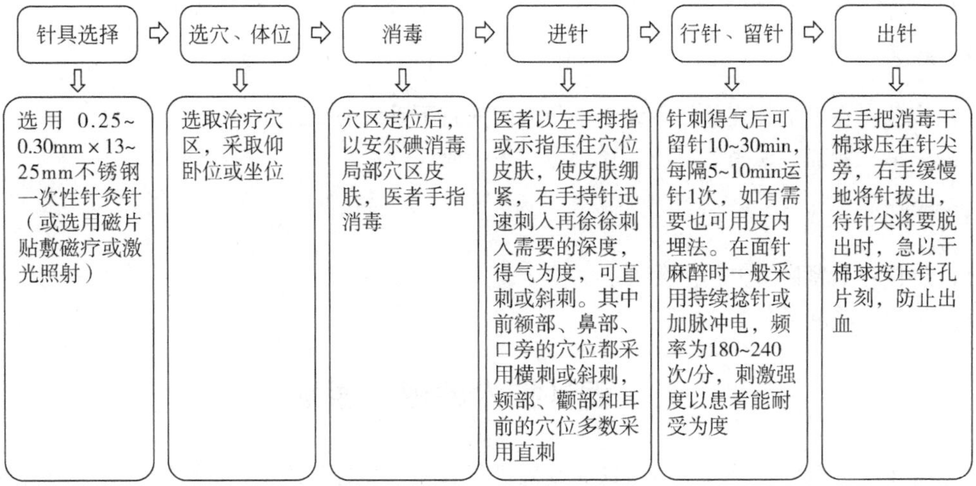

图 2-15　面针技术的操作步骤

2. 毫针操作注意事项

（1）面部皮肤较柔嫩，也比较敏感，选用的针灸针要细小。

（2）对疼痛性疾病面针治疗时最好运用针刺运动疗法，以加强疗效。

（3）面部血管丰富，运针时切忌猛插乱捣。出针时应缓慢且出针后应按压 3min，以防出血。如刺破血管引起皮下出血，常可触及一鼓起小包，宜反复揉压使之消散。

（4）面针亦可能出现晕针现象，应注意预防。

（5）患者有瘢痕或病灶之处，不宜针刺。

（二）穴位磁疗

穴位磁疗是运用磁场作用于面针穴位来治疗疾病的一种治疗方法。面针穴位磁疗具有镇痛、镇静、调整经络的作用。

1. 操作方法

先将电针机上一对输出的两个电极电线头分别置于两磁片上，胶布固定。然后将两块磁片分别贴于面针穴位左右侧，胶布在上，病侧皮肤用正极磁片，健侧皮肤用负极磁片。将手指轻压住磁片，打开电针机通电，从低频到中频，使患者出现酸、胀、麻等感觉，并以患者感到舒服为度，一般持续通电 15～20min。

2. 适应证

穴位磁疗适应于胃肠炎、神经衰弱、关节炎、头痛、三叉神经痛、坐骨神经痛、急性关节扭伤、肩周炎、腰肌劳损、颈椎病等病症。

3. 注意事项

下列情况不宜磁疗：
（1）急性心肌梗死，体质极度虚弱、高热者。
（2）局部皮肤损伤、出血者。
（3）磁疗后不良反应明显者。

（三）激光穴位照射

激光穴位照射是利用激光束照射面针穴全治疗疾病的一种方法。由于激光束照射治疗具有无痛、无菌、快速等特点，易受有针刺恐惧感的人所接受。

1. 操作方法

患者坐位或平卧，闭上眼睛。将激光医疗机打开电源，发射出橘红色光束，将光束对准面针穴位。每日照射 1 次，每次取 2 ~ 4 穴区，每穴照射 2 ~ 5min。10 次为 1 疗程。激光机功率一般为 1 ~ 30A，照射距离一般为 2 ~ 3cm。

2. 适应范围

激光面针穴位照射具有通经活络、消炎止痛作用，临床应用于面针疗法所适应的病症。

3. 注意事项

（1）采用激光治疗过程中，医者患者都应防护眼睛，不要让光束直对眼球。
（2）光束要对准穴区一个点，不要随便移动光束。

七、临床应用举例

（1）头痛取面点、肝点、肾点。
（2）咽喉肿痛取咽喉点。
（3）胁痛取肝点、胆点。
（4）痛经取膀胱点、子宫点。
（5）胃痛取胃点。
（6）腹痛取大肠点、小肠点、脐点。
（7）腰背痛取背点、肾点。
（8）肩臂痛取肩点、臂点。
（9）股内侧痛取股点、股里点。
（10）膝肿痛取膝点、髌点。
（11）足肿痛取足点。
（12）胃下垂、缺乳取胃、脾、肝、胆点；缺乳配膺乳点。

第八节 舌针技术

孙氏舌针技术通过在舌部及周围的特定穴区针刺，以治疗全身疾病的一种针灸技术。孙氏舌针技术是著名针灸专家孙介光与其传承人孙雪然通过多年的临床验证和科学研究从舌穴定位、功能、刺法等均具特色的新舌针技术。该技术根据祖国医学原理，经过现代科学研究，创立了孙氏舌针技术，开创性地对舌穴进行定位，确定了与人体解剖相对应40 个舌穴。首次发现了脑病患者伴有舌下襞肿这一病理现象；还发现了舌下伞襞（即脊柱、四肢舌穴部位）出现的阳性物（即粟米粒大小突起）与人体解剖相对应部位脊柱、四肢的病变有着直接的关系。为一些难治性疾病及常见病、多发病的治疗提供了新的思路与方法。

一、理论基础

舌通过全身经络系统，与各脏腑及各器官组织保持着密切的联系，使全身构成一个有机的整体，因而针刺舌部及周围的特定穴区便可以达到疏通经络、调整脏腑功能、治疗疾病的目的。

（一）舌与脏腑的关系

舌与心脏联系密切，《灵枢·脉度》曰：“心气通于舌，心和则舌能知五味矣”，《素问·阴阳应象大论》曰：“心主舌……在窍为舌。”舌体的血脉极为丰富，从舌质的色泽可直接观察全身气血的运行情况从而判断心主血脉的情况。从舌体的运动灵活程度和语言状况可以判断心主神明的功能，同时舌的味觉感知与心脏功能关系密切。脾胃与舌联系紧密，舌为脾之外候，舌苔乃胃气熏蒸所化，《灵枢·邪气藏府病形》曰：“十二经脉，三百六十五络，其血气皆上面而走空窍……其浊气出于胃，走唇舌而为味。”同时脾、肾、肝、肺通过经脉、络脉、经别和舌联系密切。

（二）舌与经络的关系

《灵枢·经脉》曰：“手少阴之别……系舌本”，“肝者……脉络于舌本也”，“脾足太阴之脉……连舌本，散舌下”，“肾足少阴之脉……其直者……挟舌本。”《灵枢·经筋》曰：“足太阳之筋……其支者，别入结于舌本”，“手少阳之筋……其支者……入系舌本。”其中用络、散、挟、结、连等概况了经脉与舌的联系的不同方式；以舌、舌本、舌下概况了不同经脉在舌上所联系的不同部位（图2-16）。

（三）观舌察病

舌诊是中医四诊望诊中的重要内容，曹炳章《辨舌指南》说：“辨舌质可辨脏腑的虚实，视舌苔可察六淫之浅深。”观察舌质的变化可以了解病证的种类、虚实、津液的盈亏；分辨舌之苔垢色泽、厚薄，可知其病邪性质、程度与进退；询问舌的味觉，可探知病证位置，脏腑之寒热；观察舌脉可知人体气血运行是否畅通；看其形态可判断脏腑的虚实、寒热。正如杨云峰《临证验舌法》所云：“舌者，心之苗也，五脏六腑之大主，其气通于此，其窍开于此者也。查诸脏腑图，脾、肺、肝、肾无不系根于心，核诸经络，考手足阴阳，无脉不通于舌。则知经络脏腑之病，不独伤寒发热有苔可验，即内外杂症，也无一不成其形，着其色于舌，是以验舌一法，临症者不可不讲也。”

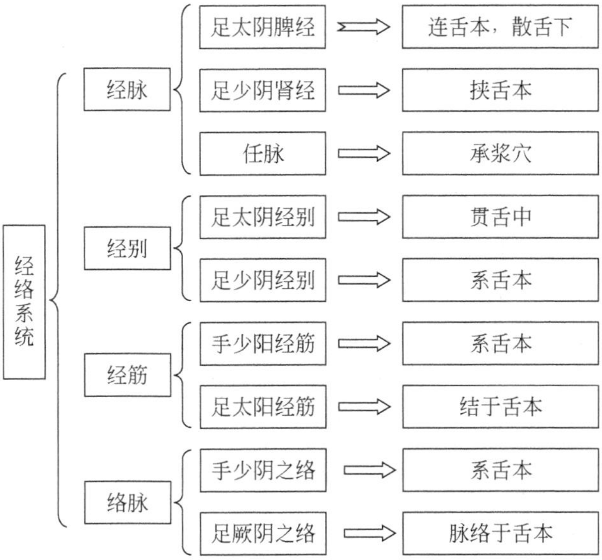

图 2-16 舌与经络的关系

二、穴区的定位及主治

孙氏舌穴系统不仅在舌面上有脏腑的分布区域，而且在舌下有一个形似倒置人形的穴位分布系统。这些穴位的定位与人体解剖相对应。这些舌针穴位的定位既是临床实践的摸索，更是现代科学的研究成果。

舌穴在舌面（舌背）和舌下（舌底）均有分布。舌面上的舌穴对应于人体脏腑器官，从舌尖到舌根依次对应于人从上到下的内脏器官；舌下面的舌穴对应于人体肢体躯干，从舌尖到舌根是一个倒置的人形，沿舌纵轴两侧依次分布有相应的下肢穴、上肢穴，舌根部是与脑部相应的舌穴区。

（一）舌面穴位

舌面穴位对应脏腑见图 2-17。

1. 心穴

（1）定位：舌尖内 3 分（偏左斜刺）。

（2）主治：心痛、胸闷、心悸、气短、胁肋疼痛、心肌供血不足、室性期前收缩、心房颤动、心律不齐等心脏功能失调的疾患及有关脑供血不足、情志失调等症。

2. 肺穴

（1）定位：心穴与胃穴之间上 1/3 处旁开，舌中线与舌边缘 1/2 处。

（2）主治：咳嗽、气喘、胸闷、胸痛、肺炎、胸膜炎、肋间神经痛、支气管炎、过敏性鼻炎（花粉症）等。

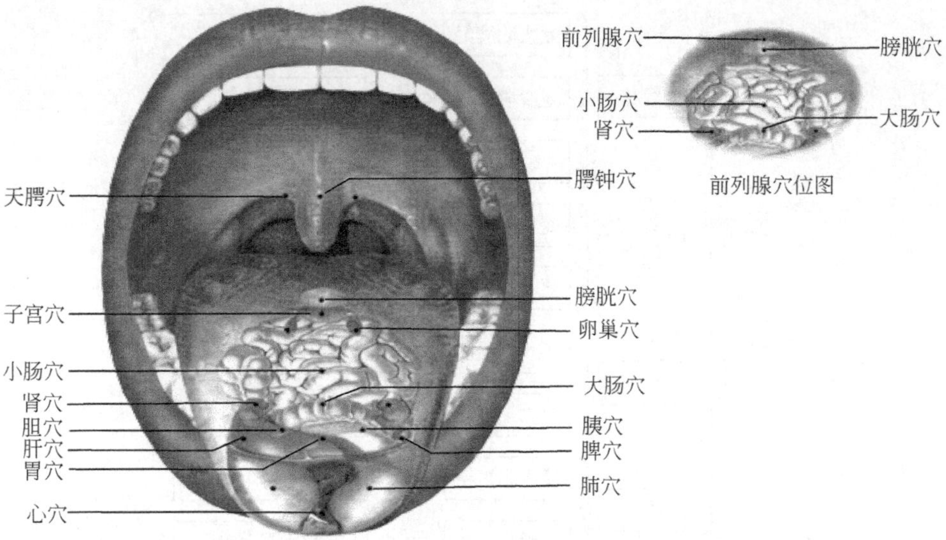

图 2-17　舌面穴位对应脏腑

3. 胃穴

（1）定位：心穴与小肠穴之中间点。

（2）主治：胃脘痛、消化不良、胃纳不佳、反酸、胃及十二指肠溃疡、慢性胃炎、呃逆等症。

4. 肝穴

（1）定位：胃穴左侧舌中线与舌边缘外 1/3 处。

（2）主治：肝病、胸满、呕逆及情绪、精神异常等症。

5. 脾穴

（1）定位：胃穴右侧舌中线与舌边缘外 1/3 处。

（2）主治：呕逆、胃脘病、腹胀、嗳气、大便不畅等症。

6. 胆穴

（1）定位：胃穴与大肠穴之间上 1/3，舌面中线与左侧舌边缘内 1/3 处。

（2）主治：胆囊炎、胆结石及黄疸等症及惊吓、情志失常、口苦、胸胁痛等症。

7. 胰穴

（1）定位：胃穴与大肠穴之间上 1/3，舌面中线与右侧舌边缘内 1/3 处。

（2）主治：胰腺炎、糖尿病等症。

8. 大肠穴

（1）定位：胃穴与小肠穴之中间点。

（2）主治：腹泻、便秘、腹痛、腹胀等症。

9. 肾穴

（1）定位：大肠穴旁开，舌中线与舌边缘 1/2 处。
（2）主治：肾功能异常、腰痛、阳痿、早泄及内分泌失调等症。

10. 小肠穴

（1）定位：舌自然伸出，上齿尖接触处之中间点。
（2）主治：胃及十二指肠溃疡、消化不良等症。

11. 膀胱穴

（1）定位：位于小肠穴后，相当于小肠穴与胃穴之距离处。
（2）主治：尿频、尿急、尿潴留及前列腺异常等症。

12. 前列腺穴

（1）定位：位于膀胱穴后 2 分处。
（2）主治：前列腺炎、前列腺肥大等症。

13. 子宫穴

（1）定位：位于膀胱穴前 2 分处。
（2）主治：月经失调、痛经、不孕症、子宫功能性出血、更年期综合征及内分泌失调等症。

14. 卵巢穴

（1）定位：位于膀胱穴前 4 分旁开 3 分处，小肠穴与膀胱穴之间前 1/3 旁开 4 分处。
（2）主治：卵巢炎、不孕症、更年期综合征及内分泌失调等症。

15. 腭钟穴

（1）定位：位于悬雍垂之根正中处。
（2）主治：延髓麻痹所致软腭功能受限及发音困难、失真等症。

16. 天腭穴

（1）定位：位于腭钟穴旁开 3 分。
（2）主治：延髓麻痹等致上腭功能受限及发音失真等症。

（二）舌下穴位

舌下穴位对应人体见图 2-18。

1. 颈穴

（1）定位：位于舌蒂与舌系带之中间点。
（2）主治：颈椎病、颈部肌肉损伤、甲状腺功能异常、甲状腺肿、气管炎、肢体功能障碍等症。

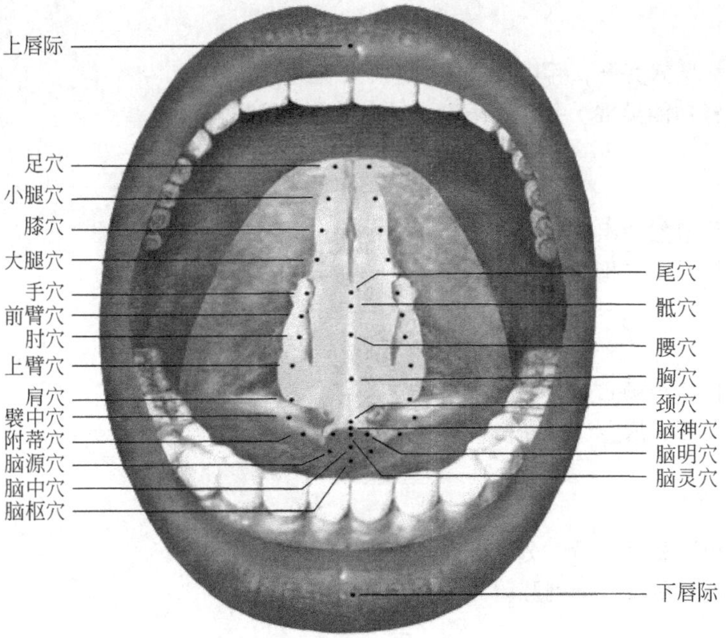

图 2-18　舌下面穴位对应人体

2. 胸穴

（1）定位：位于颈穴与尾穴之间上 1/3 处。
（2）主治：胸痛、肋间神经痛、胸骨痛及胸背肌肉痛等症。

3. 腰穴

（1）定位：位于颈穴与尾穴之间下 1/3 处。
（2）主治：腰痛、腰肌劳损、腰椎间盘脱出、腰扭伤等症。

4. 骶穴

（1）定位：位于腰穴与尾穴之下 1/3 处。
（2）主治：骶骨痛、腰腿痛等症。

5. 尾穴

（1）定位：位于颈穴与舌尖之中间点。
（2）主治：尾骨痛、腰腿痛等症。

6. 肩穴

（1）定位：位于颈穴与胸穴之中点旁开伞襞处。
（2）主治：颈椎病、肩周炎、肩部肌肉损伤、韧带损伤、中风、上肢瘫痪、帕金森症及肩功能障碍等症。

7. 上臂穴

（1）定位：位于肩穴与肘穴之间旁开之伞襞处。

（2）主治：上臂功能障碍、肌肉痛、肌肉及肌腱损伤等症。

8. 肘穴

（1）定位：位于腰穴旁开之伞襞处。
（2）主治：肘关节损伤、网球肘、中风上肢瘫痪及肘关节功能障碍等症。

9. 前臂穴

（1）定位：位于肘穴与手穴之间旁开伞襞处。
（2）主治：臂痛、肌肉损伤及其他原因致前臂功能障碍等症。

10. 手穴

（1）定位：位于颈穴与舌尖中间点旁开之伞襞处。
（2）主治：手、腕关节损伤、功能障碍，手指痉挛，腕管综合征及上肢末梢神经炎等症。

11. 大腿穴

（1）定位：位于尾穴与膝穴间旁开之伞襞处。
（2）主治：大腿肌肉痛、髋关节疾患、股骨头坏死等症。

12. 膝穴

（1）定位：位于尾穴与足穴之中间点旁开之伞襞处。
（2）主治：膝关节痛、损伤、功能障碍，半月板损伤及中风等症。

13. 小腿穴

（1）定位：位于膝穴与足穴间旁开之伞襞处。
（2）主治：小腿肌肉、韧带损伤，功能障碍，腓长肌痉挛及中风等症。

14. 足穴

（1）定位：位于舌尖内 1 分旁开 2 分处。
（2）主治：趾、踝关节活动受限，关节损伤、痉挛萎缩，足跟痛及下肢末梢神经炎等症。

15. 脑灵穴

（1）定位：位于舌蒂下 1/3 处。
（2）主治：小脑疾患、眼病、头晕、共济运动失调、读写困难、幻觉、肢体功能障碍、语言障碍等症。

16. 脑明穴

（1）定位：位于脑灵穴旁开近舌蒂外边缘处。
（2）主治：视觉、听觉、语言障碍，肢体功能障碍等症。

17. 脑中穴

（1）定位：位于舌蒂中间凹陷处。
（2）主治：躯体触觉、温度感觉、痛觉异常，方向、计算、写作、阅读等功能异常，不专注、失忆等。

18. 脑枢穴

（1）定位：位于舌蒂之上端。

（2）主治：中风、肢体功能障碍、不专注、沟通困难、社交障碍、情绪不稳、语言表达困难等。

19. 脑源穴

（1）定位：位于脑中穴、脑枢穴中间旁开舌蒂外边缘处。

（2）主治：智力低下、理解障碍、语言障碍、情绪失调。

20. 脑神穴

（1）定位：位于颈穴与脑灵穴之中点。

（2）主治：脑性昏迷、呼吸和吞咽困难、运动平衡障碍、头晕、反胃、睡眠困难等。

21. 襞中穴

（1）定位：位于舌下襞之正中点。

（2）主治：脑瘫、弱智、语言障碍、小脑萎缩、老年痴呆、延髓麻痹、中风等症。

22. 附蒂穴

（1）定位：位于舌阜之正中点。

（2）主治：脑瘫、弱智、自闭症、语言障碍、老年痴呆、中风、帕金森等脑神经科病症。

23. 上唇际穴

（1）定位：位于上唇际之中间点。

（2）主治：肌肉萎缩、面瘫、肌肉痛等症。

24. 下唇际穴

（1）定位：位于下唇际之中间点。

（2）主治：肌肉萎缩、面瘫、肌肉痛等症。

三、取穴原则

舌针技术的取穴原则是以脏腑辨证与局部辨证相结合的取穴原则。

（1）脏腑辨证取穴。

（2）根据疾病病位与舌人体解剖模拟图相对应取穴。

（3）疾病病位与舌人体解剖模拟图相应区域出现的肿胀、结节处取穴。

（4）根据脏腑疾病（或脏腑辨证）与舌苔、舌形、舌质及舌下脉络的异常取穴。

四、舌针技术操作步骤

舌针技术操作步骤见图 2-19。

针具选择	选穴、体位	消毒	进针	行针、留针	出针
选用0.30~0.32mm×40mm不锈钢一次性针灸针，舌下刺络用0.38mm或三棱针	采取坐位或仰卧位	口腔一般不做特殊消毒处理，漱口无食物残渣存留即可	医者用消毒纱布垫舌将舌拉出，或用压舌板固定舌位；昏迷患者或儿童用压舌板垫于上下齿之间以便取穴。一般多采用速刺法，用拇指、示指和中指捏住针柄，快速刺入或小幅度快速提插、捻转	速刺法不留针，一般行捻转补泻手法，浅刺入穴后补法小幅度拇指向前捻转5~7次为1度，3度或9度；泻法拇指向后大幅度捻转6次为1度，一般行6度或8度，不留针	多数情况下不留针，做完手法后即可快速出针

图 2-19 舌针技术操作步骤

五、适 应 证

舌针技术适应证广，涵盖了心血管、神经、呼吸道、消化道、泌尿、内分泌等系统，外科、妇科及耳、鼻、眼、喉等五官科疾病。

（1）神经系统：舌针技术对于脑性昏迷患者（车祸、中风等）的复苏、难治性中风（手足痉挛、肢体功能障碍、语言障碍、构音障碍、口眼歪斜等）、多发硬化的功能障碍、帕金森的肌肉痉挛（面具脸）、老年痴呆、小脑萎缩、顽固性面瘫、视神经萎缩具有较好的疗效。

（2）五官科疾病：舌针技术对于青光眼、视网膜脱落、耳聋耳鸣有一定改善作用。

（3）内科疾病：舌针技术对于心肌炎、脑缺氧后遗症、哮喘具有较快缓解作用。

（4）内分泌疾病：舌针技术对于甲状腺疾病、尿崩症等症具有较好的疗效。

（5）妇科疾病：舌针技术对于功能性子宫出血、痛经、子宫内膜异位等症具有较好疗效。

（6）其他：抗运动性疲劳、提高运动成绩；同时有减轻癌症化疗、放疗不良反应的作用。

六、舌针技术的临床应用举例

1. 自闭症

适应证　适用于各种自闭症。

主穴　脑枢穴、脑中穴、脑源穴、心穴。

配穴　伴急躁易怒者加肝穴，伴发育迟缓者加肾穴、脾穴。

操作方法　毫针快速点刺，不留针。

2. 抑郁症

适应证　适用于轻、中度抑郁症。

主穴　脑枢穴、脑源穴、脑中穴、心穴、肺穴、胆穴。

配穴　伴急躁易怒者加肝穴，伴头晕目眩、心悸健忘者加心穴、脾穴。

操作方法　毫针快速点刺，不留针。

3. 脑瘫

适应证　适用于痉挛性双瘫、脑性偏瘫、痉挛型四肢瘫伴舞蹈手足徐动症、舞蹈手足徐动症。

主穴　附蒂穴、襞中穴、脑枢穴、脑灵穴、脑明穴。

配穴　四肢症状严重者加手穴、前臂穴、肘穴、肩穴、足穴、小腿穴、膝穴、大腿穴；腰脊胸骶症状者加腰穴、胸穴、骶穴或尾穴；痰多，时有癫痫发作者加脾穴；手足徐动、语言不利者加肝穴、肾穴。

操作方法　毫针快速点刺，不留针。

4. 假延髓性麻痹

适应证　中风患者生命体征平稳1周左右。

主穴　脑灵穴、脑中穴、脑神穴、襞中穴。

配穴　伴有软腭功能受限者针腭中穴、天腭穴，伴肢体功能障碍者加相应的舌穴。

操作方法　毫针快速点刺，提插数下，脑灵穴、脑中穴、脑神穴可直刺1.0～1.5寸，并可施针麻仪电脉冲刺激3～5min，不留针。

5. 尿崩症

适应证　中风患者生命体征平稳1周左右。

主穴　膀胱穴、肾穴。

配穴　伴体瘦乏力、心慌气短、恶心呕吐者加心穴、脾穴；烦渴多饮、口干舌燥、喜冷饮，舌红苔黄，脉滑者加肺穴、胃穴。

操作方法　毫针快速点刺，提插或捻转数下，不留针。

七、禁　忌　证

（1）脑出血急性期慎用。

（2）有出血倾向患者。

（3）神志障碍、躁动明显较难配合者。

（4）舌有占位性疾患患者。

八、注意事项

（1）患者在过于饥饿、疲劳、精神过度紧张时，不宜立即进行针刺；对于身体瘦弱、气虚血亏的患者，针刺手法不宜过强，并应尽量选用卧位。

（2）皮肤有感染、溃疡、瘢痕或肿瘤的部位，不宜针刺。

（3）舌针亦可出现晕针现象，当注意预防及处理。

第九节　腹针技术

腹针技术是通过针刺腹部穴位调节脏腑、经络以治疗全身疾病的一种针刺技术。它是由著名针灸专家薄智云教授经过20多年临床研究出来的。

一、理论基础

脐位于大腹中央，又名神阙，是胚胎时期胎儿与母体气血相通的唯一纽带，因此，脐（神阙）系血脉之蒂，生命之蒂，为精、神、气、血往来之要，并为人体上下左右交会之中心，及生命所系，内通五脏而关系于肾，故触脐上下任脉之硬坚，而知脾肾之虚；触脐周硬满压痛，知脾胃之不和。

（一）先天经络系统

胎儿位于胞宫中，通过脐带这唯一的途径将母体的气血输注胎儿的全身，促进胎儿的生长和发育，也就是说，胎儿所获得的气血是以胎儿的脐为中心，将母体的气血输注胎儿的全身。中医将输送气血的通道称为经络，这一经络是胎儿出生前在母体中的确存在而不为人知的经络，称为先天经络。它是以神阙为中心的经络系统，称为先天经络系统或神阙调控系统。胎儿得到母体气血的供给，胚胎期的胎儿脏腑组织器官逐渐产生、发育，建立新的经络系统。新的经络系统是通过先天经络系统产生的子系统，称为后天经络系统，而先天经络系统亦可称为母系统。当胎儿的脏腑经络系统发育健全后，胎儿出生离开了母体胞宫，在新的环境中启用了新的经络系统，断开了与母体相连接的旧经络系统（神阙调控系统或先天经络系统）。虽然新的经络系统启用和旧经络系统的弃用，但旧的经络系统的输注气血的通道依然客观存在。薄智云教授通过20多年临床研究，探索出腹部脏腑经络穴位的主治规律，勾画出腹部与全身具有明确应答关系的“神龟图”，又称为腹部全息图。腹针技术是以神阙为中心的腹部经络系统理论发展而来的。

（二）后天经络系统

胎儿出生后后天经络系统，包含了十二正经和奇经八脉，十二正经有五条经脉经过腹部，分别是足少阴肾经、足阳明胃经、足太阳脾经、足厥阴肝经和足少阳胆经。经络系统是人体内沟通表里内外，联系上下左右，网络周身前后，将五脏六腑、四肢百骸、五官九窍、筋脉肌肤连成统一的、整体的组织结构，将气血运行到全身循行系统。

（1）腹部通过的十二经脉，在头面部、手、足之末端与其表里经脉相交接；通过脏腑或经别使人体形成一个完整的有机整体。

（2）腹部通过的经脉，都可治疗与其相表里经脉的病变。

（3）奇经八脉也有五条经脉经过腹部，分别是任脉、冲脉、带脉、阴维脉和阴跷脉。奇经八脉与十二经脉相互沟通，循行线路相互交会，沟通了十二经脉之间的联系。奇经八脉将部位相近、功能相似的经脉联系起来，达到统摄有关经脉气血、协调阴阳的作用。督脉与六阳经有联系，称为“阳脉之海”，具有调节全身阳经经气的作用；任脉与六阴经有联系，称为“阴脉之海”，具有调节全身诸阴经经气的作用；冲脉与任、督脉，足阳明、足少阴等经有联系，故有“十二经之海”、“血海”之称，具有涵蓄十二经气血的作用；带脉约束联系纵行躯干部的诸条足经；阴、阳维脉联系阴经与阳经，分别主管一身之表里；阴、阳跷脉主持阳动阴静，共司下肢运动与寤寐。同时，奇经八脉对十二经气血有蓄积和渗灌的调节作用。当十二经脉及脏腑气血旺盛时，奇经八脉能加以蓄积，当人体功能活动需要时，奇经八脉又能渗灌供应。

（4）针刺腹部腧穴既可以调理脏腑，又可以疏通经络、行气血；近可调脏腑，远可及头、面和四肢末端：既可调阴，又可调阳，为治疗各种疾病提供了非常良好的物质基础。

（三）腹部

腹部是构成人体的主要部位之一。腹腔内有人体的许多重要脏器，位于腹部的脏腑有肝、脾、肾、胃、大肠、小肠、胆和膀胱，而在胸部的心、肺两脏，均与腹部有直接或间接联系，如手太阴肺的经脉是起于中焦；手少阴心经虽然起于心中，但随后经脉下膈络小肠。经研究发现，五脏六腑在腹部分布，是有一定的规律的：以神阙为中心，心在上，肾在下，脾在左上，胆在右上，大肠在右下；肝、胆、脾、中焦，肺与大肠相表时，肺位于上焦；因此，根据脏腑的生理位置和上、中、下三焦的配属关系，组成了以脏腑所属的五行（木、火、土、金、水）和三焦所组成的八个位置，正好吻合后天八卦图，在腹针技术称为腹针八廓图（图 2-20）。

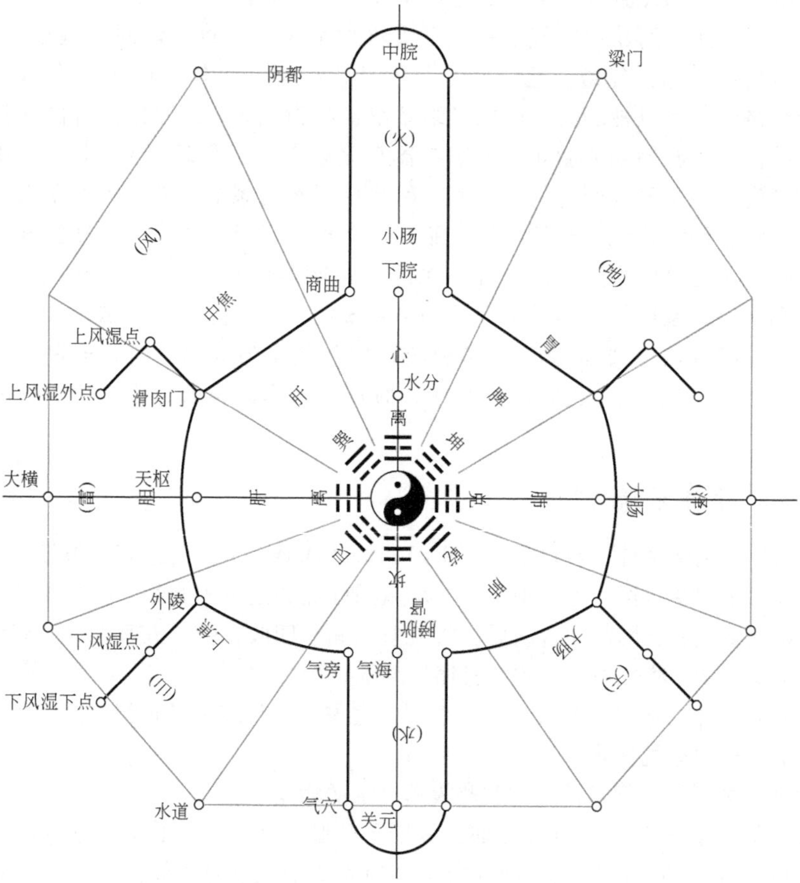

图 2-20 腹针全息图

（四）经络

经络是看不见摸不着的，对经络循行路线的研究最主要是循经感传，通过对经脉穴位的刺激，经气沿着经脉循行的方向进行传导的。尉迟静曾以三例经络敏感人为观察对象，分别反复针刺气海、石门、关元和神阙穴，发现针刺气海、石门、关元时，针刺感传是沿着任脉循行方向进行上下传导的。而针刺神阙穴时，发现针刺感传具有纵行、横行、斜行传导特点，即具有以神阙为中心，呈弥漫性、放射性的传导特点。在一些腹部疾病中，也有观察到腹部的异常现象，如腹壁静脉曲张可表现为以脐为中心向周围呈星形散布征象；在腹部炎症感染和恶性肿瘤的转移播散中，具有以脐为中心呈“X”状扩散转移的特点。这一结果与先天经络系统的循行相符合。

（五）先天经络理论

近年西方的学者也提出了与先天经络相似的理论，他们把腹部称为人类的第二大脑。美国科学家声称，每个人生来有两个脑，即颅脑与肠脑，两脑相互作用与影响，如颅脑面临惊恐释出的应激激素会冲击胃发生痉挛；惊恐又引起交感神经影响肠脑的血清素分泌量。据德国《地球》杂志报道，一些科学家认为人类的许多感觉和知觉都是从肚子里传出来的，肚子里有一个非常复杂的神经网络，也被称为“腹部大脑”，它拥有大约1000亿个神经细胞。报道说，人体的神经传递物质——血清基（与妇性月经期偏头痛相关）95%都产生于腹部的“第二大脑”。纽约哥伦比亚大学的迈克尔·格肖恩说，“第二大脑”也会生病，并导致神经机能病。而另据获悉，许多科学家已将一些病症的起因归为“第二大脑”的神经系统没有发挥功能，如神经性恐惧症和抑郁症等。

二、腹针技术穴区的划分及定位

（一）腹部穴位的取穴方法

1. 腹部分寸的标定：比例寸取穴法

（1）上腹部分寸的标定：中庭穴至神阙穴确定为8寸。
（2）下腹部分寸的标定：神阙穴至曲骨穴确定为5寸。
（3）侧腹部分寸的标定：从神阙、经天枢穴至侧腹部确定为6寸。

2. 腹部分寸的测量：水平线法

（1）上腹部中庭穴至神阙穴确定为8寸是指患者平卧时，中庭至神阙穴两个穴位点之间水平线上的直线距离为8寸。

（2）下腹部神阙穴至曲骨穴确定为5寸是指患者平卧时，神阙穴至曲骨穴两个穴位点之间水平线上的直线距离为5寸。

（3）侧腹部从神阙、通过天枢穴至侧腹部确定为6寸是指患者平卧时，侧腹部的止点至神阙穴两个穴位点之间水平线上的直线距离为6寸。

水平线、比例寸的取穴方法是腹针排除人体因为胖瘦形成的个体差异而采取的取穴方法。

（二）任脉的定位

任脉位于腹白线的下边，是否能够准确地对任脉的位置进行判断是影响正确取穴的主要因素。分辨任脉的定位有两种方法：
（1）观察毛孔的走向。
（2）分辨任脉的色素沉着。

（三）腹部的分层

人体的腹部既有腹壁的厚度，也有腹腔的深度。相对背部而言，有称“腹部深似井、背部薄似饼”，腹壁组织解剖具有不同的结构，从皮肤、浅筋膜、深筋膜、腹外斜肌、腹内斜肌——腹直肌、腹横肌、腹横筋膜、腹膜外组织直至腹膜壁层。腹壁中有丰富的神经、血管、淋巴位于其中，为人体内脏的生理功能和向全身运行气血提供了丰富的物质基础，同时也为腹针对全身的调节提供了多层次的穴部结构，使我们在施治时可采用不同的深度去刺激与影响不同的外周系统，而达到调节局部或整体的作用。其中深层距离内脏组织最近，通过刺激以调节脏腑的功能为主，对应的是腹针八廓图；中层是经脉循行层，以调节经脉中的气血运行，对应的是腹部经络图；薄智云教授发明的“神龟图”与全身具有明确的应答系，又称全息图，则位于腹壁的浅层，通过刺激治疗局部疾病。

三、穴区的主治作用

1. 中脘

（1）定位：神阙穴上 4 寸的任脉上。

（2）主治：中刺主治胃炎、胃溃疡、胃下垂、胃痛、消化不良、呕吐、腹胀、腹泻便秘、痢疾、高血压、神经衰弱、精神病、虚劳吐血、气喘等病症；浅刺相当于口，可以治疗口、鼻、牙部及头面部的各种病症；深刺主治心、小肠病症。

2. 下脘

（1）定位：神阙穴上 2 寸的任脉上。

（2）主治：中刺主治消化不良、胃痛、胃下垂、腹泻、反胃等病症；浅刺相当于第七颈椎，可以治疗颈椎病。

3. 水分

（1）定位：神阙穴上 1 寸的任脉上。

（2）主治：中刺主治腹水、呕吐、腹泻、肾炎、肠鸣泄痢、小便不通等病症。

4. 神阙

（1）定位：脐之正中。

（2）主治：急慢性肠炎、慢性痢疾、小儿乳痢脱肛、肠结核、水肿、臌胀、中风脱症、中暑、妇人血冷不受胎气等病症。

5. 气海

（1）定位：神阙穴下 1.5 寸的任脉上。

（2）主治：中刺主治下焦虚冷、呕吐不止、腹胀、腹痛、肠麻痹、遗尿、尿频、尿潴留、遗精、阳痿、赤白带下、月经不调、虚阳不足、神经衰弱、四肢厥冷等病症；浅刺相当于第 2、3 腰椎，可以治疗第 2、3 腰椎的病症。

6. 石门（别名：绝孕、禁针）

（1）定位：神阙穴下 2 寸的任脉上。

（2）主治：腹胀坚硬、水肿、尿潴留、小便赤不利、小腹痛、泄泻、身寒热、咳逆上气、呕血、疝气疼痛、产后恶露不止、崩漏、闭经、乳腺炎、妇人绝孕等病症。

7. 关元（别名：丹田）

（1）定位：神阙穴下3寸的任脉上。

（2）主治：中刺主治诸虚百损、脐下绞痛、腹痛腹泻、肾炎、月经不调、妇女不孕、痛经、盆腔炎、血崩、子宫脱垂、遗精、阳痿、遗尿闭经、带下、尿路感染、产后恶露不止、疝气等病症；浅刺相当于第4、5腰椎，可以治疗第4、5腰椎的病症。

8. 商曲

（1）定位：下脘旁开5分处。

（2）主治：中刺主治腹中切痛、积聚不嗜食、目赤痛从内眦始、腹膜炎、颈肩痛等病症；浅刺相当于颈肩结合部，治疗颈肩痛、椎基底动脉供血不足。

9. 气旁

（1）定位：气海旁开5分。

（2）主治：中刺主治腰肌劳损，腰部疼痛、酸困，下肢无力等病症。浅刺：相当于2、3腰椎旁，治疗相应部位。

10. 气穴

（1）定位：关元穴旁5分处。

（2）主治：中刺：奔豚痛引腰脊、月经不调、带下、不孕症、尿路感染、泻痢、腹泻等病症；浅刺相当于四、五腰椎旁，治疗相应部位病变。

11. 滑肉门

（1）定位：水分穴旁开2寸处取之。

（2）主治：中刺主治癫痫、呕逆吐血、重舌舌强、胃肠炎、肩关节炎等病症；浅刺相当于肩，治疗肩关节周围病症。

12. 天枢

（1）定位：脐正中旁开2寸处。

（2）主治：中刺主治呕吐、泄泻、赤白痢、消化不良、水肿、腹胀肠鸣、冷气绕脐切痛、烦满便秘、赤白带下、月经不调、淋浊、不孕、癫痫等病症；浅刺相当于侧腰，治疗各种腰肌的疼痛及其他病症。

13. 外陵

（1）定位：阴交穴旁开2寸处。

（2）主治：中刺主治腹痛心下如悬、下引脐痛、疝气、月经痛、髋关节疼痛、坐骨神经痛等病症；浅刺相当于髋，治疗髋关节及股骨头周围病症。

14. 大横

（1）定位：神阙旁开3.5寸。

（2）主治：中刺有健脾利湿、滑利关节，主治治疗中风偏瘫、四肢无力、风湿性关节炎、类风湿性关节炎、风湿性肌炎等病症；深刺左侧大横主治下焦病症，右侧大横主治肝胆病症。

15. 上风湿点

（1）定位：滑肉门穴外5分上5分。
（2）主治：浅刺相当于肘，治疗肘关节周围病症；深刺左侧穴位主治脾、胃病症，右侧穴位主治胆及中焦病症。

16. 上风湿外点

（1）定位：滑肉门穴外1寸。
（2）主治：浅刺相当于腕，治疗腕关节周围病症。

17. 下风湿点

（1）定位：外陵穴下5分外5分。
（2）主治：浅刺相当于膝，治疗膝关节的各种病症；深刺左侧主治肺与大肠病症，右侧主治上焦病症。

18. 下风湿下点

（1）定位：下风湿点下5分外5分。
（2）主治：浅刺相当于踝，治疗踝关节的各种病症。

四、取穴原则

腹针技术的取穴原则是以脏腑经络辨证为基础的。
（1）定位取穴：是根据腹部全息影像特点，将人体病变部位和腹部全息影像相对应。如口腔病症取中脘浅刺；肩周炎取滑肉门浅刺。
（2）循经取穴：是根据病变部位所在的经络取相应穴位，如阳明头痛取滑肉门或外陵、膝关节病取外陵穴等。
（3）八廓辨证取穴：是根据病变部位与脏腑相关八廓取穴，如膝关节病变取左侧大横；感冒咳嗽取双侧下风湿点等。

五、腹针技术操作步骤

腹针技术操作步骤见图2-21。

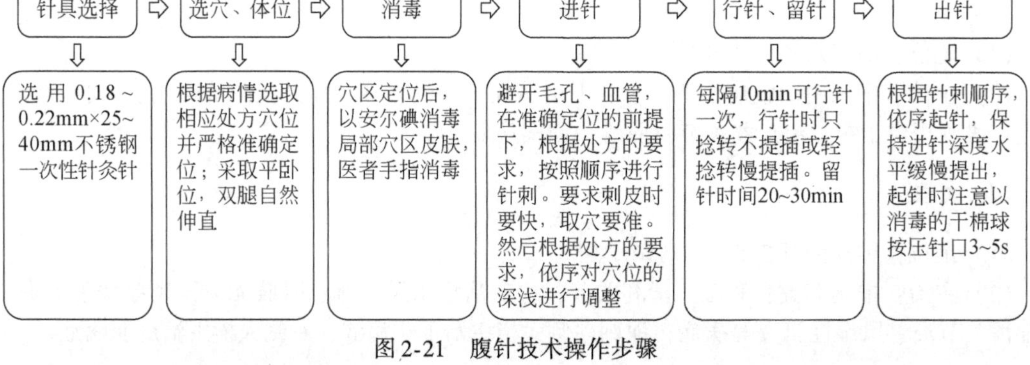

图2-21　腹针技术操作步骤

六、适 应 证

（1）内科病症：如头痛、眩晕、中风病、肥胖症、焦虑性神经病、失眠症、外感发热、面瘫、原发性面肌痉挛、抑郁症、慢性肠胃炎、风湿性关节炎、类风湿性关节炎、帕金森综合征、三叉神经痛、慢性疲劳综合征等。

（2）骨伤科病症：如颈椎病、落枕、肩周炎、肘腕痛、腰背痛、腰椎间盘突出症、膝关节疼痛、肌肉关节扭挫伤、肌筋膜炎、关节炎、强直性脊柱炎等。

（3）妇科病症：如继发性闭经、更年期综合征、月经不调、老年性尿频、黄褐斑、慢性盆腔炎、痛经、乳腺小叶增生、良性卵巢囊肿等。

（4）儿科病症：如小儿腹泻、小儿多发性抽动综合征、小儿肠胃炎、小儿遗尿等。

（5）皮肤科病症：如慢性荨麻疹、带状疱疹及后遗神经痛、黄褐斑等。

（6）五官科病症：如电光性眼炎、特发性眼睑痉挛、耳鸣耳聋、咽喉炎、失声、扁桃体炎等。

七、腹针技术的临床应用举例

D代表深刺；M代表中刺；S代表浅刺。

1. 落枕

处方：中脘D、商曲S（患）、滑肉门M（患）。

随症加减：颈项双侧疼痛加商曲S（双）、滑肉门M（双）；颈项后正中疼痛加下脘S、商曲S（双）。

2. 肩周炎

处方：中脘D、商曲M（健）、滑肉门S（患）。

随症加减：肩部疼痛的范围较大时用滑肉门三角S（患）；肩部疼痛的范围较局限时以滑肉门为顶点的三角取穴距离缩短。

3. 颈椎病

处方：中脘D、关元D、商曲S（双）、滑肉门M（双）

随症加减：神经根型加石关（双），取石关时依颈项部疼痛的部位而变动，如在两侧项肌的外侧时取穴离腹白线稍宽；在两侧项肌的内侧时取穴离腹白线略窄；椎动脉型加下脘；上肢麻木、疼痛加患侧滑肉门三角。

4. 腰椎间盘突出症

处方：水分M、气海D、关元D。

随症加减：急性腰椎间盘突出加人中、印堂；陈旧性腰椎间盘突出加气穴（双）；以腰痛为主加外陵（双）、气穴（双）、四满（双）；合并坐骨神经痛加气旁（对侧）、外陵（患侧）、下风湿点（患侧）、下风湿下点（患侧）。

5. 上呼吸道感染

处方：中脘；下脘；上风湿点（双侧）。

随症加减：咽部疼痛加下脘；高热不退加气海、关元。

6. 脑血管病及其后遗症

出血性脑血管病在病情稳定后即可开始腹针治疗，可取得良好治疗效果。对脑血管病所遗留的后遗症，腹针也有良好的疗效。脑干或大面积的缺血或出血可试用腹针治疗。

处方：中脘、下脘、气海、关元，双商曲、双气穴，双滑肉门，患侧上风湿点、外陵、下风湿点。

随症加减：伴手功能障碍配患侧上风湿外点，踝关节不利配患侧下风湿下点，有足内翻时用下风湿内点；为加强改善头部供血，可在下脘上与商曲中点处加针；伴语言不利配中脘上、下各1分处加针。

八、禁　忌　证

（1）凝血功能障碍者。
（2）急腹症。
（3）腹部静脉曲张或腹腔内肿瘤并广泛转移。
（4）孕妇。
（5）针刺皮肤局部破损、感染者。

九、注意事项

（1）仔细询问、检查病情并做好记录。
（2）做好患者思想工作，消除患者紧张心理。
（3）过饥、过劳、过度紧张者，暂不针刺。
（4）避开腹部血管、毛孔快速进针，不能把针尖刺入腹腔内，以防损伤内脏器官。
（5）出针后保持针孔清洁干燥，以防针孔感染。
（6）针刺后禁食生冷辛辣之品，注意腹部保暖。

第十节　三棱针技术

三棱针技术是用三棱针为主要工具来刺破体表或体内的一定部位，放出少量血液或挤出少量液体，或挑破皮下组织等以达到治疗疾病目的的一种针灸技术。它具有通经活络、开窍泄热、调和气血、消肿止痛等作用，主要应用于各种实证、热证、瘀血、疼痛等病证。三棱针技术有着悠久的历史，自古以来就被广泛地应用于临床，其形成和发展是一个漫长的过程，由石器时代的砭石到秦汉时期铜铁出现，代表了三棱针的形成因时代进步而缓慢发展。三棱针技术是《黄帝内经》“九针”中的“锋针”、“铍针”发展而成的。历代多位医家如李东垣、张子和、薛立斋等均擅长应用三棱针技术，李东垣善用三棱针，张子和多用铍针，薛立斋则用细瓷片；张子和将刺络放血法发展成为针灸施术的汗、吐、下祛邪法。

一、理论基础

三棱针技术的理论基础是中医经络学说和气血学说。经络的作用是“行气血，营阴阳”，从而调节人体生理功能的平衡，“内溉脏腑，外濡腠理”（《灵枢·脉度》），保持人体正常生理活动。“气血学说”则认为气血是人体生理功能活动的根本；气血并行于脉中，充润营养全身。只有通过经络“行气血、营阴阳”，才能充润营养全身，维持人体的正常生理活动，两者不可偏废。《灵枢·口问》曰：“夫百病之始生也，皆生于风雨寒暑，阴阳喜怒，饮食居外，大惊卒恐。则血气分离，阴阳破败，经络厥绝，脉道不通。”即无论外感内伤或情志致病，最终均会导致机体经络、脉道不通，从而气滞血瘀，导致一系列的病理变化，如气血郁积，久而化热，出现红肿热痛等实证；如瘀血不去，新血不生，则肢体麻木不仁之虚证，如气滞久则气虚，不能化痰而成瘰疬痰核等。由此说明，经络、气血与人体生理、病理息息相关，诸病的形成都离不开经络失运、气血失和这个总纲。而三棱针技术治疗疾病的机制就在于体现了《黄帝内经》所讲的“通其经脉，调其气血，调虚实”，通过刺破体表或体内的一定部位，放出少量血液或挤出少量液体，或挑破皮下组织达到通经活络、开窍泄热、调和气血、消肿止痛的目的。

二、三棱针技术的种类

临床上三棱针技术的种类繁多，多根据三棱针的动作、动作形态及动作目标的不同，分为多种三棱针技术，每种三棱针技术多为两个以上的结合。根据三棱针的动作，三棱针技术主要分为刺法、泻血法、放血法、划刺法、割刺法、挑刺法、挑法、锥刺法、挑剥法、放液法、划剥法，在此基础上结合动作形态，刺法又分为点刺法、多点刺法（散刺、围刺、丛刺、密刺）、刺络法、刺血法。根据三棱针刺入速度又分为缓刺法和速刺法，而且三棱针还可以与其他技术相结合，如三棱火针技术、三棱针刺络拔罐法等。根据临床实际运用，三棱针技术可总结为点刺法、散刺法、刺络法、挑法、放液法。

三、三棱针技术的主要治疗作用

三棱针有通窍泄热、活血消肿、通络止痛的作用，体现在调整阴阳、疏通经络、调和气血方面。《灵枢·九针论》曰：“故为之治针，必筩其身而锋其末，令可以泄热出血，而痼病竭主痛热出。”这是应用三棱针最早的记载。凡发于经络中壅痼病不解之病，用三棱针之锋利，以泻热出血，使经络开通，荣卫调和而壅痼之疾自愈。总之，三棱针技术通过通经脉、调血气，改变经络中气血运行不畅及其产生的病理变化，从而达到调整脏腑气血功能的作用。

四、三棱针技术的治疗原则和选取穴位原则

（一）治疗原则

由于三棱针技术主要应用于各种实证、热证、瘀血、疼痛等病证，所以其治疗原则主要有以下几方面。

1. 实则泻之

实证表现为精神兴奋、声高气粗、高热面赤、大便秘结、小便短赤、舌苔厚腻、脉洪有力。

2. 热则疾之

热是指邪热亢盛，可见高热、面红、烦躁、口渴、大便秘结、尿少而赤，舌质红、苔黄、脉洪大而数等。

3. 血实宜决之

血实多指各种原因导致的瘀血及其引起的病理变化，如外伤或气滞致血瘀局部出现的肿痛，以及邪热入营分的闭厥证。通常以三棱针在病变经脉及其局部的络脉上刺出血，以化瘀泻热消肿，达到通调经气的作用。

4. 菀陈则除之

病理性产物在体内蓄积所致的症候，如久瘀不去、痰饮、水湿等，这些产物在体内停留过久，便会耗伤人体正气，导致虚中夹实之证，此时当祛邪扶正，亦可用刺络法。但要注意此时病候当以实为主而正稍虚，否则应慎用三棱针治疗。

另外，一些虚证也可配用刺络法，以达到调和阴阳、祛邪扶正的目的。

（二）选穴原则

三棱针治疗疾病既根据中医的脏腑、经络、气血理论辨证施治，也遵循腧穴的近治作用、远治作用、特殊作用来选取穴位，如循经取穴。三棱针技术以放血为主，既可以是十四经穴位，亦可以是穴位处或穴位附近明显的瘀络。另外有时选取的穴位从经络循行方面来看，与病变部位并无直接关联，但在实际经验方面却是行之有效的。

1. 循经取穴

根据经脉的循行部位取穴。分为本经取穴和异经取穴。

（1）本经取穴：病在何经，则取何经的穴位。包括近端循经取穴和远端循经取穴。如《素问·刺腰痛论》曰："足太阳之脉令人腰痛，引项脊尻背如重状，刺其郄中太阳正经出血。"这是说角弓反张，腰脊疼痛，可采用同经远端取穴。

（2）异经取穴：某一经发生病变，取与其互为表里或与其相接经脉的穴位刺血治疗。如《灵枢·五邪》曰："邪在肾……腹胀腰痛，大便难，肩背颈项痛……取之涌泉、昆仑，视有血者尽取之。"为肾经疾病取经穴刺血。

2. 辨络取穴

根据疾病在体表络脉所反映出的特殊表现来取穴的，也分为近部取穴和远部取穴。

（1）近部取穴：临床上有些病变的局部或周围表现出怒张的血络，可刺之出血。多取头面、舌下、腘窝、肘窝或位于穴周等显露的静脉血管。此外，丹毒、疔疮及某些皮肤病、击扑扭伤等，都适用于局部取穴。

（2）远部取穴：在临床上取四肢远隔病变部位的五输穴。《灵枢·顺气一日分为四时》指出"病在脏者，取之井"，故井穴多用于治疗脏病。《灵枢·四时气》指出"病在腑，取之合"。故霍乱吐泻、疟疾及胃肠、胆经病变，多取尺泽、曲泽、委中等合穴刺血。

3. 经验取穴

针对某些疾病的症状按临床经验来选取穴位。如头痛取太阳；中暑取委中、十宣、曲泽；舌咽肿痛可取舌下两边大脉，即为金津、玉液两个奇穴；目赤肿痛取太阳、耳尖等。

此外，还可在病理反应点取穴，如胃脘痛、吐泻、瘰疬、痤疮等可在胸、腹、背部寻找到细小的暗红点，此为脏腑在体表一定部位所呈现的反应点，皆可再血或挑出血。

五、针具选择

三棱针（图 2-22）或 8 号注射针头。

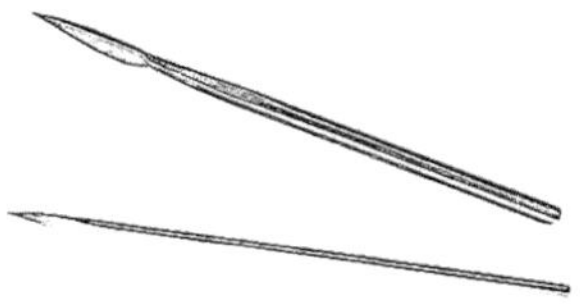

图 2-22　三棱针

六、三棱针技术操作步骤

三棱针技术操作步骤见图 2-23。

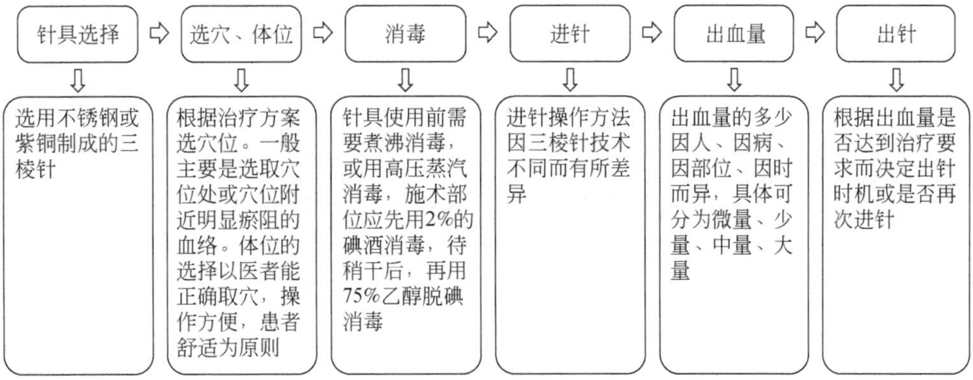

图 2-23　三棱针技术操作步骤

（一）操作前的准备工作

1. 针具的选择

《灵枢・九针十二原》中有："四曰锋针长一寸六分"，"锋针者，刃三隅，以发痼疾"。锋针即今之三棱针，是用于刺血的主要针具。锋利的针尖和三个边棱组成三角形的锥体，针柄是圆柱形便于持针操作。它有三个刃，可以保证针入组织后，形成一个三棱锥状的空腔，由于空腔每个截面都为三角形，三角形具有结构稳定性，可以保证液体顺利流出，避免局部形成血肿，达到"菀陈则除之"的目的。

2. 选穴和体位根据治疗方案选准穴位

一般主要是选取穴位处或穴位附近明显瘀阻的血络。体位的选择以医者能正确取穴，操作方便，患者舒适为原则。一般是头项、上背部取俯伏卧坐位（图 2-24），头面、颈、胸部取仰靠坐位（图 2-25），背部、腰、臀及下肢后面取俯卧位（图 2-26），头面、胸腹部取仰卧位（图 2-27），身侧取侧卧位（图 2-28），四肢部可随意体位。

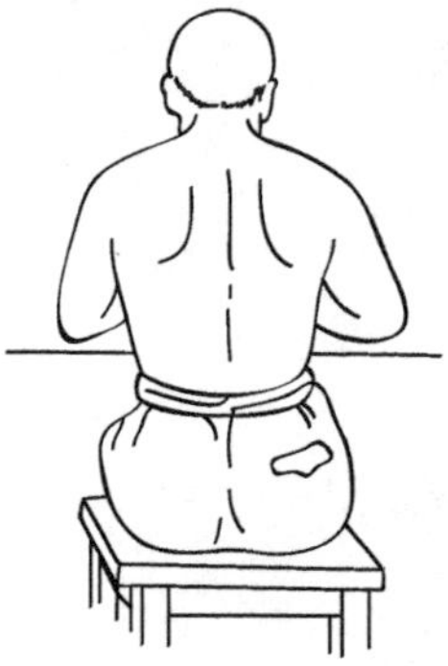

图 2-24　俯伏卧坐位

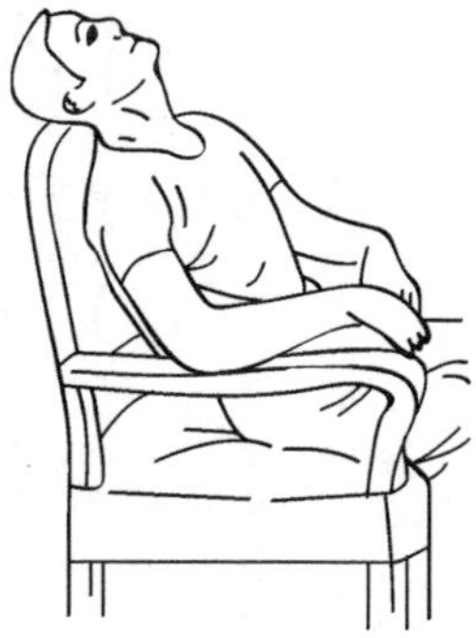

图 2-25　仰靠坐位

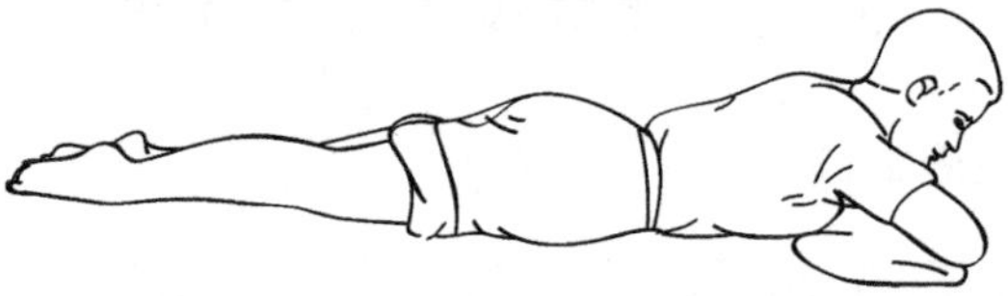

图 2-26　俯卧位

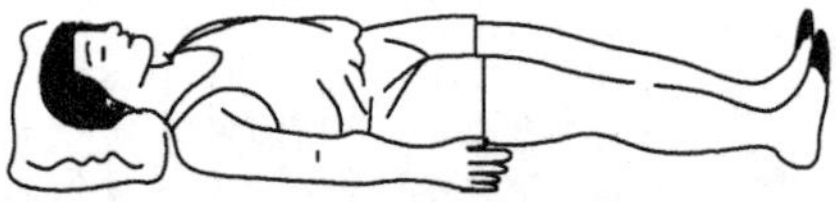

图 2-27　卧位

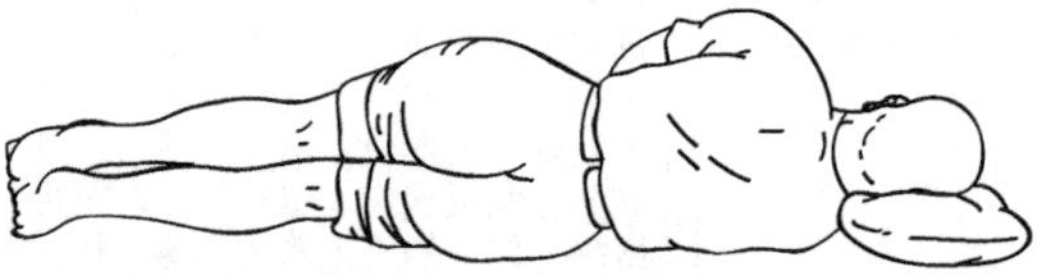

图 2-28　侧卧位

3. 消毒针具使用前需要煮沸消毒，或用高压蒸汽消毒，施术部位应先用 2% 的碘酒消毒，待稍干后，再用 75% 乙醇脱碘消毒。

（二）具体操作步骤

1. 点刺法

点刺法是最常用的一种三棱针刺法，针刺前先推按被刺穴位部，使血液积聚于针刺部位，常规消毒后，左手拇、示、中三指加紧被刺部位或穴位，右手持针，对准穴位迅速刺入 1 ~ 2 分深，随即将针退出，轻轻挤压针孔周围，使出血少许，然后用消毒棉球或棉签按压针孔。点刺法多用于手指或足趾末端穴位，如十宣、十二井或头面部的太阳、印堂、攒竹、上星等。

2. 散刺法

此法由点刺法发展而来，属于多点刺法，除此之外，还有围刺、丛刺、密刺等。散刺法是对病变局部周围进行点刺的一种方法，根据病变部位大小的不同，可刺 10 ~ 20 次以上，由病变外缘环形向中心点刺，针刺深度根据局部肌肉厚薄、血管深浅而定。从而消除瘀血或水肿，达到活血祛瘀、通经活络的作用。此法多用于局部瘀血、肿痛、顽癣等。本法还可与拔罐技术配合，一般在本法应用后，再局部拔罐，以加大出血量。

3. 挑法

用三棱针刺入治疗部位皮肤，再将其筋膜纤维挑断的方法。针挑前先用左手按压施术部位的两侧，使其皮肤固定，右手持针，将腧穴或反应点的表皮挑破，深入皮肉，将针身倾斜并轻轻地提高，挑断部分纤维组织，然后局部消毒，覆盖敷料。根据操作三棱针动作不同，可演变为挑刺法、挑剥法、划剥法。现代医学中的小针刀技术就是在三棱针挑法中发展而来。

4. 刺络法

刺络法是刺入浅表血络或静脉放出适量血液的方法，操作时，可先用松紧带或橡皮管，结扎在针刺部位上端（近心端），常规消毒后左手拇指压住被刺部位的下端，右手持三棱针对准针刺部位的静脉，刺入 2 ~ 3mm，立即将针退出，使其少量出血，出血停止后用消毒干棉球按压针孔止血。如中暑时，在肘窝、腘窝浅静脉刺络出血。根据所刺部位不同，可分为刺血法、刺络法，两者不同在于前者不强调刺静脉；根据操作三棱针动作及刺入深度不同，刺络法可演变为划刺法、割刺法、锥刺法、剔刺法。

5. 放液法

常规消毒后，用三棱针快速点刺达一定的深度，挤出黏液或血液，尽量使之多出，最后擦净针孔并按压片刻。必要时加拔罐放液。此法与刺络法不同在于前者不单只是刺血络，对于瘰疬痰核均可采用放液法，如腱鞘囊肿、痛风等。根据放液量的需要，可选用中空针刺阴络以达到一定体积的放液量。

（三）针刺出血量

三棱针刺络技术中，出血量的多少因人、因病、因部位、因时而异。

1. 患者的体质

《素问·刺疟》曰：“瘦者伐刺少出血，肥者深刺多出血。”即强壮者刺血量可稍多，瘦弱者刺血量宜少。

2. 疾病的不同

如治癫狂，往往刺血量较大。《灵枢·癫狂》篇中多处指出“血变而止”，即血色要由紫黑变为鲜红。治疗新发的热病，出血量就很少，《素问·刺热》治热病“出血如大豆，立已”。

3. 刺血部位

刺四肢的井穴，一般出血量少。刺血络及动脉往往出血量较大，如《素问·刺腰痛论》刺解脉病腰痛，应“血变而止”。又《灵枢·厥头痛》治疗厥头痛有“刺尽出血”的记载。

4. 季节

夏季刺血量很少，《素问·诊要经终论》“夏刺络，见血而止”。

5. 刺血量

（1）微量：出血量在1滴左右，主要用于面积较大的浅表疾患如神经性皮炎、银屑病、白癜风、末梢神经炎、顽癣等。

（2）少量：出血量在10滴左右（约0.5ml），主要用于头面及四肢指（趾）部穴位的一些急性、热性病如感冒、急性结膜炎、急性咽炎、急性扁桃体炎等。

（3）中等量：出血量在10ml左右，主要用于一些外科感染性疾病及部分急症如疔、疖、痈疽、乳腺炎和急性软组织扭伤、中暑、各种痛证等。

（4）大量：出血量超过15ml，达几十或上百ml，最多不超过400ml。多用于慢性全身性疾病和部分急症实证，如真性红细胞增多症、癫狂等。

（四）出针

出针是三棱针技术中的一个重要步骤。出针后出血，一般任其自然停止即可。若出血量过多，当达到出血量要求后要立即止血，可用消毒棉球按压针孔5～10min，其血自止，若出血量不足，或不出血，则在出针后挤压针孔，使之出血或按摩近心端血络，以加速出血或加用拔火罐吸拔血液。

七、适　应　证

三棱针技术主要针对实证、热证，如急性病毒感染性、急性细菌感染性、退行性病变、内分泌及功能失调、神经性病变、血管性病变等，涵盖内、外、妇儿及五官、皮肤科等疾病。具体适应证包含以下方面。

1. 内科病症

如气管炎、肺炎、高血压病、脑血管意外后遗症、消化性溃疡、胆囊炎、胆石症、慢性肾炎、血管神经性头痛、面神经麻痹、三叉神经痛、多发性神经炎、癔证、神经衰弱症、中暑等。

2. 外科病症

如疖肿、急性乳腺炎、急性阑尾炎、急性淋巴管（结）炎、坐骨神经痛、肩关节周围炎、跌打损伤、骨折后功能障碍等。

3. 妇科病症

如痛经、闭经、不孕症、产后少乳等。

4. 儿科病症

如脑炎后遗症、小儿麻痹后遗症、遗尿症、小儿惊厥等。

5. 五官科病症

如急性结膜炎、角膜炎、睑腺炎、耳源性眩晕、鼻炎、耳鸣、耳聋等。

6. 皮肤科病症

如神经性皮炎、牛皮癣、湿疹、寻常疣、面部痤疮、黄褐斑、色素沉着、局限性硬皮病、斑秃、结节性红斑等。

八、三棱针技术的临床应用举例

1. 感冒高热

适应证 适用于外感所致高热。

选穴 大椎穴。

操作方法 常规消毒，用三棱针点刺，并挤捏穴位出血数滴，然后用适宜大小的玻璃罐采用闪火法拔罐，出血量以 2～5ml 为宜，留罐时间约为 10min，每天治疗 1 次，最长不超过 3 天，嘱患者饮用大量白开水。

2. 下肢复发性丹毒

适应证 下肢丹毒辨证为实热证。

选穴 病灶及附近。

操作方法 刺血前，先于病灶部皮肤周围寻找阳性血络，即紫暗色充盈的小静脉（阳性血络）。随之以三棱火针烧针以消毒针具，采用缓刺法刺阳性血络。每次选取二三处，刺中该瘀滞日久且充盈的静脉（阳性血络）时，出血常呈抛物线形向外喷射，至出血颜色变浅后血可自止。每周治疗 2 次，一般治疗 3 次左右，阳性血络就可恢复正常。

3. 急性脑梗死

适应证 急性脑梗死。

选穴 十二井穴。

操作方法 常规皮肤消毒，三棱针点刺放血，左右侧肢体交替，刺入 0.5～1.0 分深，并用消毒棉球挤压针孔放血。每日 1 次，共 7 次，以后隔日 1 次，10 次 1 个疗程。

4. 睑腺炎

适应证 睑腺炎。

选穴 与患眼同侧的耳尖穴。

操作方法 常规消毒，医者以左手拇指和示指夹住耳郭顶部，固定耳尖穴。右手持消毒过的三棱针或一次性注射针头对准耳尖穴快速准确地刺入。出针后，双手轻挤耳尖穴放血，随即用消毒干棉球吸附干净，如此放血 10 余滴。最后再用 75% 乙醇棉球消毒局部，消毒干棉球压迫止血。每日 1 次，双耳交替。一般治疗 1～2 次。

5. 小儿哮喘

适应证 各种小儿哮喘。

选穴 大椎、定喘（双）、肺俞（双）、肩井（双）、天突。

操作方法 常规消毒，于上述穴位以三棱针挑刺。

九、禁 忌 证

（1）面色苍白、体质虚弱及低血压者，慎刺。对于饥饿、疲劳、精神高度紧张者，宜进食、休息、解除思想顾虑后施治。

（2）孕妇、产后、习惯性流产者，禁刺。月经期间不宜刺。

（3）败血症、贫血、外伤出血及血小板减少性紫癜等凝血机制障碍者不宜刺。

（4）皮肤有感染、溃疡、瘢痕，不宜直接针刺局部患处，可在周围选穴针刺。

（5）危重烈性传染患者和严重心、肝、肾功能损害者，禁刺。

（6）大动脉慎刺。

（7）一般下肢静脉曲张者，应选取边缘较小的静脉，注意控制出血。对于重度下肢静脉曲张者，不宜使用。

十、注意事项

（1）局部皮肤和针具要严格消毒，以免感染。可采用高温灭菌，或将针具用75%乙醇浸泡30min消毒。

（2）新的针具在使用前应在细磨石上磨至锐利，称为“开口”。三棱针用久会变钝，也应磨至锐利，以减轻进针时患者的痛苦。

（3）点刺、散刺时，针刺宜浅，手法轻快，出血不宜过多。

（4）施术中要密切观察患者反应，以便及时处理。如出现血肿，可用手指挤压出血，或用火罐拔出，仍不消退，可用热敷以促其吸收。如误伤动脉出血，用棉球按压止血，或配合其他止血方法。

（5）挤出血后，应用消毒棉球擦血、止血，以防感染。

第十一节　皮肤针技术

皮肤针技术是运用皮肤针叩刺人体一定部位或穴位，激发经络功能，调整脏腑气血，以达到防治疾病目的的一种针灸技术。该技术又称“梅花针”、“七星针”等，源于古代的“半刺”、“毛刺”、“扬刺”等刺法。《灵枢·官针》篇记载“半刺者，浅内而疾发针，无针伤肉，如拔毛状，以取皮气”，“扬刺者，正内一，傍内四而浮之，以治寒气之博大者也”，“毛刺者，刺浮痹皮肤也”。上述诸法同属浅刺皮肤的针刺方法。

一、理论基础

《素问·皮部论》篇说：“凡十二经脉者，皮之部也。是故百病之始生也，必先于皮毛。”皮肤针技术之所以可以通过刺激皮表，调整脏腑、经络之气，从而治疗疾病，它的理论依据就是经络学说中的皮部理论。十四经脉各有大的分支，称为十二别络和十五络脉等，还有许多小的分支，称为三百六十五络，各自再分出若干小络，称之为孙络，布满了各经循行范围内的皮肤上，构成了十四个经络分布区域，人体内脏和外界发生联系，有依赖于皮部孙络，外界的信息由孙络传递于络脉，由络脉传于经脉，再由经脉传入内脏。因此，通过皮肤针刺激体表皮部，可达到调节脏腑、经络之气，治病强身等功效。

二、穴区的划分及定位、主治

参考人体经络分布、经穴定位、相应主治，此处不再另行描述。

三、治疗原则

1. 循经治疗

循经治疗是指循着经脉进行叩刺的一种方法，常用于项背腰骶部的督脉和足太阳膀胱经，不强调某一穴位的重点治疗。

2. 经穴治疗

根据临床症状表现，辨证，辨经，按经取穴，在经穴上施刺的方法。

3. 局部治疗

是指在患部进行叩刺的一种方法，如扭伤后局部的瘀肿疼痛，可在局部进行围刺或散刺。

四、针具选择

临床上常用的皮肤针是七星针（图 2-29），七星针分为以下两种。

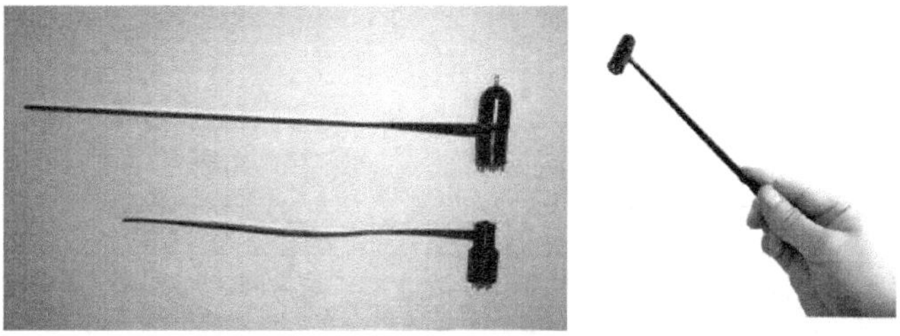

图 2-29　七星针

1. 集束七星针

针 7 支，直径 0.4～0.6mm、长 2cm 的合金针，用银丝缠绕成束，安置在针头中，针尖锐而无芒，针柄多为无弹性的硬质柄。

2. 散点七星针

将 7 支直径 0.4～0.6mm、长 5mm 的针分别装入枕头的针盘内，周围 6 支中间 1 支，针尖距离为 2mm 左右，针锋锐利，针柄多为弹性柄。

五、皮肤针技术操作

（一）叩刺部位的选择

1. 循经叩刺

是指循着经脉进行叩刺的一种方法，常用于项背腰骶部的督脉和足太阳膀胱经。

2. 经穴叩刺

根据临床症状表现，辨证辨经，按经取穴，在经穴上叩刺。

3. 局部叩刺

是指在患部进行叩刺的一种方法，如扭伤后局部的瘀肿疼痛及顽癣等，可在局部进行围刺或散刺。

（二）刺激强度

根据刺激的部位、患者的体质和病情的不同采用轻刺、中刺、重刺等三种刺激强度。

（1）轻刺：腕力运用较轻、针尖与皮肤接触时间短，皮肤略见潮红为度。适用于头面部、体质虚弱、久病者。

（2）中刺：介于轻刺与重刺之间，腕力运用中等、针尖与皮肤接触时间适中，皮肤出现明显潮红、充血但不出血为度。适用于常见病症。

（3）重刺：腕力运用较重、针尖与皮肤接触时间长，皮肤出现明显潮红并有微出血为度。适用于压痛点、背部、臀部、年轻体壮以及病属实证、新病者。

（三）皮肤针技术操作步骤

皮肤针技术操作步骤见图 2-30。

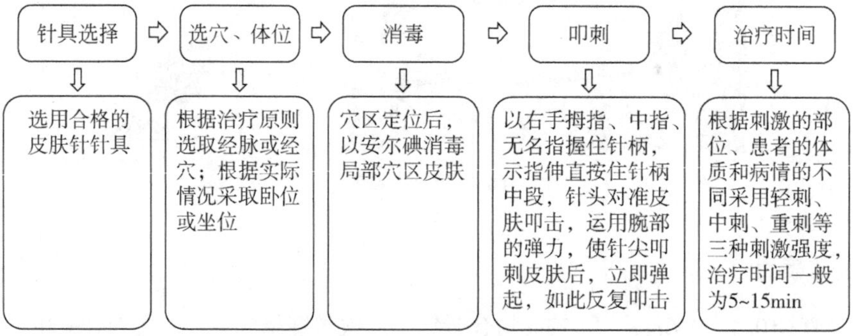

图 2-30　皮肤针技术操作步骤

六、适　应　证

皮肤针技术适应证广泛，涉及内、外、妇、儿各科病症，如各种痛证、失眠、中风偏瘫、脑瘫、抑郁症、高血压、月经病、小儿消化不良、斑秃、顽癣、荨麻疹、黄褐斑、痤疮、肌肤麻木、近视、远视、斜视、鼻炎等。

七、皮肤针技术的临床应用举例

1. 外感头痛

适应证　适用于外感引起的急性头痛。

取穴　在颈部、头部沿督脉，膀胱经循行叩刺，重点叩刺大椎、风池、风府、太阳、上星等，并可在头痛剧烈部位局部进行重点叩刺。

操作方法　以右手拇指、中指、无名指握住针柄，示指伸直按住针柄中段，针头对准皮肤叩击，运用腕部的弹力，使针尖叩刺皮肤后，立即弹起，如此反复叩击，至叩刺部位潮红为度。

2. 痛经

适应证　适用于痛经的急性发作期及发作前的防治。

取穴　选腰骶部两侧、任脉、肾经、脾经循行部位，重点叩刺气海、关元、膈俞、肝俞、肾俞、三阴交等。

操作方法　以右手拇指、中指、无名指握住针柄，示指伸直按住针柄中段，针头对准皮肤叩击，运用腕部的弹力，使针尖叩刺皮肤后，立即弹起，如此反复叩击，至叩刺部位潮红为度。

3. 斑秃

适应证　适用于斑秃的各期。

取穴　以斑秃局部叩刺为主。并结合辨证选取经脉、经穴叩刺治疗。

操作方法　以右手拇指、中指、无名指握住针柄，示指伸直按住针柄中段，针头对准皮肤叩击，运用腕部的弹力，使针尖叩刺皮肤后，立即弹起，如此反复叩击，至叩刺部位潮红为度。

4. 失眠

适应证　适用于失眠、多梦、易醒等多种睡眠障碍疾患。

取穴　选膀胱经穴及头部经穴为主，重点叩刺百会、安眠穴、神庭。背部膀胱经选心俞、肝俞、脾俞、肾俞，四肢可选神门、三阴交或根据辨证取穴。

操作方法　以右手拇指、中指、无名指握住针柄，示指伸直按住针柄中段，针头对准皮肤叩击，运用腕部的弹力，使针尖叩刺皮肤后，立即弹起，如此反复叩击，至叩刺部位潮红为度。

5. 颈痛

适应证　适用于颈部疼痛、僵硬等病症。

取穴　选膀胱经穴为主，重点叩刺大椎、风池、肩井、膈俞、胆俞、脾俞、肾俞，可根据辨证取穴。

操作方法　以右手拇指、中指、无名指握住针柄，示指伸直按住针柄中段，针头对准皮肤叩击，运用腕部的弹力，使针尖叩刺皮肤后，立即弹起，如此反复叩击，至叩刺部位潮红为度。

八、禁　忌　证

（1）孕妇禁用。

（2）血友病患者，有出血倾向的患者慎用。

（3）局部如有溃疡或损伤者禁用。

（4）急性传染性疾病和急腹症等重大急症慎用。

九、注意事项

(1) 针具要经常检查，注意针尖有无毛钩，针面是否平齐。
(2) 叩刺时动作要轻捷，正直无偏斜，以减少患者疼痛。

第十二节 皮内针技术

皮内针技术是将皮内针刺入并固定于腧穴的皮内或皮下，利用其较长时间刺激作用而达到治疗疾病的目的。本法遵循“静以久留”的治则，多用于治疗慢性疾病或经常反复发作的病症的巩固治疗。

一、理论基础

皮内针技术通过较长时间留针，持续刺激全身经络系统，从而达到疏通经络、调整脏腑功能、治疗疾病的目的。

二、针具选择

皮内针（图2-31）、镊子或止血钳、弯盘、消毒棉签、75%乙醇、医用胶布等。皮内针一般有麦粒型和图钉型两种形状，各有不同的用途。麦粒型皮内针一般用于躯干、四肢部。图钉型皮内针一般多用于面部穴位、耳穴。

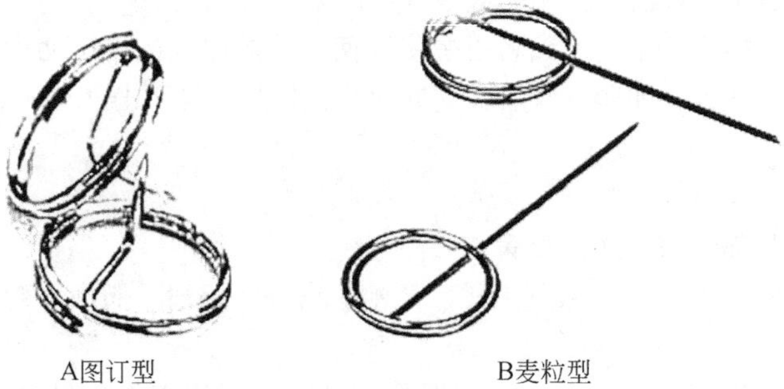

A图订型　　B麦粒型

图2-31 皮内针

三、皮内针的主治作用

各脏腑腧穴主治本脏腑或经脉的病症，如胃俞主治呃逆、呕吐、胃脘痛等胃腑病变及足跗肿痛、面瘫等胃经循行所过部位疾病。

四、取穴原则

皮内针技术的取穴原则是以脏腑经络辨证为基础的。

（1）循经取穴：是根据经络辨证病变属于何经脉进行取穴。如腰椎间盘突出症表现为腰侧臀部及下肢外侧放射痛属胆经，皮内针则选取胆俞治疗。

（2）脏腑辨证取穴：是根据脏腑辨证病变在何脏腑来取穴。如哮喘患者急性发作属痰浊阻肺者取肺俞、脾俞。

五、皮内针技术操作步骤

皮内针技术操作步骤见图2-32。

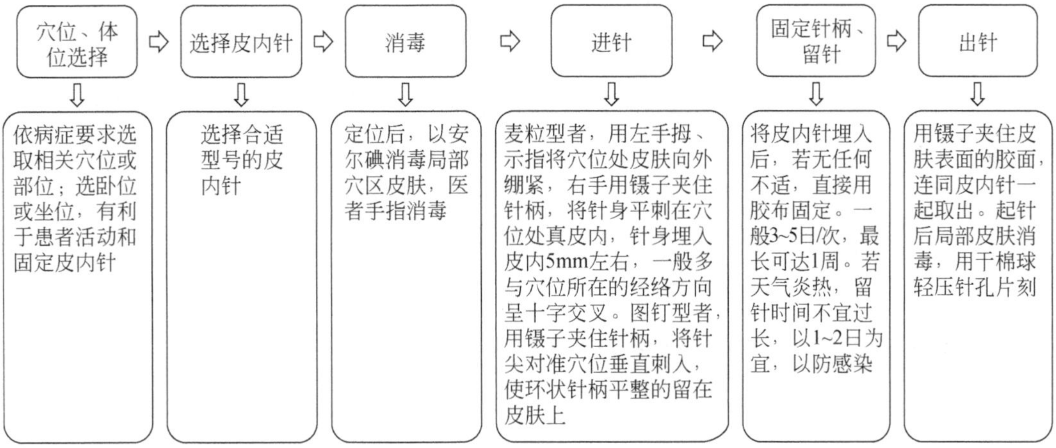

图2-32　皮内针技术操作步骤

六、适　应　证

皮内针技术适应证广泛，涉及内、外、妇、儿、五官各科病症。

七、皮内针临床应用举例

（1）抑郁症：肝气郁结型，可选择耳穴，如神门、心、肝、皮质下。

（2）慢性胃肠病：脾胃虚寒型，可选择脾俞、胃俞。

（3）失眠：心胆虚怯型，可选择心俞、胆俞。

（4）功能紊乱性疾病：皮内针对于低血压、月经不调、胃肠神经官能症等功能紊乱性疾病有较好的调节作用。

八、禁　忌　证

（1）表面有溃破或损伤者不可埋针。

（2）血管、肌腱附近不可埋针以免影响活动。

（3）针处不宜着水；热天出汗较多，埋针时间勿过长，避免感染。

九、注意事项

(1) 做好患者的解释工作。治疗前要对患者就治疗方法的过程、留针时间的长短等进行充分说明，征得患者同意后方可施治。

(2) 埋针后，如患者感觉疼痛，妨碍肢体运动或局部有红肿热痛，应将针取出，重新选穴埋针。

(3) 应严格消毒。针具及埋针处皮肤消毒不严格，易造成皮肤感染，产生红、肿、热、痛等不适。

(4) 选择合适进针点。若选择不当，将皮内针埋入血管、肌腱附近时，会因身体活动而引起局部疼痛。

(5) 选择适当的进针方向、深度。选用麦粒型皮内针时，若垂直皮肤刺入，既不便于留针，又容易造成在留针过程中出现疼痛；若针身埋入过短，留针期间则易致全针退出及局部疼痛。

第十三节　火针技术

火针技术是用特定的针具经加热烧红后，快速刺入身体的一定部位或特定腧穴治疗疾病的针刺技术。古称“焠刺”、“烧针”等。

一、理论基础

火针技术源远流长，《灵枢·官针》言“九曰焠刺，焠刺者，刺燔针则取痹也”，“燔针”即指火针，焠刺即用火烧针后去刺的火针技术。《伤寒论》将火针称为“烧针”、“温针”，对火针技术的禁忌证和误治后的处理做了详细论述，共计十余条，如“太阳伤寒者，加温针必惊也”，“火逆下之，因烧针烦躁者，桂枝甘草龙骨牡蛎汤主之”。

晋代陈延之在《小品方》首次提出“火针”的名称。“附骨疽……若失时不消成脓者，用火针、膏、散”。还首次把火针技术应用于眼科疾病“取针烧令赤，烁著肤上，不过三烁缩也”。

唐代孙思邈所著的《备急千金要方》中记载“外疖痈疽，针惟令极热”。这是火针技术治疗热证的最早记载，从此，进一步扩展了火针的适用范围，突破了寒证的局限，既用于内科黄疸、癫狂；又用于外科疮疡痈疽、瘰疬痰核和出血。孙思邈还提出了火针的禁忌穴位“巨阙、太仓，上下篇此一行有六穴，忌火针也”。

宋代王执中所著《针灸资生经》将火针技术创造性应用于内脏疾患的治疗中，是对火针技术的一大贡献。书中记载了治疗心腹痛、哮喘、腰痛等病的经验。

明代高武撰写的《针灸聚英》系统全面地论述了火针技术，标志着针灸技术的成熟。高武首先对火针的选材提出了要求“世之制火针者，皆用马衔铁……此针惟是要久受火气，铁熟不生为工，莫如火炉中用废火筋制铁为佳也”，“初制火针，必须一日一夜，不住手以麻油灯火频频醮烧，如是一日一夜，方可施用”。此书首次对火针的功效进行了探讨，总结了火针的引气与发散两大功效，开始建立火针治病的基本理论。可以说《针灸聚英》的问世，标志着火针技术的成熟和完善。陈实功《外科正宗》记载了火针治疗瘰疬“治瘰疬、痰核，生于项间……将针烧红，用手指将核握起，用针当顶刺入四五分，核大者再针数孔亦妙。核内或痰或血随即流出，候尽以膏盖之”。这一方法治疗瘰疬，屡验不爽。

20 世纪 50 年代后期，北京中医学院贺普仁教授首先发起和倡导了火针的临床使用，使这一古老技术焕发出新的活力。70 年代，山西省针灸研究所师怀堂主任医师，潜心研制成功了新火针针具及其操作应用法，使火针针具系列化，进一步推动了火针技术的发展。我们最近十五年用不锈钢毫针作火针针具，一次性使用，减少疼痛，病人容易接受。

二、针具选择

火针针具、卵圆钳或止血钳、碘伏、95% 乙醇或酒精灯、消毒棉球和棉签、打火机、万花油等。

常用火针针具一般是分有单头火针、三头火针、平头火针，多用钨锰合金钢丝特制而成的，要求针体要坚硬挺直，针柄须隔热不烫手。也可用选用 22 ~ 28 号较粗的不锈钢针或者毫针，针柄用纱布等隔热物品包裹，以不导热为宜。近年来还有出现了一些特制的如弹簧式火针及各种电热火针等。

临床常用火针多分为粗（直径 1.1mm 或以上）、中（直径 0.8mm）、细（直径 0.5mm）三种型号（表 2-2、图 2-33）。

表 2-2 火针的分类及适应范围

型号	直径	适应范围
细火针	0.5mm	面部、老人、儿童
中粗火针	0.8mm	四肢躯干、压痛点、病灶周围
粗火针	1.1mm	病灶部位如窦道、臁疮等

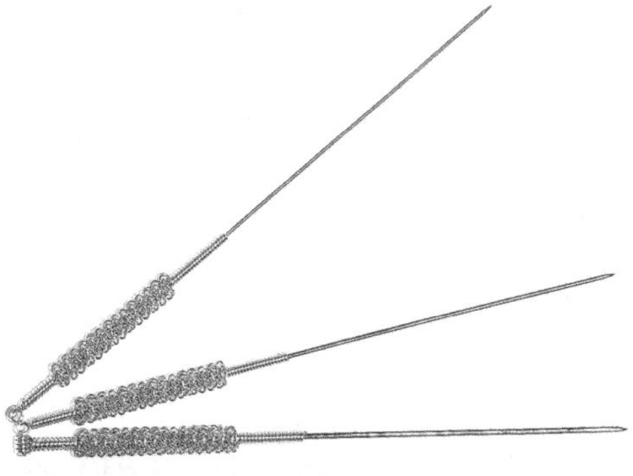

图 2-33 单头火针常用的三种型号

粗火针主要用于针刺病灶局部，以治疗外科疮痈、痰核、瘰疬等各种疾患；中火针适用范围较广，除面部穴位及肌肉菲薄部位外身体其他部位穴位都可用；细火针主要用于面部及体弱、老幼的患者。三头或多头火针常用于对体表痣、疣的治疗。

另 0.30 或 0.35×25 一次毫针也常用于火针针具。

三、火针刺法

（1）经穴刺法：根据临床症状表现，辨证，辨经，按经取穴，在经穴上施火针的方法。

（2）痛点刺法：在病灶局部或有关穴位处寻找最明显的压痛点，在痛点上施以火针治疗。

（3）密刺法：是用中粗火针密集地刺激病灶局部的一种火针刺法。密集程度取决于病变的轻重，病情重的密一点，以每针相隔1cm为宜。

（4）围针法：是用火针围绕病灶周围行针刺的一种刺法。进针点多落在病灶与正常组织交界之处。

（5）散刺法：是以火针疏散地刺在病灶的部位上的一种火针针刺法。一般每隔1.5cm刺一针，以浅刺为宜。

四、火针技术操作步骤

火针技术操作步骤见图2-34。

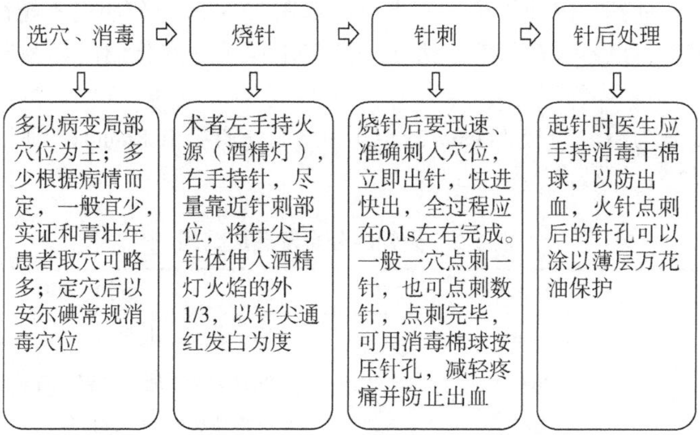

图2-34　火针技术操作步骤

五、适　应　证

火针有温经通络、祛风散寒的作用，对外感风寒湿邪、经络阻滞，或阳虚里寒、痰瘀阻络所致病证疗效较好。

主要用于痹证、胃下垂、胃脘痛、泄泻、痢疾、阳痿、瘰疬、风疹、月经不调、痛经、小儿疳积及扁平疣、痣等。

六、火针技术的临床应用举例

1. 腰痛

适应证　适用于急性腰扭伤或慢性腰痛急性发作者。

主穴　阿是穴、压痛点。

操作方法　烧针后迅速点刺穴位，立即出针，以万花油棉签按压针孔，可一穴点刺数针。

2. 腱鞘囊肿

适应证　适用于腱鞘囊肿局部囊肿肿胀期。

主穴　囊肿高点。

操作方法　烧针后迅速多次点刺囊肿壁，以刺穿囊壁为度，挤压出积液后加压包扎。

3. 静脉曲张

适应证 适用于四肢浅表静脉曲张部位。

主穴 局部血络明显处。

操作方法 局部穴位严格消毒后，以烧针迅速点刺团块样浅表静脉部，刺入约 0.1cm 深度，以瘀血流出为度。

4. 哮喘

适应证 适用于哮喘急性发作期平喘治疗。

主穴 肺俞、风门、中脘。

操作方法 肺俞、风门穴以火针浅点刺 0.2～0.3cm，中脘穴以火针点刺约 0.5 寸，点刺后以万花油棉签按压针孔。

5. 带状疱疹

适应证 适用于带状疱疹出疹期或后遗疼痛期。

主穴 疱疹局部，后遗疼痛局部阿是穴或相应背俞穴。

操作方法 以火针快速点刺疱疹疱壁，以脓液透出为度；后遗疼痛期以火针快速散刺局部痛点。可结合拔火罐法。

七、禁 忌 证

（1）孕妇禁用。

（2）局部炎症红肿者禁止使用。

（3）高血压、严重心脏病、恶性肿瘤等禁用。

（4）血友病患者，有出血倾向的患者禁用。

八、注意事项

（1）避开血管、神经干及内脏器官，以防损伤。

（2）针刺后禁食生冷辛辣之品，少食鱼虾等发物。

（3）保持针孔清洁干燥，一天内不沐浴。

（4）火针点刺后针孔发红、发痒，不要搔抓，可自行消失。

第十四节 手针技术

手针疗法是针刺手部一些特定穴位，用以治疗全身各部疾病的方法。《灵枢·海论》说：“夫十二经脉者，内属于脏腑，外络于肢节。”经络沟通于脏腑与体表之间，将人体脏腑组织器官联系成为一个有机的整体，并借以行气血，营阴阳，使人体各部的功能活动得以协调，并保持相对的平衡。在针刺实践中发现体针配合手部穴位时能够讯速达到得气和显著疗效。后来经过临床实践，将手部的穴位进行总结归纳，形成“手针疗法”。

一、理论基础

早在《黄帝内经》中即有手与脏腑经络联系的记载。《素问·太阴阳明论》指出“阴气……循臂至指端，阳气从手上行”。《灵枢·动输》说：“夫四末阴阳之会者，此气之尤络也。”《灵枢·逆顺肥瘦》论述“手之三阴，从胸走手，手之三阳，从手走头”，手为上肢之末端，为手三阴、三阳经络气血交会联系之处，对经气的接通具有重要作用。《灵枢·卫气失常》又说：“皮之部，输于四末。”这样手部经脉又与全身经脉密切联系。按照十二经的标本、根结学说，手亦是经脉之气生发、布散之处。运用手针疗法，针刺手部特定穴位，易于激发经气，调节脏腑经络功能，从而可对全身各部的疾病进行治疗。《灵枢·热病》已有记载“喉痹舌卷，口中干，烦心心痛，臂内廉痛，不可及头，取手小指次指爪甲下，去端如韭叶”。

根据现代研究证实，手针与针刺一样，具有以下特殊作用。

（1）针刺能够纠正人体经脉运行错误。

（2）手针中压痛点阿是穴对治疗痛证有特殊效果。

（3）针刺后溪对感染发热者有调节体温下降的作用。

（4）针感循经感传和消除感传反应。

（5）针刺可激发大脑特定区域获得平衡。

（6）针刺对自由基的功能平衡。

（7）针刺平衡人体磁电经脉系统。

（8）手针能提高人体免疫功能，促进机体抗病能力，恢复免疫四项，促进消化吸收。

（9）透天凉手法可降低血糖。

（10）针刺促进脑出血部位的血肿溶解吸收。

二、穴区的划分及定位

（一）穴位的划分

手部的穴位排列也符合全息生物律，临床以纵向与横向的手全息象为主，以手的阳面为主分别称为手伏象与横伏象。

1. 纵向排列的全息象

象俯卧的人形，中指为头项，食指、无名指为上肢，拇指、小指为下肢，第三掌骨为脊柱。其余的身体器官依次排列。人体阳面的组织器官称之为手伏象。同理，该人形阴面的内脏等组织器官位于手的掌面，称为手伏脏（图2-35）。

2. 横象的全息象

把手食指、小指向前伸出。拇指、中指、无名指缩起，可以又得到一个“全息人象”的雏形：桡骨小头及第一掌骨为头项，食指为上肢，小指为下肢，掌面及掌背即分别为躯干的内、外侧。其外侧称为横伏象，主要是人体阳面背部等组织器管；其内侧称为横伏脏，主要是人体内部的脏腑组织（图2-36）。

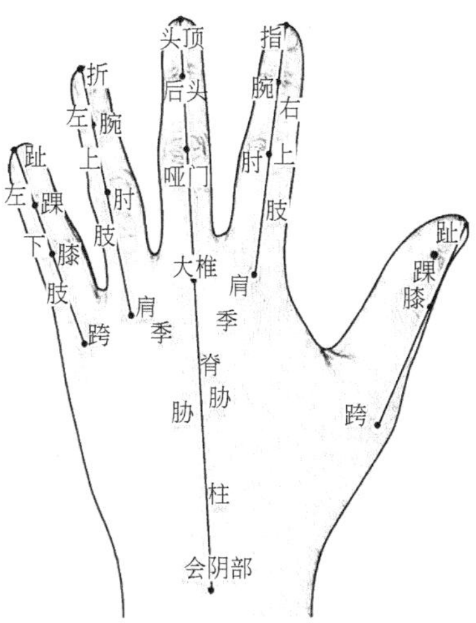

图 2-35　纵向排列全息象示意图

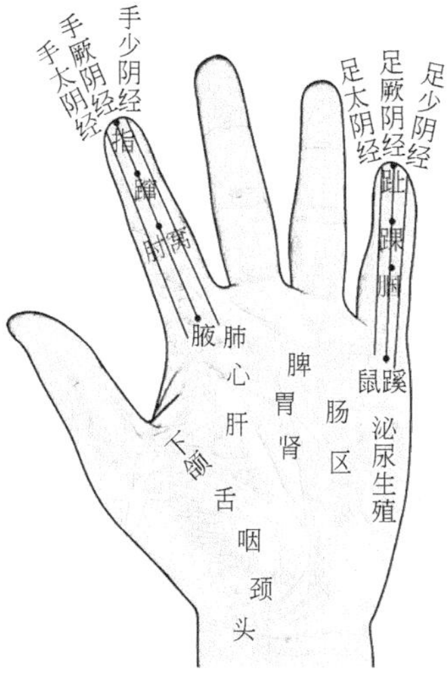

图 2-36　横向排列的全息象示意图

（二）穴位的定位

1. 咳喘点

定位：位于手掌、食指掌侧指关节尺侧处。相当于手伏脏肺部及气管处。

2. 心点

定位：位于掌面二、三掌骨之间掌横纹之上。相当于手伏脏之心脏部。

3. 胃肠点

定位：劳宫穴与大陵穴之间的中点。相当于手伏脏的胃肠区。

4. 止痒点

定位：位于腕横纹尺侧缘前 1 寸，赤白肉际处。相当于传统体针之鱼际穴。

5. 肺点

定位：位于掌面，小指第 1、2 指骨间横纹中点。相当于手伏脏之孔最穴。

6. 坐骨神经点

定位：位于第 4、5 指掌关节间，近第 4 指掌关节处。相当于横伏象之腰骶区。

7. 睡眠点

定位：手背，在合谷穴与三间穴连线的中点处。相当于横伏象前额处。

8. 腰腿点

定位：手背第 2 指伸肌腱桡侧及第 4 指伸肌腱尺侧，位于腕横纹前 1. 5 寸处。相当于手伏象之腰骶区，一侧双穴。

9. 肩点

定位：位于指掌关节桡侧赤白肉际处。每侧共2 穴。相当于横伏象之肩周区。

10. 头顶点

定位：位于中指第1 指关节桡侧赤白肉际处。相当于手伏象之头顶区。

11. 会阴点

定位：位于小指第1 指关节桡侧赤白肉际处。相当于手伏脏之太溪穴处。

12. 后头点（又称扁桃体）

定位：位于小指第1 指关节尺侧赤白肉际处。

13. 足跟点

定位：位于胃肠点与大陵连线之中点处。相当于手伏脏神阙穴处。

14. 前头点

定位：位于食指第1 指关节桡侧赤白肉际处。

三、穴区的主治作用

1. 咳喘点

主治：支气管炎及支气管哮喘。

2. 心点

主治：心系病症。

3. 胃肠点

主治：各种胃肠病症。

4. 止痒点

主治：皮肤瘙痒及咳嗽。

5. 肺点

主治：肺系病症。

6. 坐骨神经点

主治：坐骨神经痛、髋关节周围病症。

7. 睡眠点

主治：失眠。

8. 腰腿点

主治：急慢性腰腿痛。

9. 肩点

主治：肩周炎等肩部疼痛。

10. 头顶点

主治：头顶痛。

11. 会阴点

主治：各种生殖泌尿系病症。

12. 后头点（又称扁桃体）

主治：后头痛、扁桃体炎、喉炎。

13. 足跟点

主治：足跟痛。

14. 前头点

主治：前头痛、胃肠疾病、踝关节痛。

四、取穴原则

1. 对症取穴

如肩周炎取肩点。

2. 辨证取穴

皮肤瘙痒取止痒点兼取肺点。

3. 缪刺选穴

缪刺选穴即选择疾病对侧的手穴施治。

五、手针技术操作步骤

手针技术操作步骤见图 2-37。

六、适 应 证

（1）痛证：如急性腰扭伤、头痛、胃痛、痛经、坐骨神经痛等。
（2）炎性疾病：如气管炎、风湿性关节炎等。

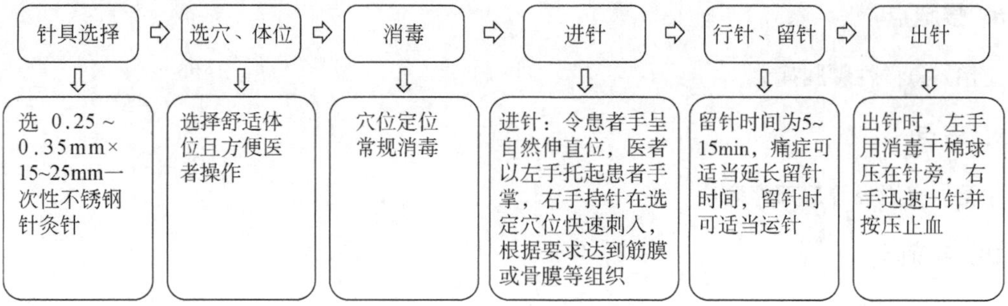

图 2-37　手针技术操作步骤

（3）其他：如产后缺乳、小儿遗尿、哮喘、心律失常、皮肤瘙痒症等。

七、手针疗法的临床应用举例

1. 哮喘

适应证　支气管肺炎及支气管哮喘。

主穴　哮喘点、肺点/止痒点。

操作方法　患者采用卧位或坐位，针具和穴位局部常规消毒后，采用0.5寸毫针快速沿皮斜刺。针刺后观察疗效，一般针刺后哮喘症状逐渐缓解，每日1次，5次为1个疗程。

2. 小儿遗尿

适应证　各种遗尿或尿潴留。

主穴　会阴点

配穴　气海、关元、中极、三阴交，可加灸。

操作方法　令患儿仰卧，取0.30mm×25mm华佗牌无菌毫针，直刺或斜向掌心刺2～3分，气海、关元、中极、三阴交针刺均采用补法，加灸，每穴灸3～5min，留针30min。每日1次，10次为1个疗程，1～2个疗程判断疗效。

3. 坐骨神经痛

适应证　适用于各种原因导致的坐骨神经痛。

主穴　手针坐骨神经点。

操作方法　患者取站立体位，取穴男左女右。穴位常规消毒后，取30号2寸毫针推针刺入穴位，得气后进行强刺激，并要求患者做下蹲、弯腰 旋转等腰部活动10min，再留针30min，继续活动腰腿部，出针时用消毒棉花球按压针孔，避免出血。针后加腰部热敷，以增疗效。每日1次，3次为1个疗程。

4. 原发性失眠

适应证　睡眠质量不佳，患者感到忧虑或烦躁，对睡眠质量不满，睡眠质量差。

主穴　心点、失眠点。

操作方法　用规格为0.30 mm×25 mm的一次性毫针刺入穴位，中等强度刺激。每周治疗3次，2周为1个疗程，共治疗2个疗程。

5. 胃肠炎

适应证 各种胃肠病症。

主穴 胃肠点。

操作方法 病人采用卧位或坐位，针具和穴位局部常规消毒后，采用0.5寸毫针快速沿皮斜刺，产生麻胀感。每日1次，5次为1个疗程。

八、禁 忌 证

（1）局部皮肤破溃、感染者。

（2）精神紧张、疲劳、虚弱者。

（3）有出血倾向的患者。

九、注意事项

（1）手针技术针感较体针为强，治疗前应向患者充分解释，以避免发生晕针。

（2）针刺手穴，特别是沿骨膜斜刺时易损伤骨膜，故应注意手法轻柔。

（3）严格消毒，防止发生感染。

（4）手部血管较为丰富，针刺时手法宜轻柔，避免引起手掌部血肿。

（5）治疗痛证时可配合针刺运动疗法。

第十五节 腕踝针技术

腕踝针是从腕部和踝部取相应的点进行皮下针刺来治疗疾病的一种针刺技术，是由第二军医大学附属长海医院神经内科张心曙教授于20世纪60～70年代受传统经络学说、耳针、穴位和针刺法的启发，探索出来的一种独具特色的针刺技术。本技术将人体病症表现的部位归纳为6个纵区，在四肢的腕和踝6个纵区各定一个针刺点，以横膈为界，按区选择针刺点进行治疗。它取穴单一，操作简便，对机体损伤微小，具有安全而无针感的特点，适用于多种痛证、神经疾病、精神疾病及其他临床各科的一些病症。

一、理论基础

（一）传统经络学说

腕踝针与经络学说十二皮部有关，《素问·皮部论》曰："凡十二经脉者，皮之部也。"皮部作为十二经脉的体表络区，参与十二经脉气血的循行，但它和经络不同之处在于经脉是呈线状循行分布，而皮部则重在"面"的结构。腕踝针的6个区域也正是气在"面"上的循行敷布，它的分区基本上与十二经脉皮部相一致，相当于十二经脉络穴的功能。腕踝针正是通过类似十二经脉浅刺法之机制，以调整经脉之气，达到祛邪扶正、行气止痛的作用。

（二）胚胎发育——分区全息理论

从人类胚胎发育过程中，受精卵发育成球形囊胚后逐渐向纵延伸，因此，肢体与躯体具有密切的对应关心。纵观身体各处病症，不论体表或体内，其排列多有一定的规律，即按阴阳面，并呈层次排列。这与中医观点“腹为阴，背为阳，四肢部靠近躯体正中线的内侧为阴，外侧为阳”相一致。由此将躯体分为6个纵区。既然躯体与肢体各纵区相对应，当躯体某纵区出现病症时，在肢体末端腕踝部同一纵区内给予刺激，即可调整身体反应。

（三）神经反射调整观

张心曙教授认为腕踝针之所以有疗效，是由于神经末梢受刺激，通过神经传导引起反射弧中联络神经的复杂调整作用。这是一种客观存在的神经传导功能活动。腕踝针这样轻微的不引起酸麻胀痛感觉的针刺激能迅速反应在远距离的局灶部位，只有通过神经传导才有可能。因此，初步认为腕踝针的治疗机制是皮下针刺通过神经末梢的传导引起病灶部位的解痉，改善血液循环，从而使症状缓解或消除。

二、穴区的划分

（一）头项和躯干的分区

头顶、躯干以前后正中线为界，将身体两侧由前向后各部分为6个纵行带状的区域。

（1）1区：沿前正线两侧，包括额部、眼、鼻、舌、咽喉、气管、食管、心脏及上、中、下腹部和会阴部。

（2）2区：身体前面的两旁，包括颞部、面颊、后牙、下颌部、甲状腺、乳部、肺、肝胆（右）和侧腹部。

（3）3区：身体前面的外缘。包括沿耳郭前缘和腋前的狭小垂直区域。

（4）4区：身体前后面交界处，包括头项、耳及从腋窝顶垂直向下的区域。

（5）5区：身体后面的两旁，与前面的2区相对，包括头、项的后外侧部，肩胛区等。

（6）6区：沿后中线两侧的区域，与前面的1区相对，包括后头部、枕颈部、脊柱与椎旁、骶尾部、肛门等。

（二）四肢的分区

以臂干线和股干线为四肢躯干的分界。当两侧的上下肢处于内面向前的外旋位置，也就是使四肢的阴阳面和躯干的阴阳面处在同一方向中并互相靠拢时，以靠拢处出现的缝为分界，在前面的相当于前中线，在后面的相当于后中线，划分与躯干相仿。

注明：臂干线，环绕三角肌缘至腋窝。股干线，前方为腹股沟，后方为髂嵴。

（三）针刺点及主治

腕部进针点共6个，约在腕横纹上二横指（相当于内关、外关穴）一圈内，从掌面尺侧起直到桡侧再到尺侧，顺序依次为上1、上2、上3、上4、上5、上6；踝部进针点共6个，大致排列于内踝和外踝以上约三横指环踝一圈处，从跟腱内侧缘起到跟腱外侧缘，顺序依次为下1、下2、下3、下4、下5、下6。每一点治疗同一区的病症（图2-38）。

（1）上1：在小指侧的尺骨缘与尺侧腕屈肌腱间的凹陷处，主治前额部头痛、眼病、鼻病、三叉神经痛、面肿、前牙痛、流涎、咽炎、气管炎、恶心、呕吐、呃逆、厌食症、心悸、胸前闷等；全身或不能定位病症，盗汗、寒战、失眠、癔症、荨麻疹、皮肤瘙痒症等。

（2）上2：在腕前面的中央，掌长肌腱与桡侧腕屈肌腱之间，主治颞前部痛、后牙痛、腮腺

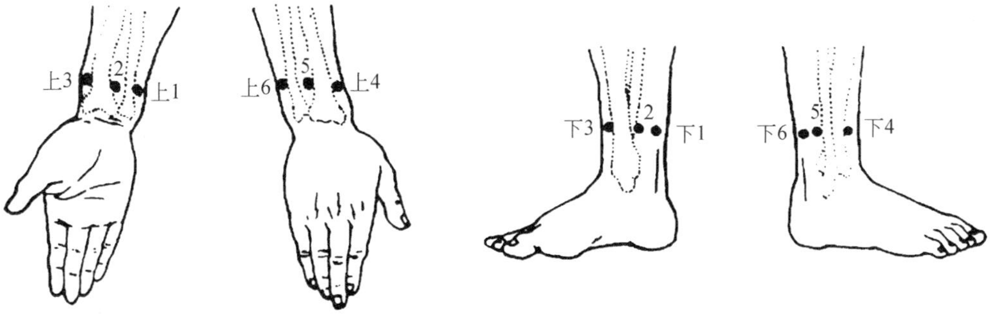

图 2-38 腕部与踝部针刺点

炎、颌下肿痛、胸痛、胸闷、回乳、哮喘、手掌心痛、指端麻木等。

(3) 上 3：在桡骨缘和桡动脉之中间，主治耳前痛、腮腺肿痛、胸前侧壁痛。

(4) 上 4：在拇指侧的桡骨内外两缘之中间，主治头顶痛、耳痛、耳鸣、耳聋、下颌关节功能紊乱、肩周炎（肩关节前部痛）、肘关节痛、拇指关节痛等。

(5) 上 5：在腕背面的中央，桡骨和尺骨两边缘之中间点，即外关部位，主治颞后部痛、头昏、眩晕、晕厥、颈背疼痛、肩痛、肩周炎（肩关节外侧部痛）、上肢感觉障碍（麻木、过敏）、上肢运动障碍（瘫痪、肢颤、指颤、舞蹈症）、肘关节痛、腕和指关节痛、手部冻疮等。

(6) 上 6：在腕背，距小指侧的尺骨缘 1cm，主治后头痛及脊柱（颈胸段）痛、肩关节后侧疼痛、小指关节痛等。

(7) 下 1：靠跟腱内缘，主治胃区痛、胆囊部痛、脐周围痛、下腹疼痛、痛经、白带多、遗尿、尿频、阴部瘙痒症、足跟痛等。

(8) 下 2：在踝之内侧面中央，靠胫骨内缘，主治肝区痛、少腹痛、大腿内侧肌痛、膝内侧痛、内踝关节痛等。

(9) 下 3：距胫骨前嵴向内侧 1cm，主治膝关节（内缘）痛等。

(10) 下 4：胫骨前嵴与腓骨前缘之间的胫骨前肌中点，主治侧腰痛、股四头肌酸痛、膝关节痛、下肢感觉障碍（麻木、过敏）、下肢运动障碍（瘫痪、肢颤、舞蹈病）、趾关节痛等。

(11) 下 5：在踝之外侧面中央，靠腓骨后缘，在骨缘和腓骨长肌腱所形成的狭窄浅沟处，主治腰背痛、腿外侧痛、外踝关节扭伤等。

(12) 下 6：靠跟腱外缘，主治急性腰扭伤、腰肌劳损、骶髂关节痛、坐骨神经痛、腓肠肌痛、脚前掌痛、痔痛、便秘等。

三、针刺点的选择

(1) 查明了症状在身体的区域后，就可在踝部和腕部选取同一区的进针点。

(2) 以胸骨末端和两侧肋弓的交接处为中心，划一条环绕身体的水平线称横线，相当于横膈的位置。横线以上的病症针腕部，横线以下的病证针踝部。一般来说，1 区的病症针上 1，下 1、2 区的病症针上 2、下 2，余以此类推。

(3) 以前后中线为界，针刺点选在病症的同侧，有症状恰位于中线不能确定一侧时，针两侧。

(4) 一侧肢体有感觉或运动障碍，发生在上肢针上 5，发生在下肢针下 4。

(5) 各症状同时存时，如其中有痛，以痛为主要症状，应尽可能找出压痛点，可首先根据疼痛所在的区选取进针点。

(6) 对难以确定部位的区域跨向的疾病，如失眠、盗汗、全身瘙痒症等病症，可取左右两侧穴点加以组方。如失眠取两侧之上 1 穴。

四、腕踝针技术操作步骤

腕踝针技术操作步骤见图 2-39。

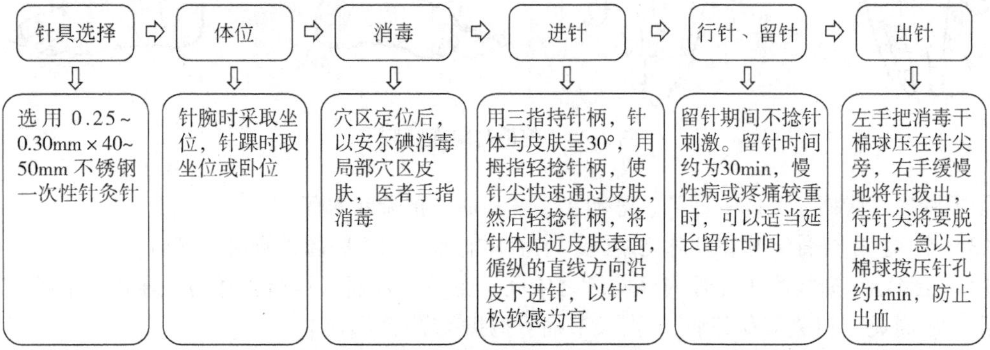

图 2-39　腕踝针技术操作步骤

五、适　应　证

腕踝针技术适应证广泛，它对疼痛性疾病如血管性头痛、三叉神经痛、牙痛、颈项痛、痛经等止痛效果明显，对神经精神疾病，如中风偏瘫、眩晕、面肌抽搐、癔症、情感性精神病等效果良好，其他内科、妇科、皮肤科、五官科病症也有一定效果。

六、腕踝针技术临床应用举例

1. 普通型偏头痛

适应证　发作性偏侧头痛，多位于颞侧、顶、枕部，疼痛程度较轻。
主要针刺点　上 1 区，结合压痛点，配合上 5 区。
操作方法　常规进针、留针，急性发作每日治疗 1 次，慢性疼痛隔日治疗 1 次，10 次为 1 疗程。

2. 颈项痛

适应证　急性起病，伴见转颈活动不利。
主要针刺点　上 5 区。
操作方法　常规进针、留针，急性疼痛者可配合针刺运动技术。

3. 疱疹后神经痛

适应证　急性期皮肤疱疹消退后。
主要针刺点　额、眼部选取上 1 区；胸部选取上 4、5 区；腹部选取下 4、5 区。
操作方法　常规进针、留针。

4. 失眠

适应证　因精神、躯体因素影响导致多种失眠。

主要针刺点 双侧上 1 区。
操作方法 常规进针、留针。

5. 痛经

适应证 原发性痛经。
主要针刺点 双侧下 1 区。
操作方法 常规进针、留针。多数 1 次即可见效。

七、禁 忌 证

无绝对禁忌证。女性正常月经期，妊娠期在 3 个月以内者不宜针两侧下 1。

八、注意事项

（1）针体通过的皮下有较粗的血管或针尖刺入的皮肤处有显著疼痛时，进针点要沿纵线方向适当移位。

（2）留针时不应有酸、胀和重、麻感，以无感应为佳，如有较强感应，说明针刺过深，需调整针的方向或将针退至皮下表浅部位再重新进针。

（3）针刺方向一般向上，如果病症在手足部位时，针刺方向朝下（手足方向）。

（4）腕踝针刺激轻微，但也偶尔出现晕针，当注意防范及处理。

第十六节 第二掌骨针灸技术

第二掌骨针灸技术是在第二掌骨侧的特定穴位群进行针灸推拿，从而治疗多种疾病的一种针灸治疗技术。山东大学张颖清教授在生物全息理论指导下，于 20 世纪 70 年代发现了第二掌骨的全息反应系统，并与针灸推拿结合而创立了该针灸治疗技术。第二掌骨的全息反应系统认为，第二掌骨为整个人体的大致缩小，其相对应的穴位有序的排列，分别对应人体的不同部位，从而为临床应用提供理论依据。

一、理论基础

（一）全息胚与生物全息律

全息胚是生物体相对独立的部分，其在结构与功能上和周围的部分有相对明确的边界，而其内部又有着结构和功能的相对完整性。如第二掌骨就是这样的一个全息胚单位。张颖清教授认为第二掌骨是身体的一个节肢部分，与周围结构有明确的界限，但是其又包含着全部整体各部位的病理生理信息，是整体的缩形或胚胎。从这角度看，生物全息律可以表述为：①全息胚的各个部位都分别在整体或其他全息胚有各自的对应部位；②全息胚的一个部位，相对于该全息胚的其他部位，与整体或其他全息胚的其所相对应的部位生物学特性相似程度较大；③各个部位在一个全息胚的分布规律与各对应部位在整体或其他全息胚的分布规律相同；④在生长轴线连续的两个全息胚，生物学特性相似程度最大的两端总是处于相隔最远的位置，从而总是对立的两极是连在一起的。第二掌骨符合这样一个生物全息律。

（二）穴位全息律

在全息胚与生物全息律的基础上，张颖清教授提出了“穴位全息律”，即在各个节肢及其他较大的相对独立的部分中，都有着与第二掌骨侧相同的穴位分布规律。节肢，是由长骨和包被该长骨的组织构成的系统，例如，上肢的肩关节和肘关节之间的部分是肱骨节肢，第二掌骨和包被该掌骨的组织构成了第二掌骨节肢。人体任一节肢或其他较大的相对独立的部分的穴位，如果以其相对应的整体上的部位名称来命名，则穴位排布的结果使得每一节肢或其他较大的相对独立部分恰如整体的缩小（图 2-40）。并且每两个生长轴线连续的节肢或每两个较大的相对独立的部分，

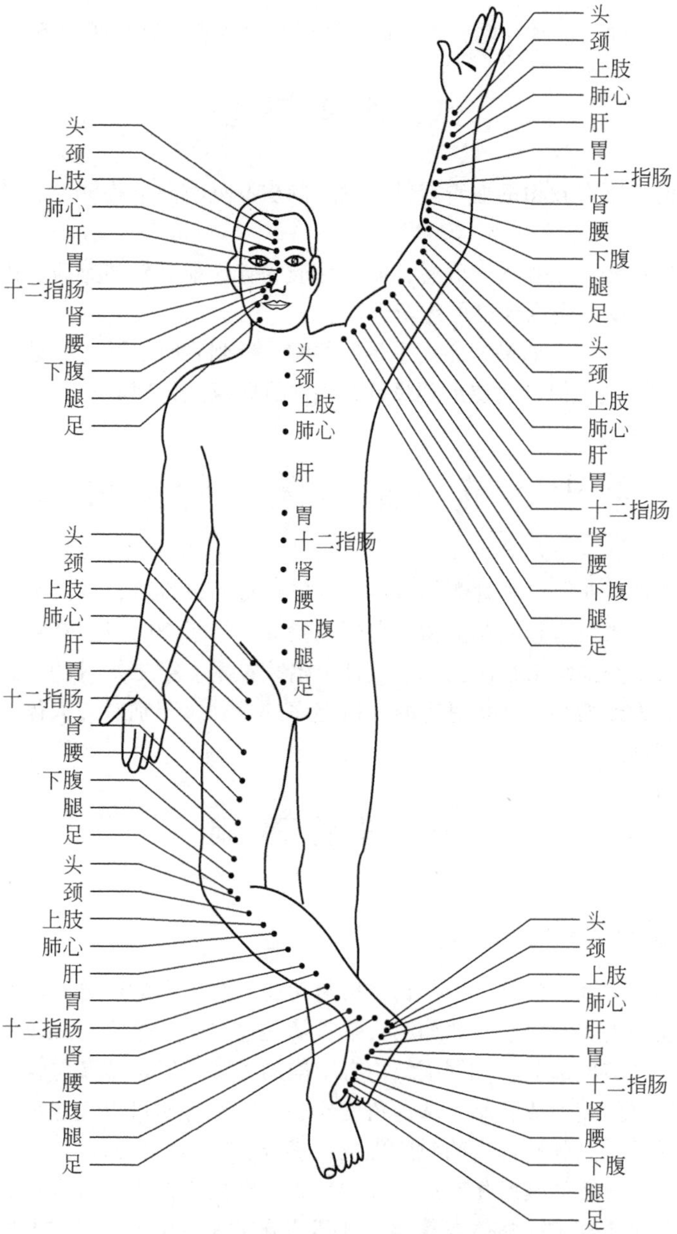

图 2-40　穴位全息律

总是对立的两极是连在一起的。因此，张颖清教授认为第二掌骨具有这样一个全息对应的法则，并将之与针灸推拿结合。

二、穴位的划分与定位

按照全息生物律的对应关系，第二掌骨上的穴位分布都遵循着同一比例：头穴与足穴连线的中点是胃穴；胃穴与头穴连线的中点为肺穴；肺穴与头穴连线分为三等份，从头穴端算起的中间两个分点依次是颈穴和上肢穴；胃穴与足穴的连线分为六等分，从胃穴端算起的中间的五个分点依次是十二指肠穴、肾穴、腰穴、下腹穴和腿穴，具体见图 2-41。

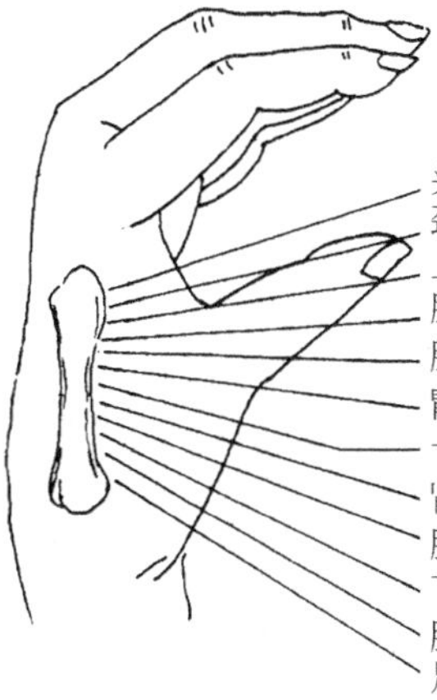

图 2-41　第二掌骨上的穴位分布

三、穴位的主治作用

第二掌骨上的穴位治疗相对应部位的疾病表（表 2-3）。

表 2-3　第二掌骨上的穴位所对应整体上的部位

穴位名称	穴位所对应的整体上的部位或器官
头穴	头、眼、耳、鼻、口、牙
颈穴	颈、甲状腺、咽、气管上段、食管上段
上肢穴	肩、上肢、肘、手、腕、气管中段、食管中段
肺心穴	肺、心、胸、乳腺、气管下段、支气管、食管下段、背
肝穴	肝、胆
胃穴	胃、脾、胰
十二指肠穴	十二指肠、结肠右曲
肾穴	肾、大肠、小肠
腰穴	腰、脐周、大肠、小肠
下腹穴	下腹、子宫、膀胱、直肠、阑尾、卵巢、睾丸、阴道、尿道、肛门、骶
腿穴	腿、膝
足穴	足、踝

四、取穴原则

（1）部位对应原则：根据疾病部位决定所需要针刺或按摩的穴位，强调敏感压痛点的寻找。

（2）同侧对应原则：取与患处同侧的第二掌骨上的相应穴位。

（3）脏腑所主对应原则：根据脏腑辨证，选取相应脏腑在第二掌骨上的位置进行针刺或按摩。

（4）少针穴准原则：一般用两根针在两手第二掌骨侧的同名穴位针刺，或一根针在单手第二掌骨侧的一个穴位上针刺，或在一次针刺的全过程中只用两根针或一根针。尽量找准反应点进针，避免分散整体对单个信息的响应，增强针感。

五、第二掌骨针灸技术的操作步骤

第二掌骨针灸技术的操作步骤见图 2-42。

针具选择	选穴、体位	消毒	进针	行针、留针	出针
选用0.25~0.30mm×13~25mm不锈钢一次性针灸针	一般选患侧穴区，在第2掌骨拇指侧长轴轻轻来回按压可觉有一浅凹长槽，就在此长槽内取穴进针。每侧选穴不超过2个穴区；采取仰卧位或坐位	穴区定位后，以安尔碘消毒局部穴区皮肤，医者手指消毒	针沿着第二掌骨拇指侧边缘垂直于第二掌骨浅凹长槽刺入，针刺深度约2cm（头穴要求30° 角斜刺）	进针后针感不明显，可少许变换针的方向，以探寻针感最强的点。留针时间约为45min，每隔3~10min略转动或提插几下针以重新探寻针感最强点；若针感始终很强，可不运针；可配合针刺运动疗法	左手把消毒干棉球压在针尖旁，右手缓慢地将针拔出，以干棉球按压针孔片刻，防止出血

图 2-42　第二掌骨针灸技术的操作步骤

六、适　应　证

第二掌骨针刺技术适应证广泛，其中对各种功能性疾病和疼痛有较好的疗效。

(1) 神经系统疾病：神经官能症、面肌抽搐、神经性头痛、三叉神经痛、面神经麻痹、多发性神经炎、偏瘫等。

(2) 骨科疾病：落枕、颈痛、肩周炎、急性腰扭伤、软组织挫伤、坐骨神经痛等。

(3) 妇科疾病：痛经、闭经、月经不调、阴周炎症等。

(4) 消化系统疾病：胆囊炎、胃痉挛、急慢性胃炎、腹泻等。

(5) 其他：鼻炎，感冒，荨麻疹，心绞痛，遗精、阴囊瘙痒等。

七、第二掌骨针灸技术临床应用举例

1. 肩周炎

适应证　肩周炎急性发作或缓解期。

主穴　上肢穴。

配穴　疼痛缓解不明显时，加颈穴。

操作方法　取同侧上肢穴，行捻转补法，使针感传至肩背部，留针 45min；疼痛缓解不明显时，取患处对侧的第二掌骨上的颈穴。

2. 腰扭伤

适应证　急性腰扭伤。

主穴　腰穴。

配穴　疼痛缓解不明显时，加肾穴。

操作方法　取双侧腰穴，行捻转或提插补法，使针感传至肩部或患者自觉腰背部微微发热，留针45min。

3. 头痛

适应证　神经性头痛、外感头痛、颈椎病及三叉神经痛所致头痛等。
主穴　头穴。
配穴　辨证为肝阳上亢者，加肝穴；外感头痛者，加肺穴；颈椎病所致头痛者，加颈穴。
操作方法　双侧取穴，行捻转或提插泻法，使酸麻针感传至腋下，留针40min。

4. 腹痛

适应证　胆囊炎、急慢性胃炎、胆结石等消化道疾病所致腹痛。
主穴　肝穴、胃穴。
配穴　疼痛缓解不明显时，加下腹穴、十二指肠穴。
操作方法　垂直刺入，行捻转或提插泻法，使针感传至上臂或肩，留针40min。

5. 痛经

适应证　原发性痛经。
主穴　下腹穴。
配穴　肝气郁结者，加肝穴；肾阳不足者，加肾穴；胃纳不佳者，加胃穴。
操作方法　垂直进针，行捻转或提插补泻手法，留针40min；可采用按摩手法，每次按揉力度以耐受为度，时间为10min，双手交替，每日2次。

八、禁　忌　证

（1）有精神障碍、不能配合治疗者。
（2）局部皮肤破溃、瘢痕明显或感染严重者。
（3）孕妇及婴幼儿禁针。
（4）凝血功能异常，有出血障碍者慎用。

九、注意事项

（1）该技术针感较强，对于体质虚弱或久病患者注意解释及沟通，避免产生不必要的恐惧。
（2）该技术无效时，应该选用其他技术。
（3）第二掌骨针刺亦会出现晕针现象，注意操作前的沟通，做好预防措施；晕针出现后，及时按照要求处理。

第十七节　浅刺技术

浅刺技术是在反应病变的经络变动部位进行毫针浅刺以治疗疾病的针刺治疗技术。它是广东省中医院针灸科徐振华主任医师经过多年的临床研究和实践创立的一种针灸技术，该技术以《黄帝内经》中针具、刺法的研究为基础，以《黄帝内经》的经络诊察体系为方法，结合卫气、血脉的理论，创立了以浅刺患病后出现经络反应的部位为主，结合刺络、针灸运动疗法的浅刺技术，为针灸临床常见病、多发病及一些难治性疾病的治疗提供了新的思路与方法。

一、理论基础

通过文献学习我们发现《黄帝内经》在针具、刺法及机制方面已对浅刺针法有了较为全面的认识。

（一）针具

《黄帝内经·灵枢》关于针具共有九种，其中以浅刺为主的有四种，能用于浅刺的一种，约占针具1/2，分别是镵针、贞针、鍉针、锋针、毫针。

（1）镵针：形状长一寸六分，形如箭头，头大末锐，用途是浅刺皮肤，去泻阳气。

正如《灵枢·九针十二原》所言“一曰镵针，长一寸六分”；“镵针者，头大末锐，去泻阳气”；《灵枢·官针》也有“病在皮肤无常处者，取以镵针于病所，肤白勿取。”

（2）员针：长一寸六分，针如卵形，用途为按摩体表分肉之间，不得伤肌肉，以泻分气。《灵枢·九针十二原》有“二曰员针，长一寸六分”；“员针者，针如卵形，揩摩分间，不得伤肌肉者，以泻分气”；《灵枢·官针》指出“病在分肉间，取以圆针于病所。”

（3）鍉针：长三寸半，锋如黍粟之锐，其用途是按脉勿陷，以致其气。《灵枢·九针十二原》有“三曰鍉，长三寸半”；“鍉针者，锋如黍粟之锐，主按脉勿陷，以致其气；”《灵枢·官针》有“病在脉，气少，当补之者，取以鍉针于井荥分俞。”

（4）锋针：长一寸六分，刃三隅。其用途为刺络放血，以发痼疾。《灵枢·九针十二原》有“四曰锋针，长一寸六分”；“锋针者，刃三隅以发痼疾”；《灵枢·官针》言“病在经络痼痹者，取以锋针。”

（5）毫针：长三寸六分，尖如蚊虻喙，用于治疗痛痹。《灵枢·九针十二原》指出“七曰毫针，长三寸六分”；“毫针者，尖如蚊虻喙，静以徐往，微以久留之而养，以取痛痹”；《灵枢·官针》有“病痹气痛而不去者，取以毫针。”

（二）针刺方法

在《灵枢·官针》篇中所记载的26种针刺方法中，其中属于浅刺的有9种，占三分之一，分别是络刺、毛刺、扬刺、直针刺、浮刺、豹文刺、缪刺、赞刺、半刺指。

（1）络刺是浅刺体表细小络脉，使之出血，治疗疾病的方法。“络刺者，刺小络之血脉也”。

（2）毛刺是用针浅刺皮部，治疗邪客皮毛、肌肤痒痛、麻木不仁诸症的方法。“毛刺者，刺浮痹皮肤也”。

（3）扬刺是用五针围而浮刺肌表，以治疗寒气博大的多针浅刺法。“扬刺者，正内一，傍内四而浮之，以治寒气之博大者也”。

（4）直针刺是将针沿皮下浅刺或透刺以治疗寒邪客于肌表的方法。“直针刺者，引皮乃刺之，以治寒气之浅者也”。

（5）浮刺是于病痛处斜针浅刺，治疗风寒束表、肌肉拘急等病的方法。“浮刺者，傍入而浮之，以治肌急而寒者也”。

（6）豹文刺是以病变部位为中心，散刺周围络脉，以泻经络瘀血的浅刺法。“豹文刺者，左右前后针之，中脉为故，以取经络之血者”。

（7）缪刺是左病治右，右病治左，浅刺皮肤血络出血，以治疗身体有病痛、脉象无变化，病在络脉之病证的方法。“缪刺，以左取右，以右取左”《素问·缪刺论》，“因视其皮部有血络者尽取之，此缪刺之数也”。

(8) 赞刺是在痈肿处周围多次浅刺，使之出血以泻肿毒、排恶血的治疗方法。“赞刺者，数发针而浅之出血，是谓治痈也”。

(9) 半刺指快速轻进出针，不伤肌肉，从皮部宣散浅表邪气的治疗方法。“半刺者，浅内而疾发针，无针伤肉，如拔毛状：以取皮气，此肺之应也”。

(三) 浅刺法的机制

浅刺针法的主要刺激的部位是表皮、真皮、皮下浅筋膜、体表的血络等组织，在中医理论应属于卫气、络脉的分布部位。

卫气是水谷之气中的悍气，其行于脉外，与营气相随，其性慓疾滑利，外温分肉、充皮肤、肥腠理、司开阖，内行于五脏六腑；昼行于阳，夜行于阴，调节人体的睡眠。

“六府者，所以受水谷而行化物者也。其气内于五藏，而外络肢节。其浮气之不循经者，为卫气；其精气之行于经者，为营气，阴阳相随，外内相贯，如环之无端”（《灵枢·卫气》）；“卫者，水谷之悍气也，其气慓疾滑利，不能入于脉，故循皮肤之中，分肉之间”（《素问·痹论》）；“卫气者，出其悍气之慓疾，而先行于四末分肉皮肤之间而不休者也。昼日行于阳，夜行于阴，常从足少阴之分间，行于五藏六府”（《灵枢·本藏》）；“卫气者，所以温分肉，充皮肤，肥腠理，司开阖者也”（《灵枢·邪客》）。

浅刺针法浅刺于皮下，起到扶正泻邪的作用，主要应用于病位在阳分、热证、瘙痒类疾病、虚证等。

《灵枢·阴阳清浊》指出针刺阳分病变的总则为“刺阳者，浅而疾之”，《灵枢·邪气藏府病形》又进一步提出根据脉象判定热势而采取相应的浅刺方法。“缓者多热……滑者阳气盛，微有热……刺缓者，浅内而疾发针，以去其热……刺滑者，疾发针而浅内之，以泻其阳气而去其热”，《灵枢·终始》篇又进一步强调根据病位而刺“痒者阳也，浅刺之”同时提出虚证宜浅刺，并指出浅刺针法的作用是泻邪扶正。“一方虚，浅刺之，以养其脉”；“脉虚者，浅刺之，使精气无得出，以养其脉，独出其邪气”。

络脉是经脉的分支，由于其自身不能通过大的关节，因此其分布表浅，体表可见；可根据络脉的走行特点、颜色变化判定疾病的寒热虚实。“诸络脉皆不能经大节之间，必行绝道而出，入复合于皮中，其会皆见于外”（《灵枢·经脉》）；“凡诊络脉，脉色青则寒且痛，赤则有热”。

络脉的作用是运行气血、溢奇邪、通营卫，治疗络脉疾病的方法是刺络放血。“孙络三百六十五穴会，亦以应一岁，以溢奇邪，以通荣卫。荣卫稽留，卫散荣溢，气竭血着。外为发热，内为少气。疾泻无怠，以通荣卫，见而泻之，无问所会”（《素问·气穴论》）；“故诸刺络脉者，必刺其结上，甚血者虽无结，急取之以泻其邪而出其血，留之发为痹也”（《灵枢·经脉》）。

因此浅刺针法主要通过调节卫气、络脉的盛衰，起到扶正祛邪、溢奇邪、通营卫的作用。正如《灵枢·禁服》所言“凡刺之理，经脉为始，营其所行，知其度量，内刺五藏，外刺六府，审察卫气，为百病母，调其虚实，虚实乃止，泻其血络，血尽不殆矣”。

二、浅刺针法的施术部位

浅刺针法的施术部位有别于一般的针刺方法，主要在经络变动的部位，即患病后出现经络反应的部位进行浅刺针法治疗。经络的病理改变在《黄帝内经》已有详细的论述[2]，主要体现在皮肤、络脉的颜色变化、经络循行部位的形态变化、经络循行路线的寒热变化及经络循行通路上的感觉反应改变等方面。

（1）经络循行部位皮肤的改变：包括皮肤色泽的改变，皮肤的隆起、凹陷，皮肤的光滑、粗糙，毛孔的粗大、减少，色素沉着、毛发的稀疏等方面以反应经络、脏腑的虚实。“沉浊为内，浮泽为外。黄赤为风，青黑为痛，白为寒，黄而膏润为脓，赤甚者为血痛，甚为挛，寒甚为皮不仁”（《灵枢·五色》）。

（2）经络循行部位络脉颜色的改变：主要有赤、紫、黑、青等色泽变化以反应脏腑、经络的虚实、寒热。“凡诊络脉，脉色青则寒且痛，赤则有热。胃中寒，手鱼之络多青矣；胃中有热，鱼际络赤；其暴黑者，留久痹也；其有赤有黑有青者，寒热气也；其青短者，少气也”（《灵枢·经脉》）；“其色多青则痛，多黑则痹，黄赤则热，多白则寒，五色皆见，则寒热也”（《素问·皮部论》）。

（3）经络循行部位形态的改变：主要指经络循行部位的凸起、陷下、血脉的异常浮现、结节、肿块等。“胆病者……亦视其脉之陷下者灸之，其寒热者取阳陵泉”（《灵枢·邪气藏府病形》）；“血脉者，盛坚横以赤，上下无常处，小者如针，大者如筋，则而泻之万全也。故无失数矣，失数而返，各如其度”（《灵枢·血络论》）；“厥阴之脉令人腰痛……在腨踵鱼腹之外，循之累累然，乃刺之”；“解脉令人腰痛如引带……刺解脉，在郄中结络如黍米，刺之血射，以黑见赤血而已”（《素问·刺腰痛论》）。

（4）经络循行部位寒热的改变：主要包括实际温度的变化和自我感觉温度的变化。“面热者足阳明病，鱼络血者手阳明病，两跗之上脉竖陷者，足阳明病，此胃脉也”（《灵枢·邪气藏府病形》）；“诊龋齿痛，按其阳之来，有过者独热，在左左热，在右右热。在上上热，在下下热”（《灵枢·论疾诊尺》）。

（5）经络循行部位感觉反应的改变：主要包括循行部位疼痛，按之舒适、麻木等以判定脏腑、经络虚实。“实者外坚充满，不可按之，按之则痛”；“虚者磊辟气不足，按之则气足以温之，故快然不痛”（《素问·调经论》）；“厥头痛，痛甚，耳前后涌有热，泻其出血，后取足少阳”（《灵枢·厥病》）。

三、取穴原则

浅刺技术的取穴原则是以脏腑、经络辨证为基础的。

（1）循经取穴：是根据经络辨证病变属于何经脉，在何处出现经脉变动进行取穴。

（2）脏腑辨证取穴：是根据脏腑辨证病变在何脏腑，在相应脏腑的背俞穴、原穴、五输穴及相应反应区域来取穴。

四、浅刺技术的针刺方法

浅刺针法主要包括浅刺、刺络放血和针刺运动三个方面。

（1）浅刺：一般应用1寸或1.5寸0.35mm毫针于经脉变动之处针刺、平刺或斜刺，针尖的部位在皮肤、皮下、浅筋膜，即从表皮质一直到皮下的浅筋膜层次，具体针尖部位的层次要根据患者病情、病位来确定针刺的深度，一般病位在皮肤浅刺在表皮质，病位在筋膜浅刺浅筋膜层。

（2）刺络放血：主要对患者体表有瘀络、血管显露、皮肤色素沉着处刺络放血，要通过挤按刺络部位促进瘀血排除，以血液颜色变红为度，有些部位需要拔罐辅助。“刺解脉，在郄中结络如黍米，刺之血射以黑，见赤血而已”（《素问·刺腰痛论》）。

（3）针刺运动：针刺后须让患者运动，运动的目的：①看患者症状缓解的程度，根据症状缓解的程度调节针刺的深度和角度；②通过运动恢复患者的功能，扩大针刺的效应。针刺运动的方法有多种，痛证主要是以对抗活动受限为主；眩晕以颈部活动为主；哮喘以深呼吸、爬楼运动为主；视力障碍、视野缺损以眺望远方、视野训练为主；耳鸣耳聋以听力训练为主。

五、浅刺技术操作步骤

浅刺技术操作步骤见图 2-43。

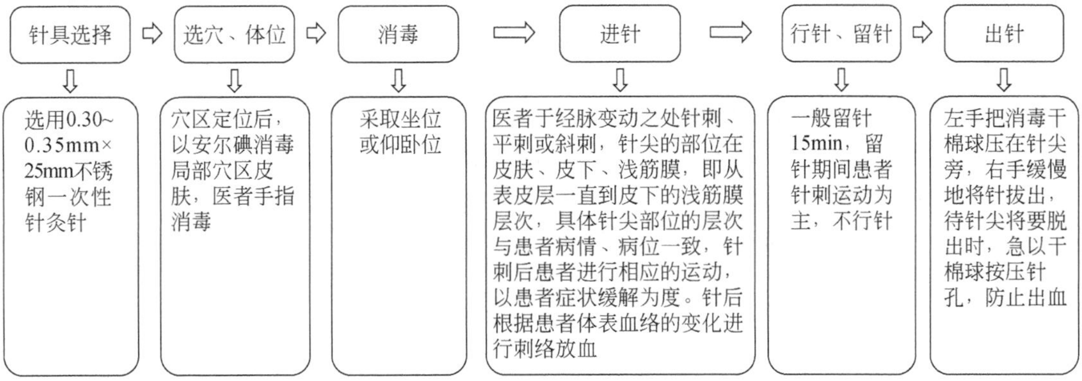

图 2-43　浅刺技术操作步骤

六、适　应　证

浅刺技术主要应用于疼痛类疾病、功能障碍性疾病等。

（1）痛证：包括神经根型颈椎病、枕神经痛、脊神经痛、肩周炎、网球肘、肌筋膜炎、腰椎间盘突出症、急性腰扭伤、腰肌劳损、膝骨关节病、关节扭挫伤、带状疱疹后遗神经痛等。

（2）神经系统：椎基底动脉供血不足、偏头痛、三叉神经痛、视神经萎缩等。

（3）五官科疾病：糖尿病视网膜病、黄斑变性、耳聋耳鸣等。

（4）内科疾病：病毒性心肌炎、过敏性哮喘、慢性咳嗽、胃脘痛等。

七、浅刺技术的临床应用举例

1. 颈椎病

适应证　适用于各种颈椎病。

主穴　颈部的经脉变动反应区域。

配穴　神经根型加手三里、心俞附近反应点，肩部瘀络刺络放血；椎动脉型加中指尖刺络放血；枕神经痛者加颈枕线反应点；交感性下颈段、上胸段反应点，配合被动运动。

操作方法　毫针浅刺，运动针，留针 15min。

2. 腰椎间盘突出症

适应证　适用于不手术患者。

主穴　腰骶部、髋部反应点。

配穴　神经根受压明显者配合下肢三阳经反应点配合被动运动、腰部或委中瘀络刺络放血。
操作方法　毫针浅刺，运动针，留针 15min。

3. 带状疱疹后遗神经痛

适应证　各种类型的带状疱疹后遗神经痛。
主穴　病变部位反应点、相应神经阶段反应点。
配穴　局部色素沉着处刺络放血，龙眼穴刺络放血，眠差心俞附近反应点。
操作方法　毫针浅刺，运动针，留针 15min。

4. 脊神经痛

适应证　非占位病变引起的脊神经痛。
主穴　病变局部上下 2 个椎体，膀胱经第 2 侧线内反应点。
配穴　局部瘀络刺络放血。
操作方法　毫针浅刺，运动针，留针 15min。

5. 哮喘

适应证　轻中度哮喘。
主穴　百劳、大椎、肺俞、风门、胸腔附近反应点。
配穴　咽痒加心俞、天突附近反应点。
操作方法　毫针浅刺，运动针，留针 15min。

八、禁　忌　证

(1) 脑出血急性期慎用。
(2) 有出血倾向患者。
(3) 神志障碍、躁动明显较难配合者。

九、注意事项

(1) 患者在过于饥饿、疲劳、精神过度紧张时，不宜立即进行针刺；对于身体瘦弱、气虚血亏的患者，针刺手法不宜过强，并应尽量选用卧位。
(2) 皮肤有感染、溃疡、瘢痕或肿瘤的部位，慎用针刺。
(3) 浅刺技术也可出现晕针现象，当注意预防及处理。

第十八节　平衡针技术

平衡针技术是在传统针灸学基础上，以中医阴阳整体学说为基石，以中医的心神调控学说和西医的神经调控学说为理论基础而发展起来的针灸技术。是通过刺激刺激中枢神经系统在体表的特定靶点，间接地依靠患者自身的调节机制达到自我修复、自我完善、自我平衡的目的，从而达到迅速缓解症状。

一、理论基础

平衡针灸技术理论主要来源于传统医学的心神调控学说和现代医学的神经调控学说。这两个调控学说阐述的是人体内固有的自我平衡系统——大脑高级指挥系统，即一种高度精密的自动化控制系统。这种平衡系统是天生的、高效的、自然的、神奇的、强大的。这种系统也是人类适应内外环境繁衍生息的物质基础。传统医学的心神调控学说是通过阴阳五行、气血津液、脏腑经络来完成对机体子系统的管制作用的，现代医学的神经调控学说是通过神经、内分泌、免疫三大系统（N. E. I.）网络中心来完成对机体子系统的调控作用的。传统医学是从宏观来认识的，现代医学是从微观来认识的。中西医学是一个有机整体，都存在一个平衡系统，只是从不同角度来进行阐述。具体来讲，人体的平衡系统就是人类大脑高级指挥中心对待一切事物的认识而产生的本能反应，平衡针灸技术就是充分利用人体的这个平衡系统核心原理，通过人为的外因刺激，促使患者机体达到人体自我平衡，从而达到扶正祛邪之目的。

平衡针灸技术的作用原理主要是通过针刺神经干或神经支，给予患者一种适当的良性刺激信号，这种刺激信号既不针对病原体，也不直接针刺病变部位的组织器官，而是把医生的指令性信息通过针刺神经直接输给信息高速公路，以最快速度、最佳路线输送到高级中枢系统。这种来自人为的超强刺激信号，迅速传递于大脑中枢调控系统，大脑中枢调控指挥中心积极接收医生给予的指令性信息，迅速对高级中枢指挥系统进行应激性调整，调动体内储存的中枢递质，再通过神经指挥系统对失调与病变部位的子系统进行对症性调控，释放大量的能量物质，提高机体免疫功能，提高机体的镇痛效应，增强机体消炎和代谢作用等。对原来失调的病理状态和物质代谢紊乱过程进行间接干预，通过自我修复达到一个新的平衡状态。这种平衡状态的形成是利用针灸外因刺激手段激发调动患者机体的平衡调控系统的功能来实现的。

二、穴区定位及主治

临床常用的平衡穴位（图2-44）共38个。其中头颈部平衡穴位9个，上肢部平衡穴位11个，胸腹部平衡穴位3个，脊背部平衡穴位3个，下肢部平衡穴位12个。

（一）头颈部常用平衡穴位

1. 升提穴（BP-HN1）

（1）定位：位于头顶正中，距前发际正中10cm（5寸），后发际直上16cm（8寸），距双耳尖2cm（1寸）处。

（2）取穴原则：定位取穴。

（3）针刺方法：针尖沿皮下骨膜外向前平刺4cm（2寸）左右，一只手向前进针，另一只手可摸着针尖不要露出体外。

（4）针刺手法：采用滞针手法，待针体达到一定深度时，采用顺时针捻转6圈，然后再按逆时针捻转6～10圈后即可将针退出。

（5）针感：以局部强化性针感出现的麻、胀、紧、沉为主（30min左右自动解除）。

（6）功能：升阳固托、益气固本、助阳止泻、补肾健脾、调节内脏、抗衰老、增加机体免疫机能。

（7）主治：以脱肛、子宫脱垂、胃下垂等中气下陷性疾病为主。临床还用于治疗阳痿、早

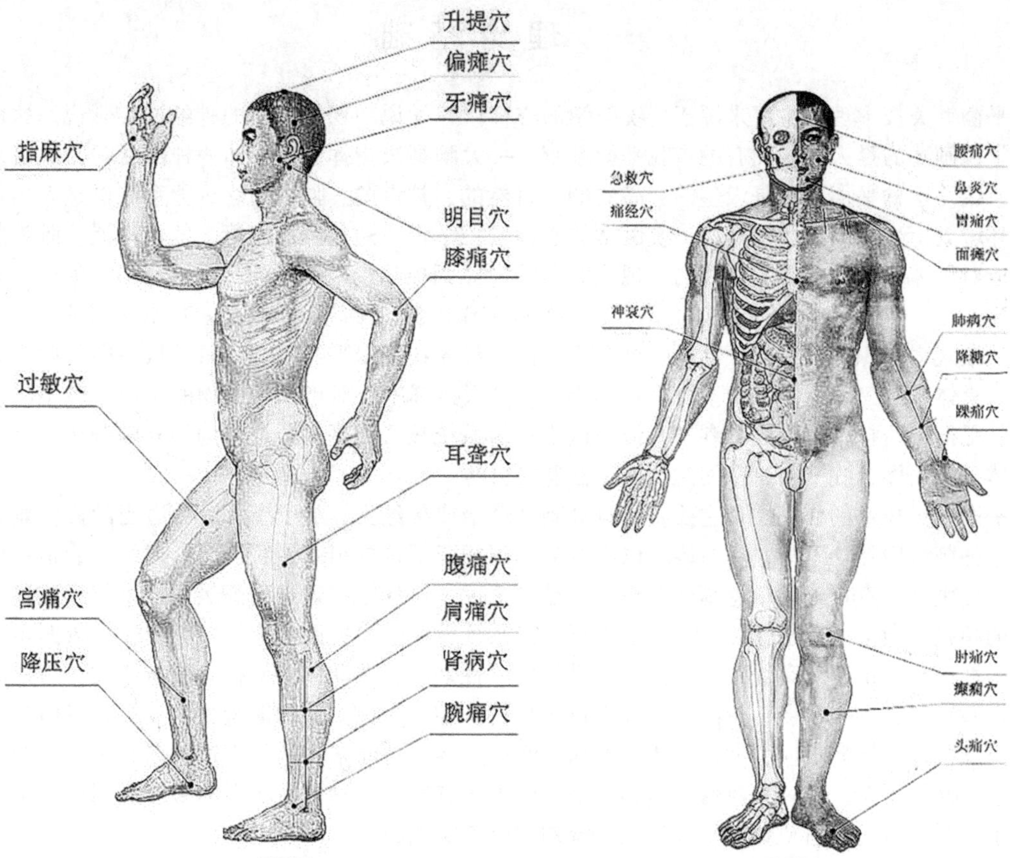

A.侧面图　　B.正面图

图 2-44　平衡针灸穴位图

泄、遗精、遗尿、前列腺炎、前列腺肥大、肠炎、慢性肠炎、低血压、宫颈炎、阴道炎、过敏性哮喘、慢性支气管炎、体质过敏和偏瘫等。

2. 腰痛穴（BP-HN2）

（1）定位：位于前额内侧动静脉分支和三叉神经的滑车上神经，前额两侧均有眶上神经分布。

（2）取穴原则：定位取穴，交叉取穴原则。

（3）针刺特点：其刺以滑车上神经或左右刺以眶上神经出现得正为宜。

（4）针刺手法：针刺手法采用上下提插法，达到要求针感时，即可出针。单侧腰痛为平刺手法，不提插，对重症腰痛患者疼痛未完全控制，但在不发生晕针的情况下，可以留针。

（5）针感：以局限性、强化性针感出现的酸、麻、胀为主。

（6）功能：活血化瘀、调节神经、止痛消炎。

（7）主治：腰部软组织损伤、腰间盘脱出、强直性脊柱炎、急性腰扭伤、腰积劳损、坐骨神经痛、不明原因的各种腰痛。

3. 急救穴（BP-HN3）

（1）定位：位于鼻唇沟与鼻中隔连线的中点。

（2）取穴原则：定位取穴。

（3）针刺特点：以针刺眶下神经分支或面神经颊支出现的针感为宜。

（4）功能：醒脑开窍、回阳救逆、抗休克、疗昏迷、调节神经、消炎止痛。

（5）主治：休克、昏迷、晕厥、晕车、晕船、晕机，临床还可用于治疗中暑、小儿急惊风、癔症、癫痫、精神分裂症、急性腰扭伤、痔疮、低血压、高血压、冠心病和心绞痛。

4. 偏瘫穴（BP-HN4）

（1）定位：耳尖上3cm。

（2）取穴原则：交叉取穴。

（3）针刺特点：针刺耳颞神经分支或枕大神经吻合支。

（4）针刺手法：滞针或到位针刺手法。

1）滞针手法：待针体刺入要求深度时，按顺时针方向捻转发生滞针，然后再按逆时针方向捻转退回针体，此种针感一般30min左右自行解除。

2）到位针刺手法：对惧针，不愿留针的患者采用的针刺手法。

（5）针感：以强化性针感出现的酸、麻、胀为主。

（6）功能：益气壮骨、化痰祛风、醒脑开窍、调节内脏、调节神经、调节平衡、扩张血管、解除痉挛、消炎止痛、降压降脂。

（7）主治：脑血管意外引起的中风昏迷、中风后遗症——偏瘫、偏头痛、面神经麻痹、面瘫后遗症、面肌抽搐、三叉神经痛。

5. 胃痛穴（BP-HN5）

（1）定位：位于口角下1寸或下颌正中点旁开3cm（1.5寸）。

（2）取穴原则：男左女右取穴。

（3）针刺特点：以针刺三叉神经第3支产生的针感为宜。

（4）针刺手法：滞针手法。

（5）针感：以局限性针感出现的酸、麻、胀为主。

（6）功能：健脾养胃、调节胃肠、平衡心理、活血化瘀、疏肝理气、消炎止痛、健胃消食、促进溃疡愈合。

（7）主治：急性胃炎、慢性胃炎、消化性溃疡、急性胃痉挛、膈肌痉挛。临床还可用于治疗晕车、晕船、晕机、小儿消化不良、原发性痛经、糖尿病，还可作为保健穴。

6. 鼻炎穴（BP-HN6）

（1）定位：位于颧骨下缘的中点。

（2）取穴原则：交叉取穴。

（3）针刺特点：以针刺面神经颧支或下颌神经耳颞神经支出现的针感为宜。

（4）针刺手法：无痛快速进针手法。待针体达到要求深度时，不提插不捻转自行将针退出。

（5）针感：以局限性针感出现的酸、麻、胀为主。

（6）功能：退热、止痛、消炎、调节神经、抗过敏。

（7）主治：鼻炎、过敏性鼻炎、三叉神经痛、面神经麻痹、面瘫后遗症、面肌抽搐、下颌关节炎、上呼吸道感染。

7. 牙痛穴（BP-HN7）

（1）定位：位于耳垂前正中处（耳前下颌骨外缘凹陷处）。

（2）取穴原则：交叉取穴。

（3）针刺特点：以针刺面神经下颌颧支出现的针感为宜。

（4）针刺手法：采用上下提插手法。待针体刺入后，患者疼痛没有缓解，可上下提插 3 次。

（5）针感：以局限性针感出现的酸、麻、胀为主。

（6）功能：通牙关、开窍祛风、止痛、抑菌消炎。

（7）主治：由龋齿、牙外伤、牙齿过敏、急性牙髓炎、慢性牙髓炎等引起的各种牙痛。还用于治疗面神经麻痹、面瘫后遗症、面肌抽搐、流行性腮腺炎、下颌关节炎、三叉神经痛、中风性失语流涎。

8. 明目穴（BP-HN8）

（1）定位：位于耳垂后耳根部，左下颌角与乳突中间之凹陷处。

（2）取穴原则：交叉取穴。

（3）针刺特点：以针刺耳大神经或面神经干出现的针感为宜。

（4）针刺手法：采用一步到位针刺手法。

（5）功能：通窍开目、消炎止痛、调节视神经。

（6）主治：近视、白内障、青光眼、花眼、沙眼、电光性眼炎、急性结膜炎、急性角膜炎、面神经麻痹、面瘫后遗症、面肌抽搐、流行性腮腺炎、下颌关节炎、三叉神经痛、神经性耳鸣、神经性耳聋。

9. 醒脑穴（BP-HN9）

（1）定位：位于胸锁乳突肌与斜方肌上端之间的凹陷处。即项后枕骨后两侧，传统腧穴翳风与风府之间 1/2 处。

（2）取穴原则：双侧同时取穴，左右交替取穴。

（3）针刺特点：运用手指作用于枕大神经或枕小神经后引起的指感为宜。

（4）指针方法：采用拇指指腹与示指指腹作用于患者相应的穴位上利用瞬间点压，点压力度根据不同年龄、性别、体质决定。

（5）手法：一般分为轻、中、重三种，轻度手法以局部微痛为主，中度手法以局部能忍受为主，重度手法以局部瞬间钝痛为主。

（6）指感：局部酸、胀、痛为主。重力点压即可出现瞬间的晕厥。

（7）功能：调节心理、调节神经、调节内脏、醒脑明目、镇静安神、抗衰老、保健。

（8）主治：神经系统、呼吸系统、消化系统、循环系统等引起的脏腑功能紊乱，更年期综合征，旅游综合症，颈肩综合征，高血压，低血压，神经衰弱，糖尿病，白血病，慢性肝炎，慢性肾炎，慢性支气管炎等慢性疾病。

（二）上肢部常用平衡穴位

1. 臂痛穴（BP-UE1）

（1）定位：位于肩关节腋外线的中点，即肩峰至腋皱壁连线的 1/2 处。

（2）取穴原则：以针刺桡神经或上臂外侧皮神经出现的针感为宜。3 寸毫针针尖向腋窝中心方向呈 45°角斜刺 4 ~ 5cm。

（3）针刺手法：上下提插手法；针感达不到要求可采用滞针手法。

（4）针感：以局限性针感出现的酸、麻、胀为主或向肘关节、腕关节放射。

（5）功能：活血化淤、理气散结、消炎止痛、调节神经。

（6）主治：臀部软组织损伤、腰椎疾患引起的坐骨神经痛、梨状肌损伤综合症、原发性坐骨神经痛、腰椎间盘脱出、急性腰扭伤、腰积劳损。临床还可用于治疗同侧网球肘、对侧颈肩综合症、偏瘫。

2. 膝痛穴（BP-UE2）

（1）定位：手心向下，上臂伸直于肩关节与腕关节连线的中点。

（2）针刺特点：以针刺前臂背侧皮神经或桡神经干出现的针感为宜。

（3）针刺手法：上下提插或一步到位针刺手法。

（4）针刺方向：直刺，进针 1.5 ~2 寸。

（5）针感：以局部性针感出现的局部酸、麻、胀为主。

（6）功能：退热抗过敏、消炎止痛、增加机体免疫机能。

（7）主治：膝关节软组织损伤、骨性膝关节炎、髌骨软化症、风湿性关节炎等。

3. 痔疮穴（BP-UE3）

（1）定位：位于前臂伸侧面，尺桡骨之间，前臂背侧腕关节至肘关节连线的上 1/3 处。

（2）取穴原则：男左女右，左右交叉。

（3）针刺特点：以针刺前臂骨间背侧皮神经或前臂背侧皮神经出现的针感为宜。

（4）针刺手法：采用上下提插，待出现相应针感为宜。

（5）针感：以局限性针感出现的酸、麻、胀为主。

（6）功能：解毒泻火、退热通便、消炎止痛。

（7）主治：内痔、外痔、肛裂、便秘。临床还可用来治疗思睡、中风失语急性腰扭伤、肋间神经痛、胸部软组织损伤、爆震性耳聋。

4. 胸痛穴（BP-UE4）

（1）定位：位于前臂背侧，尺桡骨之间，腕关节与肘关节连线的下 1/3 处。

（2）取穴原则：交叉取穴。

（3）针刺特点：以针刺前臂背侧皮神经或骨间背侧神经出现的针感为宜。

（4）手法：采用上下提插法。对重患者可滞针。

（5）功能：扩张冠状动脉，消炎止痛，调节神经，调节内脏，调节心神、血糖、血脂、血压，调节内分泌。

（6）主治：胸部软组织损伤、肋间神经痛、非化脓性肋间软组织炎、胸膜炎、心绞痛、冠状动脉供血不足、心律不齐。临床还可用于治疗急性腰扭伤、肾病综合征、经前期紧张综合征、带状疱疹、急性胃炎、急性疱疹后遗症（即疱疹性神经痛）、慢性胃炎、膈肌痉挛。

5. 肺病穴（BP-UES）

（1）定位：位于前臂掌侧，腕关节至肘关节上 1/3 处，掌长肌腱与桡侧腕屈肌腱之间。

（2）取穴原则：男左女右，双侧同时取穴。

（3）针刺特点：以针刺正中神经后出现的针感为宜。

（4）针刺手法：采用上下提插法，待出现相应的针感为宜。

（5）针感：以局限性针感出现的酸、麻、胀为主。

（6）功能：理气润肺、止咳、退热、消炎、止血、抗过敏。

（7）主治：支气管炎、支气管肺炎、咯血、鼻衄、痔疮便血，还可用于末梢神经炎、指痉挛、过敏性哮喘、过敏性鼻炎、上呼吸道感染。

6. 降糖穴（BP-UE6）

（1）定位：位于前臂掌侧，腕关节至肘关节的下1/3处。
（2）取穴原则：左右交替。
（3）针刺特点：以针刺正中神经，前臂内侧皮神经，或前臂掌侧骨间神经后出现的针感为宜。
（4）手法：上下提插。对于久病体虚重症病患者可采滞针。
（5）功能：益气提神、健脾和胃、舒肝理气、降糖、降脂、降压、降酶、消炎、镇痛、镇静。扩张冠状动脉，增强机体免疫力。
（6）主治：糖尿病、高血压、高血脂、血糖。临床还可用于治疗冠心病、心绞痛、肋间神经痛、非化脓性肋间软骨炎、急性肝炎、慢性肝炎、肝硬化、胃炎、胃痛、胃癌、胃溃疡、膈肌痉挛、神经衰弱、低血压、失眠等。

7. 踝痛穴（BP-UE7）

（1）定位：位于前臂掌侧，腕横纹正中，即桡侧腕屈肌腱与掌长肌腱之间。
（2）取穴原则：交叉取穴。失眠男左女右，顽固性失眠左右交替取穴或双侧同时取穴。
（3）针刺特点：以针刺正中神经产生的针感为宜。
（4）手法：上下提插。
（5）针感：以放射性针感出现的中指或示指麻木感为主。
（6）功能：镇静安神、消炎止痛、调节内脏、调节心律。
（7）主治：踝关节软组织损伤、踝关节扭伤、跟骨骨刺、足跟痛。临床还可用于治疗心律不齐、心动过速、心动过缓、顽固性失眠，治疗腕管综合征。

8. 咽痛穴（BP-UE8）

（1）定位：位于第二掌骨桡侧缘的中点。
（2）取穴原则：交叉取穴。慢性咽炎左右交替取穴，轻者男左女右取穴。
（3）特点：以针刺之掌侧固有神经或桡神经浅支的手掌支产生的针感为宜。
（4）针感：以局限性针感出现的酸、麻、胀、痛为主，或向示指、中指放射。
（5）功能：消炎退热、镇静止痛、增强机体免疫力。
（6）主治：急慢性咽炎、急慢性喉炎、急慢性扁桃体炎。临床还可用于治疗三叉神经痛、单纯性甲状腺肿大、滞产、急性乳腺炎、产后缺乳、上呼吸道感染、牙痛、面神经麻痹。

9. 颈痛穴（BP-UE9）

（1）定位：位于手背部，握拳第4掌骨与第5掌骨之间，及指掌关节前凹陷中。
（2）取穴原则：交叉取穴。
（3）特点：以针刺指背神经或掌侧固有神经出现的针感为宜。
（4）手法：上下提插法。
（5）针感：以局部出现酸、麻、胀感为宜。
（6）功能：舒筋活血、清咽利喉、消炎止痛退热、调节神经。
（7）主治：颈部软组织损伤、落枕、颈肩综合症、颈肩肌腱炎、颈性头痛、颈性眩晕，临床还可以治疗肋间神经痛、眶上神经痛、三叉神经痛、坐骨神经痛、肩周炎、足底痛。

10. 感冒穴（BP-UE10）

（1）定位：半握拳，于中指与无名指指掌关节之间凹陷处。

（2）取穴原则：男左女右取穴或同时取穴或交替取穴。

（3）针刺特点：以针刺尺桡神经手背支出现的针感为宜。

（4）手法：上下提插，待针体进入到要求的深度后，将针体退到进针处，向左向右各提插一次，即可出。针可采用滞针手法。

（5）针感：以局限性强化性针感出现的局部酸、麻、胀为主。

（6）功能：退热、消炎、抑菌、抗过敏、解热散寒、清咽止痛。

（7）主治：感冒、流行性感冒、鼻炎过敏性鼻炎、头痛、上呼吸道感染、腰肌劳损、坐骨神经痛。

11. 指麻穴（BP-UE11）

（1）定位：位于手部，半握拳第 5 掌骨中点处。

（2）取穴原则：同侧取穴。

（3）特点：针刺尺神经手背支出现的针感为宜。

（4）手法：直刺手法或滞针手法。

（5）针感：以局部性针感出现的酸、麻为宜。

（6）功能：醒脑开窍、调节神经、止痛消炎止麻。

（7）主治：末梢神经炎引起的手指麻木，还可用来治疗中毒昏迷休克、糖尿病、神经衰弱、精神分裂症、落枕、急性腰扭伤。

（三）胸腹部常用平衡穴位

1. 痛经穴（BP-A1）

（1）定位：在胸骨柄正中线 1/2 处，相当于第 4 肋间隙。

（2）取穴原则：定位取穴。

（3）针刺特点：以针刺第 4 肋间神经前皮脂的内侧支出现的针感为宜。

（4）针刺方法：一步到位针刺法，待针体进入一定要求深度后即可出针，不提插不捻转。

（5）针感：以局部酸、麻、胀为主，并向腹部和下腹部放射。

（6）功能：止痛退热、抑菌消炎、温中散寒、活血化瘀。

（7）主治：原发性痛经、继发性痛经、经前期紧张综合征。临床还可用于盆腔炎、阴道炎、附件炎、非特异性结肠炎泌尿系感染。

2. 面瘫穴（BP-A2）

（1）定位：位于肩部，锁骨外 1/3 处斜向上 2 寸。

（2）取穴原则：面瘫、乳突炎以交叉取穴为主，胆囊炎以同侧取穴为主。

（3）针刺特点：以针刺锁骨上间动静脉出现得针感为宜。

（4）针刺手法：上下提插手法，可滞针。

（5）针感：放射性针感向颈部、面部放射，或局部酸、麻、胀。

（6）功能：祛风通络、活血化瘀、调节神经、促进神经修复、消炎止痛。

（7）主治：面神经麻痹、面瘫后遗症、面肌抽搐，还可用于治疗乳突炎、流行性腮腺炎、胆囊炎。

3. 神衰穴（BP–A3）

（1）定位：位于脐窝正中。
（2）取穴原则：定位取穴。
（3）指针特点：以指腹点压第 10 肋间神经前皮脂的内侧支、腹腔小肠管后产生的指感为宜。
（4）指针方法
1）采取双手并拢，掌心相对，利用中指、示指、无名指瞬间点压神衰穴。
2）用掌心帖于此穴，另一掌心压于手背上，随腹式呼吸有节律的按压 49 次。
（5）指感：以局部酸、胀、痛感并向整个腹部及会阴部放射。
（6）功能：健胃消食、益气健脾、调节神经、促进机体代谢、增强机体免疫力。
（7）主治：神经衰弱、植物神经功能紊乱、临床还可用来治疗更年期综合征、糖尿病、慢性肝炎肝硬化、慢性支气管炎、过敏、晕车、晕船、晕机。

（四）脊背部常用平衡穴位

1. 痤疮穴（BP–B1）

（1）定位：位于第 7 颈椎棘突及棘间韧带和颈横动脉分支，棘突间皮下静脉丛及第 8 颈神经后支内侧支的以胸神经后支内侧支。
（2）取穴原则：定位取穴。
（3）特点：以针刺局部肌肉血管末梢神经为主。
（4）方法：点刺放血技术。局部常规消毒，采用三棱针快速点刺，挤出 3 ~ 5 滴血后，消毒棉球压迫即可。
（5）手法：①中心点刺法，即在相对的中心点进行快速针刺或用拇指、示指将部分肌肉捏起，再点刺放血；②一线三点点刺法，即在中心点两侧 1cm 处各点刺一针。
（6）针感：局部针感。
（7）功能：调和阴阳、解毒消热、消炎抑菌、增加机体免疫力和机体代谢机能。
（8）主治：痤疮、脂溢性皮炎、面部疥肿、面部色素沉着、毛囊炎、湿疹、荨麻疹、急性结膜炎、口腔炎、副鼻窦炎、扁桃体炎、急性淋巴结炎、上呼吸道感染。

2. 疲劳穴（BP–B2）

（1）定位：位于肩膀正中，相当于大椎至肩峰连线的中点。
（2）治疗原则：双侧同时取穴。
（3）特点：指针技术，以指腹按压局部分布的锁骨上神经、副神经、肩胛上神经出现的针感为宜。
（4）指针方法：用拇指指腹根据不同病情、年龄、性别、体质而选择轻、重、中手法。
（5）指感：局部酸、胀、沉。
（6）功能：调节神经、调节内脏、旅游综合征、老年前期综合征、更年期综合征、腰背部综合症、神经衰弱、植物神经紊乱，临床还可用来治疗慢性疾病。

3. 乳腺穴（BP–B3）

（1）定位：位于肩胛骨中心处，肩胛内上缘与肩胛下角连线的上 1/3 处。

（2）取穴原则：对应取穴。

（3）特点：以针刺肩胛上神经后出现的针感为宜。

（4）主治：急性乳腺炎、乳腺增生、产后缺乳、乳房胀痛，临床还可用与治疗胸部软组织损伤。

（五）下肢部常用平衡穴位

1. 肩背穴（BP-LE1）

（1）定位：位于尾骨旁开4～5cm处。

（2）取穴原则：交叉取穴。

（3）特点：以针刺坐骨神经干后出现的针感为宜。

（4）针感：以放射性针感出现的麻、胀为宜。

（5）手法：上下提插手法，待出现相应的针感后即可出针。

（6）功能：消炎止痛、调节神经、祛风湿、疏通经络、醒脑开窍、镇静安神。

（7）主治：颈肩综合症、颈间肌筋膜炎、肩关节周围炎，以及精神分裂症、癫痫、癔症性昏厥、偏瘫、梨状肌损伤、坐骨神经痛、腓肠肌痉挛。

2. 耳聋穴（BP-LE2）

（1）定位：位于股外侧，髋关节于膝关节连线的中点。

（2）取穴原则：交叉取穴。

（3）特点：以针刺股外侧皮神经、股神经肌支后出现的针感为宜。

（4）手法：①一线三点针刺法，即中间一针达到针刺要求一定深度，将针尖退到进针部位，再以上下的顺序提插三次；②对外耳道的化脓性炎症可配合滞针技术。

（5）功能：调节内耳平衡、聪耳开窍、强腰膝、理气血。

（6）主治：神经性耳聋、爆震性耳聋、梅尼埃病、神经性耳鸣，以及骨外侧皮肌炎、急性荨麻疹、丹毒。

3. 过敏穴（BP-LE3）

（1）定位：位于屈膝位的髌骨上角上2寸处，股四头肌内侧隆起处。

（2）取穴原则：交替取穴。

（3）针感：局部针感。

（4）手法：上下提插。对体虚患者可配合捻针滞针。

（5）功能：定喘、止痛、止麻、抗过敏、增加机体抵抗力。

（6）主治：支气管哮喘、急性荨麻疹、风疹、湿疹、皮肤瘙痒、牛皮癣、神经性皮炎、月经不调、痛经、闭经、功能性子宫出血、泌尿系感染、慢性肾炎。

4. 肘痛穴（BP-LE4）

（1）定位：位于髌骨与髌韧带两侧的凹陷中。

（2）取穴原则：交叉取穴。

（3）针刺特点：以针刺股神经前皮脂及肌支后出现的针感为宜。

（4）针感：局部针感。

（5）针刺方法：一步到位针刺手法，不提插，待针体进入到一定要求深度即可出针。

（6）功能：消炎止痛、活血化淤、痛经活络、理气止痛。

（7）主治：肘关节软组织损伤、肱骨外上髁炎、肱骨内上髁预炎、不明原因的肘关节疼痛，以及偏瘫、荨麻疹、踝关节扭伤。

5. 腹痛穴（BP-LE5）

（1）定位：位于腓骨小头前下方凹陷中。

（2）取穴原则：病变定位时采用交叉取穴；病变非定位时，采取男左女右取穴；病情危重时，采取双侧同时取穴。

（3）针刺特点：以针刺腓总神经或腓深神经、腓浅神经后出现的针感为宜。

（4）手法：上下提插可捻转滞针。

（5）功能：消炎止痛、调节内脏、增加胃肠蠕动、消炎利胆、调节血压、调节血糖、调节血脂、健脾和胃、扶正培元、抗衰老、增加机体免疫力、理气降逆、通经活络。

（6）主治：急性胃炎、急性肠炎、急性阑尾炎、急性胃痉挛、急性胰腺炎、急性胆囊炎、急性肠梗阻。临床还可用于治疗冠状动脉供血不足、冠心病、心绞痛、肋间神经痛、急性肝炎、慢性肝炎、肝硬化、糖尿病、白细胞减少症、高血压、低血压、高脂血症、过敏性哮喘、急性荨麻疹、前列腺炎及健康人保健。

6. 肩痛穴（BP-LE6）

（1）定位：位于腓骨小头与外踝连线的上 1/3 处。

（2）取穴原则：交叉取穴。

（3）针刺特点：以针刺腓浅神经或腓深神经出显的针感为宜。

（4）针感：以触电似针感向足背、足趾和踝关节传导出现的麻胀感为宜。

（5）（滞针）手法：上下提插针刺手法。

（6）功能：消炎止痛、降压、醒脑、扩张血管、调节内脏、调节胃肠、内分泌。

（7）主治：肩关节软组织损伤、肩周炎、根型颈椎病、颈间肌筋膜炎、落枕，以及偏头痛、高血压、胆囊炎、胆石症、胆道蛔虫症、带状疱疹、肋间神经痛、急性腰扭伤、癔症性昏厥、上肢瘫痪、中暑、休克、昏迷、癫、精神分裂症。

7. 癫痫穴（BP-LE7）

（1）定位：位于胫骨与腓骨之间，以及髌骨下沿至踝关节连线的中点。

（2）取穴原则：交替取穴。

（3）针刺特点：以针刺腓深神经后出现的针感为宜。

（4）针感：局部针感或放射性针感为宜。

（5）手法：上下提插。

（6）功能：醒脑开窍，调节神经与精神系统，舒筋活血，理气和中。

（7）主治：癫痫、癔症性昏厥、精神分裂症、神经衰弱、急性胃炎、消化性溃疡、痛经、肩周炎、晕车、晕船、晕机。

8. 精裂穴（BP-LE8）

（1）定位：位于委中穴与足跟连线的中点，腓肠肌腹下正中之凹陷的顶端。

（2）取穴原则：交替或同时取穴。

（3）针刺特点：以针刺胫神经后出现的针感为宜。

（4）针感：以放射性针感出现的向踝关节传导。

（5）手法：上下提插，可滞针。

（6）功能：醒脑开窍、调节神经、止痛消炎、抗休克、降血压、舒筋活络、活血化淤、清热解毒。

（7）主治：精神分裂症、癔症、癫痫，以及休克、昏迷、中暑、急性腰扭伤、腰肌劳损、腓肠肌痉挛、踝关节软组织损伤、痔疮、偏瘫。

9. 肾病穴（BP-LE9）

（1）定位：位于外踝高点之上 8cm，腓骨内侧前缘，即腓骨小头至外踝连线的下 1/3 处。

（2）取穴原则：交替取穴。

（3）特点：以针刺腓总神经后出现的针感为宜。

（4）针感：以放射性针感出现在足背部。

（5）功能：镇静安神、调节神经、内脏、内分泌、消炎退热，补肾壮阳，益气健脾。

（6）主治：急慢性肾炎、肾盂肾炎、临床膀胱炎、尿道炎、睾丸炎、阳痿、早泄、遗尿、疝气、血栓闭塞性脉管炎、糖尿病、荨麻疹、顽固性失眠。

10. 腕痛穴（BP-LE10）

（1）定位：位于足背踝关节横纹的中央，旁开 1 寸处。

（2）取穴原则：交叉取穴。

（3）特点：以针刺腓浅神经和腓深神经出现的针感为宜。

（4）针感：局限性针感或向足背、足趾放射。

（5）手法：滞针手法。

（6）功能：消炎退热、镇静镇痛、调节神经、疏通经络、清肝明目、滋肾壮阳。

（7）主治：腕关节软组织损伤、腕关节扭伤、腕关节腱鞘炎，临床还用于治疗近视、花眼、沙眼、白内障、青光眼、急性结膜炎、电光性眼炎、眼睑下垂、眼肌瘫痪、眼肌痉挛。

11. 头痛穴（BP-LE11）

（1）定位：此穴位于足背第 1、2 趾骨结合之前凹陷中（太冲与行间之间）。

（2）原则：交叉取穴。发病时间短用男左女右取穴；发病时间长采用左右交替取穴。

（3）特点：以针刺趾背神经后出现的针感为宜。

（4）手法：上下提插，可滞针。

（5）针感：以局限性针感出现的酸麻、胀为主。

（6）功能：消炎止痛解痉、降压、缓解胆道括约肌痉挛、活血化瘀、疏肝理气、健脾和胃、醒脑开窍。

（7）主治：偏头疼、神经性头痛、血管性头痛、颈性头痛、高血压性头痛、低血压性头痛、副鼻窦炎头痛、外感头痛。临床还可用于治疗近视、青光眼、手指震颤、血小板减少、急性肝炎、神经衰弱、胆囊炎。

12. 降压穴（BP-LE12）

（1）定位：位于足弓，划一个十字，交点即为此穴。

（2）原则：交替取穴。

（3）特点：以针刺足底内侧神经之后出现的针感为宜。

（4）手法：上下提插，对急性患者可以留针。

（5）针感：局部酸、麻、胀。

（6）功能：调节神经、降低血压、兴奋镇静。

（7）主治：高血压，临床还可用于治疗休克、昏迷、高热、精神分裂症、癫痫、癔症性瘫痪、神经性头痛、偏瘫。

三、平衡针技术操作步骤图

平衡针技术操作步骤见图2-45。

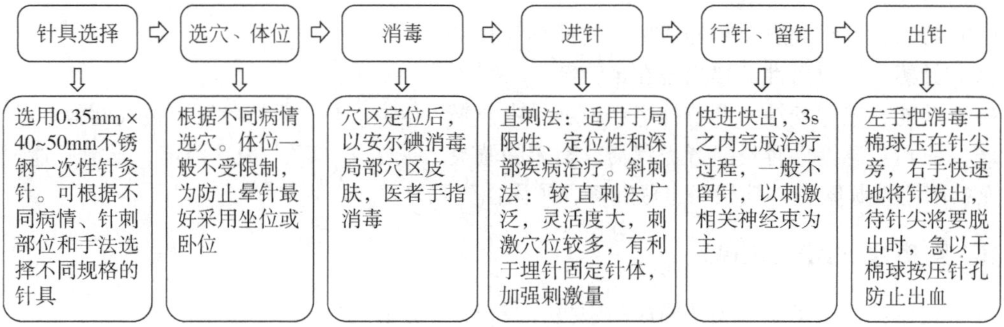

图2-45　平衡针技术操作步骤

四、适　应　证

平衡针技术适应证广，包括以下几种。

（1）运动系统：腰腿痛、扭伤、挫伤、伤损、风湿性关节炎、落枕、坐骨神经痛、末梢神经炎、背痛。

（2）神经系统：眩晕、头痛、面瘫、面肌抽搐、脑血栓形成、脑出血、脑血管痉挛、失眠、癔症、癫痫、肋间神经痛、三叉神经痛、神经性耳聋、神经性耳鸣。

（3）心血管系统：心绞痛、高血压、冠心病。

（4）消化系统：膈肌痉挛、胃下垂、胃痉挛、急性胃肠炎、消化不良、胆囊炎、肝炎、前列腺炎、便秘。

（5）过敏性疾病：过敏性鼻炎、支气管哮喘、急性荨麻疹、风疹、湿疹、皮肤瘙痒、牛皮癣、神经性皮炎。

（6）其他：糖尿病、感冒、慢性支气管炎、痤疮、脂溢性皮炎、面部疥肿、色素沉着、月经失调、压痛、假性近视、白内障、痔疮、急性乳腺炎、疲劳综合征、原发性痛经。

五、平衡针技术的临床应用举例

1. 颈椎病

适应证　颈椎病颈型、神经根型。

主穴　颈痛穴、肩痛穴。

配穴　头痛者加头痛穴，背痛者加肩背穴，手臂痛者加肘痛穴。
操作方法　详见各穴位操作要点。

2. 痤疮

适应证　各类型痤疮。
主穴　痤疮穴，升提穴。
配穴　皮疹瘙痒者加过敏穴。
操作方法　详见各穴位操作要点。

3. 高血压

适应证　原发性高血压病。
主穴　降压穴，胸痛穴。
配穴　头痛者加头痛穴，头晕者加醒脑穴。
操作方法　详见各穴位操作要点。

4. 面瘫

适应证　面瘫急性期及恢复期。
主穴　面瘫穴，升提穴。
配穴　头痛者加头痛穴，体虚者加升提穴、疲劳穴。
操作方法　详见各穴位操作要点。

5. 痛经

适应证　功能性痛经。
主穴　痛经穴，腹痛穴。
配穴　体虚者加升提穴，腰骶痛者加腰痛穴。
操作方法　详见各穴位操作要点。

六、禁　忌　证

（1）具有严重内脏疾病患者。
（2）具有自发出血倾向的患者。
（3）精神过于紧张，不能配合治疗的患者。
（4）婴儿颅骨囟门未闭，局部病灶不宜针刺。

七、注意事项

（1）当针刺伤血管时，患者会有烧灼痛样感觉。起针时，要用干棉球轻压揉按针眼。
（2）极个别患者畏针，或体质虚弱，如针刺手法过强，也有晕针现象。对于晕针患者，一般予卧位，休息一下即会好转。

第十九节 芒针技术

芒针是一种特制的长针，一般用较细而富有弹性的不锈钢丝制成，因形状细长如麦芒，故称为芒针。《灵枢·九针十二原》云："长针，长七寸……长针者，锋利身薄，可以取远痹。"芒针是由古代九针之一的长针发展而来，经过长期广泛的临床实践和经验总结，根据长针的特点及其针刺要求，形成了现代芒针。现在所常用的芒针长度为5.0~8.0寸，也有长达1尺以上的。运用芒针以特定的进针和运针手法，通过穴位、经络与神经，从而产生"调气"、"治神"的作用，来预防和治疗疾病的方法，即为芒针技术。芒针技术从选穴到操作均有其独特之处，尤其操作手法较为复杂。

一、基础理论

芒针技术主要是通过对穴位及经络系统的刺激，达到"调气"、"治神"的作用，从而取得治疗效果。

（一）芒针的中医认识

在《黄帝内经》的记载中，早有关于芒针的调节作用的阐述"通其经脉，调其气血"及"调虚实"。祖国医学认为，人体经络系统内属脏腑，外达肢节，上下联系，如环无端，从而把人体各器官及组织沟通联络，形成一个有机的整体。经络系统的功能在于运行气血、濡养全身，使得人体各部位及组织的正常功能活动得到保证、协调各机能活动的平衡。经络气血输注的人体表现，则为各个不同的腧穴。芒针技术通过特定的手法刺激这些腧穴、经脉系统，调整人体气机的运行，通行血脉，调节心神，从而促使机体正常功能的恢复，达到治病防病的目的。

（二）芒针的现代认识

通过现代医学的角度，我们可以认识到，人体具有高度发展的神经系统，内在的各器官形成神经-体液的统一整体。这发达的神经系统占据人体各种生理功能的统领及主导地位。芒针技术通过特定的手法，如提插捻转，作用于腧穴，刺激该处的神经末梢，引起神经系统中生物电脉冲的广泛发放和传递，从而引起全身体液化学成分的改变和生物学的变化，进而在整个机体中引发广泛的效应。近代免疫学实验证实，芒针针刺时可引起体内运动形式的变化。如针刺穴位后，一方面血液中的白细胞数目增加，吞噬细菌的能力增强；同时发现血液中的抗体生成速度增快、数量增多，这也从另一方面增强了人体的灭菌能力。另外，芒针针刺能够刺激肾上腺皮质激素的分泌，激活体内的新陈代谢功能，增强抵抗疾病和促使身体恢复的能力。机体内这些运动形式迅速地有效转换，正是芒针产生卓越地调节作用的基础。

（三）芒针的镇痛作用

芒针另一个主要的作用是镇痛作用。痛觉是神经系统对直接作用于身体的伤害性刺激的反应，而同时人体也存在着一种对抗疼痛机能，其作用是抑制痛感，打破痛性循环。人体对抗疼痛的机能有各种不同的表现，其中体液系统中致痛与抗痛这两类物质的对抗是其重要表现。芒针深刺的镇痛作用就在于它激发了机体内在的抗痛机能，提高痛阈，达到抑制痛觉及其不良反应的目的。

二、针具选择

芒针的结构可分为5个部分（图2-46）。

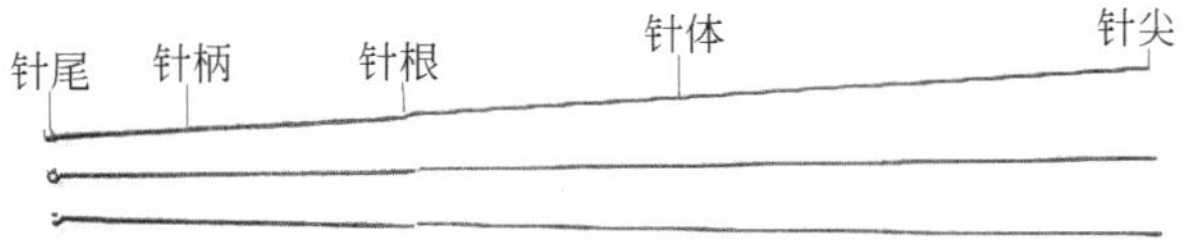

图2-46　芒针结构

（1）针尖：针的前端锋锐部分，是刺入腧穴的关键部位；应圆利，不宜太锐。

（2）针体：针尖和针柄之间的主体部分，是刺入腧穴内相应深度的主要部分；针身应圆滑，粗细均匀。

（3）针根：针身与针柄交界的地方。

（4）针柄：在针身之后，一般用铜丝烧成，呈圆筒状，是医生持针、行针的操作部位；一般要牢固，以防脱落。

（5）针尾：针柄的末端部分。

临床上一般使用5寸、6寸、7寸、8寸、10寸、15寸等数种长度的芒针，其中以长度5～8寸，26号、28号、30号粗细的芒针多用。

三、芒针的操作

（一）针刺法

芒针针刺须双手协作，灵活配合。临床操作多以右手进针，称为刺手；以左手按压穴位周围，称为押手。刺手的作用是运用指力使针尖迅速刺入皮肤，并在刺入后进行捻转等手法。刺手姿势即用右手拇、示、中指第一节挟持针柄的稍下方，用无名指抵住针身，以使针体和穴位表面保持垂直，避免刺手加压时造成针体较大弧度的弯曲。捻转以拇指的前后运动为主，示、中两指逆向轻微活动为辅。押手姿势一般是以中指、无名指及小指自然弯曲，并以指甲贴于穴位旁边，示指尖端压住穴位旁皮肤，以示、拇、中指三指挟持针身，使之首先通过拇指与示指第2节横纹间，再通过示指与中指第1指节之间进入皮肤；同时示指可沿针身上、下缓慢移动，以帮助进针。

（二）基本手法

芒针的各种刺法及补泻手法，都是由一下5种手法演变而来。

（1）进针：进针法是芒针的第一基本要法，要求尽量无痛进针。进针时可以分散患者注意力，消除恐惧心理，另一方面术者应该检查针具，熟练操作。

（2）出针：出针时，应该缓慢退出，以免出血或疼痛；如若出血，需以干棉球按压片刻。

（3）捻转：芒针的补泻手法以捻转为主，且针体提插时也要保持捻转的状态。手法要注意轻捻缓进、左右交替；以拇指对示、中指的前后捻转为主，切忌单一方向捻转。捻转动作要求轻重结合、快慢得宜。

（4）辅助手法：针刺达到一定深度时，为引发针感，可行一定的辅助手法。如押手的爪、循、摄、按、扪等，以及刺手地飞、弹、刮、腰、盘法等。

（5）变向刺法：又称为弯针法。这是芒针的主要针刺特点。主要根据穴位的不同解剖特点，相应地改变押手所掌握的针刺角度，以使针尖沿着变换的方向，顺利刺入。如太阳穴，直刺仅能刺入1寸，为了深刺，则可刺入5～6分后变为斜刺，依靠押手的调整，改变针刺的角度与方向。

四、芒针常用穴位

芒针的治疗特点主要在于精选了一些特殊穴位，包括创用穴、重用穴和部分重要经穴、透穴。其定位方法与毫针常规定位方法一致。现将芒针创用穴介绍如下。

1. 全知

（1）定位：在颈侧部，乳突直下2寸，胸锁乳突肌后缘，天牖前下方1寸。

（2）主治：颈神经痛、多发性神经炎、侧索硬化、风湿性关节炎、类风湿性关节炎、颈椎增生性关节炎，半身不遂及一些神经系统退行性病变，如多发性硬化及脊髓空洞症等。

（3）刺法：患者仰卧位，头放平而略垫高，自左侧进针，针尖向前，相当于第二、三颈椎之间的间隙刺入，手法要柔和，轻捻缓进。深度为1.5～2.5寸。

（4）针感：对较敏感患者，得气感从局部放散到左上、下肢，然后到对侧半身，并以全身酸麻胀感未佳。

（5）注意事项：血压较高、波动不稳定的高血压患者或严重心脏病患者忌用。刺本穴位时应及时了解患者针入后感应，如胸部胀闷，呼吸不畅则应立即退针重刺。总之，本穴的针刺手法必须熟练。

2. 颈臂

（1）定位：在颈侧部，胸锁乳突肌后缘中1/3与下1/3交点处，约锁骨上2寸。

（2）主治：肩臂麻木，臂丛神经痛，尺、桡神经麻痹，正中神经麻痹，肩关节周围炎，肋间神经痛及风湿症等。

（3）刺法：患者仰卧位，针尖呈水平方向刺入稍向后偏，进针时轻捻缓进。深度为0.3～0.8寸。

（4）针感：以酸麻及触电样感应由臂放射至手指为准。

（5）注意事项：针刺本穴时手法要轻巧，并向水平方向进针，本穴深层为肺尖，因此不宜深刺，亦不宜向下斜刺。

3. 肩背

（1）定位：斜方肌上缘中部，肩井穴前1寸。

（2）主治：肩背部神经痛、肩胛风湿症、颈椎增生性关节炎、颈背肌肉痉挛、肩凝症、半身不遂、落枕等。

（3）刺法：患者侧卧位，针尖向后下方，在相当于第二、三胸椎侧面处刺入，捻转缓进。深度为3～4寸。

（4）针感：局部酸、麻、胀，有麻木感向背部放散。

（5）注意事项：针尖向后横刺，角度不宜过大，穴位的内侧深部是胸膜和肺叶，故不宜深刺。

4. 太阳透下关

（1）定位：由眉角外一横指凹陷处，相当于太阳穴起，刺向耳前颧骨弓下缘凹陷中，当下关处止。

（2）主治：头痛、偏头痛、三叉神经痛、牙痛、面神经麻痹、下颌关节炎、牙关紧闭、咀嚼无力等。

（3）刺法：患者仰卧，头放平。针尖斜向下稍后方，进针缓慢，从太阳穴通过颧骨直达下关。深度为2～3寸。

（4）针感：以上齿中有酸胀感为好。

（5）注意事项：针刺本穴用弯刺，手法不宜过重，注意避开小血管，以免造成皮下出血，并注意进针深度与方向。出针时，要轻轻捻转抽出，以手指按住穴位周围皮肤。

5. 地仓透颊车

（1）定位：自地仓穴起，至颊车穴下颌角咬肌后缘处止。

（2）主治：面神经麻痹、面肌抽搐、三叉神经痛、腮腺炎、牙关紧闭、脑卒中口㖞等。

（3）刺法：患者仰卧位，头部略偏，针尖平向下方，由地仓穴刺入透向颊车，可沿皮肤刺入。深度为2～3寸。

（4）针感：局部酸、麻、胀感。

6. 地仓透人中

（1）定位：自地仓穴起，刺向鼻中沟上1/3处止。

（2）主治：面神经麻痹、脑卒中口㖞、流涎、面肌抽搐、偏侧萎缩症、植物神经功能紊乱。

（3）刺法：患者仰卧，针尖自地仓穴起，斜平刺向前上方，直达鼻中隔前方人中穴。深度为2寸。

（4）针感：局部酸、麻、胀感。

7. 地仓透颧髎

（1）定位：自地仓穴起，透刺向颧骨下缘凹陷处止。

（2）主治：面神经麻痹、脑卒中口㖞、流涎、面肌抽搐、牙痛、面肌萎缩等。

（3）刺法：患者仰卧位，针尖由地仓穴起向上直达咬肌中。深度为2寸。

（4）针感：局部酸麻胀感。

8. 鱼腰透攒竹

（1）定位：由眉心（直视时正对瞳孔）稍上方向眉内端相当于攒竹处。

（2）主治：面神经麻痹、面肌抽搐、眼睑下垂、前额头痛等。

（3）刺法：患者仰卧位，针尖由眉中心稍上方起向眉内端，沿皮下刺入，至攒竹穴止。深度为1、5寸。

（4）针感：局部酸、麻、胀感。

（5）注意事项：进针时轻捻缓进。

9. 迎香透下睛明

（1）定位：鼻翼旁5分处沿皮刺向目内眦下2分，相当于睛明处止。

（2）主治：鼻窦炎、副鼻窦炎、鼻炎、鼻息肉，嗅觉异常，面神经麻痹的眼睑闭合不全，小儿昏睡露睛等。

（3）刺法：患者仰卧位，针尖向上，由迎香入针，直对睛明穴沿皮刺入，深度达1～2寸。

（4）针感：局部酸麻胀感。

10. 下颊车

（1）定位：下颌角之内侧凹陷中，以手指按之局部酸胀。
（2）主治：牙痛、耳鸣耳聋、三叉神经痛、咽炎等。
（3）刺法：患者仰卧，针尖沿下颌骨内侧进针。深度为 2 寸。
（4）针感：于颌孔下齿槽处呈酸麻胀感为度。

11. 下颊车透扁桃

（1）定位：由下颊车斜入咽峡部的扁桃体处。
（2）主治：急、慢性扁桃体炎，咽喉炎，吞咽困难，言语蹇涩，声带麻痹，口干少津，假延髓性麻痹等。
（3）刺法：患者取仰卧位，针尖直向前上方，通过口底直达咽峡扁桃体处止。深度达 1 ~ 2 寸。
（4）针感：局部呈鱼刺异物感，放射到咽的扁桃体部为度。
（5）注意事项：轻捻缓进，注意针刺方向。

12. 下颊车透廉泉

（1）定位：由下颌角的内侧缘，相当于颊车穴之下，平刺向颈前部正中线，舌骨与喉结的上中央凹陷中（相当于廉泉穴处）。
（2）主治：急、慢性扁桃体炎，甲状腺肿大，吞咽困难，言语不利等。
（3）刺法：患者取仰卧位，头略后仰，针尖由下颌角向下刺入，沿皮向前方平刺，直达廉泉处止。深度为 2 ~ 3 寸。
（4）针感：局部酸胀感。
（5）注意事项：轻捻缓进，以免刺伤深部血管。

13. 外金津玉液

（1）定位：口底外，向舌骨上方，中线两侧，即相当廉泉上 1 寸，旁开 5 分，左谓金津，右谓玉液。
（2）主治：脑卒中失语、舌肌麻痹、舌炎、舌肌痉挛、吞咽困难等。
（3）刺法：患者取仰卧位，头略后仰，针尖斜向上方，相当于舌根部刺入。深度为 1.5 ~ 2.5 寸。
（4）针感：舌根部胀重即可出针。

14. 天窗透人迎

（1）定位：由喉结平开 3.5 寸，即胸锁乳突肌的后缘，相当于天窗穴起，刺至胸锁乳突肌后缘、喉结旁开 1.5 寸，相当于人迎穴止。
（2）主治：高血压、甲状腺疾病、支气管炎、咳喘、心动过速等。
（3）刺法：患者仰卧位，针尖由天窗穴刺入，向下平刺至人迎穴止，轻捻缓进，避开颈动脉。深度为 1 ~ 1.5 寸。
（4）针感：局部有胀感，针后头部有清爽感为度。
（5）注意事项：刺前、术后都应检查血压变化情况，进针时应避开颈动脉为要。

15. 志室透命门

（1）定位：第2腰椎旁开3寸处直至第2腰椎棘突下缘，即相当于命门穴处止。
（2）主治：腰椎间盘突出症、腰椎增生性关节炎、腰扭伤、坐骨神经痛。
（3）刺法：患者侧卧位，针尖由相当于志室穴处刺入，向内刺达命门穴处止。深度为2.5～3寸。
（4）针感：局部先呈酸胀感，继而以得气感放散到下肢为佳。

16. 合谷透后溪

（1）定位：第二掌骨中点，从前外缘刺入，直至第五掌骨小头内侧凹陷处（相当于后溪穴）。
（2）主治：末梢神经炎、类风湿性关节炎、手指麻木、屈伸不利、脑血管意外后遗症、手指震颤、书写困难等。
（3）刺法：患者仰卧，肘曲放于胸前，取合谷、三间穴之间的中点刺入，穿过手掌，直达后溪穴止，进针轻捻缓进。深度为2～4寸。
（4）针感：手指与局部有酸胀感。

17. 合谷透鱼际

（1）定位：于第1掌骨和第二掌骨之间，由靠近次指边缘入针，直对大指本节后，桡侧处（相当于鱼际穴）止。
（2）主治：头痛、喉痹、多汗或无汗、面神经麻痹、拇指痛或痉挛、口㖞等。
（3）刺法：平卧或坐位，立掌，针尖由合谷穴针刺向下，直对鱼际穴，深度达1～1.5寸。
（4）针感：局部酸麻胀感放散至拇指、食指。

18. 内关透外关

（1）定位：腕横纹上2寸，在桡侧腕屈肌腱与掌长肌腱之间进针，向后斜刺向外关穴。
（2）主治：胸背挫伤、哮喘、疟疾、胸胁痛、胃痛、休克、恶心呕吐、咽喉肿痛、癔症、心律不齐等。
（3）刺法：平卧或坐位，仰掌，针尖由内关穴针刺斜向外关穴。深度为1～1.5寸。
（4）针感：局部酸麻胀感，放散至前臂。

19. 极泉透肩贞

（1）定位：由腋窝内两肌之间，相当于极泉后外侧刺入，直对肩贞穴（即肱骨与肩胛骨之间的腋缝处）止。
（2）主治：脑卒中后遗症，手臂麻木拘挛，肩关节周围炎，臂丛神经痛，多发性神经炎，心悸、胸闷、气短等。
（3）刺法：患者仰卧位，举腋，针尖由极泉后平刺入肩贞穴。深度为2～3寸。
（4）针感：局部酸麻胀感并放散至手指。

20. 极泉透肩髃

（1）定位：在腋窝中间略向下1寸，向肩端直刺，至相当于肩髃穴处止。
（2）主治：肩关节周围炎、神经炎、颈椎综合征、半身不遂、风湿性臂痛、上肢麻木、手臂震颤等。

（3）刺法：患者取仰卧位，举腋，针由极泉穴稍下方 1 寸许，避开动脉对准肩端直刺。深度为 2 ~ 3 寸。

（4）针感：肩关节周围酸胀感并有麻木放电感放散至手指。

（5）注意事项：掌握好针刺方向，对准肩端，勿向内侧斜刺，防止造成气胸。

21. 外臂臑

（1）定位：臂臑外上方 5 分，三角肌下端的外上方取之。

（2）主治：三角肌肌萎缩、肩关节周围炎、臂神经痛、肘臂拘挛、上肢瘫痪、眼部疾患等。

（3）刺法：患者正坐或仰卧位，针尖由外臂臑穴斜向上内方。深度达 3 ~ 4 寸。

（4）针感：局部酸麻胀感。

22. 大椎七点

（1）定位：大椎平开，每隔一横指为一点，左右两侧各 3 点，加大椎共 7 点。

（2）主治：高热、恶寒，头痛，婴儿麻痹，肺炎，哮喘，结核病患者低热不退，经闭，无名热等。

（3）刺法：患者俯卧位或坐位，头略前俯，直刺或点刺。深度为 0.2 ~ 0.3 寸。

（4）针感：局部酸胀即可。

（5）注意事项：根据患者肥瘦，点刺或出血少许，不可过深，以免导致气胸。

23. 三健穴

（1）定位：三健穴分为健步、健中、健下三穴。承扶旁外 2 寸为健步，殷门旁外 2 寸为健中，殷门下 2 寸、旁外 2 寸为健下。

（2）主治：下肢瘫痪、腰腿痛、坐骨神经痛、腰肌劳损、腰椎间盘突出症。

（3）刺法：患者侧卧屈膝位，针尖直刺向坐骨神经干。深度为 3 ~ 4 寸。

（4）针感：触电样向上、下放散，上至臀部，下至足。

24. 三陵穴

（1）定位：腓骨小头后 1 寸及其直下 2 寸、4 寸各一穴，共三穴。

（2）主治：坐骨神经痛、膝关节炎、风湿性关节炎、下肢神经痛、神经炎、神经麻痹、下肢软瘫、腰腿扭伤等。

（3）刺法：向胫骨内侧斜刺，深度达 2 ~ 3 寸。

（4）针感：酸麻胀感向下肢放散。

25. 三阳穴

（1）定位：阳陵穴及其直下 2 寸、4 寸，各一穴，共三穴。

（2）主治：下肢瘫痪、下肢神经痛、腰腿扭伤、膝关节痛、坐骨神经痛、胸胁痛、胆囊炎、下肢麻木等。

（3）刺法：向胫骨后缘斜下刺入。深度为 1 ~ 3 寸。

（4）针感：酸麻胀感向足放散。

26. 外光明

（1）定位：外踝上 5 寸，即光明穴旁后 5 分。

（2）主治：坐骨神经痛、小腿外侧痛、半身不遂、腓肠肌痉挛、偏头痛、夜盲、视神经萎缩等。

（3）刺法：患者侧卧，垂直刺入。深度为2～3寸。

（4）针感：局部酸胀或有麻样感放散。

27. 公孙透涌泉

（1）定位：公孙位于足第1趾骨基底之前下凹陷处赤白肉际，涌泉位于足底（不包括足趾）前、中1/3交界处，踡足时呈凹陷。

（2）主治：急救昏迷、脑血管意外、高血压、急性胃痛、急性肠炎、下腹痉挛、足踝痛、足底及足趾麻木等。

（3）刺法：患者取仰卧位，针尖由公孙穴刺入斜向涌泉穴。深度为2～3寸。

（4）针感：局部酸胀或麻样感。

28. 太冲透涌泉

（1）定位：于足大趾外侧本节后1寸5分向下后方斜刺透向涌泉。

（2）主治：头痛、眩晕、高血压、月经不调、遗精、早泄、子宫出血、乳腺炎、肠疝痛、半身不遂、足趾疼痛等。

（3）刺法：患者取仰卧位，针尖由太冲穴刺向涌泉。深度为1～1.5寸。

（4）针感：麻样感向大、次趾放散。

29. 地仓透耳门

（1）定位：由地仓穴向上斜刺至耳屏上切迹前方。

（2）主治：面瘫、三叉神经痛、口㖞、流涎、面肌抽搐或萎缩。

（3）刺法：患者取侧卧位，由地仓沿皮向后上方斜刺，深度为3～4寸。

（4）针感：局部酸麻胀感。

五、取穴原则

（一）选穴

（1）重视机枢性穴位的选取：芒针治疗既重视解决局部病变，也重视解决疾病的关键，即打通机枢，使人体各部功能恢复协调和维持相对平衡。因此，芒针治疗中对于选穴特别强调腹部正中线上的上脘、中脘、水分这三个穴位。认为这是治疗多种疾病的要穴，具有典型的机枢性，擅于治疗久治不效的一系列疾病。如神经官能症，若采用心、肾等经穴及头部穴位取效欠佳时候，可选刺上脘、中脘，以打通上、中焦之枢纽，取得满意疗效；治疗高血压，当选取头部及肝胆经穴位后获效不满意时，可选用上脘及水分两穴，针后患者顿觉头目清爽，精神改善；脑神经系统和精神方面疾患，则可取巨阙和鸠尾穴取得良好疗效。

（2）高位取穴：即根据经络走行及神经分布，选取远部穴位或病变器官上部的穴位。如下肢痛，选腰部穴位以刺激腰骶神经丛，使针感从上往下传导；肘臂痛，选取臂丛上的穴位；手指痛，选取前臂的穴位；小腹及大小肠病变，取中脘、梁门等；泌尿生殖系统疾病，取阴交、关元、归来等。

（3）其他：选穴原则包括病变局部取穴、以痛为俞也是芒针治疗上常用的。

（二）配穴

芒针治疗上，穴位处方的组成也有一定的原则。

（1）三脘配穴利用三焦辨证辨别疾病归属上、中、下焦哪一部分，选穴上则有所侧重。如病变在上焦，则选用上脘及上部穴位，如巨阙、鸠尾等；中焦病变，则选中脘穴；病在下焦，则选水分、阴交、关元、中极等。如若病情复杂，也可三脘俱调，选配上脘、中脘、水分以三焦共调，再随症加用肢体穴位。

（2）表里配穴善于透刺，阴阳经同取，刺阴经时，可透向阳经，刺阳经时，可透向阴经。如太溪透昆仑；外关透内关；合谷透后溪等，均为表里配合，加强表里两经之间的联系，提高疗效。

除此之外，芒针技术的配穴也包括前后配穴、上下配穴、左右配穴、远近配穴等原则。

临床上，芒针治疗疾病，须求有效针感。选穴不宜过多，一般主穴 2～3 个，配穴 3～4 个。针刺顺序为先上后下，先左后右，先胸腹、后腰背。一个穴位切勿连续使用 3 次以上，应根据病情选取相似功效的穴位。芒针一般隔日治疗 1 次，急重患者可每日 1 次或 2 次。连续治疗 15 次为 1 个疗程，疗程间休息 2～3 日再行下 1 疗程。

六、芒针技术操作步骤

芒针技术操作步骤见图 2-47。

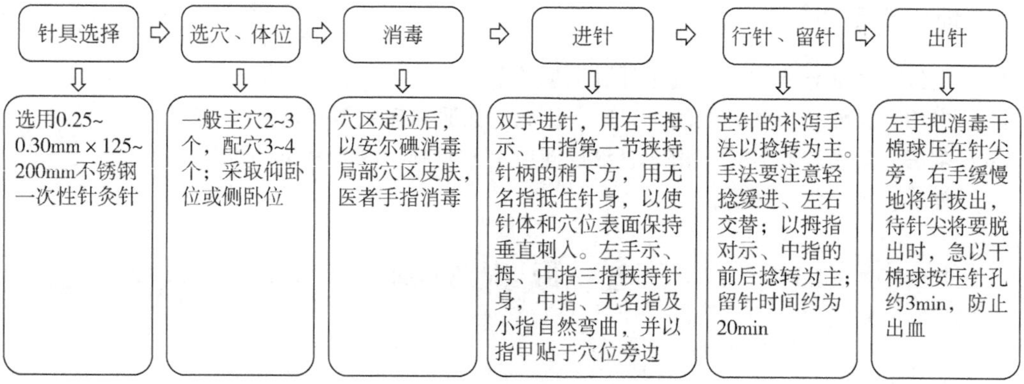

图 2-47　芒针技术操作步骤

七、适　应　证

芒针的适用范围基本与毫针治疗相同，范围广泛，但又有其独特的适用范围。

（1）神经系统疾病：精神分裂症、中风、偏瘫、截瘫、重症肌无力、急性脊髓炎、面神经麻痹等。

（2）骨科疾病：肩周炎、坐骨神经痛、腰椎间盘突出症、颈椎病等。

（3）消化系统疾病：胃下垂、胃肠功能紊乱、胃炎等。

（4）妇科疾病：子宫脱垂、月经不调等。

（5）其他：支气管哮喘、前列腺炎等。

八、芒针技术的临床应用举例

1. 坐骨神经痛

适应证　用于原发性坐骨神经痛，继发性坐骨神经痛可辅助缓解疼痛。

主穴　志室透命门、大肠俞、秩边、环跳、委中、阳陵泉、承山、昆仑。

配穴　下肢后侧放射痛明显可加承扶透殷门、足三里透承山；以下肢外侧放射痛明显可加秩边透承扶、阳陵泉透悬钟。

操作方法　志室透命门从志室进针，针身在皮下与竖脊肌之间下行，刺至命门；大肠俞针尖刺向棘突间，深刺3～5寸，使周围产生电击样灼热感，并向患侧肢体放射至足部；秩边直刺4～5寸，令针感放射至下肢；环跳直刺5～6寸，使针感放射至足背或足趾；余穴常规针刺法。隔日或每日1次，15次为1疗程。

2. 面神经炎

适应证　周围性面神经麻痹的恢复期及后遗症期。

主穴　阳白透鱼腰、颧髎透听宫、瞳子髎透听宫、地仓透人中或地仓透承泣或地仓透颊车。

配穴　口角㖞斜明显者加四白、合谷、足三里；听力下降者加翳风；眼睑闭合不全者加阳白。

操作方法　阳白透鱼腰自阳白穴进针，沿皮下刺至眉弓中点，进针1寸；颧髎透听宫自颧髎进针，沿面部表情肌刺至耳前听宫，进针约3寸；瞳子髎透听宫自瞳子髎进针，沿颞肌刺向耳前听宫，进针约3寸；地仓透人中自地仓进针，沿口轮匝肌在皮下刺向人中，进针约2寸；地仓透承泣自地仓进针，针尖进入口轮匝肌沿上唇方肌刺向承泣穴，进针约4寸；地仓透颊车自地仓进针，从口轮匝肌进针后经咬肌刺向颊车穴，进针3～4寸；余穴位常规针刺。每日1次，取得针感后留针20min，15次为1疗程。

3. 失眠

适应证　神经衰弱、神经症及更年期综合征所引起的失眠。

主穴　神门、印堂、内关、百会、三阴交。

配穴　神疲乏力者加气海、关元；情绪抑郁者加肝俞、四关；形体偏胖者加天枢、丰隆；长期疗效不佳者加上脘、中脘、阴交。

操作方法　印堂平刺透向鼻侧，进针0.5寸，使前额部有胀感；气海、关元、三阴交、天枢均垂直进针，针3寸；上脘、中脘直刺4寸，使针感向两侧少腹放射；余穴常规针刺法。留针20min，每日1次，15次为1疗程。

4. 哮喘

适应证　哮喘急性发作期，病情严重时需要配合药物治疗。

主穴　天突透膻中。

配穴　喘息严重者加定喘、肺俞；气短者加气海、肾俞；喉中痰鸣者加丰隆、列缺。

操作方法　天突用弯针法，垂直进针4～5分，针尖转入下方紧贴胸骨柄后缘下行，深刺3～5寸，刺向膻中，使胸前有胀感或局部压紧感时出针，不可以留针，注意针刺方向，不可偏斜；定喘、肺俞、肾俞针尖斜向棘突，进针1～1.5寸，以有抽紧感为度；余穴常规针刺法。留针20min，每日1次，15次为1疗程。

5. 带状疱疹后遗神经痛

适应证　带状疱疹后遗神经痛延绵数月或数年者。

主穴　阿是穴。

配穴　病程久、疗效不佳者，加上脘、中脘、血海；睡眠差者，加阳陵泉、太冲透涌泉。

操作方法　阿是穴于原皮损内端进针，沿皮神经走行方向于皮下潜行，并穿越各病变部位，上下共4针，每一针相隔2cm。上脘、中脘垂直深刺约4寸，轻捻缓进，用泻法，使针感向两侧及少腹放射；太冲透涌泉自太冲进针，沿拇长伸肌腱外缘斜下刺至足底涌泉穴，进针约2寸；余穴常规针刺法。留针20min，每日1次，15次为1疗程。

九、禁　忌　证

（1）久病及体质虚弱患者，孕妇和幼儿、少年，过饥过饱者。

（2）过敏性体质的患者。

（3）严重皮肤病，施术部位有肿块者。

（4）酗酒、精神严重障碍等某些难以配合治疗的患者。

（5）重要脏器如心、肺、肝、脾等应禁针刺；胸背部不宜直刺，背部腧穴可斜向棘突刺；项后的穴位如风池、风府等切忌向上斜刺，以免伤及延髓；其他重要部位，如囟门、眼球部、鼓膜、喉头、气管、胸膜、睾丸、乳中等禁刺。

十、注 意 事 项

（1）由于芒针较长，针刺较深，感应强，因此操作时候必须谨慎认真，不可轻率马虎，避免针刺事故的发生。

（2）芒针针刺时必须缓慢，切忌快速提插，遇到阻力须立即退针或改变针尖方向，防止刺伤内脏或大血管等。

（3）芒针针身相对细长，如果技术欠熟练，或者患者体位移动，容易出现弯针、滞针，甚至断针，所以针刺前必须检查针具，进针后嘱咐患者不可随意移动体位。

（4）针刺前做好患者的宣教工作，避免产生恐惧心理；同时嘱患者采取舒适的体位，防止晕针等事故。

（5）在应用其他针具能够奏效的疾病，一般不首选芒针。

第二十节　鍉 针 技 术

鍉针为我国古代传统“九针”之一。早在《灵枢·九针十二原》记载“鍉针者，锋如黍粟之锐，主按脉勿陷，以致其气”。近代针灸学家，如山西的师怀堂老先生，根据《黄帝内经》的记载，创立了“新九针”，发展了鍉针，应用于临床并取得良好效果。鍉针技术，是使用鍉针按压经络、腧穴来治疗疾病的一种针灸技术。

一、基础理论

锟针是针灸传统针具的一种，其临床应用也本于针灸的传统理论。《灵枢·海论》云："夫十二竞经脉者，内属于脏腑，外络肢节。"该篇指出，经络系统的联络与沟通，是人体五脏六腑、四肢百骸、五官九窍、皮肉筋骨等组织器官保持相对协调统一，完成正常生理活动的重要保证。经络系统中的经脉、经别、奇经八脉、络脉及筋经皮部等互相联系、纵横交错，构成人体统一的有机整体。在这个系统中，最重要的一个功能就是运行气血。《灵枢·本藏》指出"经脉者，所以行气血而营阴阳，濡筋骨，利关节者也"。经络是人体气血运行的重要通道，而腧穴则是这个通道上气血聚集或者反应的地方。通过刺激腧穴，可以疏通经脉、调理气血，达到治病之目的。锟针技术也就是基于针灸经络系统与腧穴的传统认识，采用特定的针具，配合一定的手法以治病防病，改善人体的平衡。

二、针具选择

锟针分为小锟针、大锟针、弹簧锟针与长锟针，分别如下。

(1) 小锟针总长 12 cm，分针体与针柄两部分，针体长 3 cm，耐高温金属材料制作，分针身与针头两部分。体末端延伸为绿豆大小的球形针头。连于针柄处固定在针柄上。针柄长 9 cm，由优质木材或现代绝热材料制成（图 2-48）。

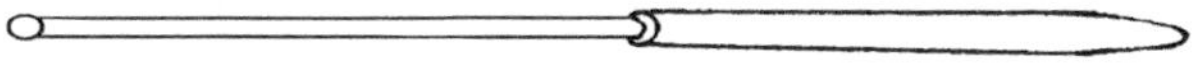

图 2-48　小锟针

(2) 大锟针总长 19 cm，两端呈圆柱形，长度分别为 5. 5 cm 和 3. 5 cm。大、小两头，直径分别为 1. 2 cm 和 1 cm，由不锈钢材料制成（图 2-49）。

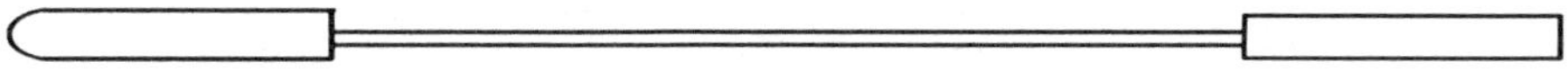

图 2-49　大锟针

(3) 弹簧锟针形状、长度与小锟针相似，只是针体与针柄间加有微型弹簧，使针体部可根据需要伸缩（图 2-50）。

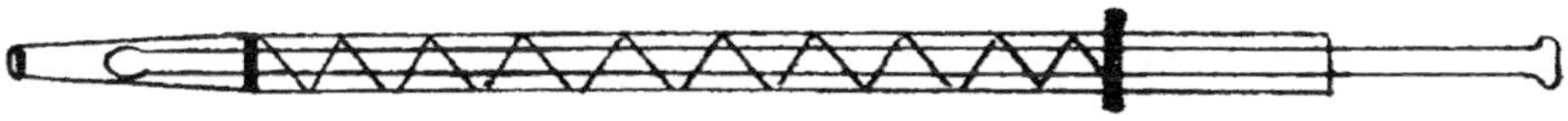

图 2-50　弹簧锟针

(4) 长锟针，针长 10 cm，前端有直径为 0. 3 cm 的圆头，由不锈钢制成（图 2-51）。

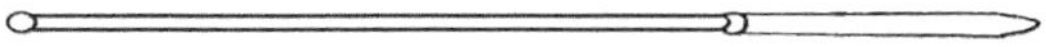

图 2-51　长锟针

除此之外，锟针还与现代技术相结合，具有多种性质和功用，如电锟针、磁锟针等。

三、操作方法

锃针的操作与毫针操作相类似，但以不进入皮内而能得气为度。具体操作，以右手拇、示、中三指做执钢笔姿势，紧握针柄，然后在选定的穴位或阳性反应点按压、点揉，以取得针感为度，也可以点痕做标记。另外，还可以用右手横握针柄，拇、示指用力捏持针柄前部，循经刮摩皮肤，以潮红或出现红疹为度。去针后，可在锃针按压部位稍加按揉。

四、应用原则

（1）冷锃针刺法：在施术部位进针，针柄与皮肤呈80°角，做小幅度旋转，以不进入皮内而能够得气为度。一般多用于内科、儿科病症如小儿疳积、腹泻、消化不良等，以及某些外科病症如关节损伤、软组织扭伤等。

（2）火锃针刺法：为火针与锃针的结合。具体操作：将锃针针头在酒精灯上烧至通红或微红，在特定刺激点灼刺或患处局部烙烫。常用于一般外科病症如小血管瘤、疣赘、色素痣、老年斑、外痔、久不愈合溃疡面、肛裂、瘘管等。

（3）实热证及年轻体壮者，可将锃针垂直压在经络或腧穴上，动作迅速或不离皮肤表面如雀啄提按或做震颤动作，以使得酸痛、沉胀或麻木的得气感向周围扩散。

五、锃针技术操作步骤图

锃针技术操作步骤见图2-52。

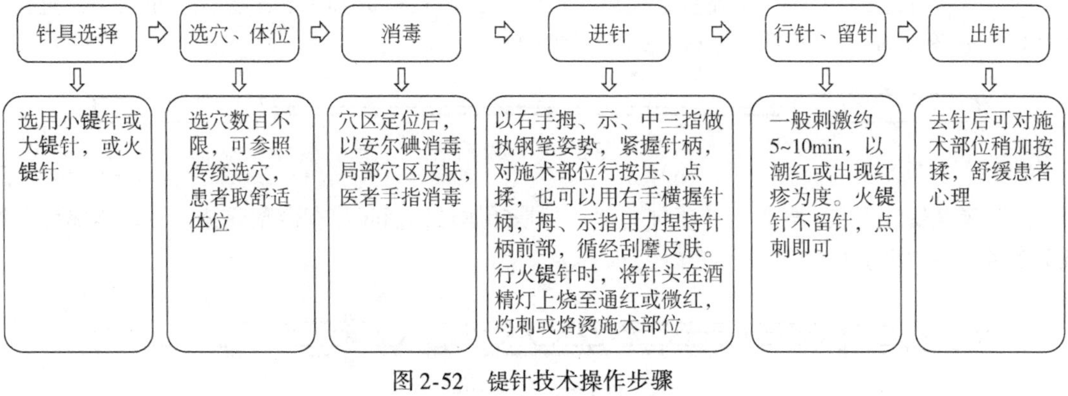

图2-52　锃针技术操作步骤

六、适　应　证

锃针技术可广泛应用于临床内、妇、儿、神经、精神及五官等各科病证，对于痛证尤为适用。

（1）神经系统病症：如三叉神经痛、头痛、眶上神经痛、神经衰弱、神经性呕吐等。

（2）消化系统病症：如急、慢性胃炎，肠炎，胃动力障碍等。

（3）呼吸及心血管系统病症：如感冒、哮喘缓解期、高血压、心脏神经症等。

（4）骨科病症：如肱骨外上髁炎、肩周炎、坐骨神经痛、颈椎病、腱鞘炎等。

（5）妇科及儿科疾病：如痛经、更年期综合征、小儿腹泻、小儿遗尿等。

（6）五官科病症：如近视、慢性鼻炎、牙痛等。

七、鍉针技术的临床应用举例

1. 高血压

适应证　病情稳定的高血压。

主穴　耳穴降压沟。

配穴　失眠者加耳穴神门；胸闷心悸者加内关。

操作方法　用磁鍉针垂直按揉选定的穴位上（压力约100g），每个穴位按揉3～5min。每日1次，10天为1个疗程，疗程结束后休息5天再继续下1个疗程。一般以3个疗程为一期。治疗期间随访血压变化，适当调整治疗方案。

2. 落枕

适应证　落枕新发病时。

主穴　颈部压痛点、悬钟（患侧）。

配穴　疼痛明显时，加胆俞、心俞；肌肉牵扯严重者，加阳陵泉。

操作方法　用磁鍉针垂直按揉于选定穴位上，压力以患者可耐受为度，行针5～10min，必要时可行震颤法行针导气，配合运动技术。

3. 三叉神经痛

适应证　适用于原发性三叉神经痛，继发性三叉神经痛以治疗原发病为主。

主穴　四白、颧髎、地仓、合谷、列缺、风池、大椎、阿是穴。

配穴　第一支痛加太阳、攒竹、曲鬓、率谷、悬颅；第二支痛加迎香、翳风；第三支痛加翳风、颊车、夹承浆。

操作方法　把鍉针置于选定穴位，从针柄的下端向上端来回刮13下，接着向外9下（泻法），以此类推，每一个穴位反复3次，每日1次，10次为1疗程。

4. 甲亢眼征

适应证　甲亢引起的轻、中度眼突。

主穴　太阳、四白、攒竹、风池、合谷。

配穴　复视者加球后；眼睛干涩者加光明、养老；结膜充血者加膈俞、心俞。

操作方法　把鍉针垂直按揉穴位（压力约100g），以患者稍感疼痛为度，每个穴位按揉2min，每日1次，7次为1疗程，连续进行2个疗程。

5. 近视

适应证　青少年以下年龄段的假性近视。

主穴　四神聪、阳白、攒竹、鱼腰、丝竹空、睛明、四白、太阳、风池、合谷。

配穴　病情较重者，加肝俞、光明、照海、养老；眼睛胀痛者，加心俞、胆俞。

操作方法　用磁鍉针垂直按揉选定穴位，压力以患者耐受为度，引出酸麻胀感。头面及眼周穴位每次按揉10min，躯干及四肢穴位每次按揉40秒，频率3次/秒，然后在上述穴位施行传统的揉、点、压、拿四种按摩手法。按摩手法以患者能忍受为度，眼周及头面每穴点9次，按揉70

次。躯干和四肢每个穴点11次，按揉110次。使用磁鍉针时，磁场强度需要根据患者年龄而选择不同的强度，学龄前儿童用1档500GS，8~16岁用2档2000GS，17~23岁用3档3000GS。

八、禁　忌　证

（1）有出血倾向、皮肤感染或破溃患者禁用。
（2）过敏性体质、孕妇及体虚消瘦者慎用。
（3）酗酒、精神严重障碍等某些难以配合治疗的患者禁用。
（4）具有重大器质性疾病、病情不稳定的患者禁用。
（5）有晕针等病史的慎用。

九、注意事项

（1）针具及治疗部位应严格消毒，避免感染。
（2）鍉针技术一般10次为1疗程，轻者1~2次即可；10次后仍无效者，应该用其他技术。
（3）应用可调磁鍉针时，应根据辨证及患者的体质选择合适的磁场强度。
（4）使用火鍉针时，操作必须熟练，退针快而有力，避免烫伤肌肤。

第二十一节　脐针技术

脐针技术，就是运用中国传统医学理论，在脐部实施针术，从而达到平衡阴阳、祛除疾病的一种的针灸技术。它是由针灸名家齐永教授历经数十年的深入研究和临床实践创立的，也是其易医体系中重要组成部分。

一、脐针技术的理论依据

脐带是母体供应胎儿成长发育的唯一通道，通过脐静脉，脐动脉至胎儿大、小循环及微循环，直达胎儿各系统器官组织。在胎儿有心跳后，以胎儿心脏大、小循环及各器官组织的微循环必定和脐循环通路融合，当新生儿出生断脐后，脐循环系统停止运行，脐部组织退化形成腹腔各种韧带，系膜与腹腔各器官组织相连，原来与脐血管网络并行的各神经依然存在，当人体任何部位受到意外（有形或无形）的侵害时，该部位微循环代谢产物堆积，局部组织炎性浸润、水肿、痉挛、疼痛，打止痛针也无效。断脐后独立运行的心脏、动静脉、微循环的任何一处循环受阻，最后都会对生命构成威胁，寻找反应点后进针刺，则可取得良好效果。如输尿管结石肾绞痛，在患者脐环内用探针（或牙签平头端）可很快找到敏感压痛点，此时在脐部严格消毒清洁脐窝后，用套管针叩刺脐中进皮后，取下套管，放平针体，针头向压痛点斜刺或平刺5分至1寸，穿过压痛点，用强刺激快速捻转约半分钟，肾绞痛即可缓解。

从古至今，脐中禁针是因脐中深陷，皮皱多易隐藏污垢，古代无菌观念差，无法控制污染，古代针具粗大，又不明解剖层次，致使脐中针刺后出现意外，应不为奇，在所难免，故名“神阙”。现代针具精细，穴位局部及针具严格消毒，针刺深度适当，脐中套管针叩刺入皮后，放倒针体，针头朝向脐全息反应压痛点放射状向外斜刺或平刺，不会伤及内脏，脐环内无重要血管组织，只要严格操作规程，脐针是很安全可靠的，可以放心大胆应用于临床。

学习脐针需要谨记三个解剖标志，①脐芯：脐中央朝外凸出的瘢痕组织为脐芯；②脐壁：脐孔周缘壁称为脐壁；③脐谷：脐壁与脐芯相连的皮肤凹陷处称为脐谷。其中脐壁是脐针疗法的主要进针区，脐芯一般不作为针刺治疗部位。

二、脐针技术穴位定位

按生物全息理论，脐部有人体整体的缩影，有与整体各部位相应的穴位。如果人体某一部位或器官发生病变时，在脐全息穴位中相应点可出现敏感压痛点等异常变化，对其进行针刺或按压，即可治疗相应部位器官的病变。

目前脐全息穴位可分为以下三个体系。

1. 脐洛书全息律

《河图洛书》被称为华夏文化之源头。《洛书》曰："其数戴九履一，左三右七．二四为肩，六八为足（实为股），五居于中。"如果将《洛书》（图 2-53）结合人体看一下，"戴九履一，"戴"指的是头上，"履"表示为鞋，即从头到脚。人体左边最外侧为左手臂，右边是右手臂，左右手臂到头之间是肩，亦即"二四为肩"。左下为左股（左腿），右下为右股（右腿），此为"六八为股"，而三七就是腰。

脐洛书全息律就是把这个投影纳入脐部（图 2-54）。

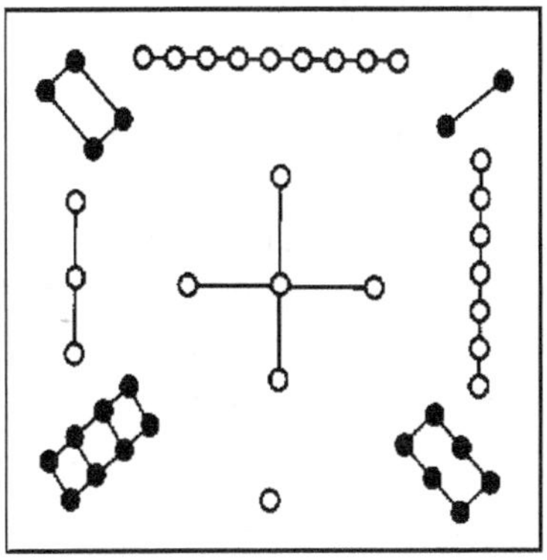

图 2-53　洛书

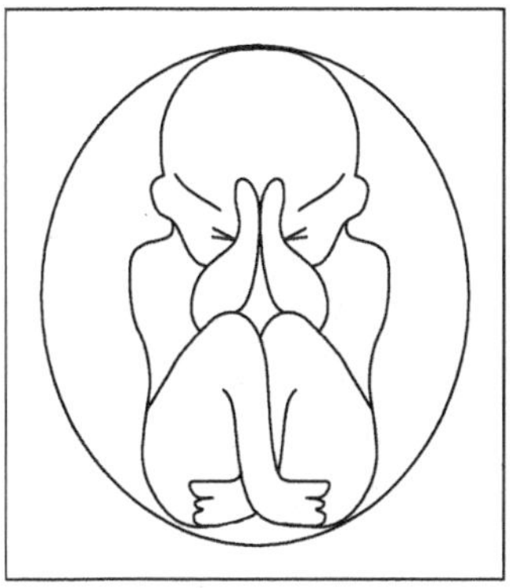

图 2-54　脐洛书全息律

2. 脐八卦全息规律

八卦是易经的主体部分，历代医家不少人用八卦原理来阐述人体生理病理等现象，并创立了治疗疾病和诊断疾病的独特方法，所谓"易肇医之端，医蕴易之秘"。八卦又分为先天八卦与后天八卦，脐针所用的脐八卦全息则是采用后天八卦。八卦原意用 8 个符号来表示 8 个不同的方位、不同的节气，因为八卦与五行、五行与人体脏腑有密切的联系，故八卦与人体脏腑有对应的医学联系，详见图 2-55。

3. 十二地支穴位

十二地支也是脐针全息的重要内容。十二地支与十二正经一一对应。其中子时对应胆经、丑时对应肝经、寅时对应肺经、卯时对应大肠经、辰时对应胃经、巳时对应脾经、午时对应心经、未时对应小肠经、申时对应膀胱经、酉时对应肾经、戌时对应心包经、亥时对应三焦经。各经病

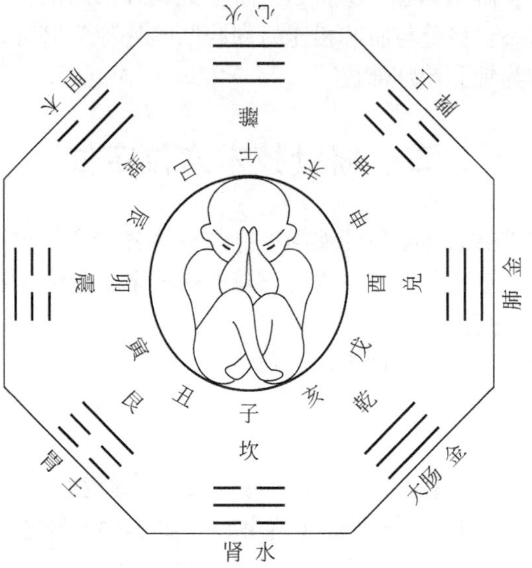

图 2-55　后天八卦

变时可选择对应地支进行针刺治疗，如腿部胃经病变可取辰时治疗；耳部病变可取子时治疗。

三、脐针技术的取穴进针方法

（1）压痛点进针法：用探针在脐壁上脐谷、脐芯处寻找压痛点。20%左右的患者有压痛点，越是急性病压痛点越明显，只要用探针找到这个压痛点，往往一针即可见效。

（2）寻找皮下结节法：许多慢性患者因长期患病，在脐部相应的体表投影区产生了一些皮下结节，与皮肤同色，质硬，活动度差，大小如同小米粒，按之有疼痛，但可忍受。如发现结节后，可以进针，亦可以让患者用手指按压，每日数次。

（3）脐全息穴位进针法：根据全息穴位定位，选择相应全息穴位进行针刺。

（4）脐洛书全息进针法：在临床上遇到运动系统疾病、急性病可按脐洛书全息律寻找压痛点。如左肩疼痛取脐左上相应的左肩部位；右腰扭伤取脐右下相应的右腰部位，然后进针。

（5）脐八卦或十二地支全息进针法：在临床上遇到脏腑经络疾病、一般慢性病（未找到结节或压痛点）可按脐八卦或十二地支全息律，在其脏腑经络对应的脐部位置进针，或根据疾病的性质，采用五行生克制化法进针。

（6）脐针治疗顺序：脐针在临床治疗中，其顺序是先取症状，次取系统，再取疾病。其意思是，在治疗中脐针的定位进针首先针对患者最感痛苦的症状，如急性腰扭伤，应先予以止痛。许多疾病往往因症状解除了，疾病也随之消失了。其次寻找疾病所属的系统，根据该系统在脐八卦全息律的对应关系，进行定位进针。例如，支气管炎伴咳嗽、咳痰，应属呼吸系统，可以取脐八卦全息的兑位（主呼吸系统），往往会收到不错的疗效；腰痛病位在膀胱经的，可取十二地支中的申时进行治疗，常可一针止痛。有些疾病已非常明确，可根据该病的全息定位，直接予以治疗，如肝炎或胆囊炎，可取其对应的震位或巽位进针。

四、脐针技术操作步骤图

脐针技术操作步骤见图 2-56。

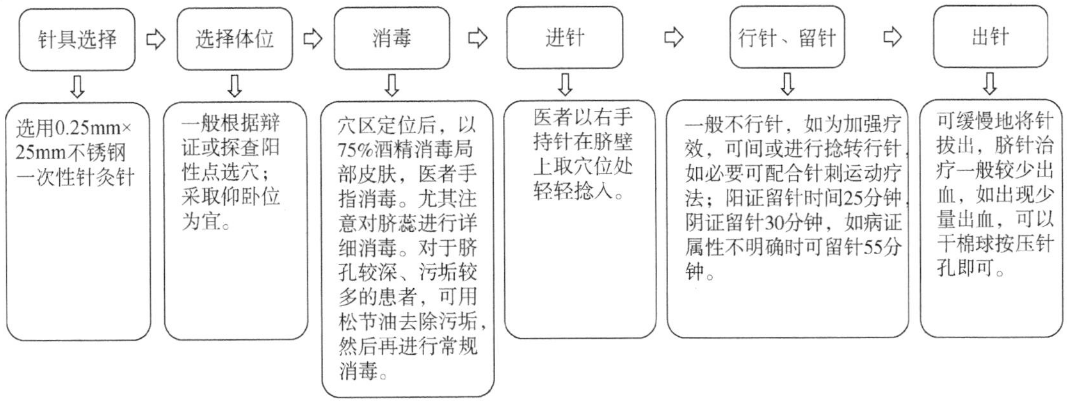

图 2-56　脐针技术操作步骤

五、脐针技术的适应证

适用于一般性疾病，如疼痛疾病，适用于内、外、妇等常见病、疑难病及危重症等

六、禁　忌　证

妊娠妇女和难以配合治疗的小儿，休克、多脏器衰竭、脑卒中、急性传染病、癌症晚期、恶液质、低蛋白水肿、烧烫伤、骨折、挤压综合征血、血友病等有出血倾向的血液病患者。

七、注 意 事 项

（1）刺激强度：在一般治疗中不主张强刺激，因为脐部特别敏感，只要进针了就能起到效果。但对于急性疼痛性疾病，可采用间断性强刺激。

（2）副作用：脐针只要操作得当，一般没有副作用。但如果采用强刺激可能会引起头晕、腹痛、恶心，严重者可能会出现呕吐。

八、临床应用举例

（1）胃神经官能症：艮位。

（2）窦性心律不齐、阵发性心动过速：升阳三针（男取坎巽离，女取坎震离）。

（3）肾绞痛：针尖向坎位压痛点或脐壁上反应点进行针刺，给予强刺激快速捻转。

（4）帕金森综合征：水火济济加巽。

（5）失眠证：属心肾不交的针坎离，肝郁震巽。

（6）咽喉肿痛：针兑位，或山泽通气加巽，

（7）儿童腹泻：针坤位或坤乾。

（8）前列腺肥大：针艮兑加坎或补肾三针（坤兑坎）。

（9）膝关节痛：取巽位。

（10）肩周炎：根据病变部位取相应地支进行治疗，如后侧痛小肠经可取未时，痛在前侧肺经区可取寅时；也可以直接根据洛书全息取巽位进行治疗。

第二十二节　夹脊针技术

夹脊针技术是以针刺夹脊穴来治疗全身疾病的一种针灸技术。“夹脊”一词最早见于《内经》。《素问·刺谬论》载有：“邪客于太阳之络，令人拘挛背急，引胁而痛，刺之从项始，数脊椎，夹脊，疾按之。应手如痛，刺之旁三痏，立已。”《后汉书·华佗别传》最早记载了夹脊穴位置：“有人病脚躄不能行……言灸此各七处，灸创愈即行也。后灸愈，灸处夹脊一寸，上下行，端直均匀如引绳。”《类经图翼》云：“夹脊：《肘后》云，此华佗法。”近代针灸家承淡安在其编著的《中国针灸学》中将华佗夹脊穴明确，即自第一胸椎至第五腰椎棘突下两侧，沿后正中线旁开5分，左右共34穴，称为“华佗夹脊穴”（图2-57），也称“华佗穴”。20世纪70年代出版的《常用新医疗法手册》又将颈椎旁开的七对穴位归入夹脊穴，从而扩大了夹脊穴的范围。

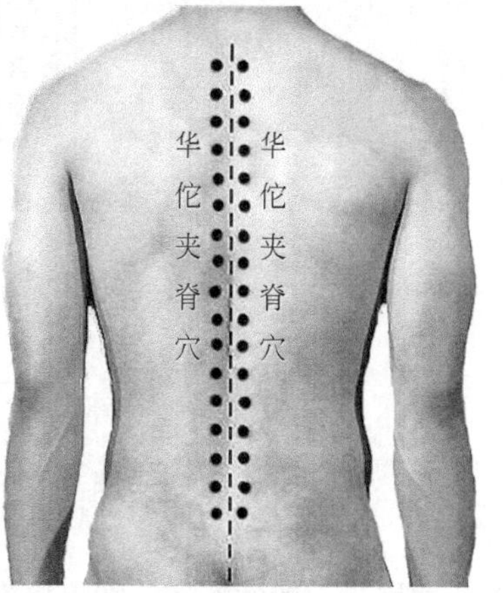

图2-57　华佗夹脊穴

一、理论基础

（一）脊柱与经络

足太阳经“挟脊抵腰中……其支者，从腰中，下挟脊……其支者，从膊内左右别下贯胛，挟脊内”，足少阴经“贯脊属肾”，手阳明经筋“绕肩胛，挟脊”，足阳明经筋“上循胁，属脊”，足太阴经筋“其内者着于脊”，足太阳经筋“上挟脊上项”，足少阴经筋“循膂内挟脊，上至项”，督脉“行于后背正中”，且手足三阳经交会于此。由此可见，脊柱与经络循行有着广泛和密切的联系。

（二）夹脊穴的解剖

穴位下一般位于横突间的韧带或肌肉，但颈部、胸部、腰骶部涉及的肌肉不同。浅层斜方肌、菱形肌、背阔肌、上下后锯肌、臀大肌；深层为竖脊肌、横突间肌。另外颈、胸、腰神经后支的内侧皮支分布于浅层，胸腰神经后支的肌支、骶神经、颈深动静脉、颈横动静脉、肋间后动静脉、腰动静脉背侧支、骶外侧动静脉后支分布于深层。

二、穴区的划分及定位

1. 颈夹脊

第1颈椎至第7颈椎棘突下两侧，后正中线旁开0.5寸各7个穴位，左右共14穴。

2. 胸夹脊

第1胸椎至第12胸椎棘突下两侧，后正中线旁开0.5寸各12个穴位，左右共24穴。

3. 腰夹脊

第 1 腰椎至第 5 腰椎棘突下两侧，后正中线旁开 0.5 寸各 5 个穴位，左右共 10 穴。

三、穴区的主治作用

1. 颈夹脊穴主治作用

颈项头面部、上肢疾患，如面瘫、结膜炎、颈痛、肩周炎、网球肘等。

2. 胸夹脊穴主治作用

胸夹脊穴 1 ~ 3 主治上肢部及胸部疾病，如上肢麻木乏力、胸痛、哮喘等疾病；胸夹脊穴 4 ~ 7 主治心肺及胸壁疾病，如心绞痛、胸膜炎、肋软骨炎等。胸夹脊穴 8 ~ 10 主治上腹部疾患，如慢性肝炎、胆绞痛、胆道蛔虫症等。胸夹脊穴 11、12 主治胃肠消化系统疾病，如胃痛、腹泻、呕吐等。

3. 腰夹脊穴主治作用

腰夹脊穴 1 主治腹部肠道疾患，如阑尾炎、腹痛、肠梗阻等。腰夹脊穴 2 ~ 5 主治泌尿生殖系统及下肢疾病，如痛经、遗尿、月经不调、阳痿、下肢疼痛等。

四、取穴原则

1. 脏腑辨证取穴

根据脏腑辨证病变在何脏腑来取相应背俞穴同一水平的夹脊穴。如胆绞痛病人取胆俞同一水平的胸 10 夹脊穴。

2. 反应点取穴法

脏腑功能失调，常通络络经络反映于体表，如经络探查时可发现压痛点、条索、结节、颜色异常等，可取邻近水平的夹脊穴进行治疗。

3. 局部取穴

根据颈、胸、腰部夹脊穴分布特点，取相对应夹脊穴治疗局部病症。如下腰痛取腰 4、5 夹脊穴。

4. 按神经节段分布取穴

如头面上颈部病变一般取颈 1 至颈 4 夹脊，上肢疾病一般取颈 5 至胸 1 夹脊穴，胸部疾病一般取胸 2 至胸 6 夹脊穴，下胸部及上腹部疾病一般取胸 7 至胸 12 夹脊穴，下腹部及上腰段疾病取腰 1 至腰 2 夹脊穴，下腰臀部疾病及下肢病变一般取腰 3 至腰 5 夹脊穴。

五、夹脊针技术操作步骤

夹脊针技术操作步骤如图 2-58。

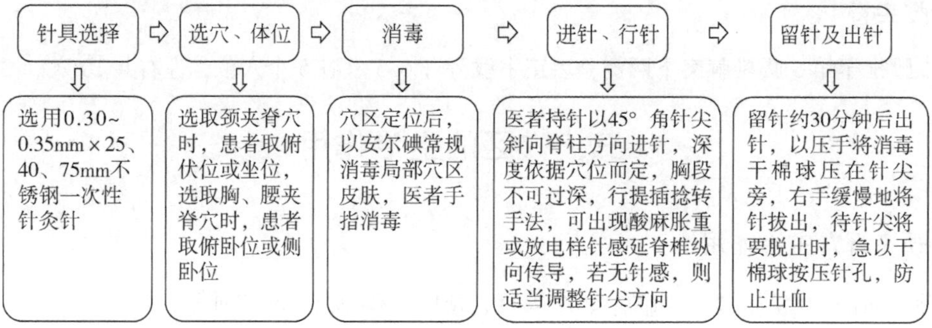

图 2-58　夹脊针技术操作步骤

六、适　应　证

夹脊针技术适应证广泛，涉及内、外、妇、儿、骨伤、神经系统各科病症。

(1) 痛证：三叉神经痛、紧张性头痛、颈肩综合征、带状疱疹后遗神经痛、腰椎间盘突出症、肩周炎、足底筋膜炎等。

(2) 呼吸系统病症：哮喘、支气管炎、慢性咳嗽等。

(3) 心血管系统病症：心悸、冠心病、高血压病、心脏神经官能症等。

(4) 消化系统病症：胃十二指肠溃疡、便秘、腹泻、胃炎、呃逆等。

(5) 泌尿生殖系统病症：痛经、月经不调、遗尿、阳痿等。

(6) 五官科病症：视神经炎、过敏性鼻炎、耳鸣、耳聋等。

(7) 其他病症：湿疹、荨麻疹、瘙痒症等。

七、夹脊针技术的临床应用举例

(一) 颈椎病

适应证　适用于除脊髓型颈椎病外各型。

选穴　相应节段颈夹脊穴。

操作方法　以毫针针刺或配合电针、温针灸，颈1~颈2不行手法，颈3~颈7行轻捻转手法，至出现针感。

(二) 胆绞痛

适应证　适用于胆绞痛急性发作期。

选穴　取胸10~胸12夹脊。

操作方法　以毫针针刺，配合行捻转手法，至患者出现放电样针感延脊柱纵向传导至胆区，间断行手法或配合电针。

(三) 带状疱疹

适应证　适用于疱疹发疹期或后遗疼痛期。

选穴　取疱疹分布相应神经节段夹脊穴。

操作方法 疱疹急性期仅以三棱针点刺出血；后遗神经痛以毫针针刺或锨针埋针法。

(四) 慢性胃炎

适应证 适用于慢性胃炎反复胃痛者。

选穴 选取胸9~胸12夹脊、腰1夹脊穴。

操作方法 以毫针针刺，行捻转手法，以针感向上腹部、脐部放射为佳。

(五) 腰椎间盘突出症

适应证 适用于腰突症腰腿痛者。

选穴 选取腰1~腰5夹脊穴。

操作方法 以毫针针刺，行提插、捻转手法，至患者出现放电样针感延脊柱纵向传导至腰骶部或延坐骨神经走行向下肢传导。

八、禁 忌 证

（1）孕妇腰夹脊部。

（2）严重心脏病患者。

（3）局部皮肤炎症、感染和有出血倾向患者。

九、注意事项

（1）颈1、颈2夹脊不可斜向上方深刺，以免误入枕骨大孔，误伤延髓。

（2）胸段夹脊穴针刺时注意方向，针刺不宜过深，行手法不宜过强，以免造成气胸。

第二十三节 背腧针技术

背腧针技术是通过对背部腧穴进行针刺，以治疗全身疾病的一种针灸技术。著名针灸学家刘炳权教授根据《黄帝内经》、《脉经》、《针灸甲乙经》、《备急千金要方》、《千金翼方》及《肘后备急方》对背部腧穴的论述，编著成《背针疗法》，形成背腧针技术。

一、理论基础

背部的浅层为经脉所过，深层为脏腑所居，五脏六腑及奇恒之腑均居其中。背俞穴包括从大椎穴至尾闾骨长强穴的一切背部经穴及经外奇穴。背部循行正中线是督脉，循行背部正中线旁开1.5寸和旁开3寸是足太阳膀胱经，手太阳小肠经、手少阳三焦经、足少阳胆经是经过背部，背部正中旁0.5寸是华佗夹脊穴。

督脉循行于人体背部正中线，分布脑、脊部位，十二经脉的手三阳经与足三阴经脉均会于督脉，为“阳经之海”，有调整全身诸阳之气的作用。督脉循行的路线，正好是脊椎的位置；督脉在背部正中线上的穴位，位于相邻两个椎体之间，由表到里，分别是棘间韧带、黄韧带、脊髓、后纵韧带、椎间盘、前纵韧带。因此，督脉与脊柱关系密切。

其中足太阳膀胱经在背部纵行循行于椎旁1.5寸和3寸部位，局部有背部皮肤、筋膜、肌肉、肋骨、脊神经、内脏等，因此，背部膀胱经穴位可以治疗背部疼痛，如带状疱疹感染、背部筋膜无菌性炎症、内脏痛等；背部膀胱经的腧穴以背俞穴为代表，背俞穴是脏腑之气输注于背腰部的腧穴，又称“俞穴”。背俞穴位于背腰部足太阳经的第一侧线（椎旁 1.5 寸）上，大体依脏腑位置的高低而上下排列。五脏六腑各有 1 个背俞穴，共 12 个，分别冠以脏腑之名。它既有治疗相应脏腑病变的作用，又有通过相应部位的阳性反应点，对相应脏腑病变进行诊治的作用。同时，足太阳膀胱经循行上至头部，下至足趾末端，它还治疗头部和下肢经脉所过部位的病变。

另外，还有背部的经外奇穴，以华佗夹脊穴为代表，它是在第一胸椎到第五腰椎棘突下旁开 0.5 寸穴位，每侧 17 穴，左右共 34 穴。其作用类似于背俞穴或督脉相应水平穴位的作用。现代研究发现，穴位感受器主要是分布于各穴深浅不同部位中的各种游离神经末梢。针刺冲动主要通过支配穴区的躯体神经传递到脊髓后角，然后沿传导痛温觉的腹外侧索上传，最终到达大脑。夹脊穴的解剖位置正好是脊神经所在之处，其附近均有相应的脊神经后支平行和伴行，尽管此神经后支穿皮下处有高于或低于夹脊穴水平者，但神经纤维所支配的范围覆盖了穴区部位。脊柱两旁分布着椎旁神经节，它们借节间支连成交感干，交感神经干交通与脊神经的连接点在体表的投影与夹脊穴密切相关。针刺夹脊穴时，针体沿棘突下两侧刺入，深达椎体，针感可沿肋间传导。针刺夹脊穴可影响神经内分泌网络功能，起到调节内脏功能的效果。

二、背部循行经脉穴位的定位及功效

背部循行经脉穴位见图 2-59。

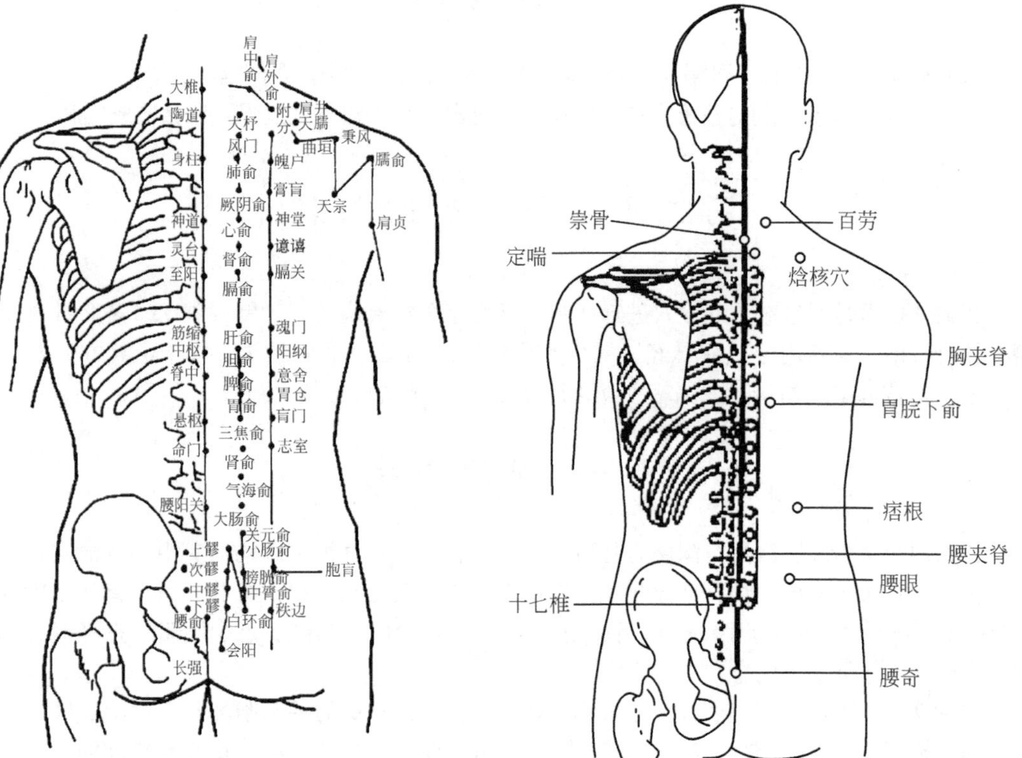

图 2-59　背部循行经脉穴位

(一) 督脉背部腧穴

1. 长强(络穴)

(1) 定位:在尾骨端下0.5寸,当尾骨端与肛门连线的中点处。
(2) 主治:泄泻、便血、便秘、痔疾、脱肛、癫狂痫。

2. 腰俞

(1) 定位:在骶部、当后正中线上,适对骶管裂孔。
(2) 主治:癫狂、癫痫,痔疾,腰脊强痛,下肢痿痹,月经不调。

3. 腰阳关

(1) 定位:在腰部,当后正中线上,第4腰椎棘突下凹陷中。
(2) 主治:月经不调、遗精、阳痿,腰骶痛,下肢痿痹。

4. 命门

(1) 定位:在腰部,当后正中线上,第2腰椎棘突下凹陷中。
(2) 主治:遗精、阳痿,月经不调、带下,泄泻、腰脊强痛。

5. 悬枢

(1) 定位:在腰部,当后正中线上,第1腰椎棘突下凹陷中。
(2) 主治:腰脊强痛,泄泻、腹痛。

6. 脊中

(1) 定位:在背部,当后正中线上,第11胸椎棘突下凹陷中。
(2) 主治:泄泻、黄疸、痔疾、癫痫。

7. 中枢

(1) 定位:在背部,当后正中线上,第10胸椎棘突下凹陷中。
(2) 主治:黄疸、呕吐、腹胀满,腰脊强痛。

8. 筋缩

(1) 定位:在背部,当后正中线上,第9胸椎棘突下凹陷中。
(2) 主治:癫痫、脊强、胃痛。

9. 至阳

(1) 定位:在背部,当后正中线上,第7胸椎棘突下凹陷中。
(2) 主治:急性胃疼,黄疸,胸胁胀痛、咳嗽、背痛。

10. 灵台

(1) 定位:在背部,当后正中线上,第6胸椎棘突下凹陷中。
(2) 主治:急性胃疼,疔疮,咳嗽、脊背强痛。

11. 神道

（1）定位：在背部、当后正中线上，第5胸椎棘突下凹陷中。
（2）主治：心悸、心痛、失眠、健忘，咳嗽、噎膈，脊背强痛。

12. 身柱

（1）定位：在背部，当后正中线上，第3胸椎棘突下凹陷中。
（2）主治：咳嗽、气喘，癫痫，脊背强痛。

13. 陶道

（1）定位：在背部，当后正中线上，第1胸椎棘突下凹陷中。
（2）主治：热病、疟疾，头痛、脊强。

14. 大椎

（1）定位：在后正中线上，第7颈椎棘突下凹陷中。
（2）主治：热病、疟疾、骨蒸盗汗，周身畏寒、感冒、目赤肿痛、头项强痛，癫痫，咳喘。

（二）足太阳膀胱经背部腧穴

1. 大杼

（1）定位：在背部，当第1胸椎棘突下，旁开1.5寸。
（2）主治：各种骨病（骨痛，肩、腰、骶、膝关节痛），发热、咳嗽、头痛鼻塞。

2. 风门

（1）定位：在背部，当第2胸椎棘突下，旁开1.5寸。
（2）主治：伤风、咳嗽，发热、头痛、项强、胸背痛。

3. 肺俞

（1）定位：在背部，当第3胸椎棘突下，旁开1.5寸。
（2）主治：发热、咳嗽、咯血、盗汗、鼻塞，毛发脱落、痘、疹、疮、癣。

4. 厥阴俞

（1）定位：在背部，当第4胸椎棘突下，旁开1.5寸。
（2）主治：心痛、心悸，咳嗽、胸闷，牙痛。

5. 心俞

（1）定位：在背部，当第5胸椎棘突下，旁开1.5寸。
（2）主治：心痛、心悸、胸闷、气短，咳嗽、吐血，失眠、健忘、癫痫，梦遗、盗汗。

6. 督俞

（1）定位：在背部，当第6胸椎棘突下，旁开1.5寸。
（2）主治：心痛、胸闷，胃痛、腹痛，咳嗽、气喘。

7. 膈俞

（1）定位：在背部，第 7 胸椎棘突下，旁开 1.5 寸。
（2）主治：急性胃脘痛、呃逆、噎膈、便血，咳嗽、气喘、吐血、骨蒸盗汗。

8. 肝俞

（1）定位：在背部，当第 9 胸椎棘突下，旁开 1.5 寸。
（2）主治：胁痛、黄疸，目疾、吐、衄，癫狂、脊背痛。

9. 胆俞

（1）定位：在背部，当第 10 胸椎棘突下，旁开 1.5 寸。
（2）主治：黄疸、口苦、胁痛，肺痨、潮热。

10. 脾俞

（1）定位：在背部，当第 11 胸椎棘突下，旁开 1.5 寸。
（2）主治：腹胀、黄疸、呕吐、泄泻、痢疾、便血，水肿。

11. 胃俞

（1）定位：在背部，当第 12 胸椎棘突下，旁开 1.5 寸。
（2）主治：胃脘痛、呕吐，腹胀、肠鸣。

12. 三焦俞

（1）定位：在腰部，当第 1 腰椎棘突下，旁开 1.5 寸。
（2）主治：水肿、小便不利，腹胀、肠鸣、泄泻、痢疾，膝关节无力。

13. 肾俞

（1）定位：在腰部，当第 2 腰椎棘突下，旁开 1.5 寸。
（2）主治：遗尿、小便不利、水肿，遗精、阳痿、月经不调、白带，耳聋、耳鸣、咳嗽、气喘，中风偏瘫、腰痛、骨病。

14. 气海俞

（1）定位：在腰部，当第 3 腰椎棘突下，旁开 1.5 寸。
（2）主治：腹胀、肠鸣、痔漏，痛经、腰痛。

15. 大肠俞

（1）定位：在腰部，当第 4 腰椎棘突下，旁开 1.5 寸。
（2）主治：腹胀、泄泻、便秘、痔疮出血，腰痛，荨麻疹。

16. 关元俞

（1）定位：在腰部，当第 5 腰椎棘突下，旁开 1.5 寸。
（2）主治：腰骶痛，腹胀、泄泻，小便频数或不利、遗尿。

17. 小肠俞

（1）定位：在骶部，当骶正中嵴旁开1.5寸，平第1骶后孔。
（2）主治：腰骶痛、膝关节痛，小腹胀痛、小便不利，遗精、白带。

18. 膀胱俞

（1）定位：在骶部，当骶正中嵴旁1.5寸，平第2骶后孔。
（2）主治：小便不利、遗尿，腰脊强痛、腿痛，泄泻、便秘。

19. 中膂俞

（1）定位：在骶部，当骶正中嵴旁1.5寸，平第3骶后孔。
（2）主治：泄泻，疝气、腰脊强痛。

20. 白环俞

（1）定位：在骶部，当骶正中嵴旁1.5寸，平第4骶后孔。
（2）主治：遗精、白带、月经不调、遗尿，腰骶疼痛、疝气。

21. 上髎

（1）定位：在骶部，当髂后上嵴与后正中线之间，适对第1骶后孔处。
（2）主治：月经不调、赤白带下、阴挺，遗精、阳痿，大、小便不利，腰骶痛。

22. 次髎

（1）定位：在骶部，当髂后上棘内下方，适第2骶后孔处。
（2）主治：遗精、阳痿，月经不调、赤白带下，腰骶痛、下肢痿痹。

23. 中髎

（1）定位：当次髎内下方，适对第3骶后孔处。
（2）主治：月经不调、白带、小便不利、便秘、泄泻，腰骶疼痛。

24. 下髎

（1）定位：在骶部，当中髎内下方，适对第4骶后孔处。
（2）主治：腰骶痛、小腹痛，小便不利、带下。

25. 会阳

（1）定位：在骶部，尾骨端旁开0.5寸。
（2）主治：大便失禁，泄泻，便血，痔疾。阳痿。带下。

26. 承扶

（1）定位：在大腿后面，臀下横纹的中点。
（2）主治：腰、骶、臀、股疼痛，痔疮。

27. 附分

（1）定位：在背部，当第2胸椎棘突下，旁开3寸。

（2）主治：颈项强痛、肩背拘急、肘臂麻木。

28. 魄户

（1）定位：在背部，当第3胸椎棘突下，旁开3寸。
（2）主治：咳嗽、气喘、肺痨，项强、肩背痛。

29. 膏肓俞

（1）定位：在背部，当第四胸椎棘突下，旁开3寸。
（2）主治：肺痨咳嗽气喘、纳差、便溏、消瘦乏力，遗精、盗汗、健忘，肩背酸痛。

30. 神堂

（1）定位：在背部，当第5胸椎棘突下，旁开3寸。
（2）主治：心痛、心悸、失眠，胸闷、咳嗽、气喘，肩背痛。

31. 譩譆

（1）定位：在第6胸椎棘突下，旁开3寸。
（2）主治：胸痛引背、肩背痛、咳嗽、气喘、目眩、目痛、鼻衄、热病无汗、疟疾。

32. 膈关

（1）定位：在背部，当第7胸椎棘突下，旁开3寸。
（2）主治：饮食不下、呃逆、呕吐，脊背强痛。

33. 魂门

（1）定位：在背部，当第9胸椎棘突下，旁开3寸。
（2）主治：胸胁胀满、呕吐、泄泻，背痛。

34. 阳纲

（1）定位：在背部，当第10胸椎棘突下，旁开3寸。
（2）主治：黄疸、腹痛、肠鸣、泄泻，消渴。

35. 意舍

（1）定位：在背部，当第11胸椎棘突下，旁开3寸。
（2）主治：腹胀、肠鸣、呕吐、泄泻。

36. 胃仓

（1）定位：在背部，当第12胸椎棘突下，旁开3寸。
（2）主治：胃脘痛、腹胀，小儿食积，水肿。

37. 肓门

（1）定位：在腰部，当第1腰椎棘突下，旁开3寸。
（2）主治：腹痛、便秘，痞块、乳疾。

38. 志室

（1）定位：在腰部，当第2腰椎棘突下，旁开3寸。
（2）主治：遗精、阳痿，小便不利、水肿，腰脊强痛。

39. 胞肓

（1）定位：在臀部，平第2骶后孔，骶正中嵴旁开3寸。
（2）主治：尿闭、阴肿，腰脊痛，肠鸣腹胀。

40. 秩边

（1）定位：在臀部，平第4骶后孔，骶正中嵴旁开3寸。
（2）主治：腰骶痛、下肢痿痹，小便不利、便秘、痔疾。

（三）手太阳小肠经背部腧穴

1. 肩贞

（1）定位：在肩关节后下方，臂内收时，腋后纹头上1寸（指寸）。
（2）主治：肩臂疼痛，瘰疬、耳鸣。

2. 臑俞

（1）定位：在肩部，当腋后纹头直上，肩胛冈下缘凹陷中。
（2）主治：肩臂疼痛、瘰疬。

3. 天宗

（1）定位：在肩胛部，当冈下窝中央凹陷处，与第4胸椎相平。
（2）主治：肩胛疼痛、气喘、乳痈。

4. 秉风

（1）定位：在肩胛部，冈上窝中央，天宗直上，举臂有凹陷处。
（2）主治：肩胛疼痛、上肢酸麻。

5. 曲垣

（1）定位：在肩胛部，冈上窝内侧端，当臑俞与第2胸椎棘突连线的中点处。
（2）主治：肩胛疼痛。

6. 肩外俞

（1）定位：在背部，当第1胸椎棘突下，旁开3寸。
（2）主治：肩背疼痛、颈项强急。

7. 肩中俞

（1）定位：在背部，当第7颈椎棘突下，旁开2寸。
（2）主治：咳嗽、气喘、咳血，肩背疼痛。

（四）手少阳三焦经背部腧穴

天髎

（1）定位：在肩胛部，肩井与曲垣的中间，当肩胛骨上角处。
（2）主治：肩臂痛、颈项强痛、胸中烦满。

（五）足少阳胆经背部腧穴

肩井

（1）定位：在肩上，前直乳中，当大椎与肩峰端连线的中点上。
（2）主治：肩背痹痛、手臂不举、颈项强痛、乳痈、中风、瘰疬、难产、诸虚百损。

（六）背部经外奇穴

1. 定喘

（1）定位：在背部，当第7颈椎棘突下，旁开0.5寸。
（2）主治：哮喘、咳嗽、肩背痛。

2. 夹脊

（1）定位：在背腰部，当第1胸椎至第5腰椎棘突下两侧，后正中线旁开0.5寸，一侧17穴，左右共34穴。

（2）主治：适应范围较广，其中上胸部的穴位治疗心肺、上肢疾病；下胸部的穴位治疗胃肠疾病；腰部的穴位治疗腰腹及下肢疾病。

3. 胃脘下俞

（1）定位：在背部，当第8颈椎棘突下，旁开1.5寸。
（2）主治：胃痛、腹痛、胸胁痛、消渴。

4. 痞根

（1）定位：在腰部，当第1腰椎棘突下，旁开3.5寸。
（2）主治：痞块、腰痛。

5. 腰眼

（1）定位：在腰部，当第4腰椎棘突下，旁开3.5寸凹陷中。
（2）主治：腰痛、月经不调、带下。

6. 十七椎

（1）定位：在腰部，在后正中线上，第5腰椎棘突下。
（2）主治：腰腿痛、下肢瘫痪、崩漏、月经不调。

7. 腰奇

（1）定位：在骶部，当尾骨端直上2寸，骶角之间凹陷中。

（2）主治：癫痫、头痛、失眠、便秘。

三、穴区的主治作用

（1）共同点：①穴位的局部主治作用；②穴位所在经脉和相应脏腑主治作用。

（2）不同点

1）华佗夹脊穴：胸夹脊1～3主治上肢疾患及胸部疾患，如上肢麻痹、瘫痪、疼痛等症，以及咳嗽、气喘、胸痛等；胸夹脊4～7主治心脏疾患；胸夹脊8～10主治肝胆疾患，如肝区痛、胆绞痛、胆道蛔虫等症；胸夹脊11～12主治脾胃病，如胃痛、呕吐、呃逆；胸11～腰1主治腹部疾患，如腹痛、腹胀、肠粘连、阑尾炎、肠炎等，以及大腿根部痛；腰2～5夹脊穴主治腹部及下肢疾患，如下肢疼痛、腿软无力、瘫痪、腰痛。

2）背俞穴：主治相应脏腑的疾病和膀胱经经脉病变。

3）督脉穴：调节相应脊髓节段的病变。

四、取穴原则

背腧针技术的取穴原则是以脏腑经络辨证为基础的。

（1）在腰背部局部病变，采用附近穴位进行取穴治疗。如背部带状疱疹，在疱疹附近穴位针刺治疗。腰肌劳损引起的疼痛，在疼痛部位取穴（阿是穴）或附近取穴，如肾俞、大肠俞等。

（2）按经脉所过治疗疾病。如头部或下肢病变，根据病变部位所属经脉，选用腰背部相应经脉穴位，脊椎病变选用督脉穴位等。

（3）根据脏腑辨证，选用相应的背俞穴治疗。如心脏病选用心俞；肝病选取肝俞等。

（4）穴位的横向治疗作用。如华佗夹脊穴除了局部治疗作用，还有相应神经节段调节作用。

（5）某些背部穴位的特殊作用。如大椎退热；命门温肾；大杼治疗骨病。

五、背腧针技术操作步骤

背腧针技术操作步骤见图2-60。

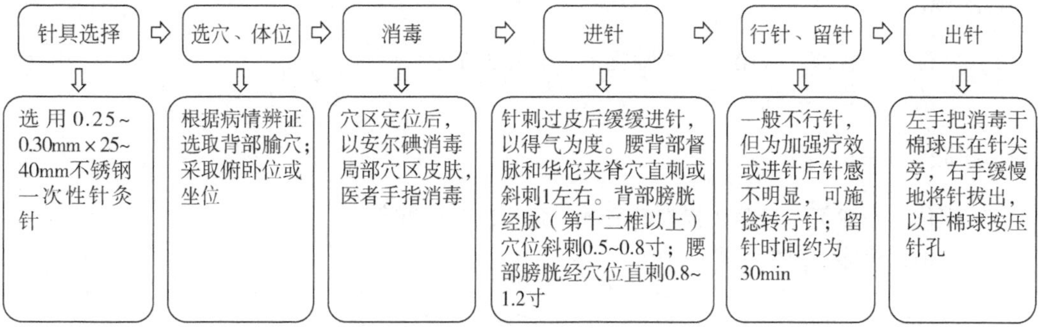

图2-60　背腧针技术操作步骤

六、适　应　证

（1）背部局部病症：如脊柱病症、背部肌肉病症及脊神经病变。

（2）脏腑病症：如心俞治疗心脏病症和神志病症；肺俞治疗肺系病症。
（3）相应经脉病症：如膀胱俞治疗后头痛。

七、背腧针技术的临床应用举例

1. 冠心病

适应证　适用于缓解期或预防发作。
主穴　心俞、胸5华佗夹脊。
配穴　伴高血压头晕者加肝俞、膈俞，血瘀证者加膈俞，气虚证者加脾俞、至阳、大椎。
操作方法　斜刺0.5～0.8寸，短时间留针或不留针，可结合艾灸或埋皮内针治疗。

2. 截瘫

适应证　急性期和恢复期。
主穴　相应病变节段的华佗夹脊和督脉穴位。
配穴　久病者加膈俞、心俞、肝俞、肾俞。
操作方法　直刺或向脊椎方向斜刺1.0～1.2寸，得气后行补法，留针期间配合行针。

3. 呃逆

适应证　适用于急性期发作期。
主穴　取膈俞为主。
配穴　痰多者加用肺俞、脾俞；胸痛者配心俞、膻中。
操作方法　直刺或斜刺0.5～0.8寸，强刺激，不留针，可结合艾灸或火罐治疗。

4. 哮喘

适应证　适用于哮喘急性发作期和缓解期的治疗。
主穴　定喘、肺俞。
配穴　外邪引发者加大椎；脾虚痰多者加脾俞；肺肾亏虚者加肾俞。
操作方法　斜刺0.5～0.8寸，可结合艾灸。

5. 腰痛

适应证　适用于急慢性腰痛。
主穴　肾俞、阿是穴。
配穴　伴下肢放射痛者加志室、委中；寒盛者加命门、大椎。
操作方法　直刺得气，留针期间配合提插捻转行针；瘀证结合局部刺络放血拔罐；寒盛配以艾灸。

八、禁　忌　证

（1）患者有出血倾向疾病。
（2）患者局部有皮肤溃疡或瘢痕。
（3）背部督脉和华佗夹脊的穴位不宜深刺。

（4）孕妇的腰部穴位慎用或禁用。

九、注意事项

（1）针刺背腰部穴位不宜过深，避免刺伤内脏。
（2）针刺背部除督脉、华佗夹脊外，不宜进针过深，避免引起气胸。
（3）在背部留针期间，注意保暖。
（4）出现晕针现象，当注意预防及处理。

第二十四节　穴位注射技术

穴位注射又称水针，是以中西医理论为指导，依据穴位作用和药物性能，在穴位内注入药物以防治疾病的技术。它将针刺与药物的双重刺激作用有机综合，整合效能，故对某些疾病能提高疗效。穴位注射技术形成于20世纪50年代初期，60年代开始得到推广和应用。如今，其应用范围几乎扩大到临床各科。其名称经历了封闭疗法—“孔穴封闭疗法”或称“经穴封闭疗法”、“穴位封闭”—“穴位注射疗法”三个阶段。其源于西医注射疗法，逐渐被中医吸收优化，形成如今疗效较为理想的技术。

一、理论基础

（一）针刺作用

穴位注射具有类似针灸的作用。
（1）疏通经络、调和气血。
（2）调和阴阳，使机体从阴阳失衡的状态向平衡状态转化。
（3）扶助机体正气及驱除病邪。
（4）穴位通常具有丰富的神经末梢，毛细血管和肥大细胞，是神经化学末梢和生物学制动点，这一生理特征决定了穴位比非穴位更能吸收药物和发生刺激反应。

（二）药理作用

穴位注射具有该药物本身的药理治疗作用，例如，丹参注射液具有中药丹参活血化瘀的功效；黄芪注射液具有中药黄芪补气的功效；抗生素类注射液具有相应的抗菌消炎作用；神经营养药对神经损伤的营养修复作用等。

（三）叠加作用

现代研究发现，穴位注射药物效应具有“高效性”和“速效性”，即穴位注射的血药浓度虽远远低于静脉注射，其药效却能在短时间内达到与静脉注射相同甚至更好的效果。药物在注射部位经由机体缓慢吸收，延长穴位刺激时间，穴位和药物作用进行叠加。

二、器具和常用药物

（一）器具

根据病情和操作部位的需要选择不同型号的一次性使用无菌注射器和一次性使用无菌注射针。临床上一般以一次性使用无菌注射器（带长5号针头）5ml为常用。常用注射器有1ml、2ml、5ml、10ml、20ml注射器，常用针头为4～7号普通注射针头，牙科用5号长针头等（图2-61）。

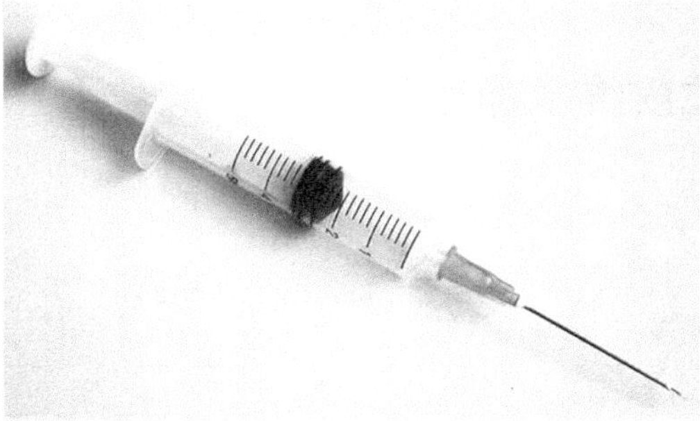
(a)穴位注射用注射器

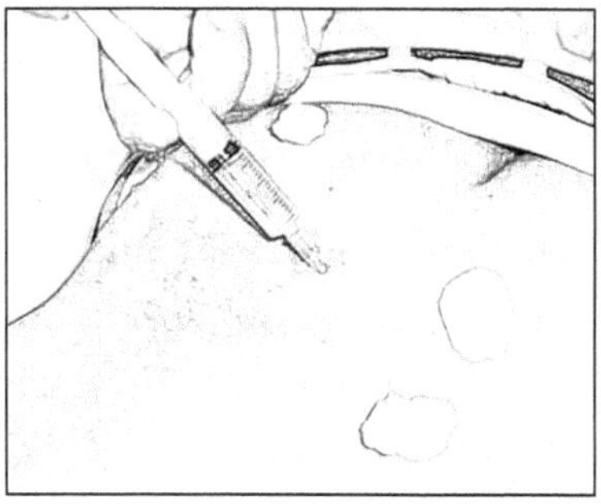
(b)穴位注射

图2-61 穴位注射器具

（二）常用药物

常用药物包括中药及西药肌肉注射剂，注射剂应符合《中华人民共和国药典》的规定。主要分为以下几类。

（1）中草药制剂：复方丹参注射液、当归注射液、川芎嗪注射液、生脉注射液、板蓝根注射液、清开灵注射液、柴胡注射液等。

（2）维生素类制剂：维生素B1注射液、维生素B12注射液、维丁胺性钙注射液、维生素C注射液、维生素B6注射液等。

（3）其他常用药物：5%～10%葡萄糖注射液、甲钴胺注射液、胎盘注射液、盐酸普鲁卡因注射液、生理盐水、硫酸阿托品注射液等。

三、注射剂量

一次穴位注射的用药总量须小于该药一次的常规肌肉注射用量，具体用量因注入的部位和药物的种类不同而不同。

（1）头面部等皮肤薄弱处用药量较小，每穴一次注入药量：耳穴0.1～0.2ml，头面部穴位0.1～0.5ml。

（2）肌肉丰厚处用药量较大，每穴一次注入药量：腹背及四肢部穴位1～2ml，腰臀部穴位2～5ml。

（3）关节腔、神经根等附近处用量宜小，每穴一次注入药量：0.1～0.2ml。

（4）刺激性较小的药物，如葡萄糖、生理盐水等用量较大，如软组织劳损时，局部注射葡萄糖液可用10～20ml左右。

（5）刺激性较大的药物如乙醇及特异性药物如阿托品、抗生素等用量应小，每次用量多为常规用量的 1/10～1/3。

（6）一般小儿、老人及体型瘦弱者注射量应在此基础上减少。

四、选穴原则

（1）辨证循经选穴：按照传统针刺的取穴原则。

（2）选取阳性反应点：临床上常结合经络、穴位的触诊法选取阳性反应点如压痛、结节、条索状物等。

（3）结合现代医学诊疗技术如 X 线、CT 或 MRI，确诊病变部位的夹脊穴。

五、穴位注射技术操作步骤

穴位注射技术操作步骤见图 2-62。

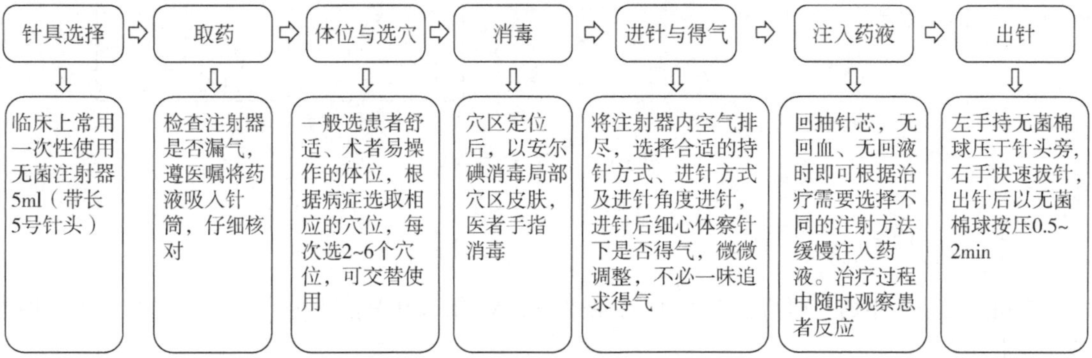

图 2-62　穴位注射技术操作步骤

六、进针方向和角度

（1）针刺方向：直刺适用于人体大多数穴位；斜刺适用于骨骼边缘和不宜深刺的穴位，为避开血管、肌腱及瘢痕组织也宜倾斜进针；横刺适用于头面、胸背、腹部穴位及皮肉浅薄处的穴位。

（2）针刺角度：眼区穴位要注意进针角度和深度，不做提插捻转；胸背部穴位注射，应平刺进针，针尖斜向脊柱；下腹部穴位注射前应先令患者排尿，以免刺伤膀胱。

（3）针刺深度：头面、耳部、四肢远端、胸背部等皮薄肉少处注射宜浅；四肢肘膝以上和臀部等肌肉丰厚处注射可较深。

七、疗　　程

每天或隔天注射 1 次，反应强烈者亦可隔 2～3 日 1 次，穴位可左右交替使用。疗程的治疗次数取决于疾病的性质及特点，以 5～10 次为宜。两个疗程间宜相隔 5～7 天。

八、适 应 证

穴位注射的适用范围广泛，凡是针灸的适应证大部分可以用此技术治疗。临床上可应用于以下几种疾病。

（1）运动系统病症：如颈椎病、肩周炎、关节炎、腰肌劳损、关节扭伤等。

（2）神经精神系统病症：如三叉神经痛、坐骨神经痛、多发性神经炎、面神经麻痹、癫痫、失眠等。

（3）消化系统病症：如胃下垂、胃肠神经症、腹泻、便秘等。

（4）呼吸系统病症：如急慢性支气管炎、上呼吸道感染、支气管哮喘等。

（5）心血管病症：如高血压、冠心病等。

（6）皮肤病症：如荨麻疹、痤疮、神经性皮炎等。

（7）妇科病症：如痛经、乳腺增生、月经过少、月经不定期等。

（8）五官科病症：如咽喉炎、中耳炎、鼻窦炎等。

九、穴位注射技术的临床应用举例

1. 中风

适应证　适用于中风急性期、恢复期及后遗症期。

主穴　手三里、足三里或大肠俞、肾俞交替。

配穴　肝阳暴亢证加肝俞、胆俞；风痰阻络证加丰隆、风池；痰热腑实证加曲池、中脘；气虚血瘀证加足三里、关元；阴虚风动证加志室、风市。

药物：丹参注射液、生脉注射液等。

疗程：每次选穴 2～4 个，每穴注射 0.5～1ml，每日或隔日 1 次，10 次为 1 个疗程。

2. 颈椎病

适应证　适用于急性期疼痛明显者。

主穴　新设、肩中俞或百劳、肩外俞交替。

配穴　风寒湿证加风池、阴陵泉；气滞血瘀证加膈俞、血海；痰湿阻络证加足三里、中脘；湿热阻滞证加曲池、阴陵泉；肾气亏虚证加肾俞、关元；气血亏虚证加血海、足三里。

药物　丹参注射液或维生素 B_{12} 1ml+维生素 D_2 胶性钙 2ml 混合液。

疗程　每次选穴 2～4 个，每穴注射 0.5～1ml，每日或隔日 1 次，10 次为 1 个疗程。

3. 腰肌劳损

适应证　适用于急性发作期疼痛明显者。

取穴　大肠俞、肾俞或腰夹脊、阿是穴交替。

配穴　寒湿腰痛者加阴陵泉、关元；湿热腰痛者加曲池、丰隆；血瘀者加膈俞、血海；肾虚者加太溪、肾俞；阳虚者加命门、关元。

药物　丹参注射液或维生素 B_{12} 1ml+维生素 D_2 胶性钙 2ml 混合液。

疗程　每次选穴 2～4 个，每穴注射 0.5～2ml，每日或隔日 1 次，10 次为 1 个疗程。

4. 肩周炎

适应证　适用于急性期疼痛明显及肩部活动受限者。

取穴　肩髃、肩髎、肩贞。

配穴　风寒证加风池、肺俞；湿热证加曲池。

药物　可选用维生素 B_{12} 1ml+维生素 D_2 胶性钙 2ml 混合液或当归注射液、丹参注射液等。

疗程　每次选穴 4～5 个，每穴注射 0.5～1ml，每日或隔日 1 次，10 次为 1 个疗程。

5. 痛经

适应证　适用于月经或行经前后周期性小腹疼痛者。

主穴　中极、足三里。

配穴　气血不足证加脾俞、气海；气滞血瘀证加膈俞、血海；寒湿凝滞证加关元、归来；肾气亏损证加肾俞、地机。

药物　黄芪注射液或当归注射液等。

疗程　每次选穴 2～4 个，每穴注射 0.5～1ml，一般月经来潮前 5 天开始，每天或隔天 1 次，每 3 个经期为 1 个疗程。

十、禁　忌　证

（1）禁止将药物注射在脊髓腔和血管内。

（2）禁针的穴位及部位禁止穴位注射，如孕妇或月经期女子腹部及腰骶部及三阴交、合谷等孕妇禁针穴位。

（3）表皮破损或有感染的部位禁止穴位注射。

（4）严重心肾不全、恶性肿瘤等危急重症和诊断尚不清的意识障碍者禁止穴位注射。

十一、注 意 事 项

（1）治疗前应对患者说明治疗的特点和治疗时会出现的正常反应。

（2）药物应在有效期内使用。

（3）注意药物的性能、药理作用、剂量及配伍禁忌、不良反应及过敏反应。注射操作均应在药敏试验结束并合格的前提下进行。

（4）初次治疗及年老体弱者注射点不应过多，药量亦应酌情减少。

（5）酒后、饭后及强体力劳动后不应穴位注射。

（6）体质过分虚弱或有晕针史的患者应慎用穴位注射。

（7）耳穴注射应选用易于吸收、无刺激性的药物。注射不应过深，以免注入骨膜内，同时也不应过浅而注入皮内。

（8）眼区穴位要注意进针角度和深度，不应做提插捻转。

（9）胸背部穴位注射，应平刺进针，针尖斜向脊柱。

（10）下腹部穴位注射前应先令患者排尿，以免刺伤膀胱。

第二十五节　穴位埋线技术

穴位埋线技术是一种“以线代针”的一种新型穴位刺激技术，是针灸技术在临床上的延伸和发展，是现代医学技术与传统经络学说相结合的产物。其技术产生于60年代初期，即原来穴位埋藏技术的一种，渐辅助到将羊肠线埋植到穴位内，通过羊肠线这种异体蛋白组织对穴位产生持久而柔和的生理物理和生物化学的刺激来达到治疗疾病的目的。

一、理论基础

穴位埋线技术是通过羊肠线在穴内的生理物理作用和生物化学变化，将其刺激信息和能量经经络传入体内，以达到疏其气血、令其条达、治疗疾病的目的。综观本法的整个操作过程，实际上包含了穴位封闭、针刺、刺血、机体组织损伤后的修复、留针（埋针）及组织技术等多种刺激效应。所以，穴位埋线技术实际上是一种融多种技术、多种效应于一体的复合性治疗方法。

二、取穴原则

穴位埋线技术的取穴原则与毫针针刺治疗疾病取穴原则相同。

（1）辨证取穴：首先按症状取穴，属治标范畴，如退热取大椎；其次根据症状寻找病因病机，再按病因病机取穴，属于治本范畴，如哮喘之病机为肾不纳气时选肾俞、关元，埋线治疗以益肾纳气。

（2）循经取穴：是根据经络辨证病变属于何经脉进行取穴，即“经脉所过，主治所及”。如腰痛选承山埋线，或根据辨证明确病变脏腑所属何经，即选择此经穴位埋线。

（3）局部取穴：局部取穴即在受病的脏腑、五宫、肢体的部位，就近选取穴位进行埋线，这是本技术的一个主要取穴方法，它是根据每一穴位都能治疗所在部位的局部和邻近部位的疾病的特性确定的，如胃痛取中脘；腰痛取肾俞等。

三、穴位埋线技术操作步骤图

穴位埋线技术操作步骤见图2-63。

工具选择 ⇨	选穴、体位 ⇨	消毒 ⇨	进针 ⇨	埋入线体 ⇨	出针
可吸收性外科缝线，平头针灸针，一次性使用无菌注射针头，植线包（包括剪刀、托盘、镊子），一次性手套、口包、帽子、碘酊、棉签等	根据患者病情选取穴位，穴位应选择肌肉丰厚部位，常用腹部、腰背部，慎用头面部穴位，禁用关节腔、关节、踝、腕关节以下穴位及血管、神经干分布部位穴位，采取卧位或坐位	术者及助手手部消毒，器械消毒，穴位埋线部位消毒：用0.5%的安尔碘在施术部位由中心向环外形消毒，也可采用2%碘酒擦拭，再用75%乙醇脱碘的方法	打开植线包及外科缝线包，将外科缝线剪取1.0cm左右长度的线体备用，取一次性注射针头接一次性平头针灸针针芯，取一段适当长度（1.0cm左右）的可吸收性外科缝线，放入一次性注射针头的前端，线头勿超出注射针头，用一手拇指和示指固定拟进针穴位，另一只手持针刺入	选择适当针刺方向刺入达到所需的深度后，边推针芯边退针管，将线体埋植在穴位的肌层或皮下组织内	拔针后用无菌干棉签按压针孔止血，再外用输液贴外敷

图2-63　穴位埋线技术操作步骤

四、适 应 证

埋线技术多用于治疗慢性疾病，应该根据疾病的特点、病情选择适当的穴位。

（1）消化系统疾病：功能性胃肠病（胃食管反流病、功能性消化不良、肠易激综合征、功能性便秘）、慢性胃肠炎、溃疡性结肠炎、慢性肝病、慢性胆病、脂肪肝等。

（2）呼吸系统疾病：支气管炎、支气管哮喘等。

（3）循环系统疾病：原发性高血压等。

（4）代谢性疾病：高脂血症、肥胖症等。

（5）五官科疾病：过敏性鼻炎、神经性耳鸣等。

（6）妇科疾病：月经失调、慢性盆腔炎、附件炎等。

（7）皮肤科疾病：荨麻疹、湿疹等。

五、穴位埋线技术的临床应用举例

1. 胃脘痛

适应证　适用于急、慢性胃脘痛为主症者。

主穴　膈俞、脾俞、胃俞、足三里、中脘。

配穴　痛甚者加梁门；胁痛者加阳陵泉；寒证可加灸。

操作方法　背俞穴可采用斜刺方法埋入线体，相当于透穴针法，余穴直刺或斜刺。

2. 便秘

适应证　适用于各类型便秘为主症者。

主穴　脾俞、胃俞、大肠俞、足三里、上巨虚。

配穴　热秘者加腹结；气秘者加阳陵泉、中脘、气海；气虚者秘加关元；冷秘加肾俞。

操作方法　背俞穴可采用斜刺方法埋入线体，相当于透穴针法。

3. 泄泻

适应证　适用于慢性为主症者。

主穴　天枢、足三里、中脘、上巨虚。

配穴　脾虚者加脾俞、关元俞；肝郁者加肝俞；肾虚者加肾俞。

操作方法　背俞穴可采用斜刺方法埋入线体，相当于透穴针法。

4. 月经不调

适应证　适用于月经先期，月经后期及月经先后不定期为主症者。

主穴　关元，三阴交。

配穴　月经先期加膈俞、肾俞；后期加肝俞、肾俞、足三里；先后不定期加心俞、肾俞、气海、阳陵泉。

操作方法　背俞穴可采用斜刺方法埋入线体，相当于透穴针法。

5. 肥胖症

适应证　适用于单纯性肥胖为主症者。

主穴 中脘、天枢、水道、上巨虚。

配穴 湿热型加曲池、大陵；痰湿型加气海、足三里，阳虚加关元，肾俞。

操作方法 背俞穴可采用斜刺方法埋入线体，相当于透穴针法。

六、禁 忌 证

（1）有出血倾向、精神紧张、大汗、劳累后或饥饿时慎用埋线技术。

（2）穴位埋线时应根据不同穴位选择适当的深度和角度，植线的部位不应妨碍机体的正常功能和活动，如关节、颜面部位及瘢痕组织处禁止埋线。

（3）皮肤局部有皮肤病、炎症、溃疡、破损处禁止埋线。

（4）糖尿病、蛋白过敏者及其他各种疾病导致皮肤和皮下组织吸收和修复功能障碍者禁止埋线。

（5）孕妇的下腹部和腰骶部及妇女经期禁止埋线。

七、注 意 事 项

（1）严格无菌操作，埋线后 6 小时内局部禁止接触水，创面应保持干燥、清洁、防止感染。

（2）若发生晕针应立即停止治疗，按照晕针处理。

（3）穴位埋线时，拟留置体内的可吸收性外科缝线线头不应露出体外，如有线体露出皮肤外，一定要拨出，重新定位、消毒，重新操作，以免感染。

（4）穴位埋线后 1 ~ 3 天内禁止进行剧烈运动，防止埋线部位出现肿胀。

（5）穴位埋线后 1 周内尽量减少海鲜等高蛋白饮食，防止埋线后过敏反应的发生，埋线后若出现硬结反应则慎用再次埋线。

（6）每次埋线前都要对患者进行埋线前评估，排除不适宜埋线的患者或暂时无需埋线的患者。

第二十六节 醒脑开窍技术

醒脑开窍技术是著名针灸专家、中国工程院院士石学敏院士 1972 年为中风治疗创立的一种配穴方法，其选穴以阴经和督脉穴为主，并强调针刺手法量化规律。临床应用已达 40 余年之久，通过大量的临床观察和基础研究，在中风病治疗中确实显示出其卓越的疗效。

一、理 论 基 础

（一）脑与神的关系

脑为神舍，为神之所出，脑藏神，在《备急千金要方》有“头者，人之元首，神之所注”的记载，赵友钦在《金丹正理》中提到“头为天谷以藏神”，李时珍更是在《本草纲目》中强调“脑为元神之府”，说明了脑为神明之府，而王清任则在《医林改错》中提出“脑髓说”的观点，专门论述了脑的功能，指出“灵机记性不在心在脑”，进一步阐明脑主神明的观点。

（二）脑与五脏的关系

“心主血脉”推动全身血液运行，血由水谷精气所化生，是神的重要物质基础，正如《灵枢·营卫生会》曰：“血者，神气也”，《灵枢·平人绝谷》曰：“血脉合利，精神乃居”，所以，“醒法”选取心包经络穴内关作为主穴，取其养心健脑、疏通气血之功。脾主运化水谷精微，为人体气血生化之源，脑神充足还依靠水谷精微的充盛，《素问·六节藏象论》指出“五味入口，藏与肠胃……津液相成，神乃自生”，《灵枢·平人绝谷》曰：“故神者，水谷之精气也”，说明水谷精微是神的来源之一，神的长养需要依靠水谷精微的不断补充，依靠脾的运化功能。另外，“脑为髓海”，髓是脑神的物质基础，脑髓的生成来源于肾精，《灵枢·本神》曰：“故生之来谓之精，两精相搏谓之神”，《灵枢·经脉》曰：“人始生，先成精，精成而脑髓生。”而肝主疏泄，有藏血之功，肝对人体气血运行有重要的调节作用，所以，“醒脑开窍”用肝、脾、肾三经的交会穴三阴交作为主穴，具有补脾、滋肾、调肝的功能，从而达到养神、生髓、益脑的功效。

（三）脑与督脉的关系

督脉循身之背，统督一身之阳气，《难经·二十八难》提到“督脉者，起于下极之俞，并于脊里，上至风府，入于脑”，《医学入门》说：“脑者，髓之海，诸髓者皆属于脑，故上至脑，下至骨骶，皆精髓升降之道路也”，说明脑处于身体的最高部位，内含精髓，连至骨骶，与督脉相通，说以脑神可以通过对督脉的调控来调节全身阳气及脏腑功能，醒脑开窍技术选用督脉中最为敏感的人中穴可起到通调督脉、开窍启闭以健脑宁神的作用。

醒脑开窍技术以脑府立论，注重了“神不导气是百病始生”的关键，依“主不明则十二官危”的理论根据，结合临床观察及对中医理论中“神”的深刻领悟，总结出直接引发中风病一系列症状的关键病理基础是“窍闭神匿、神不导气”，即中风病的总病机。中风病患者平素多下焦肝肾等脏的阴阳失调，又受外界各种诱因的影响，以致积损正衰，气血运行不畅，夹痰浊上扰清窍；或精血不足，阴虚阳亢，阳化风动，血随气逆，夹痰夹火，横窜经络，上蒙清窍；或外伤跌扑，气血逆乱，上冲巅顶，闭阻清窍，窍闭神匿，则神志愦乱，突然昏仆，不省人事；神不导气，则筋肉、肢体活动不利，日久气血涣散，筋肉失濡，故肢体痿软废用；经脉偏盛偏衰，故挛急僵硬。

二、醒脑开窍技术选穴依据

内关为手厥阴心包经之络穴，通于任脉会于阴维，有宁心安神、和胃降逆、宽胸理气、镇静止痛之功，是治疗内脏疾病之常用穴，特别是治疗心疾患、神志疾患、消化道疾患的首选穴位。其穴深层为正中神经，现代实验研究认为本穴有升压作用且能明显地改善冠状动脉的血流量，并为脑提供充足的血流灌注，延长脑缺血耐受时间。

人中为督脉穴，是督脉与手足阳明经之会穴，有醒脑开窍、息风止痉、回阳救逆之功，为十三鬼穴之一，为治疗精神、神志疾患的首选穴位，临床常用治疗腰痛和厥证。其穴下分布着三叉神经第二支和颜面神经颊支。现代实验室研究认为本穴可改善呼吸运动，使之恢复为节律性呼吸，有明显的升压作用且可改善微循环的血流速度。

三阴交属足太阴脾经，为足太阴、厥阴、少阴之交会穴，有健脾和胃、疏肝理气、调理冲任、益肝填精、通经活络之功，本穴为回阳九针之一，统治足三阴经所主治的病证，其穴下分布着隐神经和胫神经，现代实验室研究认为本穴对血糖和血压有调整作用。

三、针灸处方

1. 处方一（大醒脑）

（1）主穴：双侧内关、人中，患侧三阴交。

（2）副穴：患侧极泉、尺泽及委中夹。

（3）配穴：吞咽障碍者加风池、翳风、完骨；手指拘挛者加合谷；语言不利或失语者加上廉泉、金津、玉液放血；足内翻者加丘墟透照海。

2. 处方二（小醒脑）

（1）主穴：双侧内关，上星、百会、印堂，患侧三阴交。

（2）副穴、配穴：同处方一。

（3）处方加减：便秘者加丰隆、左水道、左归来、左外水道、左外归来；尿潴留者加中极、秩边、水道；共济失调者加风府、哑门、颈椎夹脊穴；癫痫者加人中、大陵、鸠尾、内关、风池；肩关节痛或肩周炎者加肩髃、肩贞、肩中俞、肩外俞、阿是穴；血管性痴呆者加内关、人中、百会、四神聪、风池、四白、合谷、三阴交、太冲；睡眠倒错者加上星、百会、四神聪、三阴交、神门。

四、针刺手法量化规范

醒脑开窍技术对配方组穴从进针方向、深度、采用的手法和刺激量均做出了明确的规定。石学敏院士确定的捻转补泻两大定义：① 十二经脉以任督二脉为中心，左右捻转时作用力的方向，向心为补，离心为泻；② 捻转幅度小用力轻为补，即捻转时施行小幅度高频率捻转，幅度小于90°，频率大于120次/分，捻转幅度大用力重为泻，即捻转时施行大幅度低频率捻转，幅度大于180°，频率在50～60次/分。

（1）内关：针刺深度1.0～1.5寸，得气后施捻转提插泻法，即左右手分别持患者左侧和右侧的针柄，左手拇、示指呈顺时针捻转，右手拇、示指呈逆时针方向捻转，并配合提插泻法。捻转角度大于180°，频率50 ～ 60转。手法持续操作1～3分钟。

（2）人中：向鼻中隔方向斜刺0.3～0.5寸，将针向一个方向捻转360°，采用雀啄手法，以患者眼球湿润或流泪为针刺达到量学要求的效应指标。

（3）三阴交：针沿与胫骨后缘皮肤呈45°方向向斜后刺入，深1～1.5寸，行重提轻插之补法，使患侧下肢抽动3次为度。

（4）极泉：原穴沿经下移1寸，避开腋毛，直刺1.0～1.5寸，用提插泻法，以患侧上肢抽动3次为度。

（5）委中：仰卧直腿抬高取穴，直刺0.5～1.0寸，施提插泻法，使患侧下肢抽动3次为度。

（6）尺泽：屈肘成120°，直刺1寸，用提插泻法，使患者前臂、手指抽动3次为度。

（7）风池、完骨、翳风：针向喉结，进针2～2.5寸，采用小幅度（小于90°）、高频率（大于120转/分）的捻转补法1～3min。

（8）合谷：针向三间穴，进针1.0～1.5寸，采用提插泻法，使患者示指抽动或五指自然伸展为度。

（9）上廉泉：针向舌根1.5～2.0寸，用提插泻法。

金津、玉液：用三棱针点刺放血，出血1～2ml。

（10）丘墟：向照海透刺1.5～2.0寸，局部酸胀为度。

五、醒脑开窍技术操作步骤

醒脑开窍技术操作步骤见图2-64。

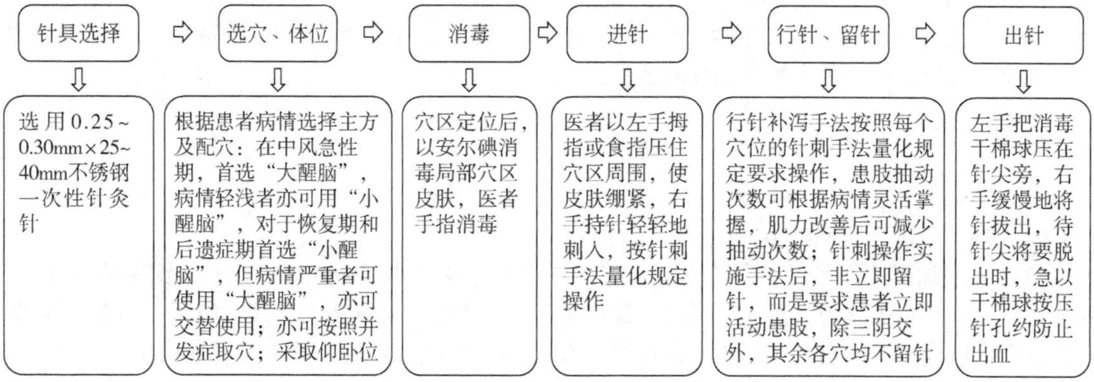

图2-64　醒脑开窍技术操作步骤

六、适　应　证

（1）中风病及其相关病症：醒脑开窍技术可适用于中风病各期，针对中风的各种并发症均可取到较好的治疗效果。

（2）各种急症：如昏迷、休克、中毒等，对急性起病患者可促进患者苏醒的急救作用。

（3）神志、精神疾患：如癔症、痴呆、郁证等，醒脑开窍技术可提高患者脑皮质兴奋性、改善脑灌注，对早期痴呆患者可改善其认知能力，对精神疾患急性发作期亦有一定改善作用。

（4）各种脑病：如脑外伤、小儿脑瘫、进行性延髓麻痹等。

七、醒脑开窍技术的临床应用举例

1. 中风急性期

适应证　适用于脑血管病急性期患者。

主穴　内关、人中、三阴交。

配穴　极泉、尺泽、委中。

加减　肝阳上亢者加太冲；风痰上扰者加丰隆、风池；肝肾阴虚者加太溪；吞咽困难者加风池、完骨、翳风；手指屈伸不利者加合谷；言语不利或失语者加点刺金津玉液、上廉泉；脱证者灸神阙、气海、关元；闭证者加十宣刺络放血或大接经针法；呼吸衰竭者加气舍。

2. 中风恢复期

适应证　适用于脑血管病恢复期患者。

主穴　内关、人中、三阴交。

副穴　极泉、尺泽、委中。

加减　气虚血瘀者加气海、关元，或针后加灸；阴虚阳亢者加太冲、太溪；痰瘀痹阻脉络者加丰隆、血海；头晕目眩者加完骨、天柱；足内翻者加丘墟透照海。

3. 中风后遗症

适应证　适用于脑血管病后遗症患者。

主穴　内关、人中、三阴交。

副穴　风池、上星透百会、印堂。

加减　言语不利或失语者加点刺金津玉液；吞咽困难者加翳风、上廉泉；口角歪斜配面部足阳明经筋排刺；眼歪斜者配上睛明、攒竹；耳鸣耳聋者配听宫、听会；眼睑下垂者配阳白；上肢拘急者配曲池、外关；手握不伸者配合谷透劳宫；握力欠佳者配八邪；腕下垂者加刺阳池；足内翻者加阳陵泉、丘墟；下肢肌肉萎缩者配足阳明经排刺。

4. 假延髓性麻痹

适应证　适用于各种脑病引起的假延髓性麻痹患者。

主穴　内关（双）、人中、风池（双）。

配穴　完骨（双）、翳风（双）、三阴交（双）；金津、玉液点刺放血；咽后壁点刺。

5. 血管性痴呆

适应证　适用于继发于脑血管病变引起的认知功能下降患者。

主穴　百会、上星、印堂、内关（双）、三阴交（双）。

配穴　四神聪、风池、四白、合谷、太冲。

加减　髓海不足者加灸神阙、百会；伴二便失禁者加灸关元、气海；伴言语不利者加翳风、完骨，金津、玉液点刺；认知功能严重下降者可配合大接经针法。

八、禁　忌　证

（1）脑出血急性期慎用。

（2）有出血倾向患者。

（3）年老、体弱、孕妇、醉酒、饥饿、过饱、过劳等不宜使用。

（4）小儿囟门未闭合者头部不宜针刺。

（5）皮肤感染、溃疡、瘢痕或肿瘤局部者。

九、注意事项

（1）高血压：应用醒脑开窍法前务必要了解患者的高血压病史及目前血压的情况，对高血压患者慎用或禁用刺法，或在用此法时配合其他此法或酌配其他穴位。

（2）急性脑出血：用醒脑开窍法治疗脑出血患者应慎重，尤其是强刺激人中穴和内关穴，有时会明显加重患者的烦躁不安，甚至出现肢体抽搐现象，尤其是急性脑出血证属脱证者应禁用此法。

（3）中风后遗症期长期应用针灸治疗：中风后遗症的治疗是一个长期的过程，远非一两个疗程即可达治愈目的，故在应用醒脑开窍法时为避免患者出现疲劳感或穴位疲劳的出现，对醒脑开窍法务必要慎用或减小刺激量。

(4) 对针刺特别敏感者：临床常见的一些畏惧针刺法或对针刺特别敏感的患者在应用醒脑开窍法时为使患者能接受治疗必须掌握好刺激量，尤其是水沟穴的刺激量。此类患者多难以接受，对这类患者应用此法则应慎重

第二十七节 靳三针技术

"靳三针"是靳瑞教授在40余年的临床实践基础之上，集历代针灸名家的临床经验之精华，总结现代国内外临床经验之最新研究成果，经过反复、系统的临床和实验研究而总结、创造出来的一种针灸新学派，被誉为"岭南针灸新学派"。其符合"法于道，和于术，顺于人"之中医诊治疾病原则，需要有扎实的中医针灸辨证基础，理解各三针穴组的组穴原理、配穴方法，并熟练掌握独到的入针、行针和补泻手法，突出"靳三针"在临床治病中"治神"的作用。

一、理论基础

"靳三针"名曰"三针"，其义精深，"三针"指某种疾病以三个特定的穴位治疗；"三"也是单数，属阳，"三"是少阳，阳气初生，朝气蓬勃，渐而隆盛；"三"谐音"生"，生生不息，无限扩展之意。其理论基础来源于：①靳瑞教授40余年临床经验的总结；②古今著名医家取穴规律的总结研究。

二、穴组的定位及主治作用

1. 四神针

(1) 定位：百会穴前后左右各旁开1.5寸。

(2) 主治：智力低下、痴呆、头痛、头晕。

(3) 针法：针尖向外方斜刺0.8~1寸。

2. 智三针

(1) 穴组：神庭穴为第1针，左右两本穴神为第2针、第3针。

(2) 定位：神庭，在头部，当前发际正中直上0.5寸。本神，在头部，当前发际上0.5寸的神庭与头维穴连线的内2/3与外1/3的交点处。

(3) 主治：智力低下、精神障碍。

(4) 针法：针尖向下或向上平刺0.8~1寸深，捻转针法。

3. 脑三针

(1) 穴组：脑户穴和左、右脑空穴共三穴。

(2) 定位：脑户穴在后头部，当枕外粗隆上凹陷处。脑空在脑户穴左右各旁开1.5寸处。

(3) 主治：肢体活动障碍、躯体不平衡、后头痛。

(4) 针法：针尖向下沿皮刺0.8~1寸。

4. 舌三针

（1）定位：以拇指第1、2指骨间横纹平贴于下颌前缘，拇指尖处为第1针，其左右各旁开1寸处为第2针、第3针。

（2）主治：语言障碍、发音不清、哑不能言，流涎、吞咽障碍。

5. 颞三针

（1）定位：耳尖直上发际上2寸为第1针，在第1针水平向前后各旁开1寸为第2针、第3针。

（2）主治：脑血管意外后遗症，脑外伤所致的半身不遂、口眼㖞斜，脑动脉硬化，耳鸣、耳聋，偏头痛，帕金森病、脑萎缩，老年性痴呆。

（3）针法：针尖向下沿皮下平刺1.2～1.5寸。

6. 定神针

（1）穴组：印堂上0.5寸为定神Ⅰ针，左阳白上0.5寸为定神Ⅱ针，右阳白上0.5寸为定神Ⅲ针。

（2）定位：印堂、两眉间中点。阳白，眉上1寸直对瞳孔。

（3）主治：注意力不集中、斜视、前额头痛、眼球震颤、眩晕、视力下降。

（4）针法：沿皮下，向下直刺0.5～0.8寸出针时用棉球压针口，以防出血。

7. 晕痛针

（1）穴组：四神针、印堂、太阳。

（2）定位：太阳在颞侧，瞳子髎穴外0.8寸凹陷中。

（3）主治：头晕头痛、头顶痛、偏头痛、前额痛。

（4）针法：直刺0.5～0.8寸，注意针下有硬物感觉时，是针中髎骨切勿再深刺，可将针稍提高0.2寸即可，进针后不提插捻转，可用刮针。

8. 面肌针

（1）穴组：①眼睑痉挛：四白、下眼睑阿是穴。②口肌痉摩：地仓、禾髎、迎香。

（2）定位：四白，眼正视，瞳孔下约1寸之眶下孔中。下眼睑阿是穴，穴在下眼睑中间之皮下，针尖向鼻方向沿皮下。地仓，口角旁0.4寸。禾髎，在人中穴旁开0.5寸。迎香见鼻三针。

（3）主治：眼肌痉挛、口肌痉挛。

（4）针法：四白直刺或斜刺0.5～0.8寸。下眼睑阿是穴向鼻沿皮下平刺0.5寸。地仓、向颊车平刺0.5～0.8寸。禾髎向下关平刺0.8寸，进针后用电针连续波、频率稍密。强度大至眼肌或口肌痉挛抽紧为度，但要患者只有肌肉抽紧而不痛为度，留针30～40min。凡用电针必需电后5～10min调大一些，因通电后不再调大，此时患者已经适应而无效了。

9. 叉三针

（1）穴组：太阳、下关、阿是穴。

（2）定位：下关在颧骨弓下凹陷中。阿是穴指三叉神经痛的局部。太阳见晕痛针。

（3）主治：三叉神经痛。

（4）针法：各穴均直刺0.5～0.8寸深，可加电针连续波，留针30～40min。

10. 面瘫针

（1）穴组：①额睑瘫：阳白、太阳、四白。②口面瘫：翳风、迎香、地仓颊车互透、人中。

（2）定位：阳白、太阳、四白、地仓、迎香见晕痛针、面肌针、鼻三针。翳风在耳垂后凹陷中。人中在人中沟上1/3与下2/3交点处。

（3）主治：面神经瘫痪、脑卒中口眼歪斜。

（4）针法：翳风耳后凹陷中央向前直刺0.8～1寸。人中向上斜刺0.5寸深。余穴均按各针法针刺，针刺后每5～10min，捻针一次，留针30～40min。

11. 突三针

（1）穴组：水突、扶突、天突。

（2）定位：水突在喉结旁开与胸锁乳突肌前缘之交点处。扶突在喉结旁开3寸、胸锁乳突肌的胸骨头和锁骨头之间。天突在胸骨上的正中。

（3）主治：甲状腺肿大、甲状腺囊肿。

（4）针法：水突沿皮向气管斜刺0.5～0.7寸，扶突沿皮向气管斜刺0.5～0.7寸，天突先进刺0.3寸，再将针柄提高向胸骨后斜刺0.3寸。诸突进行后不提插，只有捻针或刮针留针30min。

12. 眼三针

（1）定位：眼Ⅰ在睛明穴上1分；眼Ⅱ在瞳孔直下，当眶下缘与眼球之间；眼Ⅲ，目正视，瞳孔直上，当眶上缘与眼球之间。

（2）主治：视神经萎缩、视网膜炎、黄斑变性、弱视等内眼疾病。

（3）针法：凡刺眼三针均嘱患者闭目，医者以左手轻固定眼球，右手持针，缓慢捻转进针。进针后不做捻转提插，可用拇指甲轻刮针柄。出针时用干棉球轻压针孔片刻，以防出血。针眼Ⅰ轻推眼球向外侧固定，缓慢垂直进针1～1.2寸；针眼Ⅱ轻推眼球向上方固定，紧靠眼眶下缘缓慢直刺1～1.2寸；针尖可向上斜进；针眼Ⅲ，轻推眼球向下固定，紧靠眼眶上缘缓慢直刺1～1.2寸，针尖可先向上微斜进，再向后斜进。

13. 鼻三针

（1）穴组：迎香鼻通（上迎香）印堂或攒竹。

（2）定位：迎香在鼻翼外缘中点旁，当鼻唇沟中。攒竹在面部，当眉头陷中，眶上切迹处，适宜慢性鼻炎。印堂在额部，当两眉头中间。鼻通在鼻部，鼻骨下凹陷中，鼻唇沟上端尽处。

（3）主治：过敏性鼻炎、急性鼻炎、鼻窦炎、鼻衄、嗅觉障碍。

（4）针法：迎香，针尖向鼻翼平刺5～8分；鼻通针尖向下平刺5分深；攒行、印堂向下平刺3～5分。

14. 耳三针

（1）穴组：听宫、听会、完骨。

（2）定位：听宫在面部，耳屏的前方，下颌骨髁状突的后方，张口时呈凹陷处。听会在面部，当耳屏间切迹的前方，下颌骨髁的后缘，张口有凹陷处。完骨在后头部，当耳后乳突的后下方凹陷处。

（3）主治：耳聋、耳鸣。

（4）针法：听宫、听会张口取穴，直刺1～1.5寸深；完骨穴向前上方直刺1～1.5寸深，耳三针针后均不提插，可用拇指刮针柄法或轻捻转法。

15. 手三针

（1）穴组：合谷、曲池、外关。

（2）定位：合谷，在手背第1、2掌骨之间，平第二掌骨中点陷中。曲池，在肘部、屈肘成直角时，肘横纹头与肱骨外上髁连线的中点。外关，在腕背横纹上2寸，桡骨与尺骨之间。

（3）主治：上肢瘫痪、麻痹、疼痛、感觉障碍。

（4）针法：合谷、外关均直针0.8～1.2寸深；曲池直针1～1.2寸深。

16. 足三针

（1）穴组：足三里、三阴交、太冲。

（2）定位：足三里，在小腿前外侧，犊鼻下3寸，距胫骨前嵴一横指（中指）。三阴交，在小腿内侧，当足内踝尖上3寸，胫骨内侧缘后方。太冲，在足背侧，当第1.2跖骨间隙凹陷处。

（3）主治：下肢感觉或运动障碍，下肢瘫痪、疼痛。

（4）针法：足三里、三阴交直针1～1.5寸，太冲直针5～8分深。

17. 手智针

（1）穴组：内关、神门、劳宫。

（2）定位：神门，在腕部，腕掌侧横纹尺侧端，尺侧屈腕肌腱桡凹陷处。劳宫，在手掌心，当第2、3掌骨之间，握拳屈指时中指尖处。内关，在掌侧，腕横纹上2寸，掌长肌腱与桡侧屈腕肌腱之间。

（3）主治：弱智儿童多动症，动多静少、癫痫、失眠。

（4）针法：三穴均直针0.5～0.8分深。

18. 足智针

（1）定位：涌泉穴为第1针，趾跖关节横纹至足跟后缘连线中点为第2针（泉中），平第二针向内旁开一指为第3针（泉中内）。

（2）主治：弱智儿童的自闭症、多静少动、哑不能言。

（3）针法：均直针0.5～0.8寸深。

19. 肩三针

（1）定位：肩髃穴为第1针，同水平前方2寸为第2针，同水平后方2寸为第3针。

（2）主治：肩周炎；肩关节炎；上肢瘫痪；肩不能举。

（3）针法：针尖与穴位成90°角，直刺0.8～1寸。注意不要过深以免刺中胸腔。

20. 膝三针

（1）穴组：膝眼、梁丘、血海。

（2）定位：膝眼，屈膝、膑韧带两侧凹陷中。梁丘，屈膝，在膑骨外上方2寸。血海，屈膝，在膑骨内缘上方2寸处，当股四头肌内侧头的隆起处。

（3）主治：膝关节肿痛或无力、膝骨质增生。

(4) 针法：直刺0.8~1.2寸，可加电针连续波，红外线，多罐法。

21. 腰三针

(1) 穴组：肾俞、大肠俞、委中。

(2) 定位：肾俞，在腰部，当第2腰椎棘突下，左右各旁开1.5寸；大肠俞，在腰部，当第4腰椎棘突下，左右各旁开1.5寸；委中，在腘窝横纹中点，当股二头肌腱与半腱肌肌腱的中间。

(3) 主治：腰痛、腰椎增生、腰肌劳损、性功能障碍、遗精、阳痿、月经不调。

(4) 针法：均直刺1.2~1.5寸深（余同膝三针）。

22. 颈三针

(1) 穴组：天柱、百劳、大杼。

(2) 定位：天柱，在颈部，大筋（斜方肌）外缘之后发际凹陷中，约当后发际正中旁开1.3寸；百劳，在大椎直上2寸左右各旁开1寸；大杼，在背部，当第一胸椎棘突下，旁开1.5寸。

(3) 主治：颈椎病、颈项强痛。

(4) 针法：三穴均直针0.8~1寸深。不宜过深，免伤内脏（余同膝三针）。

23. 背三针

(1) 穴组：大杼、风门、肺俞。

(2) 定位：大杼，在背部，第1胸椎棘突下，左右各旁开1.5寸；风门，在背部，第2胸椎棘突下，左右各旁开1.5寸；肺俞，在背部，第三胸椎棘突下，左右各旁开1.5寸。

(3) 主治：支气管炎、哮喘、背痛。

(4) 针法：向脊柱方向斜刺0.5~0.7寸。不能深刺，防伤内脏。

24. 踝三针

(1) 穴组：解溪、太溪、昆仑。

(2) 定位：解溪，在足背与小腿交界处的横纹中央凹陷中，当长伸肌腱与趾长伸肌腱之间；太溪，在足内侧，内踝尖与跟腱之间的凹陷处；昆仑，在足部外踝后方，当外踝尖与跟腱之间的凹陷处。

(3) 主治：踝关节肿痛、活动障碍、足跟痛。

(4) 针法：均直刺0.8~1寸深。

25. 坐骨针

(1) 穴组：坐骨点、委中、昆仑。

(2) 定位：坐骨点俯卧位，在患者臀沟尽头部，以示、中、无名、小指并拢平放，在小指旁与臀沟尽头平高是穴；委中，在腘窝横纹中点；昆仑，在外踝尖与跟腱之中间凹陷中。

(3) 主治：坐骨神经痛。

(4) 针法：坐骨点，用挟持进针法，以酒精棉球包裹3~4寸长针的针体下段，露出针尖，垂直插入皮肤，过皮后，以左手指挟棉球、扶针体，左手捻针柄，边捻边进约2寸深自有麻痹感向足趾传导时可停止进针；委中、昆仑直针0.8~1.2寸。用电针接连坐骨点与委中，连续波，以患者能耐受强度为准，留针30min，每5~10min调大电针强度一次，可调2~3次。

26. 痿三针

（1）穴组
上肢痿：曲池、合谷、尺泽。
下肢痿：足三里、三阴交、太溪。

（2）定位：曲池、合谷见手三针；尺泽在上肢腕侧，肘横纹桡侧与肱二头肌腱交点处；足三里、三阴交见足三针；太溪在内踝尖与跟腱连线中点陷中。

（3）主治：痿症（肢体肌肉痿弱，无力、活动障碍）。

（4）针法：诸穴均直针0.8~1.2寸，用补法，慢入快出，以针下热为准，每次留针40min，行补法5次以上，亦可用电针连续波，频率细疏，以中等强度患者要用舒适感觉为度。30次为1个疗程。

27. 脂三针

（1）穴组：内关、足三里、三阴交。

（2）定位：内关（见胃三针）、足三针、三阴交（见足三针）。

（3）主治：胆固醇增高、高脂血症、动脉硬化、冠心病、中风后遗证。

（4）针法：内关直刺0.5~0.8寸深，足三里、三阴交均直针1~1.5寸。

28. 胃三针

（1）穴组：中脘、内关、足三里。

（2）定位：中脘，在上腹部，前正中线上，当脐中上4寸；内关，在前臂掌侧，当曲泽与大陵的连线上，腕横纹上2寸，掌长肌腱与桡侧屈腕肌腱之间；足三里见足三针。

（3）主治：胃脘痛、胃炎、胃溃疡、消化不良。

（4）针法：中脘、内关直针5~8分，足三里直针1~1.5寸。

29. 腹三针

（1）穴组：天枢、关元、上巨墟。

（2）定位：天枢，在腹中部，平脐左右各旁开2寸；关元，在腹部，当脐中下3寸；上巨墟，在小腿前外侧，当膝下6寸，距胫骨前嵴外开一横指（中指）。

（3）主治：腹痛、肠炎、痢疾、便秘。

（4）针法：天枢、关元直针0.8~1寸，上巨墟直针1~1.5寸深。

30. 胆三针

（1）穴组：日月、期门、阳陵泉。

（2）部位：日月，在上腹部，当乳头直下，与第七肋间隙的交点，任脉旁开4寸；期门，在胸部，当乳头直下，第六肋间隙的交点，任脉旁开4寸；阳陵泉，在小腿外侧，当腓骨头前下方凹陷处。

（3）主治：胆腑疾病

（4）针法：日月、期门平刺0.8~1寸（注意不要刺入胸腔），阳陵泉直刺1~1.5寸深。

31. 尿三针

（1）穴组：关元、中级、三阴交。

（2）定位：中极，在下腹部任脉上，当脐中下4寸；关元见肠三针；三阴交见足三针。
（3）主治：泌尿疾病、腹痛。
（4）针法：关元、中极直刺0.7～1.2寸，三阴交直针1～1.5寸。

32. 阳三针

（1）穴组：关元、气海、肾俞。
（2）定位：关元见肠三针；肾俞见腰三针；气海在下腹部，当脐中下1.5寸。
（3）主治：阳痿、遗精、不育。
（4）针法：关元、气海直针0.8～1寸。肾俞直针1.2～1.5寸。

33. 阴三针

（1）穴组：关元、归来、三阴交。
（2）定位：关元见肠三针；三阴交见足三针；归来，在下腹部，当脐中下4寸，任脉旁开2寸。
（3）主治：月经不调，不孕症、盆腔炎。
（4）针法：关元、归来直针0.8～1.2寸，三阴交直针1～1.5寸。

34. 闭三针

（1）穴组：十宣、涌泉、人中。
（2）定位：十宣，在十指尖端；涌泉，在足底正中线前1/3与后2/3之交点处。人中见面瘫针。
（3）主治：中风、昏迷不醒，休克。
（4）针法：十宣进针2分，捻针并放血3滴，涌泉直刺0.8～1寸，强捻针。人中直刺0.5寸。

35. 脱三针

（1）穴组：百会、神阙、人中。
（2）定位：百会在两耳尖直上头部正中；神阙在脐窝中间。人中见闭三针。
（3）主治：中风脱症（面色苍白、四肢厥冷、大汗如淋、脉微细迟）。
（4）针法：以灸为主，回阳复脉，百会、神阙用隔盐灸、或隔姜灸、艾炷宜稍大。一次灸10壮。人中向上斜刺0.5～0.8寸，留针，捻针，脱三针以脉复汗止，肢暖、清醒为度，如未清醒半小时后可再针灸。

36. 脑呆针

（1）穴组：四神针、人中、涌泉。
（2）定位：四神针见晕痛针，人中、涌泉见闭三针。
（3）主治：老年性痴呆。
（4）针法：四神针见晕痛针，人中、涌泉（见闭三针）留针40～50min，每8～10min捻针一次，治疗一次捻转手法5～6次，每天一次，10次为1疗程。

37. 肥三针

（1）穴组：中脘、带脉、足三里。

（2）定位：中脘、足二里（见胃二针）；带脉，在胁部，腋中线与脐横线交点处。
（3）主治：肥胖症，尤以腹部肥大为佳。
（4）针法：足三里直刺1～1.5寸，带脉针尖向脐，皮下横刺3～3.5寸，中脘针尖向关元，沿皮下平刺2～3寸，进针后，每5～8min捻针一次，治疗一次捻针5～6次，留针30～40min，每日一次，10次为1疗程，亦可用电针。

38. 痫三针

（1）穴组：内关、申脉、照海。
（2）定位：内关见胃三针；申脉，在外踝正下方，骨下缘凹陷中；照海，在内踝正下方，骨下缘凹陷中。
（3）主治：癫痫、足内翻、足外翻。
（4）针法：申脉、照海，直刺0.5～0.8寸。

39. 乳三针

（1）穴组：乳根、膻中、肩井。
（2）定位：乳根在胸部，当乳头直下，乳房根部，第5肋间隙，距前正中线4寸；膻中（仰卧位）。在胸部，前正中线上，平第四肋间，两乳头连线的中点；肩井在肩上，前直乳中，当大椎穴与肩峰端连线的中点上。乳根穴要肋骨下缘进针，向上斜刺。
（3）主治：治疗乳腺增生，乳汁不足，良性肿块。

40. 褐三针

（1）穴组：颧髎、太阳、下关。
（2）定位：太阳、下关见叉三针；颧髎在童子髎直下，颧骨下缘凹陷中。
（3）主治：颧髎针0.5～1寸，针刺方向视褐斑多的部位决定。

三、取穴原则

靳三针组穴配方有如下规律。

1. 根据病灶周围组穴配方

将“以痛为腧”衍化为“以病为腧”，重在局部取穴，认为这种形式的配穴充分加强了腧穴的近治作用，易于得气而取效。如“眼三针”、“耳三针”等。

2. 根据脏腑辨证组穴配方

对于一些脏腑病变，其临床症状较为复杂，而其病变所涉及的脏腑可能较为单一，靳老常选用与该脏腑有关的特定穴为主，以提高疗效。如“胃三针”、“胆三针”等。

3. 根据经脉循行组穴配方

根据经脉所属脏腑主治的疾病特点，选取相关经脉上的三个穴位配合应用。如“手智针”的内关、神门、劳宫治疗弱智。

4. 根据腧穴的协同功能组穴

将功能相同或相近的穴位组合起来增强疗效，如“智三针”由神庭和本神（左右各1个穴位）组成，治疗神志和智力障碍性疾病。

四、靳三针技术操作步骤图

靳三针技术操作步骤见图 2-65。

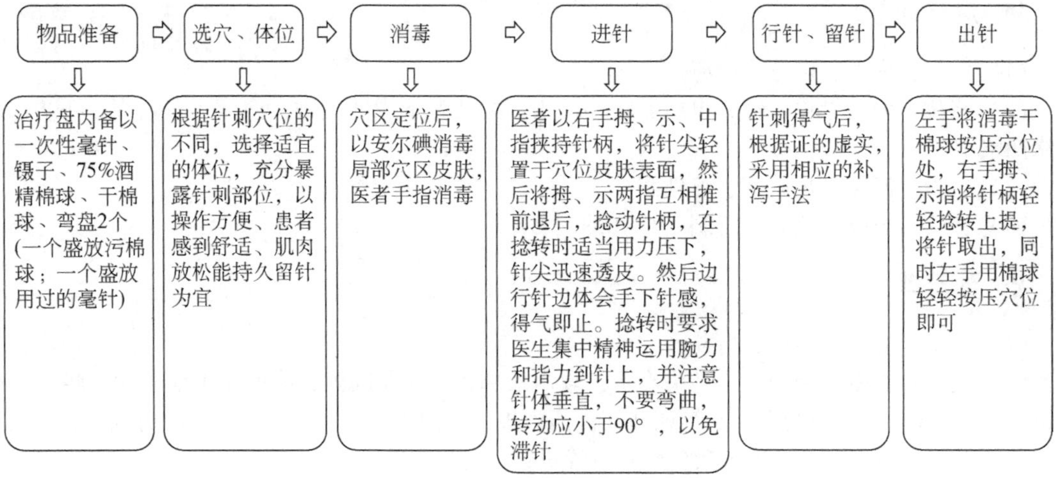

图 2-65　靳三针技术操作步骤

五、适　应　证

（1）脑病：中风后遗症、痴呆、帕金森病、小儿脑瘫、多动症、自闭症、弱智、抽动症、癫痫等。

（2）痛证：头痛、三叉神经痛、坐骨神经痛等各种痛证。

（3）其他疾病：如肥胖、高脂血症、胃下垂、黄褐斑等。

六、靳三针技术的临床应用举例

1. 头痛

适应证　适用于内科常见头痛者。

主穴　晕痛针。

配穴　阳明头痛者加上星、阳白、攒竹透鱼腰、丝竹空、合谷、内庭；少阳头痛者加丝竹空、角孙、率谷、风池、外关、足临泣；太阳头痛者加天柱、风池、后溪、申脉、昆仑；厥阴头痛者加百会、太冲、行间、太溪、涌泉；全头痛者加百会、头维、阳白、合谷、风池、外关。各部头痛均可取阿是穴。

操作方法　四神针四穴均沿皮平刺 0.8～1 寸；印堂穴提捏局部皮肤，沿皮从上垂直向下平刺达鼻根部，刺 0.3～0.5 寸；太阳穴直刺 0.8～1 寸。

2. 面瘫

适应证　周围性面神经麻痹。

主穴　面瘫针。

配穴　风寒阻络者加手三针以祛风散寒；风热袭络者加曲池、内庭以清散郁热；虚风内动者加太溪、三阴交以滋养肾阴而息风。

操作方法　太阳穴直刺0.8～1寸；四白穴直刺0.5～0.8寸；地仓穴直刺0.2～0.3寸；迎香穴针尖向鼻翼部斜刺0.3～1.5寸；阳白穴平刺0.5～0.8寸；翳风穴直刺0.8～1寸；水沟穴向上斜刺0.5寸。

3. 咳嗽

适应证　适用于外感咳嗽和内伤咳嗽者。

主穴　背三针。

配穴　风寒束肺者加手三针以祛风宣肺；风热犯肺者加大椎、曲池、尺泽以祛风清热；燥热伤肺者加太溪、照海以润燥止咳；痰湿阻肺者加足三里、丰隆以化痰止咳；肝火灼肺者加行间、鱼际以泻肝清肺；肺肾阴虚者加肾俞、膏肓、太溪以滋阴降火；脾肾阳虚者加脾俞、肾俞、关元、足三里以培补脾肾；胸痛者加膻中以宽胸理气；胁痛者加阳陵泉以疏利少阳；咽喉干痒者加照海以滋阴利咽；痰中带血者加孔最以清肺止血；盗汗者加阴郄以滋阴敛汗；肢体水肿、小便不利者加阴陵泉、三阴交以健脾利湿。

操作方法　大杼穴直刺0.8～1寸；风门穴斜刺0.5～0.8寸；肺俞穴斜刺0.5～0.8寸。

4. 哮喘

适应证　适用于哮喘急性发作期的平喘治疗。

主穴　背三针。

配穴　寒饮伏肺者加太渊以疏风宣肺；痰热壅盛者加大椎、曲池、太白以清化痰热；肺脾气虚者加脾俞、足三里以培土生金；肺肾阴虚者加肾俞、关元、太溪以滋肾益肺；潮热盗汗者加阴郄、复溜以滋阴敛汗。

操作方法　大杼穴直刺0.8～1寸；风门穴斜刺0.5～0.8寸；肺俞穴斜刺0.5～0.8寸。

5. 腰痛

适应证　适用于以腰痛为主要症状者。

主穴　腰三针。

配穴　寒湿型灸大椎穴以温阳散寒；瘀血型加膈俞以活血化瘀；肾虚型灸命门以益肾壮腰。

操作方法　肾俞穴直刺1.2～1.5寸；大肠俞穴直刺1.2～1.5寸；委中穴直刺1.2～1.5寸。

七、禁　忌　证

(1) 妇女妊娠3个月内者，不宜针刺小腹部的穴位。

(2) 怀孕三个月以上者，其腹部、腰骶部不宜进行针刺。

(3) 一些通经活血的腧穴，在怀孕期间应禁刺。

(4) 有出血倾向者，不宜针刺。

(5) 小儿囟门未合时，头顶部的腧穴不宜针刺。

(6) 皮肤感染、溃疡或肿瘤部位，不宜针刺。

八、注意事项

（1）对初次接受治疗的患者，应做好解释工作，消除恐惧心理。

（2）对惧针患者，应注意针刺顺序，可先针不易被看到的穴位，后针容易被看到的穴位。

（3）选穴宜少，手法宜轻，双手协同。

（4）医者态度要严肃认真，不可马虎轻率，以免针刺事故的发生。

第二十八节　贺氏三通技术

贺氏三通技术是我国著名针灸学家、国家级名老中医、国医大师贺普仁教授精研《黄帝内经》、《难经》，通览甲乙，汲取历代医家思想之精华，融合自己50余年的临床经验，博采众长，对传统的毫针、火针、灸法、拔罐、放血等技术取其精华，推陈出新而总结出来的针灸技术，其内容为以毫针刺法为主的“微通法”，以火针技术为主的“温通法”，以三棱针放血为主的“强通法”。“病多气滞，法用三通”，贺氏针灸三通法的核心在于“通”，针刺技术的最终目的也在于“通”，而众多疾病的根结在于“不通”。贺氏三通法不同的针具各有不同的适应证和不同的效应，注重针具的锻造、医功的修炼。

一、理论基础

贺氏三通技术的学术思想是以传统中医理论为基础的临床医学，其中经络理论和气血学说是它的学术精髓。经络理论是中医，尤其是针灸学科的基本理论之一。古人认为经络具有由里及表、通达内外、联络肢节脏腑的功能。人体是一个完整的机体，各脏腑组织器官之间都有密切的联系，而这种联系是由经络来完成的。经络在人体内形成一个网络，把各个不同的脏腑器官网结在一起，构成一个有机体。除此之外，更重要的是将“气血”运达周身各部以保证机体的正常生理活动。经络还具有调节阴阳，协调各脏腑之间的活动平衡，即生克制化的谐和与统一的功能，以维护人体正常的生理活动。另外，经络系统对临床治疗也有着重要的指导作用。

气血在经络系统中运行是生命代谢活动的表现形式之一，反之若气血不能在经络系统中正常运行就会产生各种疾病。在这个学术思想的指导下便产生了“通”与“不通”的概念：“通”就是人体气血充盈，机体功能健全的生理状态；“不通”就是人体气血运行呆滞，机体功能受阻的病理状态。我们把机体在“不通”状态下，所形成的病机病因称之为“气滞”。从病因病机的角度看，病灶局部的经络“不通”，其实就是局部经络机能障碍的表现。即便是在气虚血亏的情况下造成气血运行不畅，究其气虚血亏的原因也还是其局部的经络不通而致其果。所以经络通顺、气血旺盛是人体健康的重要标志，经络不通、气血呆滞，引起脏腑不和、阴阳失衡，是人体患病的主要原因。

“病多气滞，法用三通”，是针灸三通法的核心内容。这里的“通”字有着深刻的内涵，它既是病因病机的阐述，也是治疗方法的概括。用“通”的手段达到“通”的目的，是贺氏三通法的精髓所在，由此便产生了用毫针通调经络的“微通法”、用火针等温热效应的“温通法”和用锋针刺络放血的“强通法”。方法虽各有异，但其目的却只有一个，那就是“通”，使其经络通顺、气血充盈、运行流畅。

二、贺氏三通技术的内容

1. 微通法

所谓微通，其意有①毫针刺法　因其所用毫针细微，故古人称之为“微针”、“小针”，“微”代表此法的主要工具是毫针。如《灵枢·九针十二原》曰：“欲以微针通其经脉”；②有微调之意，用毫针微通经气，好比小河之水，涓涓细流，故曰微通；③取其针刺微妙之意，《灵枢·小针解》曰：“刺之微在数迟者，徐疾之意也”，“粗之暗者，冥冥不知气之微密也。妙哉！工独有之者，尽知针意也。”所谓微者，是指针刺精微奥妙之处；④手法轻微之意，我细心观察贺老的针法并结合自己的体会，认为手法轻巧是取得理想疗效的关键，针刺应给予患者感觉舒适的良性刺激；⑤选穴精微，贺老选穴常少而精，选穴思路微妙难测，临床有单穴、双穴、复合选穴等多种选穴方式。

2. 温通法

温通法是以火针技术为代表，包括温针、艾灸等技术，其关键在于“温”，这些方法的优势与特色就在于它的“温热”刺激。《素问·调经论》说：“人之所有者，血与气耳”，又说：“血气者，喜温而恶寒，寒则泣不能流，温则消而去之”，《素问·八正神明论》更指出“血气者，人之神”，所以气血是人体生命活动的动力与源泉，温通法借助火针的火力、艾灸的温热刺激，激发人体的阳气，启动下焦命门之元阳、真火，增强经络对气血的营运与推动作用，以开闭、掘塞，疏通脉络。既可“借火助阳”以补虚，又可“开门祛邪”以泻实，乃至“以热引热”使火郁壅滞得泻，这就是火针、艾灸等的独特效用。

火针古称之燔针、焠刺、白针、烧针，如《灵枢·官针》说：“九曰焠刺，焠刺者，刺燔针则取痹也。”《伤寒论》曰：“烧针令其汗。”它的施术是将针体烧白，然后刺入人体一定的穴位或部位，从而达到祛除疾病的目的。

3. 强通法

强通法的典型方法是放血技术，包括拔罐、推拿等技术。放血技术是用三棱针或其他针具刺破人体一定部位的浅表血管，根据不同的病情，放出适量的血液。《灵枢·小针解》曰：“菀陈则除之者，去血脉也。”即以放血技术祛除恶血，以达祛瘀滞、通经络的作用。此法犹如河道阻塞，水流受阻，今疏浚其道，强令复通，故曰强通。

三、取穴原则

（1）近部取穴：是指在病证的局部和邻近部位选取穴位，包括局部取穴和压痛点取穴。如肿块类疾病以局部取穴为主，或去痈排脓，或消肿解毒；又如皮肤病的局灶性病损、溃疡类等疾病，亦以局部治疗为主。压痛点取穴，即“以痛为腧”，压痛点既可以是腧穴、募穴等病变反应的穴位，又可以是病灶本身的痛点，选用压痛点治疗疾病，在火针治疗中，应用非常广泛，如扭伤、落枕等。

（2）远部取穴：因腧穴有远治作用，故可在病变的较远部位选穴，包括本经循经取穴、表里经取穴、同名经取穴及交叉取穴。其中，循经取穴是针灸处方选穴的基本法则。《针灸聚英·四总穴决歌》云：“肚腹三里留，腰背委中求，头项寻列缺，面口合谷收。”阐述的即循经取穴原则。

（3）随证取穴：人体是统一的有机整体，某一脏腑或部位患病时，相应的经络会表现出证候；结合脏腑、经络学说，随证取穴，可祛除病因，从根本上解除疾患。如发热取大椎、曲池、合谷；恶心、呕吐取内关、足三里，均属随证取穴。

四、贺氏三通技术操作步骤

1. 微通法操作步骤

微通法操作步骤见图 2-66。

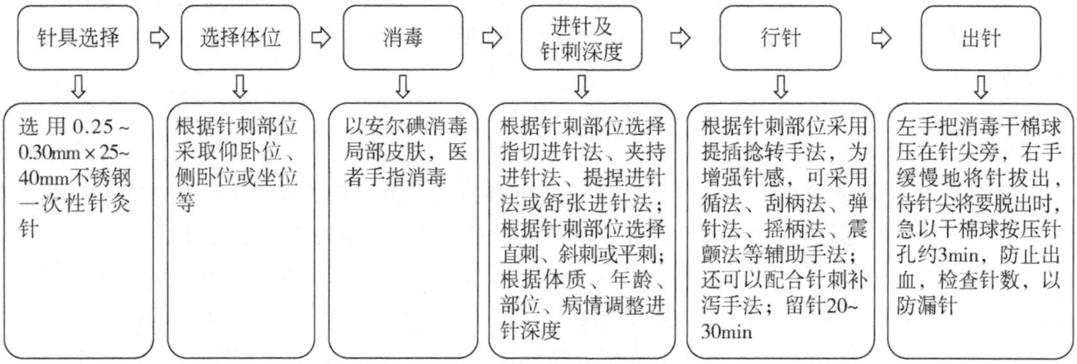

图 2-66　微通法操作步骤

2. 温通法操作步骤

温通法操作步骤见图 2-67。

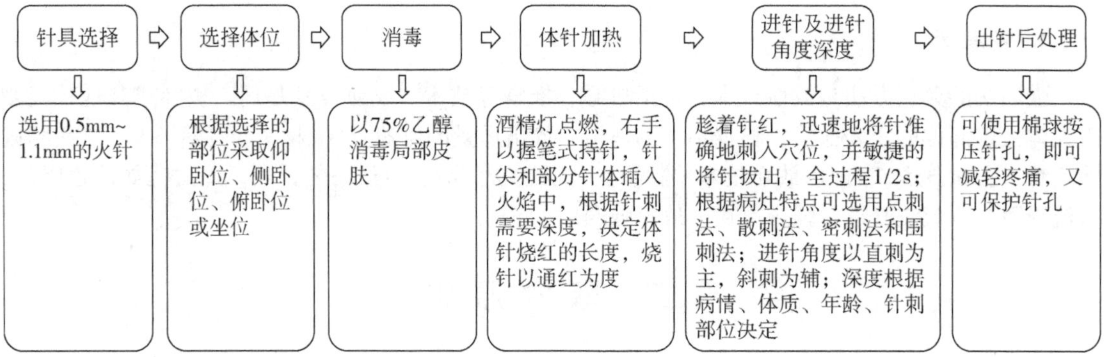

图 2-67　温通法操作步骤

3. 强通法操作步骤

强通法操作步骤见图 2-68。

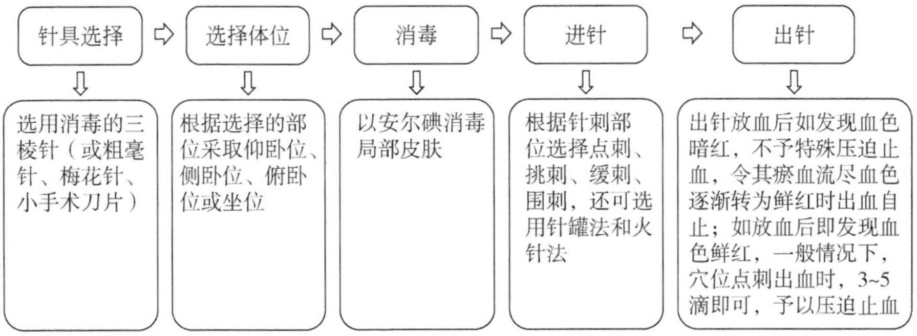

图 2-68　强通法操作步骤

五、适　应　证

贺氏三通针法适应证广泛，涉及内、外、妇、儿、五官各科病症。

（1）微通法：功效在于通经络、调气血，被广泛用于临床各科，涉及呼吸、消化、循环、免疫、神经系统等多个系统的常见病、多发病，以及疑难病证。

（2）温通法：具有温经散寒、通经活络的作用，临床上大多用于虚寒等病症。

（3）强通法：主要应用退热、止痛，解毒、泻火，止痒、消肿，治麻，镇吐，止泻及救急危症等方面。

六、贺氏三通技术的临床应用举例

1. 高血压

（1）取穴：四神聪、曲池、阳陵泉、合谷、太冲。

（2）操作：四神聪用强通法，使用中号三棱针放血约 5ml；曲池、阳陵泉、合谷、太冲用微通法，使用 1 ~ 1. 5 寸毫针刺入行泻法，留针 30min。

2. 肾结石

（1）取穴：中极、大赫、蠡沟、中封、关元、水道、肾俞、脾俞。

（2）操作：中极、大赫、蠡沟、中封、关元、水道用微通法，中极、大赫、蠡沟、中封使用毫针泻法，关元、水道使用毫针补法；关元、肾俞、脾俞用温通法，关元加灸，肾俞、脾俞用小号细火针快速点刺并急按针孔施补法。

3. 高热

（1）取穴：大椎、攒竹、井穴、十宣。

（2）操作：上述穴位均用强通法，大椎予拔罐放血，留罐 10min；攒竹、井穴、十宣予点刺放血，出血数滴。

4. 下肢静脉曲张

（1）取穴：阿是穴、血海。

（2）操作：阿是穴用火针缓刺法，刺破静脉凸起处，放出少量血液，待恶血出尽，其血自止；血海用毫针刺法，得气后留针 30min。

5. 落枕

（1）取穴：压痛点、风池（患侧）、肩井（患侧）、听宫、绝骨。

（2）操作：压痛点采用强通法，予刺络拔罐，留罐 10min；余穴用毫针针刺，得气后留针 30min。

七、禁 忌 证

1. 微通法

（1）患者在过度饥饿、暴饮暴食、醉酒后及精神过度紧张时，制止针刺。

（2）孕妇的少腹部、腰骶部、会阴部及身体其他部位具有通气行血功效，针刺后会产生较强针感的穴位（如合谷、足三里、风池、环跳、三阴交、血海等），制止针刺。月经期制止针刺。

（3）患者有严峻的过敏性、感染性皮肤病，以及患有出血性疾病（如血小板减少性紫癜、血友病等）。

（4）小儿囟门未闭时头顶部制止针刺。

（5）重要脏器所在处，如胁肋部、背部、肾区、肝区不宜直刺、深刺；大血管走行处及皮下静脉部位的腧穴如需针刺时，则应避开血管，使针刺斜刺入穴位。

（6）关于儿童、破伤风、癫痫发作期、躁狂型精神决裂症发作期等，针刺时不宜留针。

2. 温通法

（1）年老体弱者和小儿及孕妇应慎用火针。

（2）精神过于紧张及醉者禁用火针。

（3）危重症患者，如心肝肾严重器质性损害者、糖尿病患者等慎用火针。

3. 强通法

（1）患有血小板减少症、血友病等有出血倾向疾病的患者及晕血者，血管瘤患者，一般禁止用本技术。

（2）贫血、低血压、孕期和过饥过饱、醉酒、过度疲劳者，不宜使用本技术。

八、注 意 事 项

1. 微通法

（1）针刺时医生必须专心致志，审慎从事，随时观察患者表情，询问患者感觉和观察患者反应，体会针刺后的情况，尽量做到能控制刺激量。

（2）患者在饥饿、疲劳、精神过度紧张时，不宜立即进行针刺。对身体瘦弱、气虚血亏的患者，进行针刺时手法不宜过重，并应尽量选用卧位。

（3）对于孕妇针刺不可过猛，针感不宜过强。腰骶部、下腹部的穴位，以及劳宫、涌泉、行间、太冲、十宣等穴，不宜针刺。

（4）小儿囟门未合时，头顶部的腧穴不宜针刺。

（5）对出血性疾病、慢性病末期、诊断不明的危重患者慎用针刺。

（6）对胸、胁、腰、背脏腑所居之处的腧穴，不宜直刺、深刺。肝脾肿大、肺气肿患者更应注意。眼区和顶部的风府、哑门等穴及脊椎部的腧穴，也要注意掌握一定的角度，更不宜大幅度的提插捻转和长时间留针，以免损伤重要组织器官，产生严重不良后果。

（7）对于尿潴留等患者在针刺小腹部腧穴时，也应掌握适当的针刺方向、角度、深度等，以免误伤膀胱等器官出现意外事故。

2. 温通法

（1）施行火针后，注意针孔的清洁卫生，避免感染。

（2）使用火针时，必须细心慎重，动作敏捷、准确，避开血管、肌腱、神经干及内脏器官，以防损伤。

（3）火针必须速刺速起，不能停冒，深浅适度。

（4）用本法治疗前，要做好患者的思想工作，解除思想顾虑，消除紧张心理，取得患者配合。

（5）一定要到正规医院，听从大夫安排，在专业人士的操作下进行治疗。

3. 强通法

（1）放血前应解除患者的思想顾虑，最好采取卧位，随时观察患者的反应和面色。

（2）由于三棱针刺后针孔较大，必须严密消毒、防止感染。

（3）针锋要锐利，针刺时不要用力过猛，不要刺中动脉。

（4）出血要适量，一般情况下，穴位点刺出血时，3～5 滴即可，如在静脉处放血，血色由深变浅时则可停止。

第二十九节　疏肝调神针灸技术

疏肝调神针灸技术是以“从肝论治、调气为先”为治疗原则，选取肝经或与肝经相关的穴位及督脉穴位以治疗疾病的一种特色针灸技术。

符文彬教授在系统整理了古代“调肝”理论的基础上，通过进一步临床实践和总结，提出了疏肝调神针灸技术。并且通过大量的科学研究验证了该技术的临床疗效，获得多项科技成果。其中“针刺调肝法治疗抑郁性神经症的规范化研究”获得 2008 年中国针灸学会科技奖二等奖，2009 年广东省科学技术奖三等奖，被列入国家诊疗技术推广项目。2010 年“疏肝调神针法”获邀参加由中央电视台、中华中医药学会和国家中医药管理局中国中医药科技开发交流中心主办的《第二届杏林寻宝全国中医药特色技术演示会》现场演示。正如《读医随笔》云：“医者善于调肝，乃善治百病。”针灸治病亦如此，善于调肝才能随手见功，应针取效。

中医认为，人体脏腑经络的功能活动，如肺气的宣发与肃降，肝气升发与疏泄，脾气之升清和胃气之降浊，心火下降与肾水上升等，都是脏腑气机升降运行的具体表现。人体脏腑、经络功能的发挥及其互相之间的联系，以及物质的受纳，糟粕的排泄等，无不赖气机升降出入活动来完成，从而使气化作用得以顺利进行，以维持人体正常生命活动。因此，升降失调，可波及脏腑，表里内外，四肢九窍，而产生各种疾病。而气机升降方面，肝的升发与疏泄起了重要作用。因肝处中焦，其气疏畅发泄，能上通下达，旁调中州，疏畅内外，无所不至，为三焦诸脏气机升降出入之枢纽。唐容川说："三焦之源，上连肝气胆气。"这是因为肝（胆）对三焦气机运行起重要的枢调作用。肺之宣降，心之主血，脾主运化，膀胱和肾之气化，胃气之通降，小肠之分清别浊，大肠之传导，胆汁的分泌，无不赖以肝气之枢转，气机的通畅。所以，《读医随笔》说："故凡脏腑十二经之气化，皆必籍肝胆之气化以鼓舞之，始能调畅而不病。凡病之气结、血凝、痰饮、浮肿、鼓胀、痉厥、癫狂、积聚、痞满、眩晕、呕吐、哕呃、咳嗽、哮喘、血痹、虚损，皆肝气之不能舒畅所致也。"

1. 肝与肺的关系

肺居上焦而主气、司呼吸、宣发和肃降，所主之气藉肝之枢调而得以正常宣降。若肝气郁滞，气枢不和，则肺必宣降失调，咳喘、胸满等症发生，正如《素问·咳论》所云："肝咳之状，咳则胸胁下痛。"《素问·经脉别论》亦云："有所坠恐，喘出于肝。"均揭示了肝气犯肺所致咳喘之机制。

2. 肝与心的关系

心位上焦，主血而藏神。血之运行赖气之推动，气之正常宣达有赖于肝之调畅。若肝郁气机失和，则宗气不畅，心血为之瘀阻，常致胸痹心痛等症；如大怒伤肝，气机悖逆，上乘于心，则惊悸、怔忡，甚至昏迷。《难经·十八难》云："假令心脉急甚者，肝邪干也"。《灵枢·厥病》亦云："厥心痛，色苍苍如死状，终日不得息，肝心痛也，取行间、太冲。"均说明肝之气枢失常，上病及心，取肝经俞穴治之。诚如《靖盂说医》所言："惟心家之病，可以责肝，如心烦、心悸等，则专理肝气亦可愈。"

3. 肝与脾胃的关系

脾胃处中焦，主运化水谷精微，但必赖肝之疏调才能正常运行。只有肝气和顺，气机疏调如常，脾胃升降方得调和不病。正如《血证论》所言："盖肝木之气，主于疏泄脾土，而少阳春生之气，又寄在胃中，以升清降浊，为荣卫之转枢。"若肝失疏泄，乘犯脾胃而为病，故《素问·举痛论》有"怒则气逆，甚则呕血及飧泄"之说。叶天士《木刻本叶氏医案》也说："肝气不疏，脘痛呕恶。"

4. 肝与肾、膀胱的关系

肾居下焦，主水。水虽赖肾阳温蒸，但与肝之枢转无不相关，诚如《医话拾零》所云："肝气能下达，故能助肾气之疏泄。肾主闭藏，有肝气疏泄之，二便始能通顺。"若肝气不畅，势必波及肾与膀胱的气化，致水液停蓄而为癃闭或水液泛滥之病。《素问·大奇论》云："肝壅，不得小便。"《难经·十六难》也说："假令得肝脉……其病……闭淋、溲便难。"《灵枢·热病》也说："癃，取之阴跷及三毛上（大敦），及血络出血。"《备急千金要方》载："小便失禁，灸大敦七壮，又行间七壮。"以上均说明，肝失调畅将影响肾与膀胱气化，取肝经俞穴亦能利小便。

5. 肝与小肠的关系

小肠主化食，但亦赖于肝之枢气调畅，才能分清别浊，发挥正常生理功能。若肝失枢调，小肠泌别失职，清浊不分发为腹泻，故陈无择《三因极一病证方论》认为，外邪可导致腹泻，情志失调亦可引起腹泻，如"喜则散，怒则激，忧则聚，惊则动，脏气隔绝，精神夺散，以致溏泄"。

6. 肝与大肠的关系

大肠为传导之官，亦赖于肝之枢调才能排除糟粕。明朝医家李梴《医学入门·脏腑》曰：

“心与胆相通，肝与大肠相通……此合一之妙也。”若肝气失调，影响大肠传导功能而产生便秘、泻泄等症。如《症因脉治·大便秘结论》所言：“诸气怫郁，则气壅大肠，而大便乃结。”

7. 肝与胆的关系

胆为中精之腑，内藏胆汁，为肝之余气所成。由于肝的疏泄作用，使胆汁助脾胃以化物，是为木能疏土的枢转之一。如果肝失调畅，胆汁外溢于肌肤则发为黄疸，所以钱镜湖的《辨证奇闻》“肝疸”一节中，明确指出肝疸的病因是由于“肝气之郁”所致。

从以上可知，肝与脏腑关系密切。肝的升发、疏泄正常，五脏和安，反之，则出现百病。故《知医必辨》云：“惟肝一病即延他脏”，“治病能治肝气，思过半矣。”说明调肝治病的重要性。

（一）肝与经络的关系

肝脏是通过经络与其他脏腑联系的，所以肝与经络有密切关联。

1. 经络与肝的关系

（1）足厥阴肝经：其循行“挟胃，属肝，络胆”，“上注肺”，“与督脉会于巅”。

（2）足少阴肾经：“其直者，从肾上贯肝”。

（3）足少阳胆经：“其支者，络肝，属胆”。

另外，足少阳经别“散之上肝”。

从以上可知，肝通过经络与肺、肾、胃、胆及督脉直接相连。

2. 肝经与形身的关系

（1）肝经与头面五官的关系：足厥阴肝经与督脉会于巅，连目系，下颊里，环唇内，络于舌本，循喉咙之后，上入咽喉上部。

（2）肝经与躯体下肢关系：足厥阴肝经，布胁肋，抵小腹，络于膻中，行于足跗部，经踝内侧，上腘内侧，沿股内侧，进入阴毛中，环阴器。

（二）督脉的作用

督脉为阳脉之海，总督一身之阳气，统领诸经，对各经脉脏腑病变均有调整作用。正如《针灸大成》所言：“以人之脉络，周流于诸阳之分，譬犹水也，而督脉为之督纲，故名曰海焉。”从经脉循行上看，督脉与脑有直接联系。《素问·骨空论》云：“督脉者……与太阳起于目内眦，上额交巅上，入络脑，”《难经·二十八难》曰：“督脉者，起于下极之俞，于脊里，上至风府，入属于脑。”此外，督脉下络于肾，上通于脑，将脏腑精微上输于脑，养脑益髓，以奉元神。督脉空虚致脑髓失养，髓海不足，可见头重晕眩、失眠健忘、心神不宁等症。故督脉经穴有补益脑髓、醒脑开窍、安神定志的作用。

（三）四关穴的应用

四关穴因以合谷、太冲两对穴在临床上相互配伍使用而得名。“四关”一词首见于《灵枢·九针十二原》，其言云：“十二原出于四关，四关主治五藏。”张介宾在《类经》注解时说：“四关者，即两肘、两膝，乃周身骨节之大关也。故凡井、荥、俞、原、经、合穴，皆手不过肘，足不过膝，而此十二原者，故可治五脏之疾也。”又张志聪注：“四关者，两肘、两腋、两髀、两腘。”均指明四关为部位名。而窦氏《标幽赋》载有“寒热痛痹，开四关而已之”的临床实例。杨继洲在《针灸大成》中说：“四关者，五脏有六腑，六腑有十二原，出于四关，太冲、合谷是也。”进一步明确了四关为合谷、太冲相配而得名。《经穴性赋·气门》说："合谷泄肺气之郁结。"《医学入门》称："合谷主中风，痹风，筋急疼痛，诸般头痛、水肿。"《循经》云："合谷主狂邪癫厥。"《铜人腧穴针灸图经》亦云："合谷主寒热症，鼻衄不止，耳聋，目视不明，唇吻不收，不能言，口噤不开。"太冲为足厥阴肝经输穴、原穴，肝经为多血少气之经。肝为脏为阴，肝藏血，主疏泄。《经穴性赋·血门》谓太冲有"通经行瘀，尤有清血、凉血、固血"之功。《马丹阳天星十二穴治杂病歌》载：太冲"能除惊痫风，咽喉肿心胀，两足不能行，七疝偏坠胀，眼目似云朦，亦能疗腰痛，针下有神功。"合谷属阳主气，清轻升散；太冲属阴主血，重浊下行。两穴相合，一阳一阴，一气一血，一升一降，相互制约，相互为用，调和气血，调整机体，相得益彰。它们的配伍如同中医方剂一样，辅佐为用。由于合谷、太冲相配具有调整气机功能，又是阳经、阴经代表性原穴，故根据《难经·六十六难》"五脏六腑有病，皆取其原"之说，四关穴可以治疗因五脏六腑气血失和、气机升降失常而致疾病。《针灸集成》云："关格针合谷、太冲。"《席弘赋》载："手连肩背痛难忍，合谷针时要太冲。"《杂病穴法歌》说："鼻塞鼻痔及鼻渊，合谷、太冲随手取……手指连肩相引痛，合谷、太冲能救苦。"这是古人运用四关穴治病的例子。临床上四关穴可单独使用或配伍其他穴位应用。单独使用可治疗高血压、癫痫、头痛、奔豚气、呃逆、月经不调、闭经、痛经、更年期综合征、梅核气、感冒、鼻炎、手背痛等病症。四关穴配百会穴或运动区可治疗中风偏瘫，配翳风或牵正治面瘫，配中脘治胃脘痛，配关元治阳痿，配安眠穴治失眠，配扶突治瘿气，配三阴交治肾绞痛，配太渊治哮喘，配天枢治腹泻。四关穴如同方剂逍遥散一样可以治疗肝郁气滞为主的疾病，它的临床应用体现了中医异病同治的观点。

一、疏肝调神针灸技术操作步骤

疏肝调神针灸技术操作步骤见图 2-69。

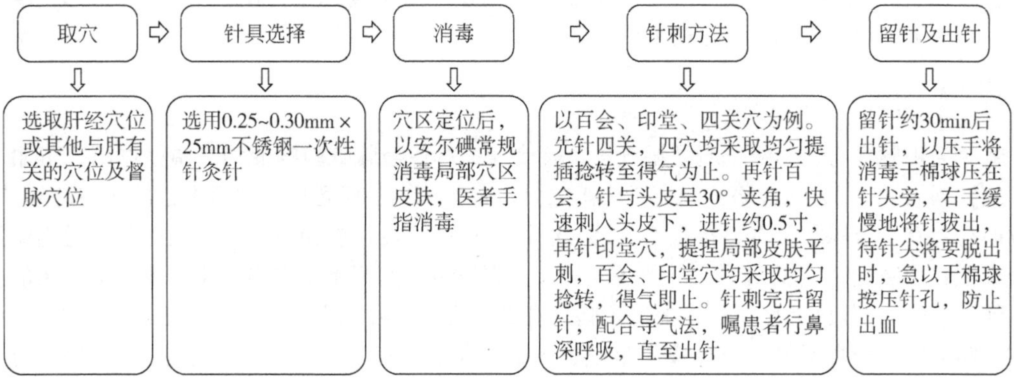

图 2-69　疏肝调神针灸技术操作步骤

二、适　应　证

（1）焦虑症、抑郁症、失眠、颞下颌关节紊乱情志类疾患。

（2）头痛、颈腰痛、胃脘痛、胁痛、心痛等疼痛类疾患。

（3）颤症、中风等神经系统疾患。

三、临床应用举例

1. 抑郁症

适应证　适用于轻、中度抑郁症。

主穴　百会、印堂、合谷、太冲。

操作方法　针刺四关穴行均匀提插捻转手法，以得气为度；百会、印堂穴均采取均匀捻转，得气即止，留针期间配合导气法，可配合艾灸；四花（双侧膈俞，胆俞）进行艾柱直接灸，心俞、肝俞以锹针埋针。

2. 缺血中风

适应证　适用于中风中经络。

主穴　水沟、太冲、合谷。

操作方法　先刺水沟穴，向鼻中隔方向，雀啄手法，以眼球湿润为度；后刺四关穴行均匀提插捻转手法，以得气为度；百会、印堂穴均采取均匀捻转，得气即止，留针期间配合导气法。

3. 帕金森病

适应证　适用于帕金森病各期。

主穴　百会、印堂、风池、合谷、太冲。

操作方法　先坐位针刺双侧风池穴，捻转至得气后即出针，再以平卧位针刺四关穴，行均匀提插捻转手法，以得气为度；百会、印堂穴均采取均匀捻转，得气即止，留针期间配合导气法，百会、风池可用艾炷灸。

4. 睡眠障碍

适应证　轻、中度原发性失眠者。

主穴　百会、印堂、四关、三阴交、照海。

操作方法　平卧位以毫针针刺百会、印堂、四关、三阴交、照海穴，均采取均匀捻转，得气即止，留针期间配合导气法，可配合心俞、肝俞三棱针点刺放血，心俞、胆俞锹针埋针。

5. 癫痫

适应证　发作期间歇期。

1）发作期

主穴　百会、印堂、水沟、长强、鸠尾、内关、合谷、太冲。

操作方法　以毫针强刺激长强穴后即出针，余穴毫针针刺，用泻法，水沟向鼻中隔方向深刺、强刺激，可用雀啄手法，以眼球湿润为度。

2）间歇期

主穴　百会、印堂、风池、鸠尾、筋缩、丰隆、太冲。

操作方法　毫针针刺，平补平泻法，风池、鸠尾、筋缩、丰隆可用灸法。

四、禁 忌 证

同毫针技术。

五、注 意 事 项

（1）同毫针技术
（2）针刺过程注意调气。

第三十节　心胆论治针灸术

心胆论治针灸技术是选用心经、心包经、胆经相关的腧穴或心、胆、心包的背募穴配合，并运用整合针灸思维即一针二灸三巩固的模式治疗疾病的针灸技术。是符文彬教授为解决临床疑难病症及疾病难点，通过多年的临床研究和临床归纳所形成的针灸技术。其理论基础是根据明朝著名医家李梴《医学入门·脏腑》中《五脏穿凿论》“心与胆相通，肝与大肠相通、脾与小肠相通，肺与膀胱相通，肾与三焦相通，肾与命门相通。此合一之妙也”。

一、理 论 基 础

足少阳胆经“循胸里，属胆，散之上肝，贯心”；足少阳胆经“是动则病，口苦，善太息，心胁痛”；而手少阴心经，“是主心所生病者，目黄，胁痛，臑臂内后廉痛厥，掌中热痛”，说明心胆有经络相通的物质基础。

1. 心胆论治痹

《灵枢·经脉》胆经“主骨所生病者”；明·张景岳《类经·十二经之厥》有“少阳厥逆，机关不利，机关不利者，腰不可以行，项不可以顾。足之少阳，胆经也；机关者，筋骨要会之所也；胆者筋其应，少阳厥逆则筋不利，故为此机关腰项之病”，说明少阳胆经有调节骨关节筋脉功能；《素问·至真要大论》中病机十九条指出“诸痛痒疮，皆属于心”，《素问·五常政大论》又有“其发痛，其脏心”，王冰注解时指出“痛由心所生”，疼痛是情志活动的一种，是神不安的表现，由于心藏神，故痛由心生。

2. 心胆论治神

心为“五脏六腑之大主”，通过驾驭调控各脏腑的功能活动；同时心主神明，主宰精神意识思维及情志活动，如《灵枢·本神》“所以任物者心”、《素问·灵兰秘典论》篇有“心者，君主之官，神明出焉”。由于心主神明，主明则下安，主不明则十二官危，诸症丛生；胆为中正之官，主决断，其气通于心，正如《素问·六节藏象论》撰述“凡十一藏，取决于胆也”，若胆气不和，则五脏难安，故在神志方面，心、胆两者往往相辅相成，相互为用；《灵枢·邪气藏府病形》指出“胆病者，善太息，口苦，呕宿汁，心下澹澹，恐人将捕之”，就是胆病及心的最好例证。一方面胆主决断功能的正常发挥是在心主神明的统率下进行的，否则会出现主不明则十二官危的病变；另一方面，胆属木，心属火，木火相生，故心主神明功能又需要胆的决断作用才能正常行使，由此可见心胆统一于神智。

3. 心胆论治风

哮喘、过敏性鼻炎、荨麻疹、湿疹等过敏性疾病，发病机制较为复杂，但均存在过敏源及先天禀赋不足两方面因素，过敏源通常具有明显的季节性和地域性，发作前常有鼻、咽、肺、肌肤瘙痒等症状，具有急性发作与缓解交替进行的发病过程，与中医所谓“风”之表现相类似。中医认为治风先治血、血行风自灭，选与心相关的穴位有行血祛风之功，《素问·至真要大论》“诸痛痒疮，皆属于心”。另过敏性疾病之所以反复发作，每每是由于痰饮瘀血内停所致，归根结底则是气机运行不畅引起，故疏调气机为根本治法之一。因肝主疏泄，肝胆相表里，且少阳主枢，针灸与胆相关的穴位可疏调气机。

二、取穴原则

（1）心及心包经腧穴：如神门、少海、内关、郄门等。
（2）胆经腧穴：如阳陵泉、绝骨、丘墟、阳纲、足窍阴等。
（3）背腧穴：心俞、胆俞、厥阴俞。
（4）募穴：日月、巨阙、膻中。

三、心胆论治针灸技术操作步骤

心胆论治针灸技术操作步骤见图2-70。

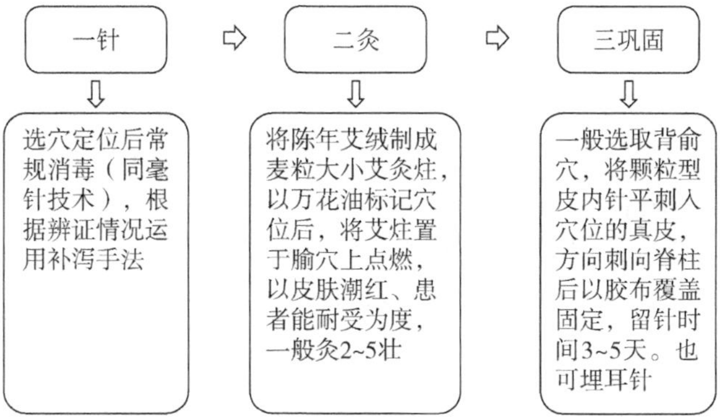

图2-70 心胆论治针灸技术操作步骤

四、适 应 证

（1）痛证：颈椎病、腰椎间盘突出症、膝骨性关节炎、痛风性关节炎、类风湿性关节炎等关节痛证。
（2）心脑疾病：抑郁症、强迫症、焦虑症、中风、帕金森综合征、面瘫等。
（3）过敏性疾病：哮喘、过敏性鼻炎、荨麻疹、过敏性湿疹等。
（4）耳疾：耳鸣、突发性耳聋、中耳炎等。

五、临床应用举例

1. 类风湿性关节炎

主穴　内关、阳陵泉。

配穴　水分、中脘、膈俞、胆俞、心俞。

操作方法　先针刺内关、阳陵泉均取双侧，行捻转泻法 1min，留针 30min；出针后再直接灸水分、中脘、膈俞、胆俞，每穴 5 壮；灸完后在心俞、胆俞埋皮内针。

2. 颈椎病（颈肩综合症）

主穴　内关、阳陵泉、百会、承浆。

配穴　百劳、肩中俞、肩井、心俞、胆俞。

操作方法　先针阳陵泉（对侧），得气后行捻转提插泻法，同时瞩患者缓慢活动患侧肩关节；次针内关（患侧），针尖朝上，得气后行捻转泻法 1min，再针百会、承浆，行平补平泻，留针 30min。针完后直接灸百劳、肩中俞、肩井双各 5 壮。接着在心俞、胆俞埋皮内针。

3. 焦虑症

主穴　神门、丘墟。

配穴　百会、印堂、心俞、胆俞、肾俞、足窍阴。

操作方法　毫针针刺百会、印堂、神门、丘墟，用调气法，操作时快速进针后行小幅度捻转、平补平泻手法，留针 30min。针完后直接灸肾俞、胆俞、足窍阴均双侧各 3～5 壮。继面在心俞、胆俞埋皮内针。

4. 慢性荨麻疹

主穴　内关、阳陵泉。

配穴　大椎、心俞、胆俞、肺俞、膈俞。

操作方法　毫针针刺内关、阳陵泉均双侧，行平补平泄手法，留针 30min。接着三棱针刺络拔罐大椎、心俞、肺俞均双侧；继而在胆俞、膈俞埋针。

5. 帕金森病

主穴　内关、阳陵泉、心俞、胆俞、绝骨、百会、印堂。

配穴　膈俞、中脘、关元、大椎、命门。

操作方法　毫针针刺百会、印堂、内关、阳陵泉，调气法，留针 30min；出针后直接灸心俞、胆俞、绝骨、膈俞、中脘、关元、大椎、命门各 3～5 壮；灸完后在心俞、胆俞埋皮内针。

六、禁　忌　证

（1）中重度精神疾患无法配合针灸治疗者。

（2）有出血倾向者。

七、注意事项

（1）艾灸运用麦粒直接灸效果更佳。

（2）背部埋针后如出现皮肤局部发红或感觉疼痛，要及时检查，有感染征象者立即取针后局部处理。

第三十一节 岭南陈氏飞针技术

岭南陈氏飞针，是全国名老中医陈全新教授参考古今多种刺法的优点，经多年改进而独创出的“快速旋转进针法”。此法进针时用拇、示、中指腹握持针柄，进针时拇指内收，示、中指同步外展，将针快速转动，当针处于快速转动的同时，通过腕、指力将针旋刺入皮下穴内。这种进针法由于针是快速旋转刺入，故穿透力强，加之刺入迅速，所以痛感极微。由于持针手不接触针体，可达到防止污染、准确、无痛（或少痛）、快速的效果。除此之外，陈氏飞针还强调临床辨证补泻、取穴精简。

一、理论基础

陈氏飞针以其快速捻转进针为特色，辅以辨证补泻、精简取穴的原则，是整体与个人结合，技术与临证经验交融的一种针刺技术，具有丰富的理论内涵。

（一）进针法

古代文献中对进针手法的记载可基本分为两类，一类是缓慢进针，如进针时医者“左手重而切按，欲令气血得以宣散，是不伤于荣卫也，右手轻而徐入，欲不痛之因，此乃下针之秘法也”；另一类是速刺进针，如扎针时“令病人咳嗽一声，右手持针而刺入”，其目的都是为求使得患者受针刺时的疼痛感减少，使医患之间的“神”能够得“治”，从而提高临床疗效。但前者虽能有效地固定体位及减少疼痛，但却有难以进行严密消毒的缺点；后者则因体位易于变动，难以把握针刺深度及准度。陈全新教授参考以上进针手法，吸取其优点，结合临床实践，经多年改进而创造陈氏飞针——“快速旋转进针法”。这种进针法由于针是旋转快速刺进表皮，故穿透力强，痛感极微；持针手不接触针体，因而有效地杜绝污染，达到消毒、准确、无痛、快速的进针效果。

（二）辨证补泻

陈氏飞针的临床运用对补泻手法非常强调，认为合理的补泻手法，应根据中医学辨证论治的原则，从整体观念出发，按照个体不同的生理病理状态而决定（如体质、病情及病的不同阶段、年龄、情志、住地气候环境以至针下气至盛衰等情况），把补虚泻实的原则和当时的病情灵活地结合起来，从而增强疗效。因此，陈全新教授以古代“徐疾补泻”为基础，通过临床实践，提出自己的补泻要求，应用于飞针技术中。

（1）补刺手法操作：在针刺得气的基础上，运针以慢按轻提（缓慢按入，轻快锟针）、小角度（150°～270°）捻针为主，留针5～10min。根据不同病情及针下气至情况，可分为3级：轻补：慢按轻提运针，并结合刮（拇或示指指尖在针柄上下刮动）或弹针；平补：慢按轻提运针，同时结合小角度轻捻针；大补：慢按轻提运针，结合快速小角度捻转及提插。

补刺的主、客观指标是针下现得气，针感向远端（或沿经）扩散，或现微温感，或可见针刺部肌肉有轻微颤动。运针手法以患者有相对舒适感为度，刺后病情有所改善。

（2）泻刺手法操作：在针刺得气的基础上，运针以速按慢提（较快而重的按入，锃针较慢）、较大角度（360°或以上）捻针为主，留针20～30min或视病情需要适当延长。根据不同的病情及针下气至情况，可分为3级：轻泻：速按慢提运针，结合较大角度捻针及提插；大泻：速按慢提运针，结合大角度捻针及较重力提插；平泻：运针操作介于轻泻与大泻手法之间。

泻刺的主、客观指标是针下现得气，针感向远端（或沿经）扩散，或感针下微凉，或可见针刺部肌肉、肢节轻微跳动。施用泻刺手法针感较强，但以不超过患者的耐受量为度，刺后病情有所减轻。

（三）取穴精简

在辨证的基础上，陈氏飞针以华佗“针不过数处”为原则，处方严谨、用穴精简。其具体的取穴规律包括以下几个方面。

（1）循经取穴：熟悉十二经脉的“是动病”与“所生病”，根据不同经络特有的病候来辨证取穴；根据病变部位或不同症候群，归属病属何脏腑，脏腑辨证与经络辨证结合，找出相关经络取穴。循经取穴的穴位以局部及远道取穴结合为主，局部是指患处所过经络周围的经穴，远道穴位则取五输穴。

（2）选用特效穴：根据病情或病理因素等各种不同原因，针灸取穴多取特定穴。如对脏腑气血有直接调和作用的“俞募穴”、“原穴”；急症选取“郄穴”，痛证或疑难病症选用“八会穴”等。

（3）随症配穴：按照患者就诊时突发症状或兼症，适当选配有关穴位，随症治疗。如发热配曲池；呕吐配内关；食欲不振配足三里等。

二、“快速旋转进针法”的练习步骤

陈氏飞针讲究快速旋转进针，要使针在快速旋转时刺入固定的穴位，要达到轻快而准确，必须要有足够的指力，同时使腕指和前臂的动作协调配合，把握推进与刺入的时机。现把其练习步骤及要领介绍如下。

（1）徒手练习：主要是锻炼腕、指动作协调的配合，练习时上肢肌肉放松，拇指指腹平放在稍弯曲的示、中指指腹前端，当拇指向后拉的同时，示、中指则向前推（这是推动针旋转的动作），腕随着惯性向前后伸展，如鸟展翅飞状。经反复练习，如指及腕动作协调，即可转入第二阶段捻针练习。

（2）捻针：将针先插在纸垫或结实的棉垫上，刺手的拇指指腹平放在稍弯曲的示、中指指腹前端，当拇指向后拉的同时，示、中指则向前推将针柄转动，目的是增强指力，使动作协调。这是进针的基本功，必须坚持锻炼。

（3）持针垂直旋转刺入：这是“飞针”的初级动作。开始时先用13 mm短针，针尖距离刺入点0.2～0.3寸垂直旋转刺入，抵刺入点前加速旋转并放针（如放针过早则刺入力量不足，放针太慢则形成反弹力），以后可随熟练程度改用25mm针。垂直旋转刺入主要是锻炼指、腕力的进一步配合，控制刺入点的准确。

（4）摆动旋转刺入：这是利用腕、指摆动的惯性，增强刺入的力量，操作时持针斜放在刺入点旁，当手向刺入点移动时，持针指即搓动，针旋转至高速并抵刺入点时，随着刺手向前移动的惯性，用指、腕将针弹刺入穴内。

三、“快速旋转进针法”的操作

施行陈氏飞针时，持针手用拇指指腹，示、中指尖握持针柄，斜放在穴位旁，押手将已消毒穴位旁皮肤牵张，并固定针刺部，进针时刺手拇指内收，示、中指同时相应伸展，此时针高速转动，当针处于快速旋转并抵达穴位时，通过腕、指力将旋转的针弹刺入穴位内。

“快速旋转进针法”对常用的0.5～1寸毫针特别适合。从穴位的进针深浅来看，除了殷门、环跳、秩边、承扶等肌肉丰厚穴位外，均可用1寸毫针。从穴位的分布来看，头部四肢躯干部的穴位均可用“飞针”进针法（胸背部穴位必须控制好进针深度，以免伤及内脏或引起气胸）。

掌握和熟练操作方法后，则可在自己身上做实践练习，直到进一步熟练才可施用于患者。

四、“快速旋转进针法”的应用要点

飞针法进针迅速，但必须具有相当的指力方能运用自如，一不当心，就会使针折弯，或反弹坠地，其原因是指腕力运用不协调，没有掌握好针距，因此在应用以前要经过艰苦的训练。要运用好飞针法其要点有三：①持针要紧，要有足够强的指力；②旋转针柄要快而有力，手指和手腕的动作要协调配合；③投针入皮时恰当距离是针尖距皮肤0.2～0.3寸。人体大多数穴位均可应用飞针法进针，因为即使在肌肉发达的下肢除个别穴位外，用1寸毫针应用飞针手法进针往往也容易得气。

五、岭南陈氏飞针技术操作步骤图

岭南陈氏飞针技术操作步骤见图2-72。

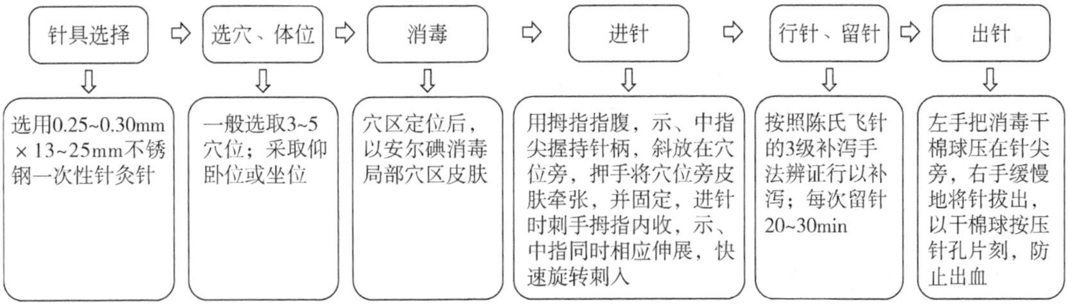

图2-71 岭南陈氏飞针技术操作步骤

六、适 应 证

岭南陈氏飞针是传统进针手法的改良与创新，其核心还是根植于传统针灸之中。因此，陈氏飞针的适用范围与传统针刺相似，主要集中在痛证、神经系统疾病、功能紊乱等疾病。

（1）痛证：颈椎病、腰椎间盘突出症、肌筋膜炎、肌肉扭伤等。

（2）神经性疾病：中风及中风相关后遗症、面瘫、眩晕等。

（3）功能紊乱疾病：消化不良、胃肠动力下降、月经不调、植物神经功能紊乱等。

（4）其他：小儿腹泻、感冒、咳嗽、急慢性胃肠炎、失眠等。

七、陈氏飞针的临床应用举例

1. 关节疼痛

适应证　各类风湿性及非风湿性关节炎所致疼痛。

主穴　肝俞、膈俞、阿是穴。

配穴　久病气虚加足三里；关节热痛加大椎；关节僵硬明显加血海/阳陵泉。

操作方法　以“飞针”快速旋转刺入，以泻法为主，辅以补法。

2、坐骨神经痛

适应证　适用于疼痛急性期及缓解期。

主穴　秩边、委中、昆仑。

配穴　疼痛明显加肝俞、膈俞；伴有乏力者加足三里。

操作方法　患侧取穴，以“飞针”快速旋转刺入，行补法，使得患者局部自觉有热流从腰背部向足部放散，留针20min。

3. 胆囊炎

适应证　适用于胆囊炎急性发作及缓解期。

主穴　日月（右）、阳陵泉、太冲。

配穴　纳呆或恶心呕吐加足三里；急性疼痛明显加胆囊穴。

操作方法　以“飞针”快速旋转刺入，行泻法，留针20min。

4. 面瘫

适应证　周围性面神经炎急性期、恢复期及后遗症。

主穴　风池、颊车、地仓、四白、颧髎、太阳。

配穴　风寒袭络加合谷、翳风；热毒瘀滞加大椎、曲池。

操作方法　以“飞针”快速旋转刺入，行泻法为主，留针20～30min。

5. 荨麻疹

适应证　荨麻疹急性发作。

主穴　风府、曲池、三阴交。

配穴　气血亏虚加血海、公孙；胃肠积热加足三里；胸闷气急加合谷、内关。

操作方法　以“飞针”快速旋转刺入，主穴以泻法为主，配穴根据辨证以补虚泻实，留针20～30min。

八、禁　忌　证

（1）患者过于疲劳、饥饿及精神紧张时禁针。

（2）妇女怀孕时，不宜针刺小腹部、腰骶部穴位及通经活血等穴位。

（3）小儿囟门未闭合，头顶部穴位禁针。

（4）凝血功能下降、皮肤感染或肿瘤部位禁针。

（5）不能配合及精神严重障碍者禁针。

九、注意事项

（1）由于飞针要求手法非常熟练，对指力及腕力把握的要求较高，故对于胸胁背部的腧穴进针时，注意把握进针力度及进针深度，避免发生意外。

（2）针刺眼周、后项部的风府、哑门等穴位时，不建议使用飞针。

（3）施行飞针时，需要专心谨慎，不可随意。

第三十二节 董氏奇穴技术

董氏奇穴技术，是通过在身体特定部位选取特定穴位，并选用特定针刺手法，以治疗全身疾病的一种针灸技术。董氏奇穴是董门祖传数十代之针灸绝学，历来口授心传，不著文字，不传外姓，其独门之秘穴心法，对外隐而不发，秘而不宣，几成千古疑案，素有“江湖秘术”之称，董景昌先生（1916～1975，祖籍山东省平度县）在其家传奇穴基础上，将其发展完善起来，并著书《董氏针灸正经奇穴学》。董氏奇穴技术具有两大特征：①源于齐鲁民间，极具浓郁的地域文化特质；②与道脉相连，富有浓厚的道学特征。

一、理论基础

董氏奇穴以《黄帝内经》整体观和辨证论治为理论基础。“虚则补之，实则泻之”为治疗原则，人体整体观和整体与局部对应的观点辨证取穴。

董氏奇穴技术对藏象理论、经络理论、脾胃学说、五行学说均有独到的发挥。在继承这些传统中医理论的同时，还引入了以下几个理论学说。

（1）脏腑别通：这是董氏奇穴应用最突出、最广泛及最精华的部分，虽然在董公书中从未提及这方面的理论，但其应用则时时处处与之相合。五脏别通首先见于李梴《医学入门·脏腑相通篇》曰：“心与胆相通；肝与大肠相通；脾与小肠相通；肺与膀胱相通；肾与三焦相通；肾与命门相通”，唐宗海之《医经精义》有较细致的发挥。但他们都并未深入了解其源流，五脏别通应系由六经之开合枢变化发展而来，实乃脏腑之气化相通，《灵枢·根结》篇说：“太阳为开，阳明为合，少阳为枢”，又说：“太阴为开，厥阴为合，少阴为枢”，以三阴三阳同气相求。

除五脏别通外，胃也应与包络通。从此一原理来探源董氏奇穴之原理及应用，许多疑惑自可不言而解，从此原理发挥应用更能挥洒自如。

例如，重子、重仙在肺经上，但可治膀胱经之背痛、肩胛部疼痛。肝门穴在小肠经上，小肠为分水之官，有清利湿热之效，所以能治肝炎。眼黄穴在心经上，透过心与胆通，所以能治眼发黄。还巢穴在三焦经上，因三焦经与肾相通，故透过治理三焦，疏肝补肾能治妇科病、不孕症等。又如火包穴在胃经第2脚趾上透过胃与心包通，治心痛甚效。木穴在大肠经上，但能治肝经之疝气痛。

（2）病象理论：所谓“病象”，即身体内部病变表现于外的现象，如瘀斑、瘀点、斑块样色素沉着、局部疼痛、压痛等。董氏奇穴针灸学提倡诊病首看掌诊，次看面诊，再看局部的三步诊法。望、闻、问、切四诊结合使用，以查病象，定其治疗穴位。即于体表异常颜色、异常感觉、异常形态、异常疼痛或压痛处进针。病象理论在传统针灸学里也有所应用。如脉诊法、舌诊法、

"阿是"穴即是最好的例子。由此可见，两者理相同而法有别。

(3) 同气相求：董氏奇穴有以骨治骨、以肉治肉、以筋治筋、以脉治脉的方法。如"肩中穴"位于臂上肌肉最丰隆处，故刺之可治小儿麻痹证之肌肉萎缩；"正筋穴"和"正宗穴"位于脚后跟之跟腱上，故治疗颈项筋痛、项背强急。

同气相求是董氏奇穴在治疗方面最有针对性的发明及应用，掌握此一原则，不仅能将董氏奇穴应用得更深入更有效，以之用于十四经穴方面，也能加强效果。

(4) 全息理论：在中医天人合一学说中认为，每一个局部均与全体相关，每一个局部均能反映全体，也皆能以之治疗全体，这就是全息论的观点。

董氏奇穴的穴位分布与全息律亦有相似之处，董公强调任一局部皆能治疗全身疾病，董公虽将全身区分为十二治疗部位，但每一部位均可独立治疗全身疾病。一个组穴本身即常蕴有全息意味。例如，灵骨、大白并用为董公温阳补气要穴，治病之多，几乎全身无所不包；两穴合用涵盖俞原所经之处，若以全息律而论，大白、灵骨皆以深针为主，又深透上、中、下三焦，因此不论纵横，此两针皆涵盖三焦。

董氏奇穴"全息通应"理论，提出了多元的、立体层次的"全息体"概念。

二、穴位的定位及主治作用

董氏奇穴分布在手指（一一定位）、手掌（二二定位）、前臂（三三定位）、上臂（四四定位）、足趾（五五定位）、足背（六六定位）、小腿（七七定位）、大腿（八八定位）、双耳（九九定位）、头面（十十定位）及前胸、后背12个定位。

1. 还巢穴

定位　在无名指中节外侧（靠近小指）正中央。

主治　子宫痛、子宫瘤、子宫炎、月经不调、赤白带下、输卵管不通、子宫不正、小便过多、阴门发肿、治流产、安胎。

刺法　针深1～3分，禁忌双手取穴。

2. 木穴

定位　在掌面示指之内侧，距中央线2分之直线上，上穴距第二节横纹3分3，下穴距第2节横纹6分6，共2穴。

主治　肝火旺、脾气燥。

刺法　针深2～3分。

3. 木火穴

定位　在中指背第3节横纹中央。

主治　半身不遂。

刺法　横针皮下半分钟。第一次限用5min，5日后限用3min，又5日后限用1min。时间及次数均不可多用。

4. 妇科穴

定位　当大指（背）第1节之中央线外开（偏向尺侧）3分，距前横纹1/3处1穴，距该横纹2/3处1穴，共2穴。

主治 子宫炎、子宫痛、子宫瘤、小腹胀、妇人久年不孕、月经不调、痛经、月经过多或过少。

刺法 5分针，针深2分，2穴同用。

5. 制污穴

定位 在大指（背）第1节中央线。

主治 久年恶疮、恶瘤开刀后刀口流水不止，不结口。

刺法 以三棱针扎出黑血者当时见效。

6. 重子穴

定位 手心向上，大指掌骨与示指骨之间，虎口下约1寸是穴位。

主治 背痛、肺炎、感冒、咳嗽、气喘（小孩最有效）。

刺法 1寸针，针深至3~5分。

7. 重仙穴

定位 大指骨与示指骨夹缝间，距虎口2寸处。

主治 背痛、肺炎、退热、心悸、膝盖痛。

刺法 1寸针，针3~5分深。

8. 大白穴

定位 在手背，当第1掌骨与第2掌骨中间之凹处。

主治 小儿气喘、发高烧、坐骨神经痛。

刺法 用1寸针，针4~6分，治坐骨神经痛；用三棱针治小儿气喘、发高烧及急性肺炎。孕妇禁针。

9. 灵骨穴

定位 在手背，当第1掌骨与第2掌骨接合处，拳手取穴，与重仙穴相通。

主治 坐骨神经痛、腰痛、脚痛、半面神经麻痹、半身不遂、骨骼胀大、月经不调、难产、经闭、背痛、耳鸣、偏头痛。

刺法 用1.5~2寸毫针，向重仙穴透刺。孕妇禁针。

10. 中白穴（又名鬼门穴）

定位 手背，小指掌骨与无名指掌骨之间，距指骨与掌骨接连处5分。

主治 肾脏病之腰痛、腰酸、背痛、头晕、眼散光、疲劳，以及肾脏病之坐骨神经痛、足外踝痛、四肢浮肿、小便黄。

刺法 针深3~5分。

11. 下白穴

定位 手背，小指掌骨与无名指掌骨之间，距指骨与掌骨连接处1.5寸（距中白穴1寸）。

主治 牙齿酸、肝微痛及中白穴主治各症。

刺法 针深3~5分。

12. 腕顺一穴

定位 小指掌骨外侧距手横纹2.5寸。
主治 肾虚亏之头痛、眼花、腰肌痛、坐骨神经痛、疲劳及肾炎、四肢骨肿。
刺法 针深2~4分，以单手为宜，且腕顺一二穴只用一穴。

13. 腕顺二穴

定位 小指掌骨外侧，距手横纹1.5寸（即腕顺一穴下1寸）。
主治 鼻出血及腕顺一穴主治各症。
刺法 针深2~4分。

14. 心门穴

定位 在尺骨鹰嘴突起之上端，去肘尖1.5寸凹陷中，即肘内侧大骨外，去肘端1.5寸。
主治 心悸胸闷、呕吐、干霍乱。
刺法 针深4~7分，只用单侧。

15. 肩中穴

定位 当后臂肱骨之外侧，去肩骨缝2.5寸。
主治 膝痛、皮肤病（颈项皮肤病为主）、小儿麻痹、半身不遂、心慌、鼻衄、肩痛。
刺法 针深0.5~1寸，肩痛时左取右、右取左。

16. 木妇穴

定位 在次趾（第2趾）中节正中央外开3分。
主治 赤白带下、月经不调、痛经、子宫炎、输卵管不通。
刺法 用最细针针深2~4分。

17. 火硬穴

定位 在第1跖骨与第2跖骨之间，去跖骨与趾骨关节5分。
主治 心慌、头晕、产后胎衣不下、下颌痛、子宫炎、子宫瘤。
刺法 针深3~5分。妊妇禁针、禁灸。

18. 火主穴

定位 在第1跖骨与第2跖骨之间，去火硬穴1寸。
主治 难产、头痛、肝病、胃病、神经衰弱、手脚痛、子宫炎、子宫肌瘤。
刺法 针深3~8分，治手脚痛时左取右、右取左。禁灸，孕妇禁针。

19. 门金穴

定位 在第2跖骨与第3（中）跖骨连接部之直前陷凹中。
主治 肠炎、胃炎、腹胀、腹痛、阑尾炎。
刺法 用细毫针针深5分，只单脚取穴，禁双脚同时取穴。

20. 木斗穴

定位 在第3跖骨与第4跖骨连接部之间，去跖骨与趾骨关节5分。

主治 脾肿大、消化不良、肝病、疲劳、胆病、小儿麻痹。
刺法 针深3~5分。

21. 木留穴

定位 在第3跖骨与第4跖骨连接部之直前陷凹中，去跖骨与趾骨关节1.5寸（去木斗穴1寸）。
主治 白血病、脾肿大、消化不良、肝病、疲劳、胆病、小儿麻痹。
刺法 针深3~5分。

22. 正筋穴

定位 在足后跟筋中央上，距足底3.5寸。
主治 脊椎骨痛、腰正中痛、颈项活动不灵、脑积水。
刺法 针深5~8分。

23. 正宗穴

定位 在足后跟筋中央上，距足底5寸许。
主治 同正筋穴。
刺法 同正筋穴。正宗、正筋两穴连带同时下针。

24. 正士穴

定位 在足后跟筋中央上，距足底7寸。
主治 肩背痛、腰痛、坐骨神经痛。
刺法 针深0.5~1寸。

25. 一重穴

定位 在外踝直上3寸向前横开1寸。
主治 甲状腺肿大、眼球突出、扁桃体发炎、面神经麻痹、偏头痛、肝病、脑瘤、脑膜炎。
刺法 针深1~2寸。

26. 二重穴

定位 在外踝直上5寸向前开1寸。
主治 同一重穴。
刺法 针深1~2寸。

27. 三重穴

定位 在外踝直上7寸向前开1寸。
主治 同一重穴。
刺法 针深1~2寸。一重、二重、三重三穴同时取穴（即所谓回马针）提高疗效。

28. 四花上穴（足三里）

定位 同足阳明胃经足三里定位。
主治 哮喘、牙痛、心跳、口内生瘤、头晕、心脏、抽筋、转筋霍乱。

刺法　针深2~3寸，针深1.5~2寸治哮喘；针深3寸治心脏病。

29. 四花中穴

定位　四花上穴直下4.5寸（膝眼下7.5寸）。
主治　哮喘、眼球病、心脏病、急性胃痛。
刺法　三棱针出血治心脏病；毫针针刺，针深2~3寸治哮喘、眼球痛。

30. 天皇穴（阴陵泉）

定位　同足太阴脾经阴陵泉的定位。
主治　胃酸过多、反胃、肾炎、糖尿病、蛋白尿、高血压、头晕、失眠。
刺法　针深0.5~2寸，孕妇禁针。

31. 天皇副穴（肾关）

定位　在天皇穴直下1.5寸（去膝关节4寸）。
主治　胃酸过多、反胃、眼肌麻痹、贫血、癫痫病、眉棱骨痛、鼻痛、头晕。
刺法　0.5~1寸。

32. 地皇穴

定位　在胫骨之内侧，去内踝7寸。
主治　肾炎、糖尿病、淋病、阳痿、早泄、遗精、滑精、梦遗、子宫肌瘤、月经不调、腰痛。
刺法　毫针与胫骨45°刺入，针深1~1.8寸，孕妇禁针。

33. 人皇穴（三阴交）

定位　同足太阴脾经三阴交定位。
主治　淋病、阳痿、早泄、遗精、滑精、腰正中痛、颈痛、头晕、手麻、糖尿病、肾炎。
刺法　针深0.8~1.2寸，孕妇禁针。

34. 通关穴

定位　在大腿正中线股骨上，在膝盖横纹上5寸。
主治　心脏病、风湿病、胃病、四肢痛、脑供血不足。
刺法　针深3~5分。

35. 明黄穴

定位　在大腿内侧之正中央。
主治　肝硬化、肝炎、骨酸胀、疲劳、腰酸、眼花、眼痛、肝痛、消化不良。
刺法　针深1.5~2.5寸。

36. 驷马中穴

定位　直立，两手下垂，中指尖所至处向前横开3寸。
主治　胁痛、背痛、腰腿痛、肺病、胸部外伤痛、肋膜炎、鼻炎、耳聋、耳鸣、面神经麻痹、哮喘、半身不遂、皮肤病。
刺法　针深0.8~2.5寸。

37. 九里穴（中穴）

定位　直立，两手下垂，中指尖所至处直上1寸。

主治　背痛、腰痛、心悸、失眠、缺血中风、腰正中痛、肩痛、臂麻、手麻、腿痛、颈痛、头晕。

刺法　针深0.8~1.5寸。以仰卧位在九里刺之，针尖向左上方主治左臂，针尖向右方主治脊椎，针尖向右下方主治左腿。

38. 正会穴

定位　当头顶之正中。

主治　四肢震颤、各种风证、小儿惊风、面瘫、半身不遂、中风失语。

刺法　针深1~3分。

39. 水通穴

定位　在嘴角直下4分。

主治　风湿病、疲劳、头晕眼花、肾虚腰痛。

刺法　毫针由内向外斜刺，深1~5分。

40. 三金穴

定位　包括金斗、金吉、金陵三穴（相当于足太阳经的魄户、膏肓俞、神堂）。

主治　膝痛。

刺法　用三棱针放血，左痛取左穴，右痛取右穴，两膝痛则双侧取穴。

41. 精枝穴

定位　包括金精、金枝两穴，分别位于第2胸椎、第3胸椎旁开6寸。

主治　小腿发胀、小腿痛。

刺法　三棱针放血，左痛取左边穴，右边取右边穴。

42. 金林穴

定位　包括金神、木原、木太三穴，分别位于第4、5、6胸椎旁开6寸。

主治　坐骨神经痛。

刺法　用三棱针放血，左痛取左穴。

三、董氏奇穴治疗发挥

1. 奇正相通

董氏称其奇穴为“正经奇穴”，其原著亦称《董氏正经奇穴学》。其用意即蕴含虽为奇穴，实与正经相通之义。以董氏奇穴最常用穴“灵骨穴”与“大白穴”而言，灵骨穴在合谷后1寸，大白穴与三间相符。其功效则在传统功效基础上又有发挥。董氏奇穴很多亦有与上述例子相类似之规律，因而称“奇正相通”，故其疗效机制与十四经穴亦相通。

2. 骨膜刺激

董氏奇穴的穴位多沿骨缘分布，进针时亦紧贴骨缘，并且达到骨膜。骨膜神经末梢分布较为丰富，刺之可以得到较强的针感，由此引起显著的神经反射及相应的机体反应，因而获得较好的治疗效果。

3. 活血化瘀

古法针灸，最重刺络放血。董公秉承数十代之祖传绝技，又广泛涉猎各家活血化瘀文献，厚积薄发，独出机杼，将董氏奇穴刺血针法运用得出神入化，时人盛誉“董氏刺血针法独步世界专治大病”。数年大病往往豁然而愈，剧烈疼痛亦可止于顷刻。董公刺络用穴之范围不受古书所限，除一般医师常用之肘窝、膝、侧额、舌下、十二井、十宣、耳背等部位，董公善用爱用并有发明外，至于下臂、下腿、脚踝、脚背、肩峰等几乎无处不能放血，尤其是腰背部位，董公更是以之灵活运用治疗全身病变。

董公对于历代有关活血化瘀文献多所涉猎，对于《黄帝内经》“病久入深，营卫之行涩，经络失疏，故不通”、“有所堕坠，恶血留内”、“寒气客则脉不通”等瘀血学说及叶天士“久病入络”之说颇有认识。主张施“菀陈则除之”及“治风宜治血，血行风自灭”之法。

董氏奇穴针灸有独具特色的“络病理论”，认为“久病必瘀”、“怪病必瘀”、“重病必瘀”、“痛证必瘀”、“难病必瘀”。凡病经数次针治，未见病情改善，这时董公认为必有瘀血阻滞气机，当在相关区域寻找瘀络，刺络放血，使恶血邪气尽出，立起沉疴痼疾。

董氏刺血针法之作用：决凝开滞、涤痰祛瘀、泻热活血、排毒利湿。先哲有云：“祛一分瘀血，存一分生机。”

4. 对应选取

《标幽赋》说：“交经缪刺，左有病而右边取，泻络远针，头有病而脚上针。”董公善用上病下治，下病上治，左病针右，右病针左，绝不在局部针刺，其治病常用对应取穴。常用之对应取穴法有下列九种。

（1）等高对应：即在痛点对侧相等部位施针，左侧病痛可取右侧等高点，例如，左曲池痛可针右曲池。推广应用治疗内科病也可不采用双侧同穴针刺，而采用单侧或双侧异穴针刺。

（2）手足顺对：将上肢与下肢顺向并列，以肘对应膝为中心对应，可有下列对应，即肩对髋、上臂对大腿、肘对膝、下臂对小腿、手对脚。例如，髋有病可取肩部穴位（肩中穴）施治；膝部有病取曲池或尺泽施治（反之肩部有病也可取髋部穴位施治，肘部有病也可取膝部穴位施治）。

（3）手足逆对：将上肢与下肢呈逆向排列，可有如下对应，即肩与足、上臂与小腿、肘与膝、下臂与大腿、手与髋。如足踝部有病可取肩部穴位治疗，大腿有病可取下臂穴位治疗（反之亦然）。

（4）手躯顺对：上肢除与下肢有对应关系外，与躯干亦有对应关系，将上肢自然下垂与躯干呈顺向并列对置，则有如下对应，即上臂与胸（或背）脘、肘与腰、下臂与下腹（腰骶）、手与阴部。如腰骶或下腹有病可取下臂穴位治疗，阴部病可取手部穴治疗。

（5）手躯逆对：将上肢与躯干呈逆向并列，可有下列对应关系，即手（腕）与头（颈）、前臂与胸（背）脘、肘与腰、上臂与下腹（或腰骶）、肩与阴部。例如，胸脘有病可取前臂穴位施治（如用内关或董氏奇穴火串、火陵治心悸、胸闷等）；下腹有病可取上臂穴位施治（反之前臂及上臂有病，亦可取胸脘及下腹穴位施治）。

（6）足躯顺对：下肢除与上肢对应关系外，与躯干亦有对应关系，将下肢与躯干顺向并列对置，则有如下对应，即大腿与胸（背）脘、膝与腰、小腿与下腹（腰骶）、足与阴部。例如，胸背有病可针大腿；下腹有病可针小腿（反之大腿及小腿有病，亦可在胸腹施治）。

（7）足躯逆对：将下肢与躯干呈逆向排列，可有下列对应关系，即足与头、踝与头颈、小腿与胸（背）脘、膝与脐（腰）、大腿与下腹（腰骶）。如胸脘有病可针小腿；下腹有病可针大腿，反之亦然。

（8）头骶对应：除了手与脚及脚与躯干的对应外，头面与尾骶亦形成一种对应。例如，骶尾部之长强穴治癫狂之脑病。

（9）头足对应：头顶百会与脚底之涌泉也形成对应，即所谓的“天顶封地门”，所以用涌泉治疗巅顶痛及脑部病变。

5. 一经治多经

一经治多经即是说针刺一经时应同时考虑能治好几条经络，这样开阔视野，照顾整体，扩大应用范围，一针治疗多病。例如，针大肠经穴位，要考虑到表里经的肺经，其次要考虑到有交经关系的足阳明经，也就是所谓的手阳明通足阳明，最后五脏别通的肝经也要考虑进去，例如，取用董氏奇穴灵骨、大白，因在大肠经上，可治大肠的病变，也可补肺气。（因与肺经表里），又因手足阳明相通，治胃经的病也有效，而董公最常用来治半身不遂则又属肝经与大肠通的运用。

6. 一穴多穴用

《标幽赋》曰：“…取五穴用一穴必端”，意思是指取一穴要上、下穴（同经五行及母子关系）左、右（临近经络）穴都要注意到，这样取穴才会准确。董氏奇穴在选穴时考虑到脏象、经络、五行、全息、五脏别通等关系，这样疗效才会确实、全面。例如，灵骨及大白穴，在经络属大肠，透过五脏别通可治肝经病变，因五行属木、火，效与木火穴有类近之处，治疗中风半身不遂甚效，穴性属俞原，俞主体重节痛，原与三焦之气相应，所以补气温阳之作用亦强，因大肠与肺经表里，这种作用就更强，而从目前之全息律来看大白主上焦、灵骨主下焦，合用之则调理全身气机之作用极强极好。再从灵骨大白之命名来看又有金水相通，益气养阴之作用，可谓具备了治疗多种疾病的双向调节作用。

7. 互引互治

许多穴位是牵引针，也是治疗。例如，灵骨穴可治网球肘，也可用对侧手三里、曲池当治疗针，以同侧灵骨穴为牵引针，这样灵骨穴即可当牵引针，也有治疗作用；又如承浆穴可治落枕，重子、重仙穴也可治落枕，用重子、重仙穴加上承浆穴既作牵引针，又当治疗针，这种用法治疗落枕效果更好。

四、董氏奇穴技术取穴原则

董氏奇穴技术的取穴原则在遵循传统脏腑经络辨证基础上，有其独特的取穴原则：奇正相通、骨缘分布、同气相求、全息通应、脏腑别通、对应选取。

五、董氏奇穴技术操作步骤

董氏奇穴技术操作步骤见图 2-73。

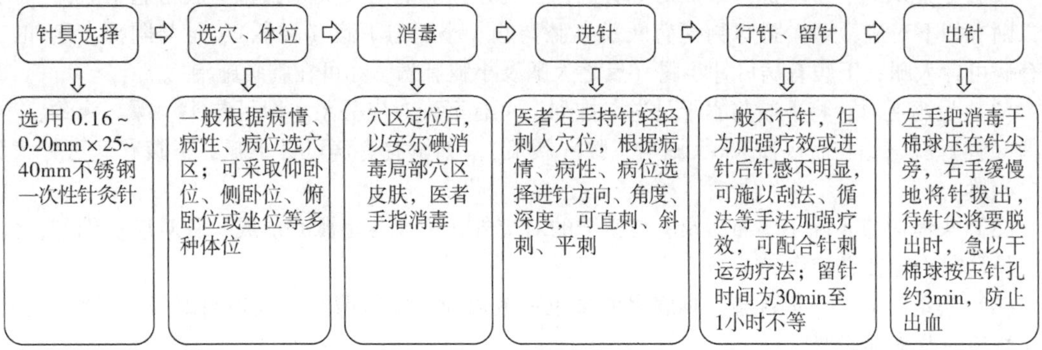

图 2-72 董氏奇穴技术操作步骤

六、适　应　证

董氏奇穴针灸取穴少，见效快，治疗范围广，适用于内、外、妇、儿、皮肤、骨科多学科疾病及各种疑难杂病等。

七、董氏奇穴技术的临床应用举例

1. 头部疾患

（1）头痛

1）针侧三里、侧下三里，并针肾关，留针45min。轻症二三次，重症四五次，即可不发。

2）针灵骨，立可缓和疼痛。

（2）偏头痛

1）针侧三里、侧下三里，效果甚佳。

2）针中九里，效果亦佳。

3）三重、四花外穴，用三棱针点刺放血，亦可立止疼痛。

4）太阳穴部位疼痛，针门金效果甚佳。

（3）后头痛

1）冲霄放血，立止疼痛。

2）针正筋、正宗效果亦佳。

（4）前头痛

1）针火菊立止疼痛。

2）四花中点刺，效果亦佳。

3）针五虎四。

（5）头晕

1）血压高头晕，先在背部五岭穴点刺放血，再针火硬，降血压，止眩晕。

2）脑贫血的头晕，针通关、通山、通天。

2. 颈项部疾病

（1）瘰疬

1）针三重、六完，取患侧穴位非常有效。
2）三重放血，再针承扶、秩边，效果极佳。
（2）甲状腺肿大
1）先于三重放血，再针侧三里、侧下三里。
2）针足千金、足五金。
（3）颈项皮肤病：针肩中有效。
（4）项强：针正筋、正宗立能转侧。
（5）痄腮：耳背放血。
（6）肩颈痛：针肾关。
（7）落枕
1）针重子、重仙。
2）针正筋、正宗。
3）针木留。

3. 上肢疾病

（1）手指麻木：针肾关、复溜特效。
（2）腕关节痛：针侧三里、侧下三里特效。
（3）手臂不能举
1）针肾关特效（对侧）。
2）针四花中亦特效。
3）针足千金、足五金效果亦佳。
（4）肩凝（五十肩）
1）针法同手臂不能举。
2）针肩中亦有效。
（5）肘关节痛
1）针灵骨特效。
2）针中九里亦效。
3）针四花中特效。

4. 下肢疾病

（1）坐骨神经痛
1）针灵骨、大白特效。
2）针鼻翼亦特效。
3）金林点刺亦佳。
4）委中青筋点刺特效。
（2）大腿痛
1）针叉三特效。
2）金林点刺亦特效。
3）针七里、九里。
（3）足跟痛
1）委中青筋点刺特效。
2）针五虎五。

（4）膝盖冷痛
1）针单侧通天、通山。
2）针肩中。
（5）膝盖痛
1）针肩中有特效。
2）三金穴点刺对久年膝痛尤有特效。
3）针中间亦有效。
4）针胆穴。
5）针心门。
（6）踝扭伤
1）委中点刺出血特效。
2）针小节尤其特效。
（7）小腿胀痛
1）针次白特效。
2）针肩中亦佳。
3）精枝放血尤佳。

5. 肝胆疾病

（1）肝硬化
1）肝俞点刺出血，再针上三黄。
2）上曲用三棱针点刺放血，再针肝门、明黄。
（2）肝炎：针肝门、明黄，不论急性、慢性，均有特效，加针肠门更佳。
（3）胆囊炎：针天黄、明黄、其黄三穴，左右足同针。
（4）胆石痛：针木枝穴特效。

6. 杂症

（1）高血压
1）五岭穴点刺放血。
2）委中青筋点刺出血。
3）四花中、外，点刺出血。
4）针中白穴亦有效。
（2）四肢浮肿：针下三皇、通天。
（3）皮肤过敏：针驷马穴特效。
（4）牛皮癣
1）针驷马特效。
2）耳背刺血亦特效。
（5）痤疮
1）针驷马特效。
2）耳背刺血亦特效。
3）背部刺血亦特效。

八、禁 忌 证

（1）过于疲劳、精神高度紧张、饥饿者不宜针刺。
（2）孕妇腰骶部、腹部不宜针刺。
（3）重要脏器的体表区不能深刺。
（4）皮肤感染、溃疡、瘢痕和肿瘤部位不宜针刺。
（5）出血性疾病的患者慎用针刺及刺血技术。
（6）婴幼儿囟门未闭处禁针刺。

九、注 意 事 项

（1）年老体弱者针刺应尽量采取卧位，取宜穴少，手宜法轻。
（2）婴幼儿针刺取穴应少及快速，缩短留针时间或不留针。
（3）急危重症患者应根据情况及时采用综合技术，稳定生命体征。
（4）治疗过程中，保持诊室环境肃静、空气流通，患者保持安静状态。
（5）医者施术时应认真负责，严肃细心，集中精神，预防事故发生。
（6）治疗过程中或治疗后患者出现一些异常气化反应，应做好解释工作，以免引起患者恐慌心态。

第三十三节 通督调神针刺技术

通督调神针刺法，是许能贵教授带领的科研团队在多年的临床实践和实验研究基础上提出来的，以经络学说、中医神志学说为指导，在针灸循经取穴的基础上，突出针灸调节神志的功能，以达到形、神同治的一种中风病针刺方法。《难经·二十八难》曰：“督脉者，起于下极之俞，并于脊里，上至风府，入属于脑。”指出督脉与脑部功能关系密切。《针灸甲乙经·奇经八脉》篇曰“督脉……为阳脉之海。”而督字，亦有总督、统领之意。故此，督脉主阳，为十二经脉之纲领及动力。除了治疗中风病外，近年该针法还扩展用于腰椎间盘突出症，神经精神类如抑郁、失眠等病症。提示该针法具有临床广泛适应性。

一、基 础 理 论

（一）督脉的循行及生理

《素问·骨空论》曰：“督脉者……与太阳起于目内眦，上额交巅上，入络脑，还出别下项……挟脊抵腰，入循膂络肾……其少腹直上，贯脐中央，上贯心。”从督脉的循行来看，督脉与足太阳经相接，与足厥阴肝经会于“巅上”，与冲任两脉通行于少腹，更与心肾相联络。同时，《素问·骨空论》曰：“所以谓之督脉者，以其督领经脉之海也。”《难经》亦云：“督脉者……阳脉之海也。”故此，督脉居于背之阳，不单统领全身的阳脉经络，还督领着“经脉之海”，在十二经脉中居于统领地位。督脉的主要生理活动与足太阳经、足厥阴经、冲脉、任脉四经直接联系，并统领全身经脉，联络心肾，影响着这些经络与脏腑的阳气变化及运行。

（二）督脉与神的关系

神有广义与狭义之分。广义的神，指的是自然界的变化规律。狭义的神指的是人体一切生命活动的功能或能力，以及通过各种功能活动而产生的外部征象。中医认为，心主神明，又灵机记性皆出于脑。心神与脑神的结合，是人体神的总的生理及心理活动的必备条件。而督脉为阳脉之海，居于经络的统领地位，又与心脑相连，其生理功能的正常与否，直接影响人体神的调控功能是否协调平衡。

因此，通督调神针法的施行，非常强调"调神"的重要性。调神，包括了治疗前医者必须"定神"、针刺时必须"治神"、运针时善于"守神"、得气后能够"养神"。通过这针刺的四个阶段，达到人体气机的调和、祛除疾病的目的。

二、通督调神针法的现代研究

通督调神针法除了其丰富的中医内涵外，还有现代实验研究结果的支撑。许能贵教授的科学团队通过一系列的临床与动物实验提示，该针法对于脑部神经元具有保护作用，并促进大脑的可塑性。

1. 针刺对脑缺血后神经元损伤保护作用

根据脑缺血的发病机制，建立以热凝法凝闭大鼠大脑中动脉闭塞（middle cerebral artery occlusion，MCAO）的模型。应用针刺"百会"、"大椎穴"表明针灸具有改善缺血区脑组织局部血流量，阻止脑缺血后血流量下降的效应；可抑制缺血区自由基的产生，提高缺血区脑组织超氧化物歧物酶（SOD）活性，降低丙二醛（MDA）含量，从而阻止脂质过氧化反应对缺血神经元的损伤；针灸可逆转脑缺血后缺血区脑组织中的一氧化氮（NO）、一氧化氮合酶（NOS）及内皮素-1（ET-1）水平呈增高趋势，改善脑血流量；针灸可显著改善脑缺血后自发脑电（EEG）和体感诱发电位（SEP）的变化，从电生理学角度证明电针具有保护缺血性脑神经元的机能活动。针灸电针可降低缺血区脑组织中葡萄糖（GLU）和 ASP 的含量，从而有效抑制"兴奋毒性"作用，保护缺血性脑损伤；针灸可纠正脑缺血后脑内单胺类神经递质代谢紊乱，缺血区脑组织内多巴胺（DA）、5-羟色胺（5-HT）和去甲肾上腺素（NE）含量明显降低，从而保护脑的缺血性损伤；针刺可阻止 Ca^{2+} 向胞内迁移，调节细胞钙稳态，保护缺血神经元免受损伤。

2. 针刺对脑缺血后突触可塑性促进作用的研究

（1）针刺提高 MACO 模型大鼠脑缺血灶周围皮质脑源性神经营养因子（BDNF）含量，促进脑缺血病理的恢复。

（2）针刺促进 MACO 模型大鼠脑缺血灶周围皮质区神经生长因子（NGF）的表达。

（3）针刺促进 MACO 模型大鼠脑缺血灶周围区 GAP-43 的表达。

（4）针刺对 MACO 模型大鼠脑缺血灶周围区突触素 P38 表达有促进作用。

（5）针刺改善 MACO 大鼠大脑皮质突触面的面数密度、体密度、突触连接带密度的下降；改善突触后膜致密物质及间隙宽度的减少。

（6）针刺能阻止由永久性大脑中动脉闭塞造成的海马 DG 区突触传递效率——长时程增强的损害。

这一系列研究提示，针刺通过阻止由永久性大脑中动脉闭塞造成的海马 DG 区突触传递效率——长时程增强的损害、改善突触的结构参数和与突触可塑性密切相关的突触素 P38、GAP-

43、NGF、BDNF 等的表达，来促进局灶性脑缺血后突触可塑性，从而促进大脑的可塑性。

三、督脉穴位及其主治

1. 长强（络穴）

定位 跪伏或胸膝位，当尾骨尖端与肛门连线的中点处。

主治 腹泻、痢疾、便血、便秘、痔疮、脱肛等肠腑病证；癫狂病；腰脊和骶尾部疼痛。

2. 腰俞

定位 正当骶管裂孔处。

主治 腹泻、痢疾、便血、痔疮、便秘、脱肛等肠腑病证；月经不调、经闭等月经病；腰脊强痛，下肢痿痹；痫证。

3. 腰阳关

定位 后正中线上，第 4 腰椎棘突下凹陷中，约与髂嵴相平。

主治 腰骶疼痛、下肢痿痹；月经不调、赤白带下等妇科病证；遗精、阳痿等男科病证。

4. 命门

定位 后正中线上，第 2 腰椎棘突下凹陷中。

主治 腰脊强痛、下肢痿痹；月经不调、赤白带下、痛经、经闭、不孕等妇科病证；遗精、阳痿、精冷不育、小便频数等男性肾阳不足病证；小腹冷痛、腹泻。

5. 悬枢

定位 后正中线上，第 1 腰椎棘突下凹陷中。

主治 腰脊强痛；腹胀、腹痛、完谷不化、腹泻、痢疾等胃肠疾患。

6. 脊中

定位 后正中线上，第 11 胸椎棘突下凹陷中。

主治 癫痫；黄疸；腹泻、痢疾、痔疮、脱肛、便血等肠腑病证；腰脊强痛；小儿疳积。

7. 中枢

定位 后正中线上，第 10 胸椎棘突下凹陷中。

主治 黄疸；呕吐、腹满、胃痛、食欲不振等脾胃病证；腰背疼痛。

8、筋缩

定位 后正中线上，第 9 胸椎棘突下凹陷中。

主治 癫狂、痫证；抽搐、脊强、四肢不收、筋挛拘急等筋病；胃痛；黄疸。

9. 至阳

定位 后正中线上，第 7 胸椎棘突下凹陷中。

主治 黄疸、胸胁胀满等肝胆病证；咳嗽、气喘；腰脊疼痛、脊强。

10. 灵台

定位　后正中线上，第 6 胸椎棘突下凹陷中。
主治　咳嗽、气喘；脊痛、项强；疔疮。

11. 神道

定位　后正中线上，第 5 胸椎棘突下凹陷中。
主治　心痛、心悸、怔忡等心疾；失眠、健忘、中风不语、痫证等精神、神志病；咳嗽、气喘；腰脊强、肩背痛。

12. 身柱

定位　后正中线上，第 3 胸椎棘突下凹陷中，约与两侧肩胛冈高点相平。
主治　身热、头痛、咳嗽、气喘等外感病证；惊厥、癫狂、痫证等神志疾病；腰脊强痛；疔疮发背。

13. 陶道

定位　后正中线上，第 1 胸椎棘突下凹陷中。

主治　热病、疟疾、恶寒发热、咳嗽、气喘等外感病证；骨蒸潮热；癫狂；脊强。

14. 大椎

定位　后正中线上，第 7 颈椎棘突下凹陷中。
主治　热病、疟疾、恶寒发热、咳嗽、气喘等外感病证；骨蒸潮热；癫狂、痫证、小儿惊风等神志病证；项强、脊痛；风疹、痤疮。

15. 哑门

定位　第 1 颈椎下，后发际正中直上 0.5 寸。
主治　暴喑、舌缓不语；癫狂、癔症等神志病证；头痛、颈项强痛。

16. 风府

定位　正坐，头微前倾，后正中线上，入后发际上 1 寸。
主治　中风、癫狂病、癔症等内风为患的神志病证；头痛、眩晕、颈项强痛、咽喉肿痛、失声、目痛等内、外风为患者。

17. 脑户

定位　风府穴直上 1.5 寸，当枕骨粗隆上缘凹陷处。
主治　头晕、项强；失音；癫痫。

18. 强间

定位　脑户穴直上 1.5 寸，或当风府穴与百会穴连线的中点处。
主治　头痛、目眩、项强；癫狂。

19. 后顶

定位　强间穴直上 1.5 寸，或百会穴直后 1.5 寸。

主治　头痛、眩晕；癫狂。

20. 百会

定位　后发际正中直上7寸，或当头部正中线与两耳尖连线的交点处。

主治　痴呆、中风、失语、瘛疭、失眠、健忘、癫狂、痫证、癔症等病证；头风、头痛、眩晕、耳鸣等头面疾病；脱肛、阴挺、胃下垂、肾下垂等气失固摄而致的下陷性病证。

21. 前顶

定位　百会穴前1.5寸，或前发际正中直上3.5寸。

主治　头痛、眩晕；鼻渊；癫狂。

22. 囟会

定位　前顶穴前1.5寸，或前发际正中直上2寸。

主治　头痛、眩晕；鼻渊；癫狂病。

23. 上星

定位　囟会穴前1寸，或前发际正中直上1寸。

主治　头痛、目痛、鼻渊、鼻出血等头面部病证；热病、疟疾；癫狂。

24. 神庭

定位　前发际正中直上0.5寸。

主治　癫狂、失眠、惊悸；头痛、目痛、目赤、目翳、鼻渊等头面部疾病；失眠。

25. 素髎

定位　鼻尖正中。

主治　昏迷、惊厥、新生儿窒息、休克、呼吸衰竭等危急重证；鼻渊、鼻出血等。

26. 水沟

定位　在人中沟的上1/3与2/3交点处。

主治　昏迷、晕厥、中风、中暑、休克、呼吸衰竭等危急重病，为急救要穴之一；癔证，癫狂，痫证，急、慢惊风等神志疾病；鼻塞、鼻渊、面肿、口喎、齿痛等口面鼻部疾病；闪挫腰痛。

27. 兑端

定位　上唇正中的尖端，红唇与皮肤移行处。

主治　昏迷、晕厥、癫狂、癔症等神志疾病；口喎、口噤、口臭、齿痛等口部病证。

28. 龈交

定位　上唇系带与齿龈连接处。

主治　口喎、口噤、口臭、牙龈出血、齿痛、鼻出血、面赤颊肿等口面部病证；癫狂。

四、取穴原则

通督调神针法的取穴以头部督脉穴位为主，结合经络辨证与脏腑辨证取穴（常取五输穴、俞募穴、交会穴的特定穴位）。

（1）头部督脉穴：脑为元神之府，脑部受损，人体各方面功能也会出现障碍。因此以局部取穴，加强通督醒脑之力，调节全身气机、协调正常生理功能。

（2）经络辨证：根据各个经络的循行路线、发病特点，找出责任经络，取该经络的特定穴位以治之。

（3）脏腑辨证：结合四诊要素，辨证责任脏腑，以“虚则补其母、实则泻其子”及“泻实补虚”为原则，采用五输穴等特定穴针刺后施行相应补泻手法。

五、通督调神针刺技术的操作步骤

通督调神针刺技术的操作步骤见图 2-74。

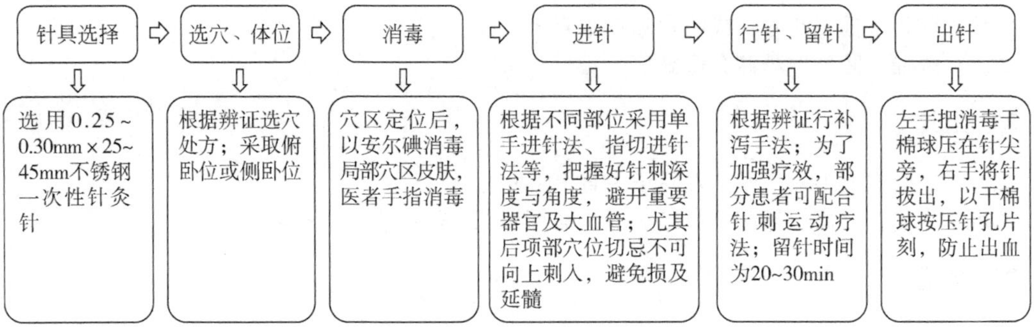

图 2-73　通督调神针刺技术的操作步骤

六、适　应　证

通督调神针法主要适用于中风病症，也可用于失眠、抑郁、痛证等疾病。

（1）中风：中风后肢体障碍、失语、吞咽困难等。

（2）精神类疾病：失眠、中风后抑郁、痴呆等。

（3）痛证：颈椎病、腰椎间盘突出、腰肌劳损、急性脑扭伤等。

（4）其他：腹泻、月经不调、夜尿频数等。

七、通督调神针刺技术的临床应用举例

1. 中风病肢体功能障碍

适应证　适用于缺血性中风各期、脑出血恢复期及后遗症期。

主穴　百会、大椎、神庭、印堂、腰阳关。

配穴　上肢加患侧肩髃、极泉、尺泽、曲池、内关、合谷；下肢加髀关、血海、委中、阳陵泉、丰隆、三阴交、太冲。

操作方法　百会、神庭的针刺方法针尖与穴位成15°~30°角，沿皮下平刺1.5寸左右，使局部产生麻、胀、酸感，或放射到整个头部为度，捻转速度每分钟200次左右，每间隔5min行针1次，每次行针约2min；极泉、尺泽、委中、三阴交以患者肢体有抽动感为度。其他穴位进针后行

手法得气，留针 30min，每日 1 次。

2. 中风失语

适应证 适用于缺血性中风各期、脑出血恢复期及后遗症期。

主穴 百会、风府透哑门、上廉泉。

配穴 根据病情轻重选加风池、金津、玉液、列缺、照海；口角歪斜者加地仓；偏瘫者加曲池、合谷、足三里、三阴交；肝阳暴亢者加太冲；风痰阻络者加丰隆；痰热腑实者加丰隆；气虚血瘀者加足三里；阴虚风动者加太溪。

操作方法 百会针刺方法针尖与穴位成 15°～30°角，沿皮下平刺 1.5 寸左右，使局部产生麻、胀、酸感，或放射到整个头部为度，捻转速度每分钟 200 次左右，每间隔 5min 行针 1 次，每次行针约 2min；风府 1 寸针向下透刺哑门；风池向喉结方向针刺，其他穴位进针后行手法得气，留针 30min，每日 1 次。

3. 中风后假延髓性麻痹

适应证 适用于缺血性中风各期、脑出血恢复期及后遗症期。

主穴 百会、风府透哑门、风池、上廉泉、咽后壁点刺。

配穴 根据病情轻重选加天柱、完骨、外金津、外玉液、列缺、照海。

操作方法 百会针刺方法针尖与穴位成 15°～30°角，沿皮下平刺 0.8～1.2 寸左右，使局部产生麻、胀、酸感，或放射到整个头部为度，捻转速度每分钟 200 次左右，每间隔 5min 行针 1 次，每次行针约 2min；风府 1 寸针向下透刺哑门；风池、完骨、天柱向喉结方向针刺，其他穴位进针后行手法得气，留针 30min，每日 1 次。

4. 中风后血管性痴呆

适应证 适用于缺血性中风各期、脑出血恢复期及后遗症期。

主穴 百会、神庭、印堂、风池。

配穴 心肝火盛者加太冲、行间、少府；气滞血瘀者加合谷、血海；痰浊阻窍者加足三里、丰隆、人中；髓海不足者加太溪、绝骨、大椎；肝肾不足者加肝俞、肾俞、命门；

脾肾两虚者加脾俞、肾俞、足三里。

操作方法 常规消毒后，百会、神庭针刺方法针尖与穴位成 15°～30°，沿皮下平刺 0.8～1.2 寸左右，使局部产生麻、胀、酸感，或放射到整个头部为度，捻转速度每分钟 200 次左右，每间隔 5min 行针 1 次，每次行针约 2min；其余穴位以得气为度。每次留针 30min，每日 1 次。

5. 腰椎间盘突出症

适应证 除外椎盘突出严重、神经重度压迫，需要手术者。

主穴 百会、腰痛穴、后溪、委中、阿是穴。

配穴 寒湿加命门；血疲加膈俞；湿热加阳陵泉；肝肾亏虚加肾俞；下肢放射痛偏于后部正中，加秩边、承扶、殷门、承山、昆仑；下肢放射痛偏于外侧，加风市、阳陵泉、足三里、悬钟、昆仑。

操作方法 常规消毒后，百会针刺方法针尖与穴位成 15°～30°角，沿皮下平刺 1.5 寸左右，使局部产生麻、胀、酸感，或放射到整个头部为度，捻转速度每分钟 200 次左右，每间隔 5min 行针 1 次，每次行针约 2min；其余穴位以得气为度。每次留针 30min，每日 1 次。

八、禁忌证

（1）脑出血急性期及生命体征不稳定者。

（2）凝血功能障碍，有出血倾向者。

（3）皮肤严重感染或近期头部重大手术史者。

（4）精神躁狂或者不能配合治疗者。

九、注意事项

（1）龈交穴、兑端穴一般点刺出血，不留针。

（2）后项部穴位针刺方向禁止向上，且不可深刺过深、大幅度地行提插手法，避免损伤延髓；脊柱正中穴位针刺深度需要注意，避免伤及重要器官。

（3）体虚久病、过饥、过劳及情绪紧张患者慎针；怀孕妇女禁针。

第三十四节　子午流注技术

子午流注针法是以五输穴为基础，根据出井、流荥、注输、行经、入合的气血流注、盛衰开阖的道理，配合阴阳、五行、天干、地支等逐日按时开穴的一种针刺取穴方法，是中医时间医学的重要组成部分。

子午流注学说是在古代传统的“天人相应”观基础上发展起来的。早在《黄帝内经》、《难经》中就已提倡按时刺灸，至金代，何若愚《流注指微赋》概略勾画出子午流注针法状貌，同时代阎明广的《子午流注针经》是现知最早的一部关于子午流注的专著。金元时期的窦汉卿及明代的徐凤、李梴、高武、杨继洲等对本法做了较多阐述，尤以徐凤《针灸大全》贡献最大。

一、理论基础

子午是指时间而言。子是地支的第一数，午是地支的第七数。一年12个月，用“子午”分月份；一天12个时辰，用“子午”分昼夜。子午是日夜、年份的两个起点，是阴阳转化的起点与界线。“子”为阴盛之时，阴极必生阳，代表“一阳初升”；“午”为阳盛之时，阳极必生阴，代表“一阴初生”。

流注意为流水输注，将人体气血循环比喻成水流。而且按照一日12个时辰的阴阳消长情况，以“井（所出为井）、荥（所溜为荥）、输（所注为输）、经（所行为经）、合（所入为合）”由小到大、由浅入深的运行特点，描述气血有规律地循行于十二经脉之中。这种气血运行与自然界周期同步运行不息的关系，说明各经气血的盛衰有固定的时间。气血“迎时”而至为“盛”，“过时”而至为“衰”，“泻则乘其盛，补则乘其去”；“逢时”为“开”，“过时”为“阖”。

因此子午流注是根据“天人相应”的整体观、阴阳相合、刚柔相济和五行相生的理论，用天干地支的变异规律来推算人体气血在经脉中昼夜循行流注盛衰开合的时机，来选取有五行属性的五输穴针刺补泻的针法。

子午流注技术的应用基础如下。

（一）干支配合六十环周

天干即甲、乙、丙、丁、戊、己、庚、辛、壬、癸十数。地支即子、丑、寅、卯、辰、巳、午、未、申、酉、戌、亥十二数。甲与子配合，就成了甲子，乙丑、丙寅、丁卯……依次排列，从第一个甲子，轮到下一个甲子，需要60次，为六十环周。它是计算年、月、日、时干支的基础。干支配合六十环周见表2-4。

表2-4 干支配合六十环周

1甲子	2乙丑	3丙寅	4丁卯	5戊辰	6己巳	7庚午	8辛未	9壬申	10癸酉
11甲戌	12乙亥	13丙子	14丁丑	15戊寅	16己卯	17庚辰	18辛巳	19壬午	20癸未
21甲申	22乙酉	23丙戌	24丁亥	25戊子	26己丑	27庚寅	28辛卯	29壬辰	30癸巳
31甲午	32乙未	33丙申	34丁酉	35戊戌	36己亥	37庚子	38辛丑	39壬寅	40癸卯
41甲辰	42乙巳	43丙午	44丁未	45戊申	46己酉	47庚戌	48辛亥	49壬子	50癸丑
51甲寅	52乙卯	53丙辰	54丁巳	55戊午	56己未	57庚申	58辛酉	59壬戌	60癸亥

（二）干支分阴阳

干支分阴阳，具有两方面的含义。①在十二经开井穴时，根据天干为阳、地支为阴而提出了阳进阴退的规律（详见“纳干法”临床运用）；②按代数的奇偶分阴阳。即代数为1、3、5、7、9的天干甲、丙、戊、庚、壬属阳，代数为2、4、6、8、10的天干乙、丁、己、辛、癸为阴；代数为1、3、5、7、9、11的地支子、寅、辰、午、申、戌属阳，代数为2、4、6、8、10、12的地支丑、卯、巳、未、酉、亥属阴。在干支配合上，是阳干配阳支，阴干配阴支，是固定不变的。在计算日干支时，按公式求出的“余数”就是要根据代表数来确定干支，特别是天干更为重要。例如，通过计算，余数是1便代表甲，是2代表乙，是3代表丙，是4代表丁，是5代表戊，是6代表己，是7代表庚，是8代表辛，是9代表壬，是10代表癸。

（三）天干合化五行

天干合化五行，即天干逢五相合，按五行相生排列。这是从阴阳结合、刚柔相济的原理，演变为相克又相合的五种形式。它是纳干法合日互用的依据，表示如下，甲与己合化土、乙与庚合化金、丙与辛合化水、丁与壬合化木、戊与癸合化火。

（四）时辰与地支的分配

每天24小时共12时辰，用十二地支来代表。子时是夜半，为23~1点钟，丑时为1~3点钟，寅时为3~5点钟，卯时为5~7点钟，辰时为7~9点钟，巳时为9~11点钟，午时为11~13点钟，未时为13~15点钟，申时为15~17点钟，酉时为17~19点钟，戌时为19~21点钟，亥时为21~23点钟。

我国统一标准时间为北京时间。即平太阳经过东经120°地方子午线时的时间。在子午流注针法中要求以当地时间为准，应计算与北京的时差，如广州位于东经113°，时差为（120-113）×4分钟/度=28分钟。

（五）五行与天干、地支、脏腑的配合

在子午流注针法中，干支脏腑按五行相生排列。

1. 天干配脏腑

十天干配合十二脏腑，是纳干法的基础，即甲配胆、乙配肝、丙配小肠与三焦、丁配心与心包、戊配胃、己配脾、庚配大肠、辛配肺、壬配膀胱、癸配肾。十二脏腑归属相应的十二经脉。在逐日开穴时，按照井荥输经合的流注次序、根据当日的天干时辰，依次取所属脏腑的腧穴。歌诀如下，甲胆乙肝丙小肠，丁心戊胃己脾乡。庚属大肠辛属肺，壬属膀胱癸肾脏。三焦阳府须归丙，包络从阴丁火旁。阳干宜纳阳之府，脏配阴干理自当。

2. 地支配脏腑

十二地支与脏腑相配，是纳支法的基础，以12时辰代表十二经来取穴。这个流注，是从中焦开始，经肺、大肠、胃、脾、心、小肠、膀胱、肾、心包、三焦、胆、肝至肺。十二脏腑相应十二经脉。歌诀如下，肺寅大卯胃辰宫，脾巳心午小未中，申膀酉肾心包戌，亥焦子胆丑肝通。

3. 五行与干支脏腑相配关系

五行与干支脏腑相配关系见表2-5。

表2-5 五行与干支脏腑相配

五行	木		火				土		金		水	
天干	甲	乙	丙		丁		戊	己	庚	辛	壬	癸
地支	子	丑	未	亥	午	戌	辰	巳	卯	寅	申	酉
脏腑	胆	肝	小肠	三焦	心	心包	胃	脾	大肠	肺	膀胱	肾
经脉	胆经	肝经	小肠经	三焦经	心经	心包经	胃经	脾经	大肠经	肺经	膀胱经	肾经

（六）年月日时干支的推算

子午流注针法以时间为基础，首先推算当时的年、月、日、时的干支，再结合阴阳、五行、脏腑，按时选取五输穴进行针刺治疗。推算方法简述如下。

1. 年干支计算方法

计算年干支的方法，取当年的公元数减去3，得出的数值除以60，余数是该年的干支顺序数。如求2015年的年干支，（2015−3）÷60＝33……余32，查六十环周表，顺序32位在乙未，故2015年是乙未年。

2. 月干支计算方法

农历正月皆为寅月是固定不变的。正月是寅，2月是卯，3月是辰，4月是巳，5月是午，6月是未，7月是申，8月是酉，9月是戌，10月是亥，11月是子，12月是丑。《针灸聚英》指出歌诀如下，甲己之年丙作首，乙庚之岁戊为头，丙辛之年庚寅上，丁壬壬寅顺行流，若言戊癸何方起，甲寅之上去寻求。是说甲年、己年正月必是丙寅，乙年庚年正月必是戊寅，丙年辛年正月必是庚寅，丁年壬年正月必是壬寅，戊年癸年正月必是甲寅。

3. 日干支计算方法

日干支的推算通常用公历进行。按谢感共发明的公式进行：日干支序数＝（上年公元数×5、25取整积+当年实际已到天数）÷60取余数，根据六十甲子表直接查询即得日干支。也可通过计算，日干支序数÷10得余数，对应相应天干，日干支序数÷12得余数，对应相应地支。

如求2015年3月1日干支：［（2015-1）×5、25+（31+28+1）］÷60，得余数13，直接查询六十甲子表，序数13对应日干支为丙子。也可13÷10得余数3，对应天干为丙，13÷12得余数1，对应地支为子，故为丙子日。

4. 时干支计算方法

时干支的推算，是在日干支基础上运算，日上起时。歌诀：甲己起甲子，乙庚起丙子，丙辛起戊子，丁壬起庚子，戊癸起壬子。意指甲日与己日的12时辰，都是从甲子开始，乙日、庚日从丙子开始，丙日、辛日从戊子开始，丁日、壬日从庚子开始，戊日、癸日从壬子开始。

二、开穴方法

按其开穴方法不同，又可分为纳干法、纳子法。

（一）纳干法

纳干法也叫纳甲法，是十二经脉纳入天干之法。本法是以天干为主的按时开穴方法，在采用多种配属关系的基础上，首先将患者就诊年、月、日、时干支推算出来，然后根据“阳日阳时开阳经穴，阴日阴时开阴经穴”的规律，联系天干合化，以十二经脉五行生克关系，来逐日按时纳取十二经脉的五输穴。

1. 十二经纳干

十二经纳干详见表2-6。

表2-6　十二经纳干表

天干	甲	乙	丙	丁	戊	己	庚	辛	壬	癸
脏腑	胆	肝	小肠三焦	心心包	胃	脾	大肠	肺	膀胱	肾

2. 五输穴配合阴阳五行

纳干法依各经所纳天干之阴阳五行确定日时，然后再依五输穴之阴阳五行属性推算流注次序。五输穴的阴阳五行属性如《难经・六十四难》言：“阴井木，阳井金，阴荥火，阳荥水，阴输土，阳输木，阴经金，阳经火，阴合水，阳合土。”见表2-7。

表2-7　五输穴与脏腑阴阳五行配合归属表

阳经六输							阴经五输					
穴名 / 经别	井（金）	荥（水）	输（木）	原	经（火）	合（土）	穴名 / 经别	井（木）	荥（火）	输（土）	经（金）	合（水）
胆（木）	窍阴	侠溪	临泣	丘墟	阳辅	阳陵泉	肝（木）	大敦	行间	太冲	中封	曲泉
小肠（火）	少泽	前谷	后溪	腕骨	阳谷	小海	心（火）	少冲	少府	神门	灵道	少海
胃（土）	厉兑	内庭	陷谷	冲阳	解溪	足三里	脾（土）	隐白	大都	太白	商丘	阴陵泉
大肠（金）	商阳	二间	三间	合谷	阳溪	曲池	肺（金）	少商	鱼际	太渊	经渠	尺泽
膀胱（水）	至阴	通谷	束骨	京骨	昆仑	委中	肾（水）	涌泉	然谷	太溪	复溜	阴谷
三焦	关冲	液门	中渚	阳池	支沟	天井	心包	中冲	劳宫	大陵	间使	曲泽

3. 纳干常规开穴法

（1）阳进阴退，井穴为始：阳指天干，阴指地支，即是说天干按顺序推进，而地支则从戌时起，按酉、申、未、午、巳、辰、卯、寅的倒退次序与天干配合开井穴。见表2-8。

表2-8 纳干法按时开井穴表

日干 时辰 经脉 井穴	甲 甲→ 戌···→ 胆 窍阴	乙 乙→ 酉···→ 肝 大敦	丙 丙→ 申···→ 小肠 少泽	丁 丁→ 未···→ 心 少冲	戊 戊→ 午···→ 胃 厉兑	己 己→ 巳···→ 脾 隐白	庚 庚→ 辰···→ 大肠 商阳	辛 辛→ 卯···→ 肺 少商	壬 壬→ 寅···→ 膀胱 至阴	癸 癸亥 肾 涌泉

注：→为阳进，···→为阴退。

（2）经生经，穴生穴，开其他五输穴：在开出井穴之后，则按十二经脉及五输穴的五行相生规律，以经生经、穴生穴的原则顺次开出其他五输穴。如甲日是胆经值日，甲日戌时开井穴足窍阴，然后按照相生规律开穴。甲为胆经为阳木，应生阳火为丙小肠，井穴窍阴属金，应生小肠荥水穴前谷；小肠火生阳土为戊胃，荥水穴后应生输木穴胃经陷谷；戊胃土应生阳金为庚大肠，输木穴后应生经火穴大肠经阳溪；庚大肠金应生阳水为壬膀胱，经火穴应生阳土合穴为膀胱经合穴委中。依次类推。

（3）阳日阳时开阳经穴，阴日阴时开阴经穴：阳日指天干属阳干者，即甲、丙、戊、庚、壬日，阳时指地支属阳支者，即子、寅、辰、午、申、戌。如甲日为阳日，甲戌时开胆经井穴足窍阴，足窍阴为阳经阳穴，下一时辰乙亥为阴时不开穴（闭穴），再下一个时辰丙子为阳时开小肠经荥穴前谷，继之戊寅时开陷谷，庚辰时开阳溪，壬午时开委中。乙亥、丁丑、己卯、辛巳、癸未时因属阴时均是闭穴。阴日指天干属阴干者，即乙、丁、己、辛、癸，阴时指地支属阴支者，即丑、卯、巳、未、酉、亥。如乙日为阴日，乙酉时属阴时，开肝经井穴大敦，大敦为阴经阴穴，下一时辰丙戌为阳时不开穴（闭穴），再下一个时辰丁亥为阴时，开心经荥穴少府，己丑时开脾经输穴太白，依此类推。

（4）返本还原，阳经遇输过原，阴经以输代原："返本"就是指每逢开输穴的同时，就要返回本日之经上。"还原"就是指还回本经的原穴，即在开输穴之时，同时开本经原穴。"原"为"本源"，原穴是脏腑经气输注留止的部位。阳经各有单独的原穴，阴经则以输代原。如甲日遇开输穴是胃经陷谷，同时过原开胆经原穴丘墟。乙日遇开输穴是脾经太白，同时过原开肝经原穴（输穴）太冲。

（5）气纳三焦开生我穴，血归包络开我生穴：三焦主持诸气，为阳经之父，所以凡是阳经开至合穴，下一阳时便应气纳三焦，即纳取三焦经的生我穴，这里"我"指井穴所属的经。例如，甲日戌时开胆井窍阴，转注乙日继续开阳时，到了壬午开合穴，下一阳时甲申，便要开三焦经属水的荥穴液门，因为胆属木，水生木是生我的关系。余可类推。心包为阴血之母，所以凡是阴经开到合穴，下一阴时就要血归包络，即纳取心包经的我生穴。例如，乙日酉时开肝经井穴大敦，下一阴时丁亥开心经荥穴少府，转注丙日继续开阴时，到癸巳时开肾经合穴阴谷后，下一阴时己未，便要血归包络，开心包经我生穴。肝属木，木生火，所以开心包经荥穴劳宫。余可类推。

按以上规律，徐凤《针灸大全》总结子午流注逐日按时定穴歌如下。

甲日戌时胆窍阴，丙子时中前谷荥，戊寅陷谷阳明输，反本丘墟木在寅。庚辰经注阳溪穴，壬午膀胱委中寻，甲申时纳三焦水，荥合天干取液门。乙日酉时肝大敦，丁亥时荥少府心，己丑太白太冲穴，辛卯经渠是肺经，癸巳肾宫阴谷合，乙未劳宫火穴荥。丙日申时少泽当，戊戌内庭治胀康，庚子时在三间输，本原腕骨可祛黄，壬寅经火昆仑上，甲辰阳陵泉合长，丙午时受三焦火，中渚之中仔细详。丁日未时心少冲，己酉大都脾土逢，辛亥太渊神门穴，癸丑复溜肾经通，乙卯肝经曲泉合，丁巳包络大陵中。戊日午时厉兑先，庚申荥穴二间选，壬戌膀胱寻束骨，冲阳土穴必还原，甲子胆经阳辅是，丙寅小海穴安然，戊辰气纳三焦脉，经穴支沟刺必痊。己日巳时隐白始，辛未时中鱼际取，癸酉太溪太白原，乙亥中封内踝比，丁丑时合少海心，己卯间使包络止。庚日辰时商阳居，壬午膀胱通谷之，甲申临泣为输木，合谷金原返本归，丙戌小肠阳谷火，戊子时居三里宜，庚寅气纳三焦合，天井之中不用疑。辛日卯时少商本，癸巳然谷何须忖，乙未太冲原太渊，丁酉心经灵道引，己亥脾合阴陵泉，辛丑曲泽包络准。壬日寅时起至阴，甲辰胆脉侠溪荥，丙午小肠后溪输，返求京骨本原寻，三焦寄有阳池穴，返本还原似的亲，戊申时注解溪胃，大肠庚戌曲池真，壬子气纳三焦寄，井穴关冲一片金，关冲属金壬属水，子母相生恩义深。癸日亥时井涌泉，乙丑行间穴必然，丁卯俞穴神门是，本寻肾水太溪原，包络大陵原并过，己巳商丘内踝边，辛未肺经合尺泽，癸酉中冲包络连，子午截时安定穴，留传后学莫忘言。

4. 纳干闭时开穴法

按照上述取穴，10天的120个时辰就有60个时辰无穴可开，应用下述合日互用开穴法又能开出36个时辰的穴位，但仍有24个时辰无穴可开，称为闭时，又称闭穴。为弥补此缺陷，现代医家单玉堂根据六甲周期和阳进阴退开井穴、阳日阳时开阳穴，阴日阴时开阴穴和地支顺时推进等开穴原则，进行推算，补齐了24个闭穴，补穴如下。

甲寅闭时开侠溪，甲午时上用临泣，乙巳太冲穴正旺，己未商丘穴不虚，丙辰时上后溪穴，庚午时开是阳溪，辛巳时至经渠盛，辛酉时到尺泽居，壬辰闭时有昆仑，壬申时开委中齐，癸卯然谷穴己至，癸未时上是太溪。

5. 纳干法的使用方法

子午流注针法不是不用辨证仅仅简单开出穴位即可治病了，而是非常强调辨证施治，将之与时间因素结合起来以选穴，同时也主张根据病情需要等候时穴正开之时进行治疗。

（1）合日互用开穴法：根据前述甲与己合、乙与庚合、丙与辛合、丁与壬合、戊与癸合之规律，称甲己两日为合日，乙庚两日为合日，丙辛两日为合日，丁壬两日为合日，戊癸两日为合日。合日互用开穴法可变部分闭穴为开穴，故增加了开穴。此外，根据辨证，若本日所开五输穴不符病情之需要，又恰为合日经脉之病症，即可采取合日互用开穴法，以更加符合临床实际。井配井、荥配荥、经配经、输配输、合配合，则为合日互用。如甲日本为胆经日，恰遇脾经病候或脾经五输穴主治病症，那么甲戌时所开井穴窍阴则可用己日所开井穴隐白，丙子所开荥穴前谷，则可开脾经荥穴大都。但是合日互用时，不能互用返本还原时所开的原穴。

（2）刚柔相济开穴法：依照甲己化土、乙庚化金、丙辛化水、丁壬化木、戊癸化火之原则，选阴阳合化之经，取刚柔相济之穴同开之法，即是刚柔相济开穴法。如阴日阴时开阴经穴，但患者病症属于合化之阳经病症时则可采用此法。例如，乙日酉时开肝经井穴大敦，但病属大肠经病候，大敦属阴经木穴，依照乙庚化金的原则，可同时开大肠经之阳经木穴为输穴三间。阳日阳时开阳经穴，若患者病症属合化之阴经病症时亦如此。如患病为肺经病候，遇丙日申时开小肠井金少泽穴，则依照丙辛化水，同时开肺经金穴经渠。刚柔相济，可收阴阳协调使气血归于权衡之效。

（3）表里相合开穴法：依照经脉有表里相合之关系，临床上遇到表里相合经脉之病候时则可同开相应之时穴。例如，丁日未时开心经井穴少冲，但病属小肠经病候，则同开小肠经井穴少泽，至己酉脾经开荥穴大都时，则同时开小肠经荥穴前谷，辛亥开太渊输穴时则同时开神门（过原）

及小肠经输穴后溪。余以此类推。

（4）顺时相生开穴法：根据病情需要，可将值日所开五输穴顺序开一层、两层，甚至全部开出。如患胃痛病患者于甲日来就诊则可自甲日戌时开胆井窍阴，至丙子时开小肠荥穴前谷，至戊寅时开胃经输穴陷谷及胆原丘墟。此为顺时三层开穴法。

（二）纳支法

主要根据十二地支所代表的十二时辰分别取用各经输穴，故又称为纳子法。

1. 十二经纳支

纳子法以《黄帝内经》十二经脉气血流注关系为基础，认为人体气血每日从寅时肺经开始，依次流注大肠、胃、脾、心、小肠、膀胱、肾、心包、三焦、胆经，终于丑时肝经，再流注至肺经。周而复始，循环流注不息。地支时辰与十二经脉配属见表2-9。

表2-9　地支时辰与十二经脉配属

地支	子	丑	寅	卯	辰	巳	午	未	申	酉	戌	亥
时间	23～1	1～3	3～5	5～7	7～9	9～11	11～13	13～15	15～17	17～19	19～21	21～23
经脉	胆	肝	肺	大肠	胃	脾	心	小肠	膀胱	肾	心包	三焦

2. 纳支开穴法

（1）补母泻子法：是根据十二经脉所纳入的地支时辰顺序，依十二经及五输穴的五行属性，按生克制化关系，按照“虚则补其母，实则泻其子”的原则来取穴治疗的。在病经气血流注时辰时，经气方盛，迎而夺之为泻；在病经流注时辰已过，经气方衰，随而济之为补。如肺经生病，肺属金，它的母穴是属土的太渊穴，子穴是属水的尺泽穴。如果肺经邪气实，就在肺气方盛的寅时，取尺泽穴行泻法；如果正气虚，又当在肺气方衰的卯时取太渊穴行补法。若遇补泻时辰已过，或遇各经不虚不实之证，亦可选取与本经同一属性之经穴，或为本穴，或为原穴均可。如肺经本穴为经渠，原穴为太渊。十二经补母泻子取穴见表2-10。

表2-10　纳支法补母泻子取穴法

经别	五行	流注时间	疾病举例	补法		泻法		本穴	原穴
				母穴	时间	子穴	时间		
肺	辛金	寅	咳喘、痰多、心烦、胸满、喉痛	太渊	卯	尺泽	寅	经渠	太渊
大肠	庚金	卯	齿痛、咽喉及口面鼻疾、上肢麻	曲池	辰	二间	卯	商阳	合谷
胃	戊土	辰	腹胀、烦满、脚气	解溪	巳	厉兑	辰	三里	冲阳
脾	己土	巳	舌本强、腹胀满、体重、黄疸	大都	午	商丘	巳	太白	太白
心	丁火	午	咽干、舌痛、掌热、心悸	少冲	未	神门	午	少府	神门
小肠	丙火	未	项强、颌肿、肩痛	后溪	申	小海	未	阳谷	腕骨
膀胱	壬水	申	后头痛、项腰背痛、腘痛、癫疾	至阴	酉	束骨	申	通谷	京骨
肾	癸水	酉	腰痛、心悸、少气	复溜	戌	涌泉	酉	阴谷	太溪
心包	丁火	戌	痉挛、心烦、胁痛、妄笑、失眠	中冲	亥	大陵	戌	劳宫	大陵
三焦	丙火	亥	耳聋、目痛、喉痹、癃闭	中渚	子	天井	亥	支沟	阳池
胆	甲木	子	侧头痛、耳疾、胁痛、疟疾	侠溪	丑	阳辅	子	临泣	丘墟
肝	乙木	丑	胁痛、疝气、呕逆、头顶痛	曲泉	寅	行间	丑	大敦	太冲

此外，还可以按照流注时辰，选取母经的本穴以补虚，选取子经的本穴以泻实，称为异经补母泻子法。例如，肺经虚证，可取母经脾经的土穴太白穴，以补土生金；病重者还可联合本经补母泻子法，配肺经土穴太渊，或与脾经相表里的胃经土穴足三里。若本经开穴时间已过，亦可选取本经的本穴或原穴来补救。

（2）主客开穴法：是将所病经脉原穴作为主穴，将与其相表里经脉的络穴作为客穴按时配穴的方法。如肺经，其日庚辛，肺经有病时，在庚辛之日选定寅时取原穴太渊为主，配大肠经络穴偏历为客，或于卯时补太渊时配以偏历。余经类推。

（3）一日六十六法：就是说按十二经脉纳支之时辰，阳时取阳经五输穴及原穴为六穴，阴时取阴经五输穴为五穴，12 时辰中则十二经 66 穴全取。此法亦要根据辨证之需要，按时辰之先后灵活选取各穴针治。

（4）循经开穴法：经脉辨证后，按照病情之需要，根据十二经脉纳支之时辰，定时选取值时之经脉中适当的腧穴进行治疗的方法，则为循经开穴法。此法并不固定于五输穴及原穴，运用起来更加灵活。

三、子午流注技术操作步骤

针具选择、体位选择、消毒、进针、行针、留针、出针同毫针针刺。强调根据病情需要行恰当的针刺补泻。纳支法可配合施行迎随补泻手法，即以随而济之为补（针尖顺着经脉走向进针），迎而夺之为泻（针尖逆着经脉走向进针）。

四、适　应　证

子午流注技术适应证广泛，涉及内、外、妇、儿、五官等各科病症，尤其适用于多种疑难杂病、顽病及有时间发作性的疾病。

（1）痛证：对多种急慢性痛证如头痛、原发性痛经、胃痛等有较好的镇痛作用。

（2）瘫痪：对脑梗死、脑出血及脑外伤、脑炎等引起的瘫痪，病程在 3 个月以内且肌张力不高者疗效较好。

（3）炎性疾病：对咽喉疼痛、面神经炎、咳嗽、哮喘等有一定的改善作用。

（4）功能紊乱性疾病：对失眠、高血压、耳鸣、胃肠功能紊乱、月经不调等功能紊乱性疾病有较好的调节作用。

（5）其他：如外阴白色病变等疑难病有一定疗效。

五、子午流注技术的临床应用举例

1. 头痛

适应证　适用于血管性、神经性、紧张性头痛等非器质性头痛。

主穴　纳甲法逢时开穴。

配穴　天柱、昆仑、太阳。

操作方法　毫刺针刺，补虚泻实，泻法为主。

2. 胃痛

适应证　适用于胃炎、胃痉挛、消化不良等引起的胃痛。

主穴 纳甲法逢时开穴。

配穴 内关、梁丘、中脘。

操作方法 毫刺针刺，补虚泻实，泻法为主。

3. 瘫痪

适应证 适用于急性期及恢复期以肢体偏瘫为主症者。

主穴 纳甲法按时选经取穴，在每日上午辰时（7～9 时）或巳时（9～11 时）取穴。

配穴 阳明经穴为主。

操作方法 毫刺针刺，补虚泻实，可配合电针。

4. 失眠

适应证 适用于多种失眠，病程较短者疗效更佳。

取穴 纳子法，择时选择本经补泻或子母经补泻。

操作方法 肝郁化火证，午时取神门、少府，泻法；痰热内扰证，辰时取厉兑、足三里，泻法；阴虚火旺证，①酉时取阴谷、太溪，戌时取复溜，补法。②午时取神门、少府，泻法。隔日交替使用；心脾两虚证，午时取神门、大都，补法；心虚胆怯证，①未时取少冲、胆俞，补法。②酉时取阴谷、胆俞，补法。隔日交替使用。

5. 月经过多

适应证 适用于功能性失调引起月经过多者。

取穴 纳子法，定在每日辰巳二时（7～11 时）取隐白穴。

操作方法 艾灸。

六、禁 忌 证

临床多系采用毫针针刺，禁忌证同毫针针刺。

七、注 意 事 项

临床多系采用毫针针刺，注意事项同毫针针刺。

第三十五节 灵龟八法技术

灵龟八法技术又名“奇经纳卦法”和“奇经纳甲法”，是时间针灸学的重要组成部分，是运用八卦的理论推导演算奇经八穴“开阖”的一种按日、按时的取穴方法，具体来说是指运用九宫八卦学说、奇经八脉气血会合理论，取与奇经相通的八个经穴，按照日、时、干支的推演数字变化，采用相加、相除的方法，做出按时取穴的一种针刺取穴方法。用穴少而精，因其穴位都是位于手足远端，因此又非常安全。

八脉八穴的文字记载首见于窦汉卿的《针灸指南·流注八穴序》，他重视八脉八穴的应用，称为“流注八穴”，但并非灵龟八法，此后有人才配以八卦九宫，至明代徐凤《针灸大全》正式完整提出灵龟八法，该书卷四详尽地记载了灵龟八法、飞腾八法、八穴配合歌和逐日干支歌等内容。

一、理论基础

（1）“灵龟”含义：传说大禹治水时有“神龟”负图出洛河，即洛书，其数就是洛书九宫数，灵龟八法是根据洛书九宫数来开穴，因此本法冠以“灵龟”名。广西名中医谢感共认为“灵龟”来源于《易经》的颐卦“初九，舍尔灵龟”。其卦辞为“观颐，自求口实”。象曰：“颐，君子以慎言语，节饮食。”“灵龟”一词出自《易经》，颐卦又有自求口实养生之意，颐即“颐养”，取其颐养天年之意，古人观察到龟常不食而最长寿，可见古人从颐卦中取“灵龟”而命名，意为通过养生防病达到长寿的目的。

（2）“八法”含义：《易经》把万物归类于八卦，是对客观世界的全息认识。万物由八卦而产生，又经八卦而演变，还从八卦而应用。将八穴归八卦，就是对八个穴位纳入八卦系统的阴阳、五行、干支、数术、方位等全息信号，以沟通人体与整个大自然的联系，使之“步调一致”，方可“颐养天年”。

本法所选用的八脉交会穴是八个分布在人体气血流注要冲的枢纽，在人体中起到统帅和调节十二经脉气血盈亏的作用。灵龟八法的理论体系具有科学的古天文背景，充分考虑了导致和治疗疾病的时间因素和空间因素，是“天人相应”整体观和宇宙生物观的具体体现，故是一种更高层次的治疗方法。

灵龟八法技术的应用基础如下。

（一）八卦与九宫

（1）八卦：即乾、坤、坎、离、巽、震、艮、兑八个卦，是我国古代的一套有象征意义的符号，古人取阴阳两个相反相成的属性结合天、地、水、火、风、雷、山、泽等物象来归纳自然界的一般规律。乾为天，作☰形；坤为地，作☷形；坎为水，作☵形；离为火，作☲形；巽为风，作☴形；震为雷，作☳形；艮为山，作☶形；兑为泽，作☱形。灵龟八法就是以八卦为基础，将之配八穴，然后按阴阳干支和八卦数字，作为按时取穴的根据。

（2）九宫：是指方位，古代将八方及中央定为九宫，把八卦的名称和图像结合方位即成为九宫八卦。八卦各有方位，以左为东，右为西，上为南，下为北。配合九宫，即根据“戴九履一，左三右七，二四为肩，八六为足，五十居中”之九宫数字来与八卦相配。见图2-75“九宫八卦八穴图”。

（二）奇经八脉与八脉交会穴

（1）奇经八脉：指任、督、冲、带、阳维、阴维、阳跷、阴跷脉，是十二正经以外的经脉，故《难经·二十七难》指出“脉有奇经八脉者，不拘于十二经”。奇经八脉在经络系统中占有极为重要的位置，具有统帅调节正经气血、溢蓄正经脉气的作用。任脉总任诸阴，督脉总督诸阳，冲为经络之海，带脉约束诸经，维、跷脉主司和联系阴阳；明代李时珍《奇经八脉考》指出“正经之脉隆盛，则溢于奇经”。故窦汉卿《针经指南》云：“交经八脉者，针道之要也。”

（2）八脉交会穴：奇经八脉统帅和调整十二经脉，而十二经脉本身又有上下循行、交错相会的特性，所以在四肢部位的十二经上有八个经穴与八脉相通。即肺经列缺通任脉，小肠经后溪通督脉，脾经公孙通冲脉，胆经临泣通带脉，膀胱经申脉通阳跷，肾经照海通阴跷，三焦经外关通阳维，心包经内关通阴维。窦汉卿《标幽赋》中说：“八脉始终连八会，本是纪纲。”八穴除与八脉交会外，它们相互之间又有密切的联系和贯通：公孙与内关相通合于心、胃、胸；后溪与申脉相通合于目内眦、颈项、耳、肩肘；临泣与外关相通合于目锐眦、耳后、颊、颈项、肩；列缺与照海相通合于肺系、咽喉、胸膈。这样，八脉八穴分为四组，相互结合（这种相互结合的关系分别称为“父母”、“夫妻”、“男女”、“主客”)，有着一致的主治范围，且在主治范围上更广泛，可以治疗多种疾病。因此古代医家治病特别强调八脉交会穴的重要性，明代李梴《医学入门·针灸子午八法》说：“八法者，奇经八穴为要，乃十二经之大会”，又说：“周身三百六十穴统于手足六十六穴，六十六穴又统于八穴”，说明八脉交会穴之精义所在。《针灸大成》载，本法可治疗244种病症，《针灸聚英》认为八穴相配可治211种病证，以补泻手法不同，发挥不同作用。八脉交会穴歌见下，八脉交会穴通合关系见表2-11。

表2-11　八脉交会穴通合关系表

八穴名称	相互关系	相通八脉	相合部位
公孙	父	冲脉	心、胸、胃
内关	母	阴维	
后溪	夫	督脉	目内眦、颈项、耳、肩肘、小肠、膀胱
申脉	妻	阳跷	
足临泣	男	带脉	目锐眦、耳后、颊、颈、肩
外关	女	阳维	
列缺	主	任脉	肺系、咽喉、胸膈
照海	客	阴跷	

公孙冲脉胃心胸，内关阴维下总同，临泣胆经连带脉，阳维目锐外关逢，
后溪督脉内眦颈，申脉阳跷络亦通，列缺任脉行肺系，阴跷照海膈喉咙。

(三) 九宫八卦与八脉八穴

灵龟八法就是将九宫八卦与八脉八穴相配——每宫再配一条奇经及其配属的穴位，然后按阴阳干支和八卦数字，作为按时取穴的根据。具体配属关系是：坎卦配阳跷申脉，代数为一；坤卦配阴跷照海，代数为二、五；震卦配阳维外关，代数为三；巽卦配带脉足临泣，代数为四；乾卦配冲脉公孙，代数为六；兑卦配督脉后溪，代数是七；艮卦配阴维内关，代数为八；离卦配任脉列缺，代数是九。八穴代表数对灵龟八法的推算和应用具重要意义。九宫八卦八脉八穴图见图2-75。灵龟八法歌见下。

灵龟八法歌

坎一联申脉，照海坤二五，震三属外关，巽四临泣数，
乾六是公孙，兑七后溪府，艮八系内关，离九列缺主。

(四) 天干地支

灵龟八法的组成，除八卦、八脉、八穴外，尚有日、时干支数字作为八法取穴的依据。人体每一脏腑或经脉之气血都在一天中特定的时辰内表现出相对的旺盛和衰退，因此穴位治疗可按日、按时、按卦取穴。

干支有阴阳分类：天干以甲、丙、戊、庚、壬为阳干；乙、丁、己、辛、癸为阴干。阳干代表阳日阳时，阴干代表阴日阴时。地支以子、寅、辰、午、申、戌为阳支；丑、卯、巳、未、酉、亥为阴支。阳支与阳干相配，阴支与阴干相配。

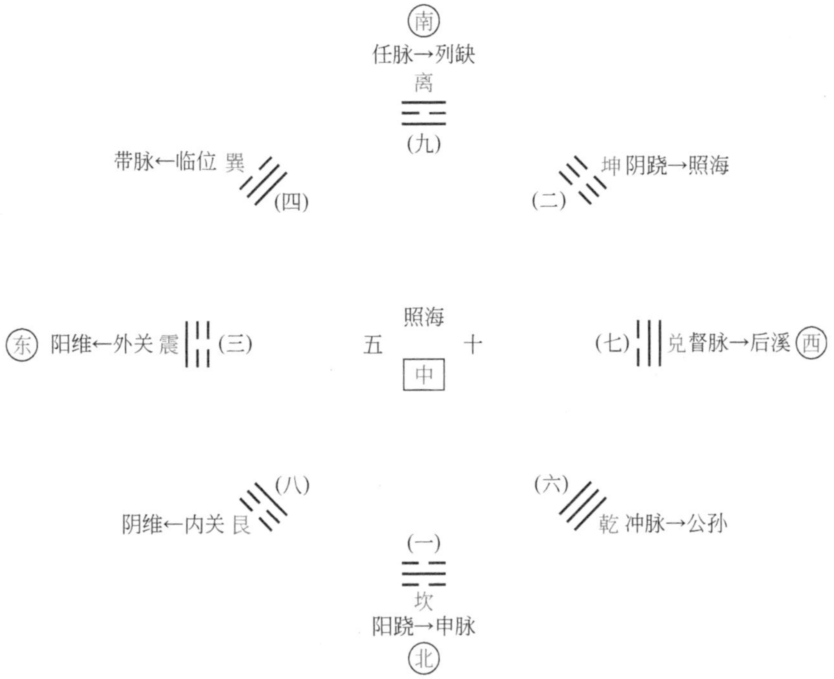

图 2-74 九宫八卦八脉八穴图

每日的干支和每时的干支各有代表数字，分别叫“逐日干支代数”和“临时干支代数”，是根据五行生成数和干支顺序的阴阳定出的，是演算灵龟八法穴位的基本数字，以之用来推算用穴。

1. 八法逐日干支代数

逐日干支代数是指将日干支用数字表示，根据《河图》五行生成数的成数而确定。《河图》五行的生数是水一、火二、木三、金四、土五，五行的成数是水六、火七、木八、金九、土十。天干逢五相合：甲己相合化土、乙庚相合化金、丙辛相合化水、丁壬相合化木、戊癸相合化火。日干支代数应用了五行的成数，天干以其相合所化，地支以其原来的五行相配。故天干以甲、己为十，乙、庚为九，丁、壬为八，戊、癸、丙、辛为七；地支则以辰、戌、丑、未为十，申、酉为九，寅、卯为八，巳、午、亥、子为七。口诀如下，并附表解（表 2-12）。

八法逐日干支代数口诀

甲己辰戌丑未十，乙庚申酉九为期，
丁壬寅卯八成数，戊癸巳午七相宜，
丙辛亥子亦七数，逐日干支即得知。

表 2-12 八法逐日干支代数表

代数	10	9	8	7
天干	甲	乙	丁	戊
	己	庚	壬	癸
地支	辰戌	申	寅	巳
	丑未	酉	卯	午
五行	土	金	木	火

2. 八法临时干支代数

临时干支代数是指将时辰的干支用数字表示，根据《洛书》九宫数为基础进行推演。《洛书》九宫数是从一到九的九个数，是化生天地间的一切数。天干从甲到壬是九数，地支从子到申是九数，天干逢五相合，地支逢六必冲。天干逢五相合的含义：在阳数中五数居中，天为阳，天干逢五必相合，即甲乙相合、乙庚相合、丙辛相合、丁壬相合、戊癸相合。地支逢六必冲的含义：在阴数中六数居中，地为阴，地支逢六必冲，即子午相冲、丑未相冲、寅申相冲、卯酉相冲、辰戌相冲、巳亥相冲。

具体推算：天干从甲到壬是九数，天干甲己相合，地支从子到申是九数，子午相冲，故甲己子午是九数；天干从乙到壬是八数，天干乙庚相合，地支从丑到申是八数，丑未相冲，故乙庚丑未四数是八数；天干从丙到壬是七数，天干丙辛相合，地支从寅到申是七数，寅申相冲，故丙辛寅申是七数；天干从丁到壬是六数，天干丁壬相合，地支从卯到申是六数，卯酉相冲，故丁壬卯酉是六数；天干从戊到壬是五数，天干戊癸相合，地支从辰到申是五数，辰戌相冲，故戊癸辰戌是五数；推算到此，天干已相合完，尚余地支，地支从巳到申是四数，地支巳亥相冲，故巳亥是四数。综上，临时干支代数天干以甲、己为九，乙、庚为八，丙、辛为七，丁、壬为六，戊、癸为五；地支以子、午为九，丑、未为八，寅、申为七，卯、酉为六，辰、戌为五，巳、亥为四。口诀如下，并附表解（表2-13）。

八法临时干支代数口诀

甲己子午九宜用，乙庚丑未八无疑，
丙辛寅申七作数，丁壬卯酉六须知，
戊癸辰戌各有五，巳亥单加四共齐，
阳日除九阴除六，不及零余穴下推。

表2-13　八法临时干支代数表

代数	9	8	7	6	5	4
天干（逢五相合）	甲己	乙庚	丙辛	丁壬	戊癸	
地支（逢六相冲）	子午	丑未	寅申	卯酉	辰戌	巳亥

二、开穴方法

（一）推算法

推算法是将日、时的干支代数共同加起来，得出四个数字的和数，然后按照阳日用九除、阴日用六除的原则去计算，再将它的余数，求得八卦所相配的某穴的数字，就是当时应开的穴位。如果和数是能除尽的，阳日作九计算，应开的穴是列缺，阴日则作六计算，应开的穴是公孙。古人认为“九”、“六”是天地间一切阴阳的代表数，阳得九而化，阴遇六则变。九为奇数一、三、五之合，六为偶数二、四之合，所以八法临时干支代数口诀指出“阳日除九阴除六，不及零余穴下推”。

灵龟八法计算公式具体表示如下。

（1）逢阳日：（日干+日支+时干+时支）÷9。

1）余数对照八法歌的数字取穴。

2）整除者取九数（列缺）。

（2）逢阴日：（日干+日支+时干+时支）÷6。

1）余数对照八法歌的数字取穴。

2）整除者取六数（公孙）。

举例：仍以 2015 年 3 月 1 日为例，患者如 10 时就诊，该开何穴？

解答：（1）求日干支：参“子午流注”一章所述推算，为丙子日。

（3）求时干支：“丙辛起戊子”，丙子日时自戊子开始，10 时为巳时，故为癸巳时。

（4）根据公式计算：日干丙代数 7、日支子代数 7，时干癸代数 5、时支巳代数 4，（7+7+5+4）÷9（阳日），余 5 。

（5）取穴　“照海坤二五”，故开照海穴。

（二）谢感共“灵龟八法开穴简表”

谢感共教授通过对历法、干支及灵龟八法组成的研究，找出公元历法与干支周转的对应关系，改进灵龟八法所需的日时干支复杂推算过程，再研究出灵龟八法开穴中六十甲子 720 个时辰的循环规律，于 1980 年代制成了“灵龟八法开穴简表”（表 2-14）。简表将六十甲子日 720 个时辰所开之穴全部包括在内，表中每行横排前面的数码为开穴序号，序号后面的数字为穴位代号。从左到右，依次从子、丑、寅、卯、辰、巳、午、未、申、酉、戌、亥排列，表示一天 24 小时共 12 时辰所开的穴位。只要知道开穴日序号即可找到当时所开穴位。

开穴日序号的推算，按以下公式进行：开穴日序号=（上年公元数×5. 25 取整积+当年实际已到天数）÷60 取余数。如果没有余数，则为 0 序号。

例如，2015 年 3 月 1 日 10 时就诊怎样开穴？开穴日序号=（2014×5. 25 取整积+60）÷60，取余数为 13。查表第 13 行对应巳时数字为 5，开照海穴。

三、取穴方法

（一）定时取穴

定时取穴是指根据病情选用与之相应的穴位在其开穴时辰治疗，如头面之疾可选后溪、列缺、足临泣，在它们相应的开穴时间进行针刺治疗；胃心胸诸疾可选公孙、内关，在其开穴时间进行治疗。

（二）按时取穴

按时取穴则是根据患者就诊时间来针刺当时所开穴位。

（三）配用取穴

配用取穴就是根据父母、夫妻、男女、主客等的配用关系共同应用，即公孙配内关，临泣配外关、后溪配申脉、列缺配照海。

（四）子午流注、灵龟八法联合应用

两者都以" 时穴" 为主，都是建立在天人相应和气血流注理论基础上，故两者可联合应用。因八穴主治全身多种疾病，故可先开八法穴，再配纳干按时取穴；或先开八法穴，再配纳支取穴；

表 2-14　灵龟八法开穴简表

（谢感共于 1983 年制成此表）

序号	子	丑	寅	卯	辰	巳	午	未	申	酉	戌	亥	序号	子	丑	寅	卯	辰	巳	午	未	申	酉	戌	亥
(1)	8	6	4	2	9	3	7	5	3	1	4	2	(31)	8	6	4	2	9	3	7	5	3	0	4	2
(2)	5	3	1	4	2	6	4	2	5	3	1	5	(32)	5	3	1	4	2	6	4	2	5	3	1	5
(3)	2	5	3	1	8	6	6	4	2	9	7	1	(33)	3	6	4	2	9	7	7	5	3	1	8	2
(4)	3	1	5	3	6	4	2	6	4	1	5	3	(34)	4	2	6	4	1	5	3	1	5	2	6	4
(5)	5	3	6	4	2	9	4	7	5	3	1	8	(35)	5	3	6	4	2	9	4	7	5	3	1	8
(6)	5	3	1	5	3	6	4	2	6	4	1	5	(36)	5	3	1	5	3	6	4	2	6	4	1	5
(7)	5	3	1	4	2	9	4	2	5	3	1	8	(37)	5	3	1	4	2	9	4	2	5	3	1	8
(8)	1	4	2	6	4	2	5	3	1	5	3	6	(38)	1	4	2	6	4	2	5	3	1	5	3	6
(9)	7	5	3	1	4	2	6	4	2	5	3	1	(39)	6	4	2	9	3	1	5	3	1	4	2	9
(10)	1	5	2	6	4	2	6	3	1	5	3	1	(40)	6	4	1	5	3	1	5	2	6	4	2	6
(11)	2	9	7	5	3	6	1	8	6	4	7	5	(41)	2	9	7	5	3	6	1	8	6	4	7	5
(12)	2	6	4	1	5	3	1	5	2	6	4	2	(42)	2	6	4	1	5	3	1	5	2	6	4	2
(13)	1	4	2	9	7	5	5	3	1	8	6	9	(43)	1	4	2	9	7	5	5	3	1	8	6	9
(14)	5	3	1	5	2	6	4	2	6	3	1	5	(44)	5	3	1	5	2	6	4	2	6	3	1	5
(15)	3	1	4	2	9	7	2	5	3	1	8	6	(45)	4	2	5	3	1	8	3	6	4	2	9	7
(16)	6	4	2	6	4	1	5	3	1	5	2	6	(46)	1	5	3	1	5	2	6	4	2	6	3	1
(17)	8	6	4	7	5	3	7	5	8	6	4	2	(47)	8	6	4	7	5	3	7	5	8	6	4	2
(18)	4	1	5	3	1	5	2	6	4	2	6	3	(48)	4	1	5	3	1	5	2	6	4	2	6	3
(19)	5	3	1	8	2	9	4	2	9	3	1	8	(49)	5	3	1	8	2	9	4	2	9	3	1	8
(20)	2	6	3	1	5	3	1	4	2	6	4	2	(50)	2	6	3	1	5	3	1	4	2	6	4	2
(21)	1	8	6	4	2	5	9	7	5	3	6	4	(51)	9	7	5	3	1	4	8	6	4	2	5	3
(22)	4	2	6	3	1	5	3	1	4	2	6	4	(52)	3	1	5	2	6	4	2	6	3	1	5	3
(23)	4	7	5	3	1	8	8	6	4	2	9	3	(53)	4	7	5	3	1	8	8	6	4	2	9	3
(24)	2	6	4	2	5	3	1	5	3	6	4	2	(54)	2	6	4	2	5	3	1	5	3	6	4	2
(25)	2	9	3	1	8	6	1	4	2	9	7	5	(55)	2	9	3	1	8	6	1	4	2	9	7	5
(26)	2	6	4	2	6	3	1	5	3	1	4	2	(56)	2	6	4	2	6	3	1	5	3	1	4	2
(27)	6	4	2	5	3	1	5	3	6	4	2	9	(57)	7	5	3	6	4	2	6	4	7	5	3	1
(28)	5	2	6	4	2	6	3	1	5	3	1	4	(58)	6	3	1	5	3	1	4	2	6	4	2	5
(29)	8	6	4	2	5	3	7	5	3	6	4	2	(59)	8	6	4	2	5	3	7	5	3	6	4	2
(30)	5	3	6	4	2	6	4	1	5	3	1	5	(0)	5	3	6	4	2	6	4	1	5	3	1	5

注：表中序号（0）～（59）为日干序号，数字 1～9 代表相应的穴位，其中：1——申脉；2、5——照海；3——外关；4——足临泣；6——公孙；7——后溪；8——内关；9——列缺。

或先根据病情，预定八法开穴时间再配纳干定时取穴。

四、灵龟八法技术操作步骤

针具选择、体位选择、消毒、进针、行针、留针、出针同毫针针刺。多采用“左病取右”、“右病取左”的方法。强调补泻，尤其必须掌握“刺之要，气至而有效”、“气速至而速效，气迟至而不治”的原则。“得气”是“补泻”手法的基础。只有在得气的基础上，根据不同病情，施以不同补泻手法，才能取得治疗效果。

五、适 应 证

灵龟八法技术具有养生保健和医疗双重作用，适应证广泛，涉及内、外、妇、儿、五官各科病症，尤适于多种疑难杂症、顽证、痛证。

（1）痛证：对各种急慢性痛证有较好的镇痛作用，特别是急性痛证有较快镇痛效果，如窦汉卿说本法可“除痛于目前”。

（2）炎性疾病：对尿路感染、面神经炎、咽喉疼痛、咳嗽、哮喘等炎性疾病有一定的改善作用。

（3）功能紊乱性疾病：对高血压、月经不调、胃肠功能失调、排尿困难、遗尿、更年期综合征、失眠等疾病有较好的调节作用。

（4）其他：偏瘫、面肌抽搐、不孕不育、斑秃、呃逆等多种疾病。

六、灵龟八法技术的临床应用举例

1. 胸胁痛

适应证　肋间神经痛、慢性胆囊炎胁痛效果较好，心绞痛、非心肌梗死者也可选用。

主穴　按时开穴。心绞痛并可定于公孙、内关开穴时辰治疗。

配穴　配以客穴。肋间神经痛、慢性胆囊炎加配支沟、阳陵泉、期门。心绞痛者加配心俞、神门、鸠尾、巨阙。

操作方法　毫刺针刺，补虚泻实，泻法为主。

2. 颈肩腰腿痛

适应证　关节退行性改变和软组织急慢性损伤。

主穴　按时开穴。腰扭伤可定于足临泣开穴时辰治疗。

配穴　配以客穴，并可酌情灵活配合局部腧穴、循经取穴、辨证取穴。

操作方法　毫刺针刺，补虚泻实，泻法为主，得气后，可同时让患者活动患部。

3、五官病

适应证　多种五官炎症或功能失调。

主穴　按时开穴。结膜炎、耳鸣可约定患者在足临泣、外关的开穴时辰来治疗。

配穴　配以客穴。结膜炎再加睛明、太阳、耳尖、瞳子髎；过敏性鼻炎加风池、迎香、大椎、肺俞；神经性耳鸣加肾俞、太溪、风池、耳门；咽喉炎加鱼际、少商、廉泉；牙痛可根据辨证及循经配穴。

操作方法　毫刺针刺，补虚泻实，泻法为主。

4. 痛经

适应证　原发性痛经。

主穴　按时开穴。

配穴　配以客穴。

操作方法　毫刺针刺，平补平泻。可从每次月经来潮前 7 日开始治疗至当次月经干净日为止。

5. 淋证

适应证　单纯尿路感染之下腹疼痛、排尿异常者。

主穴　定于申脉开穴时辰治疗。

配穴　配以客穴。

操作方法　毫刺针刺，泻法。

七、禁　忌　证

临床多系采用毫针针刺，禁忌证同毫针针刺。

八、注意事项

临床多系采用毫针针刺，注意事项同毫针针刺。

第三十六节　飞腾八法技术

飞腾八法是以奇经八穴和八卦为基础，按天干时辰推算，开穴治病的方法。它的运用和灵龟八法略有不同——不论日干支和时干支，均以天干为主，不用零余。以飞腾命名，是形容其简捷、速效之意。

东汉魏伯阳撰写了《周易参同契》，将八卦予纳十个天干。“飞腾八法”一名首见于元代王国瑞撰著的《扁鹊神应针灸玉龙经》，但实际上由窦汉卿奠定基础。明代高武《针灸聚英》收有“八法飞腾定十干八卦法”。徐凤《针灸大全》一书明确区分了灵龟八法和飞腾八法，并详细撰写了开穴、配穴方法。自此飞腾八法学术系统基本成型。

一、理论基础

飞腾八法也是以八脉交会八穴为基础，与九宫八卦的数字相配合，再根据日、时干支的数字变化而进行推演，逐日按时取穴。九宫八卦与八脉八穴的理论参灵龟八法一篇。

二、开穴方法

飞腾八法有两种：一种是王国瑞在《扁鹊神应针灸玉龙经》中记载的飞腾八法，着重于按九宫数纳卦开穴。另一种是徐凤在《针灸大全》中记载的飞腾八法，只配合时辰的天干纳卦开穴。王国瑞的飞腾八法与后世的灵龟八法相似，现在提到飞腾八法多指徐凤的理论。

（一）王国瑞飞腾八法

王国瑞的飞腾八法，推算日、时干支均用《洛书》九宫数，实际上和徐凤在《针灸大全》中记载的灵龟八法有相通之处，但不需分辨阳日、阴日，一律用“九”去除。其日干支代数和时干支代数完全相同（图2-76）。

逐日天干数：甲9、乙8、丙7、丁6、戊5、
己9、庚8、辛7、壬6、癸5。

逐日地支数：子9、丑8、寅7、卯6、辰5、巳4、
午9、未8、申7、酉6、戌5、亥4。

临时天干数：甲9、乙8、丙7、丁6、戊5、
已9、庚8、辛7、壬6、癸5。

临时地支数：子9、丑8、寅7、卯6、辰5、巳4、
午9、未8、申7、酉6、戌5、亥4。

图 2-75 王国瑞飞腾八法

推算开穴时，先求出日时干支的和，再用九除，得余数后按余数推算它所代表的穴位（如整除，则余数取九）。

即：1 属坎卦为临泣，2 属坤卦为申脉，3 属震卦为外关，4 属巽卦为后溪，5 为中宫（男寄于坤，为申脉；女寄于艮，为内关），6 属乾卦为公孙，7 属兑卦为照海，8 属艮卦为内关，9 属离卦为列缺。

（二）徐凤飞腾八法

徐凤的飞腾八法，不论日干支、时干支，均以天干为主，不用零余方法，只是以当天时干为取穴依据，按八卦直接配穴。八卦配穴与王瑞国飞腾八法相同，但计算开穴方法不同。《针灸大全》中有载《飞腾八法歌》，具体如下所述。

壬甲公孙即是乾，丙居艮上内关然，戊为临泣生坎水，庚属外关震相连，辛上后溪装巽卦，乙癸申脉到坤传，己土列缺南离上，丁居照海兑金全 。

天干八穴八卦配合关系见表 2-15。

表 2-15 天干八穴八卦配合表

时辰	壬甲	丙	戊	庚	辛	乙癸	己	丁
腧穴	公孙	内关	临泣	外关	后溪	申脉	列缺	照海
八卦	乾	艮	坎	震	巽	坤	离	兑

飞腾八法开穴规律如下。

（1）开穴与时干固定相配，而时干按十天干顺序周而复始出现，与时干相应的八穴也呈现一定的顺序，某穴总是继某穴后开穴。如内关穴在时干为丙时开，其后时干为丁，丁时干时开照海，故内关开穴后总是接开照海穴。

（2）八穴与时干的配属无阳干配阳穴（阳经穴位）、阴干配阴穴（阴经穴位）的规律，与五行生克不发生联系。

（3）飞腾八穴在各时辰均有开穴机会，此因飞腾八穴受时干影响，而每一时干均有与各时支相配的机会。

推算开穴时，先推算时干（参子午流注一篇，或根据五虎建元歌：甲己之辰起丙寅，乙庚之日戊寅行，丙辛便起庚寅始，丁卯壬寅亦顺寻，戊癸甲寅定时候，五门得合是元因），再据时干与八穴的配属关系寻出开穴。如患者就诊时间是甲日辰时，推算得辰时天干为戊，因戊与临泣相配，故应取足临泣穴；又如 2006 年 3 月 9 日为丁酉日，该日 10 时 30 分为乙巳时，时干为乙，乙干与申脉相配，故该日 10 时 30 分应开穴申脉。

三、取穴方法

1. 按时取穴

按时取穴则是根据患者就诊时间来针刺当时所开穴位。

2. 定时取穴

其指根据病情选用与之相应的穴位在其开穴的时辰治疗，主要用于慢性病或痼疾。

3. 配用取穴

其即公孙配内关，临泣配外关，后溪配申脉，列缺配照海。如胃痛患者可在开内关穴同时，配以公孙穴。

4. 与子午流注、灵龟八法联合应用

三者都依据时间取穴，可联合应用。

四、飞腾八法技术操作步骤

针具选择、体位选择、消毒、进针、行针、留针、出针同灵龟八法针刺，多采用“左病取右”、“右病取左”的方法，亦强调补泻手法。

五、适　应　证

飞腾八法取穴便捷，对治疗内、外、妇、儿、五官多科疾病皆有疗效，配合其他针灸技术有增大疗效的作用。郑魁山认为飞腾八法多适用于急性发热性疾病、感染性疾病。

六、飞腾八法技术的临床应用举例

1. 失眠

适应证　临床上不易入睡，睡后易醒，醒后不能再寐，时寐时醒或彻夜不寐的睡眠障碍。
主穴　按时取穴的主客穴。
配穴　配合神门、百会、印堂、安眠、三阴交。心肾不交配心俞、肾俞；痰浊中阻配丰隆、脾俞；肝肾亏虚配太溪、肾俞、肝俞；肝阳上亢配太冲、肝俞、足临泣；心脾两虚配心俞、脾俞；心虚胆怯配胆俞、丘墟。
操作方法　毫针针刺，补虚泻实，留针30min。

2. 妇女更年期综合征

适应证　妇女更年期出现潮热、汗出、情绪波动。
主穴　按时取穴的主客穴。
配穴　阴虚阳亢型配太溪、行间；气虚不固型配气海、太渊；气阴两虚型配气海三阴交。

操作方法 毫针针刺，补虚泻实。留针 30min。

3. 落枕

适应证 适用于急性期疼痛明显及颈部活动受限者。

主穴 按时取穴的主客穴。

配穴 可取落枕穴、大椎、悬钟、阿是穴。病在太阳经者加天柱、大杼、肩外俞、昆仑、列缺；病在少阳经者配风池、翳风、外关。

操作方法 毫针针刺，主客穴用平补平泻的捻转手法，并嘱患者缓慢活动颈部约 2min，留针 30min。局部取穴用泻法或刺络拔罐。

4. 单纯性肥胖

适应证 无内分泌、代谢障碍性疾病的单纯性肥胖。

主穴 按时取穴的主客穴。

配穴 胃热炽盛配内庭、上巨虚；痰浊中阻配丰隆、中脘；气滞血瘀配太冲；脾肾阳虚配关元、太溪、阴陵泉。

操作方法 毫针针刺，实证用泻法，虚证用补法。留针 30min。

5. 黄褐斑

适应证 适应于面部对称性发生黄褐斑的非妊娠期妇女。

主穴 按时取穴的主客穴。

配穴 ①额部色斑选取阳白、攒竹、鱼腰；颞部选取太阳、瞳子髎；颧部选取四白、迎香、颧髎、颊车、下关；口周选取口禾髎、地仓、承浆。②“面口合谷收”，取合谷穴治疗面部疾病。③气滞血瘀型配太冲、血海、膈俞、阳陵泉；脾胃虚弱型配足三里、三阴交、气海、脾俞；肝肾亏虚型配太溪、关元。

操作方法 毫针针刺，补虚泻实。面部配穴予平刺 1～2mm，以皮下挂针为度。留针 30min。

七、禁 忌 证

临床多系采用毫针针刺，禁忌证同毫针针刺。

八、注意事项

临床多系采用毫针针刺，注意事项同毫针针刺。

第三十七节 针刺麻醉技术

针刺麻醉（简称针麻）是在针刺镇痛理论和实践的基础上，根据脏腑经络学说，通过针刺人体穴位和手法诱导为主，辅以少量药物，使患者在清醒状态下接受手术治疗的一种麻醉方法。

针刺麻醉出现于 20 世纪 50 年代，是我国中医工作者的首创，是我国中医药发展史上一项重大突破，至今有 30 多个国家先后开展了针麻的临床和原理研究。纯使用针刺麻醉的小手术有拔牙、扁桃体切除等，适用较广疾病的则是针药复合麻醉，与传统的药物麻醉方法相比，其具有以下优势：①减少麻醉药用量，减少药物中毒、过敏可能性；②减少麻醉药对身体重要器官的抑制作用，促进肾上腺皮质功能，使患者处于应激状态，有利于维持循环稳定，提高手术中脑部的供血供氧；③患者苏醒迅速，且因术中、术后血管活性药物用量少，术后呼吸、循环、消化、神经系统并发症少，术后恢复快；④术中患者与施术者有较好合作。

从针刺类型来看，针刺麻醉分为非侵入性和侵入性两种方式，前者包括指压法、经皮电刺激等，后者包括传统手法针刺、电针、药物注入穴位等。因电针具有操作方便、疼痛较轻、镇痛效果好、便于标准化等优点在临床应用最为广泛。

从辅助药物镇痛的方式来看，又分为如下几种：①针刺麻醉辅助神经阻滞麻醉：如针麻复合颈丛神经阻滞应用于甲状腺瘤手术。②针麻辅助硬膜外麻醉：镇痛显著，肌肉松弛，内脏牵拉反应轻，可满足腹部手术对麻醉的基本要求；所需局部麻醉药药量减少 30% ~50%，可增宽硬膜外麻醉阻滞神经节段 2 ~3 个。③针麻辅助全身麻醉：先针麻诱导 10 ~30 min，再开始全身麻醉诱导，麻醉效果满意。

从针刺麻醉的介入时机可分为几个阶段：①术前准备：可减少患者术前焦虑，诱导内源性阿片类物质的释放。②术中针刺辅助麻醉。③术后疼痛治疗：术后患者自控针麻镇痛效果确切，不但可以减少阿片类药物的用量、减轻其不良反应，并且对术后恶心、呕吐也有防治作用。术后患者自控针麻镇痛常用经皮穴位电刺激技术。

一、理论基础

有人认为经筋理论可能是针刺麻醉的中医理论基础。颈部手术针麻主要选取合谷和扶突，胸部手术主要选取内关和郄门，腹部手术足三里应用最多，三组穴位分别处在手阳明、手厥阴、足阳明经筋上。经筋行于体表，向内进入胸腹腔，向上到达头面部，在躯干部多联系督脉（脊柱），分布比经脉广泛，与神经有极大的相似性。经筋的病症特点主要是疼痛，与针刺麻醉的镇痛也密切相关。并认为经筋与人体皮肤、肌肉、肌腱和筋膜的关系，可以阐释针麻的局限性（镇痛不全、肌松不够、不能克服牵拉反应）。

现代医学认为，针刺麻醉以针刺镇痛为基础。研究表明，针刺可兴奋各类传入神经纤维，针刺镇痛产生的冲动也可能与针感一样由细纤维传导。中枢机制方面，认为针刺镇痛是中枢神经系统将来自针刺穴位和痛源部位的传入信号进行整合的结果，脊髓、脑干、背侧丘脑、尾核和皮质都参与针刺镇痛过程，针刺镇痛是一种多通路、多水平的综合过程。针刺可以引起广泛的全身反应，包括神经内分泌递质如内源性阿片类物质、去甲肾上腺素、5-羟色胺的改变，并且可以改变中枢和外周的血流调节。

二、取穴原则

1. 体针选穴

（1）循经选穴法：根据“十二经脉者，内属脏腑，外络肢节”、“经络所过，主治所及”的理论，以及穴位的特殊性能和作用来选取与切口部位、手术脏器有密切联系的经脉上的有效穴位。头部手术常用穴位有合谷、曲池、解溪、内庭等；胸部手术常用穴位有内关、郄门、孔最、丰隆等；上腹部选内关、足三里、公孙等；下腹部选足三里、三阴交、太冲等；胁肋部选支沟、阳陵泉、丘虚等；腰部选委中、殷门、昆仑等。

（2）邻近选穴法：即选用手术部位附近的穴位，以增强局部镇痛作用。如拔牙选用颊车、下关穴，剖宫产选用带脉穴等。

(3) 按神经分布选穴：按照同神经取穴（切口旁针或直接刺激支配手术区的神经干，如甲状腺手术用扶突，下肢手术用第 3～4 对腰神经、股神经、坐骨神经等）；近节段取穴（如甲状腺手术可选用合谷，胸部手术可选用内关，胸腹部内脏手术选用相应的背俞穴与募穴等）；针刺脊髓硬膜外腔等。

2. 耳针选穴

“耳者宗脉之所聚”，“十二经脉上络于耳”，针刺耳穴可以获得相应器官或区域的镇痛效应。耳穴选穴原则：根据藏象学说，因“肺主皮毛”、“脾主肌肉”，切开皮肤选用“肺”，切开肌肉选用“脾”，眼科手术选用“肝”等；按手术部位选穴，如阑尾炎手术选用“阑尾”，胆囊手术选用“胰胆”等；根据耳部神经、生理学选穴，因“口”、“耳迷根”穴受迷走神经支配，故腹部手术可选用“口”或“耳迷根”，选用“皮质下”或“交感”穴可增加内脏手术镇痛效果、减少内脏反射，神门也是各外科手术中常取用的。

针麻选穴，无论体针或耳针，一般多用患侧，也可以选用健侧或双侧同用。上述方法可以单独使用，也可配合使用，综合组穴，以达到麻醉效果为目的。除考虑有效外，还应注意选取容易得气、疼痛感轻、不易出血、患者体位舒适、操作方便的腧穴作为处方。

三、针刺麻醉技术操作步骤

本节主要讲述毫针和电针针麻（图 2-77）。

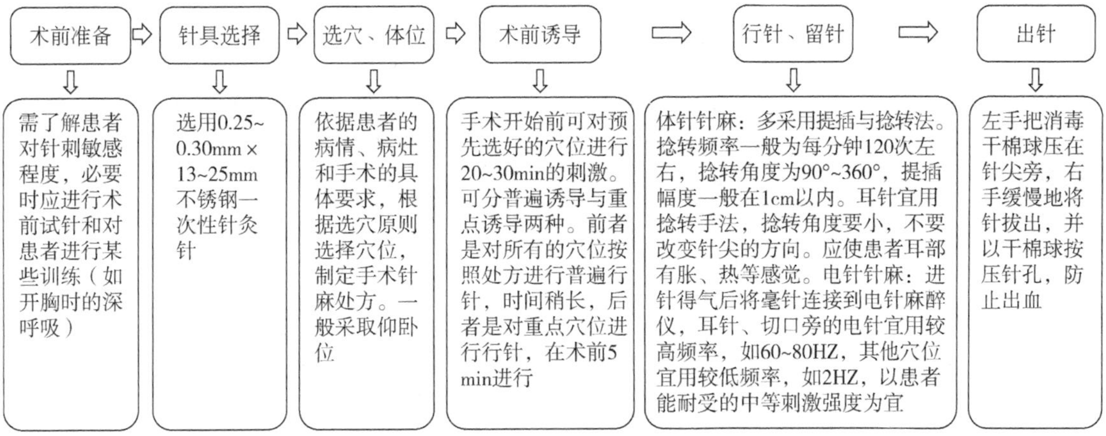

图 2-76　针刺麻醉技术操作步骤

辅助用药：针麻在术前和术中常需应用少量辅助药物，以提高针麻效果。常用的主要有镇静、镇痛和抗胆碱类等药物。术前用药，通常在术前一小时肌内注射苯巴比妥钠 0.1g，术前 15～30min 肌内或静脉注射哌替啶 50mg（有的患者可以不用）。为了减少呼吸道和消化道分泌物，可在手术前 30～60min 在皮下注射阿托品 0.5mg 或东莨菪碱 0.3mg。术中用药，可根据患者反应和手术的具体情况，分别加用镇静、镇痛、局部麻醉药或肌肉松弛剂等。

四、适　应　证

该技术已应用于颅脑、五官、颌面口腔、胸、腹、四肢及妇产科、小儿外科等多种手术病种，具有比较广泛的适应证，约有 30 种手术的针麻效果比较稳定，其中甲状腺手术、颈椎手术、前颅窝手术、肺切除术、腹式输卵管结扎、剖宫产、拔牙等的针麻成功率达 80% 以上。可纯使用针刺麻醉的小手术有拔牙、扁桃体切除等。

五、针刺麻醉技术的临床应用举例

常用手术针麻处方见表 2-16。

表 2-16　常用手术针刺麻醉处方

手术名称	体针	耳针
斜视矫正术	合谷、四白透承泣；阳白透鱼腰	眼、肝
青光眼手术	合谷、支沟、四白透承泣；阳白透鱼腰	眼、肝
拔牙术	合谷、上牙加颊车、颧髎；下牙加大迎	牙
上颌窦手术	合谷、支沟、颧髎、四白、阳白透鱼腰；四白透承泣	肾上腺透内鼻、颌透额
扁桃体手术	合谷、支沟、扶突	咽喉、扁桃体
前颅窝手术	颧髎、太冲、足临泣、金门	脑干透皮质下、神门透肾、交感、肺
肺叶切除术	郄门、内关透三阳络	神门、肺
二尖瓣扩张分离术	合谷、内关、支沟	神门、肺、胸
食管手术	合谷、内关、翳风	
乳房肿瘤切除术	合谷、内关	神门、交感、内分泌、胸、肺
胃大部切除术	足三里、上巨虚	胃、神门、交感、肺
甲状腺手术	合谷、内关、扶突	神门、肺、颈、内分泌
胆囊切除术	足三里、三阴交、胆囊穴	胆、腹、神门、交感、肺
脾切除术	足三里、三阴交、太冲	
阑尾切除术	上巨虚、太冲、阑尾穴	阑尾、口
疝修补术	阴陵泉、三阴交、横骨、维道	神门、外生殖器、皮质下
剖宫产术	足三里、三阴交、带脉、切口旁针	神门、内生殖器、腹、肺
输卵管结扎术	三阴交	肺、皮质下、内生殖器
膀胱切开取石术、膀胱造瘘术	三阴交、中极、关元	膀胱、腹、神门、肺
四肢闭合性骨折复位术	上肢：极泉、曲池、合谷；下肢：阳陵泉、悬钟、太冲、外丘在骨折端各取 1 ~2 个感应较强的腧穴	神门、交感、皮质下；上肢：胸、肘、肩；下肢：膝、髋、踝

六、禁　忌　证

（1）病灶复杂、粘连较多者。
（2）广泛探查的病例，尤其是某些难度较高的腹腔手术者。
（3）对针刺不敏感患者。

(4) 患者紧张不配合者。

七、注意事项

1. 正确选穴，并灵活控制刺激强度

正确选穴是针麻基础。手术要做到稳、准、轻、快。不论是手法运针或电针，刺激强度均以患者能忍受、较舒适的中强感应为宜。切勿因过强使患者难受而影响针麻效果。某些手术可以暂停行针或通电，予以静留针。而对某些敏感部位，手术时可加强针刺感应。

2. 恰当的辅助用药和术前诱导

针麻可能存在镇痛不全、肌肉紧张、内脏牵拉反应等，因此须做好辅助用药的准备，掌握好用药的时机，注意控制好剂量，防止药物的不良反应。并要做好术前针刺诱导。

3. 选择适当的病例，注意医患配合

针麻宜选用单纯病灶的患者，还需考虑患者的生理特点、机能状态、心理和情绪状态等。如同药物麻醉一样，针麻也显现出较大的个体性差异，针麻过程中涉及的各种因素都应该考虑某个体因素。需做好医患配合。

第三十八节　切脉针灸技术

切脉针灸是俞云教授发掘源于《黄帝内经》的针灸理论，并结合自己多年的临床经验而发展而形成的一种针灸技术。《灵枢·九针十二原》云：“凡将用针，必先诊脉，为见气之剧易，乃可以治也。”可以看出古代针灸医生在进行针灸治疗前必须诊脉，根据脉象来了解脏腑和经络的虚实变化，以指导取穴，形成的切脉针灸理论基础。临床中治疗各种疑难疾病，疗效卓著，特别俞云教授运用切脉针灸治癌具有独特经验。

一、理论基础

切脉针灸是俞云教授通过遍访有切脉经验的医家，依据《内经》针灸理论，结合自己多年的临床经验而研究出的现代医学理论和诊断治疗方法。特点是：切脉指导辨证，切脉指导针刺取穴，切脉指导针刺手法，切脉判断针灸疗效。简单来讲是强调中医切脉诊断和精准治疗。切脉针灸的切脉理论源于《灵枢经》，通过俞云教授几十年的临床实践和总结，发展成一套准简而又易于入门掌握的诊疗手段。而切脉针灸的针法，继承发扬了多种中医针法，结合俞云教授总结的特效取穴，达到精准和高效治疗的目的。所以，精准的切脉不仅可以克服针灸的盲目性，还能解决针灸疲劳现象，提高治疗疑难杂症的效果，切脉针灸的针法安全微痛，金针、银针搭配治疗，创新补泻法，极大地提高临床治病效果，尤其是治疗肿瘤、痛证等重病、疑难病、慢性病，常有针入病减的奇效。

《灵枢·终始》所言：“凡刺之道，毕于终始，明知终始，五脏为纪，阴阳定矣……终始者，经脉为纪。持其脉口人迎，以知阴阳有余不足，平与不平，天道毕矣。”切脉针灸除了正确指导选取穴位外，还可以检验每次针刺的效果。当针刺某经络穴位前的脉象与针刺后的脉象有较大变

化，由异常逐步接近正常时，就表明针刺已通过该经络作用引起体内各系统的相应变化，即为针刺显效，反之则无效，这样就可以对每一次针刺的治疗效果心中有数。

二、诊　脉

1. 人迎、太渊、冲阳、太溪四部脉

脉的位置：①寸口脉比较位置比较固定，除了少数反关脉等变异之外，大部分都在桡骨小头处可触及；②人迎脉有移动，大部分在甲状软骨外侧，颈动脉窦处，也有一部分人向上、向后移动；③太溪脉在足内部，在靠近太溪穴及靠近照海穴之间；④冲阳脉也有移动，用手指握住足背，仔细感觉则可得到。四个脉的参考后比较容易入门。

各个脉之间的比较可对人体上下左右及三焦进行辨证。如人迎脉与太溪脉的比较可相应得出阴阳的比较；单个脉之间也可辨证，如左右太溪脉的比较；以此类推再对八纲、气血、痰瘀等进行辨证，对疾病的诊断则可明确了（图2-78）。

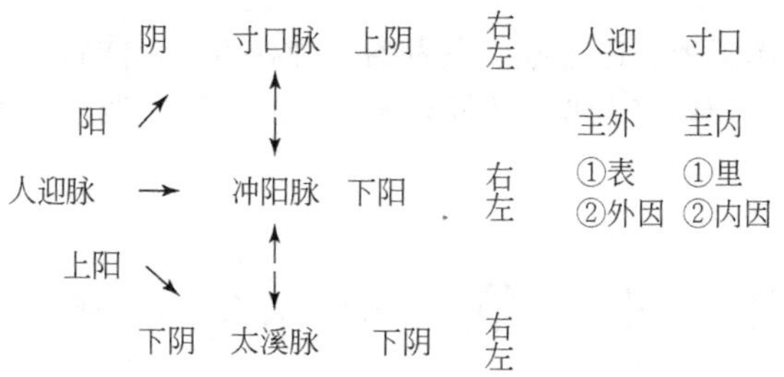

图2-77　人迎、太渊、冲阳、太溪四部脉

2. 八纲辨证

（1）辨阴阳：太渊脉沉取浮取可辨阴阳，太渊脉浮取盛为阴虚，沉取弱为阳亢。

人迎太渊比较：人迎脉为阳，太渊脉为阴，人迎脉盛为阳亢，人迎脉虚为阳虚，太渊脉盛为阴亢，太渊脉虚为阴虚。若人迎脉盛而太渊脉虚则为阳盛阴虚；若浮取弱，沉取盛为阴亢阳虚。

四部脉比较：人迎脉强，则为上阳盛；人迎脉弱，则为上阳虚；寸口脉强，则为上阴盛；寸口脉弱，则为上阴虚。冲阳脉强，则下阳盛；冲阳脉弱，则下阳虚；太溪脉强，则下阴盛；太溪脉弱，则下阴虚。人迎脉与冲阳脉亦可比较，有上盛下虚，有上虚下盛，有同盛，有同虚。寸口脉与太溪脉亦如此。

分部脉上，寸脉为阳，尺脉为阴。

（2）辨虚实：体会力度的大小，有力、无力辨虚实，力大为实，力弱为虚。

（3）辨表里：脉浮为表；脉沉为里。

（4）辨寒热：脉数为有热，有火；脉迟为有寒气或虚寒。

3. 气血辨证

右手寸口脉（肺脾命门）主气，左手寸口脉（心肝肾）主血。

4. 痰瘀辨证

实脉主瘀，滑脉主痰。

5. 胃气辨证

可从脉的柔和与否辨别，若脉弦紧则提示缺胃气。重危患者要进一步了解胃气的情况，应该仔细体会脉以“胃气为本”的含义，可参考人迎、冲阳脉。如果人迎、冲阳脉越来越缓和，说明疾病在好转；如果人迎脉先急后变和缓，说明胃气渐升；如果人迎脉先缓后急，说明胃气渐降。严重或癌症患者，要了解肝经、肾经的情况，需结合冲阳脉和太溪脉，后者对判断疾病预后有重要意义。

6. 有神无神

脉搏的有力无力可辨别有神无神。

7. 有根无根

寸口脉的有无，太溪脉的有无可辨别有根无根。

三、切脉针灸的十大辨证

1. 八纲辨证

阴阳，表里，寒热，虚实的辨证。有医家加上气血辨证，称作十纲辨证。

2. 脏腑辨证

辨清五脏六腑的异常，找出病变的脏腑治疗。

3. 部位治疗

根据病痛在人体的有关部位，如外伤、各种关节炎等进行针灸和中药治疗。

4. 经络辨证

找出异常的经络进行治疗，如十二经络、奇经八脉、络脉。

5. 三焦辨证、卫气营血辨证

把人体及脏腑分为表、中、里和上、中、下三层次及卫气营血找出异常进行治疗。

6. 病因辨证

根据中医内因（七情）、外因（六淫）、不内外因及西医病毒细菌等病因进行治疗。

7. 病机辨证

根据中医痰瘀湿毒等病机进行治疗。

8. 疾病辨证

根据中医、西医疾病名称类别进行治疗（如胃炎、肾炎、冠心病、糖尿病、肝癌、肺癌、胰腺癌）。

9. 西医检查化验辨证

根据X线片、CT、MRI、心电图、脑电图、血液化验、血压、基因检验结果进行治疗。

10. 穴位辨证

人体内外任何部位的直接有线或无线联系。

俞云教授认为，只有掌握了十大辨证，才能治疗疑难杂症，甚至攻克肿瘤。因此，学习切脉针灸的同时需要不断充实巩固十大辨证的知识，并灵活运用，方能在疾病面前百战百胜。

四、针刺补泻

对应病情的虚实，用金针、银针做补泻，金针为补，银针为泻，每个内脏与经络均有补穴，如补五脏用章门，补六腑用中脘，补气用膻中、气海，补血用血海、膈俞，同时亦有泻穴，如尺泽、委中、大椎等。同时浅刺为补，顺经络方向为补，留针为补，细针为补，反之为泻。补得可以用灸法；泻还可以用放血（表2-17）。

表2-17　俞云教授常用针灸配方

名称	构成	功能
胃五穴	上、中、下脘，梁门（双）	补胃气
足三里四穴	足三里、阳陵泉、上巨虚、下巨虚	对趺阳脉
丰隆三穴	丰隆、丰隆上3寸、丰隆下3寸	化痰
腹四穴	中脘、天枢（双）、气海	补腹部气
阴陵三穴	阴陵泉、阴陵泉下1.5寸，阴陵泉内侧靠胫骨边0.5寸	健脾补肾，对太溪脉
脐小四针	脐旁0.5寸上下左右取四穴	补阴
脐四针	脐旁1寸上下左右取四穴	补阴，对太渊脉
季肋三穴	章门（侧腹部，11肋游离端下方）、京门（章门后1.8寸，12肋游离端下方）、带脉（章门下1.8寸，11肋游离端下方垂线与脐水平线的交点上）	调季肋气血，提高卵巢功能
伏兔三针	伏兔、伏兔上3寸、伏兔上6寸	补胃气
补肾四针	照海、太溪、复溜、三阴交	补肾
血海三针	血海、血海上2寸、血海上4寸	活血
肝神四针	（右侧胸胁部取穴）巨阙旁开0.5寸，章门，两穴连线沿肋骨2寸、4寸处各取1穴	调肝
咽三针	上印堂、合谷靠骨边、手三四指之间上0.5寸，可用扶突、天突起加强作用	咽喉不适，咳嗽咽炎
化痰三针	膻中、中脘、丰隆	咳嗽咯痰
合谷三穴	三间、合谷、第一二掌骨骨缝间	调三焦
璇玑三穴	璇玑、璇玑两侧旁开各0.5寸	化黏痰，降胃气

续表

名称	构成	功能
失眠四穴	神门（耳穴）、神门（手）、三阴交、安眠穴（翳风与风池连线的中点），可用焠针、皮内针加强	失眠
失眠七穴	失眠四穴+照海、申脉、失眠二穴（三间与合谷连线的中点）	顽固失眠
奇经八穴	公孙、内关、列缺、照海、后溪、申脉、外关、足临泣	奇经
心五穴	乳根，膻中，天池，内关，膺窗	心脏病
忧郁五穴	印堂、内关、神门、照海、三阴交	郁病
百会、四神聪	百会、四神聪四针	补阳
风市三针	风市、风市向前 3 寸、风市向后 3 寸	祛风
尺泽三针	尺泽、尺泽上 1.5 寸、尺泽上 1 寸	调肺经，化瘤
曲池三针	曲池、曲池上 2 寸、曲池下 3 寸	调大肠经，化瘤

五、适 应 证

切脉技术适应证广泛，涉及内、外、妇、儿、五官各科病症，对于疑难杂症及良恶性肿瘤均有疗效。

六、切脉针灸技术操作步骤

切脉针灸技术操作步骤如图 2-79 所示。

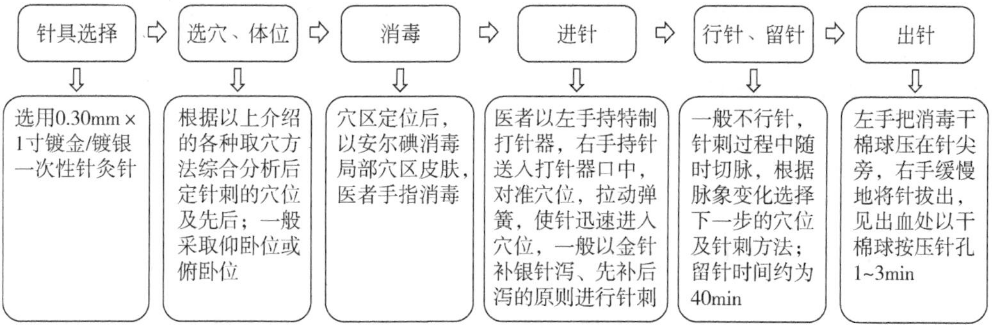

图 2-78 切脉针灸技术操作步骤

七、切脉针灸的临床应用举例

1. 失眠

适应证 适用于失眠为主症者。

主穴 神门（耳穴）、神门（手）、三阴交、安眠穴（翳风与风池连线的中点）。

配穴 伴忧郁者，加印堂、内关、神门、照海、三阴交；阳虚者，需针刺百会、四神聪以补阳气；阴虚者，需针刺脐旁 0.5 寸上下左右取四穴；胃痛者，需针刺上脘、中脘、下脘，梁门

(双)。

操作方法　镀金毫针针刺五分，也可用揿针、皮内针加强。

2. 尿潴留

适应证　各种原因引起的尿潴留。

主穴　利尿穴、会阳穴、三阴交；灸关元、命门、神阙。

配穴　尿难胀满配合曲骨、归来、关元、三阴交；尿难小腹肿胀痛配合肿上（腹部胀满处上面）、胃脘、足三里、委阳（三焦经下合穴）；尿闭、尿淋漓配合关元、气海、三阴交；术后尿潴留配合气海、关元、曲骨、足三里、阴陵泉、三阴交。

操作方法　镀金毫针针刺五分。

3. 胃痛

适应证　适用于各种胃脘痛。

主穴　胃五穴、内关、足三里、至阳、中枢。

配穴　兼腹胀：膈俞、三里、胆俞。虚痛：巨阙、下脘；不容、天枢。胃痛吐痰涎：巨阙。胃痛反胃：热：劳宫；寒：少泽；章门。胃痛恶风：巨阙（灸）。

胃腹卒痛：石门（脐下二寸）。气滞胃痛：上脘、太冲。腹皮痛：鸠尾。胃痛兼脐痛：脾，上脘、下脘。暴痛：芒针中脘。

操作方法　镀金毫针针刺五分。

4. 咽痛

适应证　适用于急慢性咽炎及并发咽痛之病。

主穴　咽三针（印堂上一寸，合谷边靠掌骨边缘，第三四指背上五分）。

配穴　口干者配金津玉液；扁桃体肿胀者配合少商、地仓；梅核气者配合照海；痰多着，配合化痰三针。

操作方法　镀金毫针针刺五分。

5. 泄泻

适应证　各种腹痛泄泻。

主穴　水分、天枢、上巨虚、阴陵泉。

配穴

暴泻：隐白（点刺放血或灸）、天枢、大肠俞、足三里；水泻：八髎、大肠俞；五更泻：神阙、中极、三阴交、天枢、命门；

（气泻）溏泻：神阙、三阴交、太冲。

肠鸣而泻：神阙、水分、三间、下髎。

操作方法　镀金毫针针刺五分。

八、禁　忌　证

金属针具过敏者。

有出血倾向患者。

九、注意事项

（1）起针时注意用干棉球按压针孔。
（2）部分患者对金银针具过敏，出现针孔红肿瘙痒的表现，可外涂花露水，可自行消失。
（3）金针较少出现晕针现象，但仍需预防及按常规处理。

第三十九节 大接经技术

大接经技术是按经脉流注次序逐经选取井穴针刺治病的一种特色针灸技术。最早见于《卫生宝鉴》，常被用于治疗中风偏枯。

一、理论基础

“大接经法”首载于《卫生宝鉴·卷七》，是专治中偏枯的一种特殊技术，有“从阳引阴”和“从阴引阳”二法，皆取十二经井穴，依次按十二经流注顺序针刺，从阳引阴法是从足太阳经井穴至阴开始，从阴引阳则是从手太阴井穴少商开始。

另《卫生宝鉴·卷七》还载有“真定府临济寺赵僧判……患中风半身不遂，精神昏愦，面红颊赤，耳聋鼻塞，言语不出，诊其两手，六脉弦数……先以三化汤一两，内疏三两……次与至宝丹……又刺十二井穴，以接经络，翌日不用绳络，能行步”这是大接经法的临床应用治疗中风偏瘫的例证。

《灵枢·终始》言“凡刺之道，毕于终始，明知终始，五脏为纪，阴阳定矣。阴者主脏，阳者主腑，阳受气于四末，阴受气于五脏”。因为中风病变涉及三阴三阳经，所以依次针刺各经之井穴，调节受于四末的阳气，则能增强全身经络大循环中气血的运行功能，从而达到接气通经、调和阴阳的目的，取得治疗中风的效果。

二、取穴方法

大接经法依证候不同有“从阳引阴”和“从阴引阳”二法。我们在临床实践中认为证型属偏热证应按“从阳引阴法”、证型属偏寒或热证不明显者按“从阴引阳法”取穴。

从阳引阴法是从足太阳经井穴至阴开始，依次按十二经流注顺序针刺，即为足少阴涌泉、手厥阴中冲、手少阳关冲、足少阳足窍阴、足厥阴大敦、手太阴少商、手阳明商阳、足阳明历兑、足太阴隐白、手少阴少冲、手太阳少泽。

从阴引阳则是从手太阴井穴少商开始，依次按十二经流注顺序针刺，即取手阳明商阳、足阳明历兑、足太阴隐白、手少阴少冲、手太阳少泽、足太阳至阴、足少阴涌泉、手厥阴中冲、手少阳关冲、足少阳足窍阴、足厥阴大敦。

按男左女右进行取穴，如针刺男性患者的至阴穴是从左边至阴穴开始，再到右侧至阴穴，依次为左涌泉穴、右涌泉穴，如此类推。女性则相反。

三、临床应用及发挥

1. 大接经针法

适应证　中风重症四肢瘫痪或合并智能障碍者、意识障碍者；血管性痴呆；其他如久治不愈郁病、癫痫、周身疼痛等。

取穴　十二经井穴

操作方法　毫针针刺，按证型属偏热证应按“从阳引阴法”、证型属偏寒或热证不明显者按“从阴引阳法”取穴顺序针刺，男左女右，或双侧同时进针，行捻转泻法或平补平泻法。

2. 大接经点灸

适应证　体质虚弱或偏阳虚者。

取穴　十二经井穴，穴位的选择是按“从阴引阳”进行。

操作方法　选好穴位后，先用万花油涂在穴位表面，用药线点灸或艾绒点灸。从手太阴井穴少商开始，依次按十二经流注顺序点灸，即取手阳明商阳、足阳明历兑、足太阴隐白、手少阴少冲、手太阳少泽、足太阳至阴、足少阴涌泉、手厥阴中冲、手少阳关冲、足少阳足窍阴、足厥阴大敦。

药线点灸是由苎麻搓成线，然后经特定壮药水浸泡加工而成，每根长约30cm，用二号线直径0.7mm。药线点灸技术的操作：以右拇指、示指挟持药线的一端，并露出线头1～2cm，将露出的线端点燃。然后吹灭明火，只留线珠火，将线端珠火对准穴位，迅速点按在穴位上。一按火灭即起，此为一壮。一般一个穴位只灸一壮。操作时必须掌握火候，以线头呈“珠火”时效果最佳，切忌明火点灸。灸后有蚁咬感或灼热感，不要用手抓，以防感染。

艾绒点灸是将艾绒搓成线条状，然后点燃艾绒灸，然后吹灭明火，只留珠火，将艾绒端珠火对准穴位，迅速点按在穴位上。注意同经线灸。

点灸法刺激量的大小以点灸壮数及点灸手法轻重而定，应根据病情轻重、患者年龄、体质强弱而定。施灸手法的轻重是以施灸时火星接触穴位时间短者为轻，以火星接触穴位时间长为重，因此对于年老体弱及儿童病例、病情较轻者，应用快速扣压，珠火接触穴位即灭的轻手法；相反，对于年轻、体质壮实而病情较重者则用缓慢扣压，珠火较长时间接触穴位的重手法。

3. 原穴接经

适应证　疾病治疗后巩固疗效或慢性病久治不愈或体弱者。

取穴　十二经原穴

操作方法　按“从阴引阳”取原穴按次序接经针刺，得气后不留针，依次是—肺经太渊—大肠经（合谷）—胃经（冲阳）—脾经（太白）—心经（神门）— 小肠经（腕骨）—膀胱经（京骨）—肾经（太溪）—心包经（大陵）— 三焦经（阳池）—胆经（丘墟）—手厥阴肝经（太冲）。也可原穴接经点灸，大接经点灸参考大接经点灸操作。

4. 络穴接经

适应证　主要用于井穴接经治疗后巩固疗效，也可以治疗慢性病久治不愈且体质壮实者。

取穴　十二经络穴

操作方法　按“从阳引阴法”的方法进行络穴接经针刺，得气后不留针，依次是膀胱经（飞扬）—肾经（大钟）—心包经（内关）—三焦经（外关）—胆经（光明）—肝经（蠡沟）—肺经（列缺）—大肠经（偏历）—胃经（丰隆）—脾经（公孙）—心经（通里）—小肠经（支正）。

5. 首尾接经

适应证　此法主要用于疼痛性疾病或其他感觉障碍者。

取穴　十二经井穴及二二经第条经最后一个穴位

操作方法　首尾接经法是选取每条经络的首尾穴依次按十二经流注顺序毫针针刺，热证实证用泻法，虚证寒证用平补平泻法。证型属偏热证应按“从阳引阴法”、证型属偏寒或热证不明显者按“从阴引阳法”取穴。

从阳引阴法是从足太阳经至阴、睛明开始，依次按十二经流注顺序针刺，即为足少阴（涌泉、俞府）、手厥阴（天池、中冲）、手少阳（关冲、丝竹空）、足少阳（瞳子髎、足窍阴）、足厥阴（大敦、期门）、手太阴（中府、少商）、手阳明（商阳、迎香）、足阳明（承泣、历兑）、足太阴（隐白、大包）、手少阴（极泉、少冲）、手太阳（少泽、听宫）。

从阴引阳则是从手太阴井穴（中府、少商）开始，依次按十二经流注顺序针刺，最后到足厥阴（大敦、期门）。

6. 原络接经

适应证　针灸多次而不效的疾病；重病后康复；预防保健。

取穴　十二经原穴和络穴

操作方法是　依照经络循行的顺序针刺十二经的原穴和络穴，以得气为度，不留针。久病则由原穴到络穴，新病则由络穴到原穴；重病后康复和预防保健从原穴到络穴。

由原穴到络穴接经次序为：肺原（太渊）—大肠络（偏历）—胃原（冲阳）—脾络（公孙）—心原（神门）—小肠络（支正）—膀胱原（京骨）—肾络（大钟）—心包络（大陵）—三焦络（外关）—胆原（丘墟）—肝络（蠡沟）。

由络穴到原穴接经次序为：肺络（列缺）—大肠原（合谷）—胃络（丰隆）—脾原（太白）—心络（通里）—小肠原（腕骨）—膀胱络（飞扬）—肾原（太溪）—心包络（内关）—三焦原（阳池）—胆络（光明）—肝原（太冲）。

四、大接经技术操作步骤

大接经技术操作步骤如图 2-80 所示。

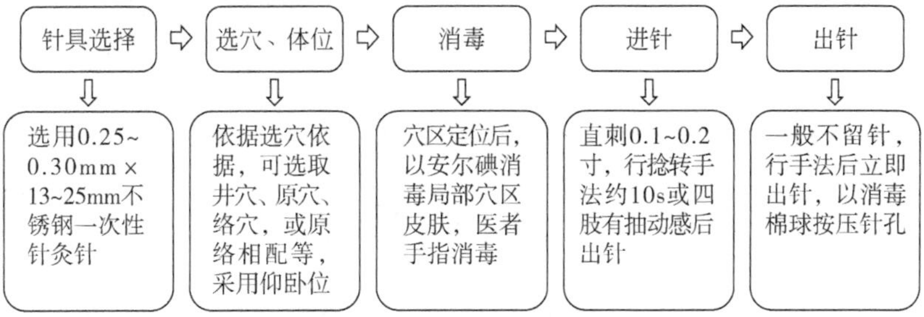

图 2-79　大接经技术操作步骤

五、适 应 证

（1）中风重症四肢瘫痪或合并智能障碍者。
（2）血管性痴呆。
（3）慢性病久治不愈如郁证、不寐、癫痫、周身疼痛等。
（4）强身保健。

六、注 意 事 项

（1）若血压高于180/100mmHg，必须用降压药将血压降至此水平以下或正常范围，才能运用井穴大接经法针刺。

（2）点灸中药线灸后局部可有灼热感或痒感，患者不可用手搓揉，以免抓破感染。灸治的穴区当天以不接触水为宜。本法要求操作熟练、轻巧，以防止灼伤。

第四十节　相应取穴针灸技术

相应取穴针灸技术是左病取右、右病取左、前病取后、后病取前、上病取下、下病取上的针灸技术，它是《内经》巨刺和缪刺的综合发展。巨刺是左侧病取右侧经穴、右侧病取左侧经穴来治疗。由于邪气侵犯到经脉而连及脏腑，表现为左侧邪气盛则右病，右侧邪气盛则左病，或左痛未已而右脉先病等现象，治疗当巨刺。缪刺也是左侧病取右侧，右侧病取左侧，但巨刺是刺经而缪刺是刺络，两者有病位经与络之别。由于邪气从皮毛侵入，进入并留止于孙络，其邪气留而不去，则络脉闭塞不通，邪气不能传入经脉，就流溢于大络，而发生异常疾病。凡邪气侵入大络，可从左侧流注到右侧，从右侧流注到左侧，邪气上下左右流注，与经脉相干，并循大络流布于四肢。但由于邪气的流注没有一定部位，也不入于经脉之内，或身形有痛而九候莫病等现象，治疗当缪刺。巨刺与缪刺异同详看表2-18。

表2-18　巨刺与缪刺异同表

刺法名	区别			相同
	适应证	针刺部位	取穴	
巨刺	身形有痛而脉病	经脉	经穴	
缪刺	身形有痛、九候莫病、病在大络，不入经	络脉	井穴、血络或非经穴	左病刺右，右病刺左；治痛证

相应取穴治病术除左病取右、右病取左外，还包括前病取后、后病取前等取穴法。

一、理 论 基 础

相应取穴以经络循行为依据，是建立在人体左右两侧经络通过多种形式进行连结、沟通理论基础上的一种取穴方法。

（1）左右两侧的经络通过脏腑相互连结、沟通。十二经中每一经都有两条经脉呈对称性地循行分布于人体左右两侧，而这两条经脉又络属同一脏腑。如《灵枢·海论》所指出：“十二经脉者，内属脏腑，外络肢节。”也就是人体左右两侧之经脉通过脏腑相互连结、沟通起来。

（2）左右两侧经络通过督脉、任脉连结、沟通。手足阳经皆交会在督脉的大椎穴，足的三阴都交会于任脉的关元、中极穴，加上同名经经气相通，所以左右两侧经络通过督脉、任脉而沟通。

（3）经络的左右交叉循行。同一经的左右两条经脉在循行过程中除与其他经交叉、相会外，有的还左右交叉循行，把人体左右两侧连结成一个有机的整体，如手阳明大肠经“交人中左之右，右之左”。

（4）左右两侧的经络通过带脉连结、沟通。由于带脉横于腰腹，环身一周，故带脉把循行经腰腹的足三阳经、足三阴经的左右连结、沟通。

综上所述，循行分布于人体左右两侧的经脉通过脏腑、任脉、督脉、带脉、交叉循行等直接或间接地连结在一起，使两侧经气相通，相互影响。相应取穴是建立在此种经络关系之上而产生的一种取穴法。

二、取穴方法

相应取穴由于左右、上下、前后的不同，分为左右对应取穴法、上下交叉取穴法和前后对应取穴法三种。

1. 左右对应取穴法

左右对应取穴法是选取与病位对应的健侧腧穴或对应点来针刺以治疗疾病的一种方法。如网球肘肱骨外上髁压痛明显，选对侧肱骨外上髁来治疗。踝关节扭伤，足少阳胆经丘墟穴压痛明显，取对侧丘墟穴治疗。偏头痛取健侧对应点治疗。这种治疗方法，常能立竿见影，迅速显效。另外，也可根据病变部位属何经，选对侧本经的原穴来治疗。如右坐骨神经痛，病在足太阳经，取左侧足太阳经原穴京骨穴治疗。

阴阳表里经是通过络穴联络的。因络穴沟通两经，当阴经病变可取相表的对侧阳经络穴治疗，阳经病变可取相表的对侧阴经络穴治疗。如肺经病，取对侧手阳明经络穴偏历治疗；手阳明经病变，取对侧手太阴肺经络穴列缺穴治疗。十二经的原穴、络穴详见表2-19。

表2-19 十二经脉原穴、络穴表

经脉	原穴	络穴	经脉	原穴	络穴
肺经	太渊	列缺	大肠经	合谷	偏历
心经	神门	通里	小肠经	腕骨	支正
心包经	大陵	内关	三焦经	阳池	外关
脾经	太白	公孙	胃经	冲阳	丰隆
肾经	太溪	大钟	膀胱经	京骨	飞扬
肝经	太冲	蠡沟	胆经	丘墟	光明

2. 上下交叉取穴法

上下交叉取穴法是上肢病变取对侧下肢穴位或者下肢病变取对侧上肢穴位来治疗。依取穴是否对称又分为以下几种。

（1）上下交叉不对应取穴法：该法主要用于治疗痛证。根据《难经·六十八难》“俞主体重节痛”，上肢疼痛选对侧下肢同名经输穴治疗，下肢疼痛选对侧上肢同名经输穴治疗。如肩前痛属手阳明经痛，取对侧足阳明经输穴陷谷穴治疗；坐骨神经痛属膀胱经型，取对侧手太阳小肠经输穴后溪治疗。依此类推。十二经脉输穴见表2-20。

表2-20 十二经脉输穴表

经脉	输穴	经脉	输穴	经脉	输穴
肺经	太渊	心经	神门	心包经	大陵
大肠经	三间	小肠经	后溪	三焦经	中渚
胃经	陷谷	膀胱经	束骨	胆经	足临泣
脾经	太白	肾经	太溪	肝经	太冲

（2）上下交叉对应取穴法：是病在上肢取对侧下肢同名经对应穴治疗，病在下肢取对侧上肢同名经对应穴治疗。如肩周炎在肩髃压痛明显，取对侧足阳明胃经髀关穴治疗；左踝关节扭伤足阳明胃经解溪穴有压痛，取右手阳明大肠经阳溪穴治疗；右腕关节扭伤阳池穴压痛明显，取左足少阳胆经丘墟穴治疗。

十二经脉上下交叉对应穴多为五输穴对五输穴、原穴对原穴，但部分穴位有非同名经上下交叉对应，如涌泉、劳宫、内关、三阴交等，也有部分穴位与解剖部位相对应。

手足阳明常见对应穴，见表2-21。

表2-21 手足阳明常见对应穴表

经脉	对应穴	经脉
手阳明大肠经	商阳←→厉兑 二间←→内庭 三间←→陷谷 合谷←→冲阳 阳溪←→解溪 手三里←→足三里 曲池←→犊鼻 肘髎←→梁丘 肩髃←→髀关	足阳明胃经

手足太阳经常见对应穴，见表2-22。

表2-22 手足太阳经常见对应穴表

经脉	对应穴	经脉
手太阳小肠经	少泽←→至阴 前谷←→通谷 后溪←→束骨 腕骨←→金门 阳谷←→申脉 养老←→昆仑 支正←→飞扬 小海←→委中 肩贞←→承扶	足太阳膀胱经

手足少阳常见对应穴，见表2-23。

表 2-23 手足少阳常见对应穴表

经脉	对应穴	经脉
手少阳三焦经	关冲⟷足窍阴 液门⟷侠溪 中渚⟷足临泣 阳池⟷丘墟 外关⟷悬钟 支沟⟷阳辅 三阳络⟷光明 天井⟷阳陵泉 肩髎⟷环跳	足少阳胆经

手足太阴常见对应穴，见表 2-24。

表 2-24 手足太阴常见对应穴表

经脉	对应穴	经脉
手太阴肺经	少商⟷隐白 鱼际⟷太白 太渊⟷商丘 尺泽⟷阴陵泉	足太阴脾经

手足少阴经常见对应穴，见表 2-25。

表 2-25 手足少阴经常见对应穴表

经脉	对应穴	经脉
手少阴心经	通里⟷照海 神门⟷太溪 灵道⟷复溜 少海⟷阴谷	足少阴肾经

手足厥阴常见对应穴，见表 2-26。

表 2-26 手足厥阴常见对应穴表

经脉	对应穴	经脉
手厥阴心包经	大陵⟷中封 郄门⟷蠡沟 曲泽⟷曲泉 天泉⟷足五里	足厥阴肝经

非同名经上下交叉对应穴，有足少阴肾经涌泉穴与手厥阴心包经劳宫穴相对应，手厥阴心包经内关穴与足太阴脾经三阴交穴相对应，经外奇穴八邪与八风相对应。

经穴与解剖部位上下交叉对应，见表 2-27。

表 2-27　经穴与解剖部位对应表

经穴	解剖部位
少冲	第五趾内侧趾甲旁 0.1 寸
少府	足底第 1、2 跖骨小头之间凹陷中
中冲	第三趾端
膝阳关	肱骨外上髁
大敦	拇指尺侧指甲旁 0.1 寸

常见解剖标志上下交叉对应。由于一些病症不在经络位于四肢某些特定部位的解剖标志，我们可以选取解剖标志上下交叉对应点来治疗。四肢解剖标志对应详见表 2-28。

表 2-28　四肢常见解剖标志对应表

解剖部位	解剖标志
髌骨	尺骨鹰嘴
内踝尖	桡骨茎突
外踝尖	尺骨茎突
掌骨	跖骨
掌指关节	跖趾关节
肱骨内上髁	股骨内上髁

3. 前后对应取穴法

前后对应取穴法是《内经》“从阴引阳，从阳引阴”及《难经》“阴病行阳，阳病行阴”的应用发展，是一种较常用的相应取穴法。《扁鹊神应针灸玉龙经》指出“承浆主偏项难举”，便是前后对应取穴的临床实例。任脉、督脉常见对应穴，见表 2-29。

表 2-29　任脉、督脉常见对应穴表

经脉	对应穴	经脉
任脉	承浆←→风府 天突←→大椎 璇玑←→陶道 华盖←→身柱 紫宫←→神道 玉堂←→灵台 膻中←→至阳 鸠尾←→筋缩 巨阙←→中枢 上脘←→脊中 中脘←→T_{12}棘突下 建里←→悬枢 神阙←→腰阳关 曲骨←→长强	督脉

足太阳膀胱经背部第 1 侧线与足阳明胃经腹部对应穴，见表 2-30。

表 2-30　足太阳膀胱经背部第 1 侧线与足阳明胃经腹部对应穴表

经脉	对应穴	经脉
足阳明胃经	不容←→胆俞 承满←→脾俞 梁门←→胃俞 关门←→三焦俞 滑肉门←→气海俞 天枢←→大肠俞 外陵←→关元俞 大巨←→小肠俞 水道←→膀胱俞 归来←→中膂俞 气冲←→白环俞	足太阳膀胱经

足太阳膀胱经背部第 2 侧线与足阳明胃经胸部对应穴，见表 2-31。

表 2-31　足太阳膀胱经背部第 2 侧线与足阳明胃经胸部对应穴表

经脉	对应穴	经脉
足阳明胃经	乳中←→膈关 膺窗←→譩譆 屋翳←→神堂 库房←→膏肓俞 气户←→魄门	足太阳膀胱经

足太阳膀胱经背部第 2 侧线与足太阴脾经对应穴，见表 2-32。

表 2-32　足太阳膀胱经背部第 2 侧线与足太阴脾经对应穴表

经脉	对应穴	经脉
足太阴脾经	腹哀←→肓门 府舍←→秩边	足太阳膀胱经

足太阳膀胱经背部第 1 侧线与足少阴肾经胸部对应穴，见表 2-33。

表 2-33　足太阳膀胱经背部第 1 侧线与足少阴肾经胸部对应穴表

经脉	对应穴	经脉
足少阴肾经	俞府←→肺俞 彧中←→厥阴俞 神藏←→心俞 灵墟←→督俞 神封←→膈俞	足太阳膀胱经

足少阴肾经腹部与华佗夹脊对应穴，见表 2-34。

表 2-34　足少阴肾经腹部与华佗夹脊对应穴表

经脉	对应穴	经外奇穴
足少阴肾经	幽门⟷T_{10} 腹通谷⟷T_{11} 阴都⟷T_{12} 石关⟷L_1 商曲⟷L_2 肓俞⟷L_4 中注⟷L_5 四满⟷S_1 气穴⟷S_2 大赫⟷S_3 横骨⟷S_4	华佗夹脊

其他前后对应穴，尚有胃经缺盆穴与小肠经肩中俞相对应，脾经天溪穴与小肠经天宗穴相对应，肺经云门穴与小肠经会穴相对应。

三、适　应　证

1. 痛证

牙痛，偏头痛，下颌关节炎，落枕，肩周炎，肋间神经痛，腰扭伤，腰肌劳损，坐骨神经痛、胃脘痛，关节扭伤，网球肘及掌指关节痛等。

2. 心脑疾病

中风偏瘫、面神经麻痹等。

四、临床应用举例

1. 踝关节扭伤

主穴　阳池（对侧）。

配穴　照海、商丘、解溪、丘墟、申脉。

操作方法　检查患侧丘虚穴是否有明显压痛，如有可选取对侧阳池穴针刺，以及时止痛。再配合患侧局部穴位进行针刺，必要时可予三棱针局部刺络放血。

2. 棘间韧带损伤

主穴　璇玑。

配穴　阿是穴。

操作方法　于患者背部正中探查，胸 1、2 棘突下压痛明显，陶道穴压痛，选取璇玑穴轻点刺或以艾炷灸发疱灸，配合痛点局部陶道穴艾炷灸或三棱针点刺放血。

3. 肩周炎

主穴　取患肩对侧髀关穴。

配穴　患侧肩三针。

操作方法　检查患肩局部，肩周炎一般于肩髃处压痛明显，取对侧足阳明经穴髀关针刺，针刺期间嘱患者配合活动患侧肩关节。可配合患侧肩三针毫针针刺或火针点刺、艾灸。

4. 坐骨神经痛（足太阳经型）

主穴　后溪。

配穴　患侧居髎、委中、昆仑。

操作方法　患侧臀部至下肢后方疼痛，属膀胱经型坐骨神经痛，取对侧手太阳小肠经输穴后溪，针刺后溪穴行针至得气，留针期间嘱患者配合患肢及腰部运动。出针后可配合患侧居髎、委中、昆仑毫针针刺。

5. 胃脘痛

主穴　胃俞。

配穴　梁门。

操作方法　患者胃脘部梁门穴有明显压痛，依前后对应取穴，选取对应的胃俞穴以毫针针刺或艾炷灸发泡。可配合梁门穴针刺或艾灸。

五、注意事项

（1）取穴宜简而精，具有针对性。

（2）针刺可与运动相结合提高疗效，如运用相应取穴治疗运动系统软组织损伤，应边针刺边配合活动患肢，以加强疗效。如果是胸背腹痛，留针时可配合深呼吸以增强治疗效果。

第四十一节　体环针技术

体环针，是按胚胎发育定型分布规律，提出人体所存在的一种新的径路传导系统，它将人体表面构想为环网状结构，并以此为基础而确定治疗穴位的一种针灸治疗体系。由已故名针灸家方云鹏所发明。

一、理论基础

（1）以传统经络理论与现代胚胎发生学认知相结合为基础。人体的经络与人体的血管和神经均是沿长轴方向走行。方氏提出：人体存在一组相互移行的纵向穴位带，此穴位带在人体末梢阴阳相交形成闭合的体环线。体环线在联系和作用部位上具有同功性，故临床取穴都在此环线上。

（2）人体是一个有机统一的整体，内脏、躯干、体表、四肢的机能相互关联，当机体某部发生病变时，可影响到整个机体的机能，而整体的变化，又可能在局部上反映出来。故各种非特异性刺激作用体表的敏感点、线、带，再通过“体环线”可以传导到各个相互衔接的对应部位，从而产生局部或者远端的治疗效应。

（3）临床上的体环线实际上有两种，一种是纵向的环，称为传导环，其确定了治疗方向；另一种是横向的环，称为作用环或横环、小环，其确定了取穴点及穴位。传导环，左右两侧共有五对。传导环属于肢体的传导通路，无论外界刺激，还是局部病痛，都可以依据它而表现出来。作用环，实际上是对人的肢体的一种横断。从外观看，传导环与作用环相互交叉、支撑，就形成了人体的整体双环的交叉点，这就是体环针的作用点。

二、体环针体系

1. 两面

两面指人体的阴阳两面，传统中医认为人有阴阳两面，其以屈侧为阴面，伸侧为阳面。阴阳分界线规定如下（阴面用F，阳面用M表示）。

躯干：从头顶矢状缝正中点，左右向下，过两耳孔，阳颈侧，经肩缝后缘、腋窝后缘，达于大转子。

上肢：由第3指端向两侧，循沿各指，掌尺、桡侧赤白肉际，上经尺骨茎突、桡骨茎突，再向上过肱骨内外髁，终止于腋窝前缘和腋窝后缘。

下肢：由第3趾端向两侧，循沿各趾、胫旁两侧赤白肉际，过内与外踝；向上，经股骨内髁、外髁，内侧线绕外向上，止于大转子；外侧线绕向上，沿股二头肌髂胫束间隙、臀大肌后下缘，止于尾骨尖。

2. 五部

在人体肩关节和髋关节处，各画一剖断线，分别称为肩分线和髋分线，通过肩分线和髋分线，以头与躯干为一部，上下肢为一部合四部，共为五部。

3. 传导带

（1）头颈部传导带。

阴面：以天突至肩峰，把左右锁骨由外向内共分为5段。

F1：矢状缝中点到前发际，止于两锁骨1/5。

F2：前发际到眉间棘，止于两锁骨2/5。

F3：眉间棘以下至两鼻翼以上，止于两锁骨3/5。

F4：两鼻翼以下到嘴角，止于两锁骨4/5。

F5：两嘴角以下到两锁骨5/5。

阳面：以大椎至两肩峰，由外向内，也各分为5段与前锁骨对称。肩峰大椎，简称肩椎。

M1：矢状缝中点到人字缝尖，止于肩椎1/5和F1对称。

M2：人字缝尖到枕骨外粗隆，止于肩椎2/5和F2对称。

M3：枕骨外粗隆到后发际，止于肩椎3/5和F3对称。

M4、M5后发际到第4颈椎，止于肩椎4/5、5/5 。

（2）躯干部传导带：以人体正中矢状线为界，左右纵向分身体阴阳两面，各分为等距五带。阴面，由外向内依次排列为F1～F5；阳面，由外向内依次排列为M1～M5。

（3）上肢传导带：由手指阴阳分界线上行，止于腋窝前缘和后缘阴阳分界线，以手5指纵向，把上肢阴阳面各分为5带。依大拇指到小指顺次排列，阴面依次为F1～F5带，阳面带依次为M1～M5带。

（4）下肢传导带：由足趾阴阳分界线上行，止于骶尾骨尖和大转子阴阳分界线。以足 5 趾纵向，把下肢阴阳面各分为 5 带，以小趾到大踇趾依次排列，阴面带依次为 F1 ~ F5 带，阳面带依次为 M1 ~ M5 带。

4. 传导环

同侧、同面与相对部位的传导带相互移行联接，形成一条大的传导带。阴阳相对，前后相应的两条大传导带在人体的四肢末梢相连接，就形成一个封闭的环，这就是传导环。如右上肢 M3 右躯体 M3、右下肢 M3 相互移行联接，成为右 M3 传导带。它与相对应的右 F3 带相接，就成为右 3 环。

5. 作用环

肢体接受和传导刺激比较敏感的地方，是以一定的宽幅横向环绕于人体四肢关节及躯干的某一部位，所呈现之区域形如短节的管环敷束于人体特定部位周围，故称为小环，也称作用环。比较常用的有头颈环、颈胸环、胸腰环、肩环、肘环、腕环、髋环、膝环、踝环。由于人体各部形态不同，所定各环的上下宽窄幅度不完全相同，一般各环宽为 3 ~ 4.5cm 为宜，多在关节上下针刺，故名上环、下环。

三、取穴规律

（1）运用体环针治病时，其基本原则是“宁失环束，勿失环线”。一般以具体病位定传导环，以患处所在肢体部位及个体敏感性差异，定作用环。如肢体上部疾病多取上肢体环，个体对刺激反应的敏感，可选取远距离环束节段。

（2）局部取穴（简易“阿是”方法），此法适用于许多具有敏感性质的点、线、区。

（3）“反治”法则取穴方法，如阴病取阳，上下对应取穴，以及缪刺等。

四、体环针技术操作步骤

体环针技术操作步骤如图 2-81 所示。

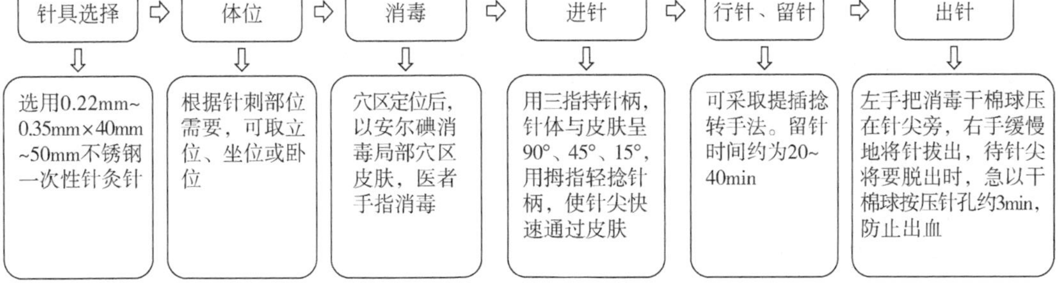

图 2-80 体环针技术操作步骤

五、适 应 证

1. 各类痛证

如腰腿痛、癌性疼痛、枕大神经痛、坐骨神经痛、腕管综合征、陈旧性外伤，眶蜂窝组织炎、网球肘等。

2. 各类骨关节疾病

如风湿病、类风湿、骨质增生、骨膜炎、腰椎病等。

3. 脑血管疾病

如脑血管硬化、脑血栓形成、小儿舞蹈病等。

4. 某些内科疾病

如感冒、神经性头痛、神经性耳鸣、癔症、癔性偏麻等。

六、临床应用举例

1. 枕大神经痛

主症　间歇性后枕部疼痛，阵发性发作，甚时上至颠顶及两眶。
取穴　头颈环 M1、M2，颈胸环 M2、M4，左腕上环 M2、M4。
操作方法　常规进针、留针。针刺方向均向病灶。

2. 陈旧性外伤

主症　跌伤导致腰椎部疼痛，长期两侧腰疼痛不愈。
取穴　踝上环 M2、M4，胸腰环 M2、M4。
操作方法　常规进针、留针。针刺方向均向病灶。

3. 脑梗塞后遗症

主症　肢体乏力乏力，下肢偏瘫步态。
取穴　肘上环 M3，肩下环 F3。
操作方法　常规进针、留针。针刺方向均向病灶。

4. 腕管综合征

主症　左下臂急性疼痛，不能持碗筷。Tunel 征（+）。
取穴　左肘下环 M3、M5、F3。
操作方法　常规进针、留针。针刺方向均向病灶。

5. 神经性耳鸣

主症　双耳鸣响，右耳为甚。

取穴 右腕上环 M1、M5。

操作方法 常规进针、留针。针刺方向均向病灶。

七、禁 忌 证

（1）孕期妇女慎用。

（2）有出血倾向患者。

八、注意事项

（1）治疗是否有效，取决于所选之点、线、带、区是否准确，以及针刺的方法和手法的运用，不强调针感。

（2）针刺的深浅主要从两方面来考虑：一是患者个体的耐受情况；二是病变所在位置。体质虚弱或首次接受针者宜轻刺，反之则可深刺。人体浅感觉疾病，以取表皮和真皮组织为主；深感觉和内脏感觉，以针刺肌肉组织为好；运动障碍、本体感觉和疼痛疾病，以取骨膜为佳。

（3）体环针亦可能出现晕针现象，注意预防及处理。

第四十二节 蜂针技术

蜂针（图2-81）技术是指使用蜜蜂蜂尾部螯刺人体穴位或患处以治疗疾病的针灸技术。该技术对很多内科、外科、妇科、儿科疾病均有效。特别是对过敏性鼻炎、风湿性关节炎、痛风性关节炎等疾病效果较佳。

一、理论基础

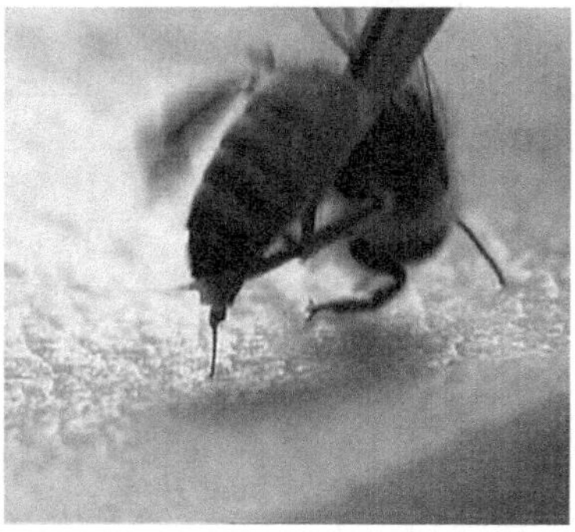

图2-81 蜂针

蜂针技术应用于临床的机制主要就是恢复机体的平衡、增强免疫功能和镇痛三个方面。蜂针增强免疫功能主要是通过蜜蜂螯刺对穴位进行针刺时产生的机械反应及蜂毒进入机体后对机体产生的药理反应这两方面来实现的。同时，也与患者的疾病状态、机体免疫水平和治疗时所选的穴位有关。蜂针技术的最大特点之一是镇痛。中医学认为蜂针技术是针、药（蜂毒）、灸三者合而为一的一种治疗方法，也就是说这三者都在同时起作用。这是一种一举三得的中医传统技术。总的来说，蜂针技术可以提高痛阈，降低外周组织中的致痛物质的浓度。蜂针技术在人体腧穴中形成的是一种“时空”刺激，蜂毒进入穴位上的组织间隙，短时间内在局部形成高浓度蜂毒区域，之后蜂毒逐渐向四周扩散，可解除瘢痕粘连，有助于病变部位的康复。蜂针还具有解除风湿病疼痛方面的作用，蜂针技术能够改善局部氧化不全而产生的酸性环境，使僵直挛缩的肌束松弛，血管不再受压；蜂毒在病变局部渗透，能解除血管痉挛，使侧支循环开放，改善局部血液循环；蜂毒作用于局部，又能通过改变局部组织渗透压，使周围组织水分、代谢产物、致痛致炎物质渗出，随血液循环流走，促进新陈代谢。这些均有利于风湿病疼痛的解除。这些局部作用提示我们治疗风湿病时应注重局部选穴的问题。

二、取穴原则

选择穴位应以精练、有效为原则。基于蜂针技术的特点是无痛或微痛，它治疗的对象——现代人普遍具有皮肤娇嫩、体质较弱、较为敏感、惧怕疼痛等特点，所以选择穴位时，宜尽量选择肌肉较丰满之处的穴位，并尽量避开动静脉血管。宜尽量在四肢选取穴位，尽量在手臂的背侧及下肢的前侧选取穴位。不要执着地只对一个选定好的穴位点进行蜜蜂点刺，这样会引起局部色素沉着，影响美观。正确的针刺选点应该遵循“宁失其穴，勿失其经”（明代杨继洲《针灸大成·卷二》）的论点，沿着穴位所处的经络方向做条状针刺。蜂针间隔时间不要太短，以每周 2 次左右为宜。

年龄越小，越应注意这些选择穴位的原则。此外，笔者认为选择穴位不应机械教条，比如选择足三里穴位时，若单纯从书本出发，在“犊鼻穴下三寸，胫骨前嵴外一横指”处定位后，即行蜜蜂针刺，这样常常疗效不高。正确的做法是先参考常规选穴方法定出穴位后，再用手指于所要施术的穴位四周或沿其经脉循行部位，运用经穴触诊法选择有阳性反应的地方进行蜂疗。这样做不但腧穴定位准确，而且有行气、催气之功，治疗时容易得气，也可以提高疗效。阿是穴的选择，也应该参照此做法进行操作。

另外，儿童蜂疗时，一般选用皮肤相对较厚的部位，比如足底跟部。这个部位角质化程度高，在此蜂疗，儿童不会觉得疼痛，同时，足跟又是一个天然的蜂毒缓释装置，蜂毒可以缓慢地渗透进儿童体内，达到提高免疫力、治疗疾病的目的。

三、蜂针技术操作步骤

蜂针技术操作步骤如图 2-82 所示。

体位 ⇨	消毒 ⇨	皮试 ⇨	取蜂 ⇨	针刺 ⇨	疗程
坐位或卧位	穴区定位后，以安尔碘消毒局部穴区皮肤，医者手指消毒	所有接受蜂疗的患者治疗前必须接受皮试。20min后皮试部位红肿面直径不超过2cm，且无过敏症状的为阴性；有头晕、乏力、胸闷、呼吸困难、皮肤瘙痒和荨麻疹，或皮试红肿面直径2cm以上为阳性，需停止治疗	术者右手持镊，并用镊子夹住蜜蜂的胸部，从蜂疗盒中抓取出蜜蜂，然后交到术者的左手。接着术者用左手示指和拇指抓住蜜蜂的胸部，然后再将蜜蜂尾部移近选定的进针点	将活的医用蜂尾部螯针直接刺入穴位后把活蜂体取走（或不取走），螯针留在皮肤上，通过螫刺的基部螫器官有节奏的收缩，将蜂针液注入人体，留针约10min拔出螯针。也可以不留针直接拔针	视病情每日或隔日治疗1次，每次的蜂针数量从1只蜜蜂开始逐日递增，在治疗开始第一个月内每次治疗针数不超过8只蜜蜂。一个月后蜂针数量逐渐递增，一般病种每次治疗不超过10只蜜蜂。严重慢性病，不超过15只蜜蜂

图 2-82　蜂针技术操作步骤

四、适　应　证

（1）结缔组织疾病：如风湿关节炎、类风湿关节炎 、骨关节退行性病变、硬皮病、系统性红斑狼疮等。

（2）消化系统病症：如慢性肠胃炎、肠胃溃疡、肠胃神经功能紊乱、风寒胃痛等。

（3）神经系统病症：如神经症（失眠、乏力、头痛、厌食）、神经炎、运动神经元病、神经痛、重症肌无力、肌萎缩等。

（4）循环系统疾病：高血压、高黏稠血症、脉管炎等。

（5）呼吸系统疾病：过敏性鼻炎、慢性咽炎、过敏性哮喘等。

（6）代谢内分泌疾病：糖尿病、高脂血症、甲亢、痛风性关节炎等。

五、蜂针技术的临床应用举例

1. 过敏性鼻炎

主穴　足三里、肺俞。

配穴　风池、大椎。

操作方法

1）所有患者，均需进行皮试，选择皮试阴性的患者进行治疗。

2）第1次治疗时，选取主穴，用点刺法进行治疗，第一次治疗总数不得超过2只蜜蜂。

3）第2次治疗，如原治疗过的部位无明显红肿，仍在主穴基础上辨证加减配穴，每次增加量不超过1只蜜蜂，总的用蜂疗不超过5只蜜蜂，增加过程中如出现蜂疗过敏反应，请参照其后（蜂疗过敏反应）的方式进行处理。

2. 风湿性关节炎

适应证　风湿性关节炎急慢性发作均适用。

主穴　风池、阴陵泉。

配穴　风门、膈俞。病变局部随症配穴。

操作方法

1）所有患者，均需进行皮试，选择皮试阴性的患者进行治疗。

2）第1次治疗时，首选病重部位临近腧穴，用点刺法，治疗2个穴位，第一次治疗总数不得超过2只蜜蜂。

3）第2次治疗，如原治疗过的部位无明显红肿，仍在主穴基础上辨证加减配穴，每次增加量不超过1只蜜蜂，总的用蜂疗不超过5只蜜蜂，增加过程中如出现蜂疗过敏反应，请参照其后（蜂疗过敏反应）的方式进行处理。

3. 痛风性关节炎

适应证　适用于痛风急性期或缓解期。

主穴　肝俞、肾俞。

配穴　足三里、大都、太白、期门。

操作方法　同“过敏性鼻炎”。

4. 产后痹证

适应证　妇女产后周身疼痛，无论时间长短，均适用。

主穴　大椎、至阳、命门、双肾俞、腰阳关。

配穴　足三里、曲池、丰隆、环跳、风门。

操作方法　同“过敏性鼻炎”。

5. 儿童抽动秽语综合征

适应证　儿童抽动秽语综合征是一种慢性神经疾病，是儿科疑难病症之一。临床特征为慢性、波动性、多动性的运动肌快速抽动，伴有不自主的发声、言语障碍和行为紊乱。蜂针治疗此病疗效确切。

主穴　百会、足三里。

配穴　太冲、风池、丰隆、三阴交、合谷、大椎。

操作方法　同“过敏性鼻炎”。

六、禁　忌　证

患有结核性疾病、严重肾脏病、传染性肝病、先天性心脏病（风湿性心脏病除外）、严重糖尿病、既往有过敏史等疾病人群。

七、注意事项

（1）发热的处理：患者出现发热，多在治疗3～4次后出现，发热时间为1～2日。处理：多饮水，同时给予冰敷，或配合针灸针刺大椎、风池、曲池、合谷等穴位，以帮助退热；也可口服维C银翘片1/3粒到1粒，或口服美林混悬液、尼美舒利片等。

（2）风团、瘙痒的处理：若患者出现风团、瘙痒时，应避免搔抓，进食应清淡，忌食辛辣鱼腥等食物。风团、瘙痒处选用止痒药水或药膏外搽，如复方七叶皂苷凝胶、复方醋酸地塞米松乳膏、丁酸氢化可的松乳膏等均可选用。

（3）头晕的处理：患者如果出现头晕，应卧床休息，同时测量血压，观察头晕的症状，待症状减轻或消失后方可下床活动。若患者伴有胸闷、呕吐，应给予针刺内关止呕，同时应注意与蜂毒过敏反应、蜂毒中毒等引起的头晕相鉴别。

（4）淋巴结肿大的处理：当患者出现淋巴结肿大时，应多饮水，同时更改蜂针的穴位，或减少蜂针数量，或延长蜂疗的间隔时间。症状一般会自行消失，若症状仍未消退，可给予双柏油膏局部热敷，以帮助消肿。

（5）血尿的处理：个别患者蜂疗后不久可能出现血尿，可嘱患者或家属注意观察，必要时检查尿常规。尿潜血较轻时，只多饮水即可，待尿潜血转为阴性后，可继续进行蜂疗，但应随访。尿潜血较严重时，应终止蜂疗，同时应多饮水，并给予口服中药汤剂小蓟饮子。

第三章

灸类技术

第一节 司徒氏灸技术

司徒氏灸是岭南著名针灸大师司徒铃教授在长期的临床实践中形成的具有完整理论体系的灸法技术。司徒铃教授临证善用灸法，对艾草选用、艾绒加工、艾灸方法、适应证、禁忌证及注意事项均有其独特见解，他重视古籍经典，临证注重经络脏腑辨证，倡用循经取穴，善用背俞疗痼疾，妙取五输起沉疴，在治疗顽症、急症、痛证方面颇具心得。

一、理论基础

（一）注重经络脏腑辨证

司徒老在针灸临证中，每按辨证施治原则。先通过四诊，运用经络、脏腑、八纲辨证，分析病情，确定病属何经、何脏腑，并辨明疾病的性质，属寒热虚实哪一类，以做出诊断，并分清标本缓急，抓住主要矛盾，确定治则。然后依照治则，结合腧穴主治作用，进行临床取穴配合，组成处方，依针灸性能，决定用针还是用灸或针灸并用，当补还是当泻，往往取得预期治疗效果。他根据《灵枢·经脉》所述十二经脉各经“是动病”、“所生病”的虚实证候，归纳认为“是动病”是该经受某种刺激因素干扰，而造成了经气变动而产生一系列证候。这些证候，不但表现为经脉所过的病变，而且还表现为经气变动而波及所属脏腑产生的病证，治疗上多选本经五输穴，以调整气机逆顺。而“所生病”是出于各种因素影响，形成了经脉脏腑的阴阳虚实偏盛而产生的症候群，它与“是动病”有本质区别，治疗除用本经腧穴外，还需要结合其他配穴法，如俞募配穴法、子母经取穴法及表里配穴法等。

（二）倡用循经取穴

司徒老在针灸取穴方面，以“经脉所过，主治所及”为客观依据，治病按循经取穴。认为循经取穴是在脏腑经络理论指导下进行的，包括循本经取穴、循它经取穴、循多经取穴。循本经取穴有循经取穴法、循经远取五腧穴法。循他经取穴是由于经络相互沟通成联系的整体，当某一脏腑经脉发病，相互累及他经他脏腑，治疗不限用本经穴，而常配合有关经穴治疗。循多经取穴是针对某种疾病本身属于多经病变，如《素问·阴阳别论》所述：“三阴三阳发病，为偏枯痿易，四肢不举”。

（三）善用背俞疗痼疾

背俞是五脏六腑之气输注于背部的一些特定穴，是内脏与体表联系的部位，它具有反应内脏疾病和治疗相应内脏疾病的特异性。司徒老根据文献记载，认为背俞除五脏六腑外应包括膈俞，并且在运用背俞治病的方法上，发展了《内经》背俞“只灸不可刺”观点，提出除灸背俞穴外，可针刺背俞、挑治背俞、点刺背俞、背俞拔罐和背俞埋针、背俞穴位注射等多种治疗方法。

（四）妙取五输起沉疴

司徒老认为五输穴的临床应用，应辨清病证，根据脏腑经络关系灵活应用，此乃《难经·正义》“然内经辨病取穴之法，实不止此，不可执一说而不知变通也”之意。司徒老根据五输穴的特性，治疗“是动病”，以调整经络气机逆乱。依照“实则泻其子，虚则补其母”的原则及中医整体观念、辨证论治特色，灵活运用五输穴抢救危重患者和治疗痛证，常有立竿见影的效果。

二、灸料选用及加工

《孟子·离娄上》有“七年之病，求三年之艾”的记载，指出了陈艾可以用来治疗旧疾。司徒老秉承选用陈艾疗疾的原则，临证之时亦注重灸料的加工，他将粗糙的艾绒放在竹盘之上，不断用手推磨，以求筛选出细软金黄、内无杂质、干燥易燃、灸时少烟、热度虽高而火力温和的上乘灸料。

三、艾炷灸法的标准

《医学入门》载有：“针灸穴治大同，但头面诸阳之会。胸膈二火之地，不宜多灸背腹；阴虚有火者，亦不宜灸。惟四肢穴最妙，但上体及当骨处，真如浅而灸宜少；凡下体及肉浓处，针可入深灸多无害。”司徒老在临床上认为病有新久，体有强弱，部分有宜忌，先后多少，均要适合。如新病艾炷宜大宜多，逐渐而小而少；久病艾炷宜小宜少，逐渐增大增多；头面胸肋宜小宜少，腹部腰臀宜大宜多，四肢末梢可酌量中等；艾炷的大小，古法规定小炷如麦粒，大如毛枣核，但临证之时，灸炷之大小、用量之多寡，都需要辨证施治，勿太过或不及，要以适合病症为原则。

四、司徒氏灸技术操作步骤

操作步骤图如图 3-1 所示。

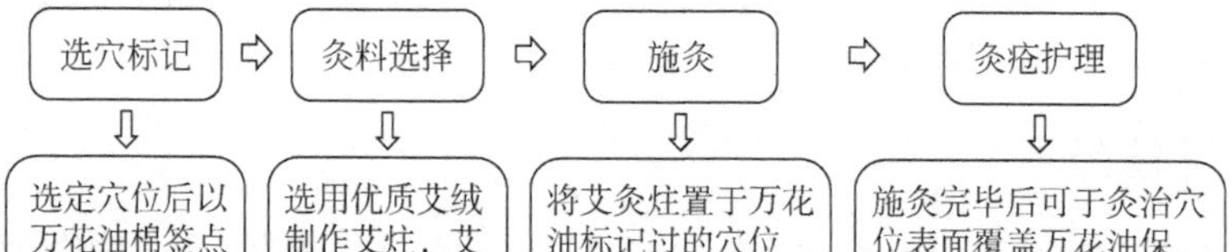
选穴标记
灸料选择
施灸
灸疮护理
选定穴位后以万花油棉签点穴标记穴位利于黏附艾灸炷
选用优质艾绒制作艾炷，艾炷大小依病情、病位而定，悬灸则选一个优质艾绒压制成的精艾条
将艾灸炷置于万花油标记过的穴位上，以线香点燃，待皮肤潮红或患者诉开始灼痛时夹起艾炷为一壮，每穴反复施灸3~7壮
施灸完毕后可于灸治穴位表面覆盖万花油保护。若为化脓灸需以消炎药膏适当覆盖灸疮表面，每日局部换药，待灸疮结痂自行脱落后，形成瘢痕处

图 3-1　司徒氏灸技术操作步骤图

五、灸法适应证

司徒老认为临床上，凡属急性实证具有高热者，确以针术为上；凡属慢性久病，阳气衰弱，如痰饮、胃肠病、风寒湿者而不去致成痿痹等症，则非灸不为功；但不宜以虚实寒热，把它绝对起来。且灸炷之大小、用量之多寡，皆需辨证施治，切勿太过或不及。

六、司徒氏灸技术的临床应用举例

1. 支气管炎

适应证　适用于急、慢性支气管炎发作期及缓解期。

选穴：百劳、风门、肺俞、中脘。

操作方法　直接灸，以麦粒大小艾灸炷灸治穴位，慢性支气管炎迁延不愈者可发泡灸，每穴5～7壮。

2. 肋间神经痛

适应证　适用于疼痛发作期及缓解期。

选穴：大杼、肝俞、俞府、步廊。

操作方法　直接灸，以麦粒大小艾灸炷灸治穴位，每穴5～7壮。

3、痛经

适应证　适用于痛经发作期及经前期。

选穴：上髎、子宫、神阙。

操作方法　上髎、子宫直接灸，以麦粒大小艾灸炷灸治穴位，每穴5～7壮。神阙以艾条悬灸。

4. 噎嗝

适应证　适用于噎嗝患者早中期。

选穴：四花穴。

操作方法　以麦粒大小艾灸炷灸治穴位，至每壮完全燃尽，化脓为度，灸治后保护局部灸疮，待1周左右逐渐结痂，自行脱落，形成瘢痕。

5. 心律失常

适应证　适用于心律失常反复发作者间歇期。

选穴：心俞、俞府。

操作方法　以麦粒大小艾灸炷灸治穴位，至每壮完全燃尽，化脓为度，灸治后保护局部灸疮，待1周左右逐渐结痂，自行脱落，形成瘢痕。

七、灸法禁忌

司徒老认为古籍中禁灸孔穴四十五穴：哑门、风府、天柱、承光、临泣、头维、丝竹空、攒竹、睛明、素髎、和髎、迎香、颧髎、下关、人迎、天牖、天府、周荣、渊腋、乳中、鸠尾、腹哀、肩贞、阳池、中冲、少商、鱼际、经渠、地五会、阳关、脊中、隐白、漏谷、阴陵泉、条口、犊鼻、阴市、伏兔、髀关、申脉、委中、殷门、承扶、白环俞、心俞，与《内经》、《甲乙》互有出入，虽未说明施灸有什么危害，但是古人之经验，当未可忽视，尤其如哑门、睛明、人迎等穴，确有不可灸的道理，但有些部位不可拘泥，如隐白治崩漏，心俞治肺痨、衰弱、羸瘦诸不足，确有奇效的事实。

八、注意事项

（1）直接灸时由于艾火烧灼皮肤，可产生剧痛，可用手在施灸腧穴四周轻轻拍打以减轻疼痛。

（2）在灸疮化脓期间，需注意局部清洁，每天换膏药 1 次，以避免继发感染。

（3）实施化脓灸后应叮嘱患者多吃羊肉、豆腐等营养丰富的食物促使灸疮透发。

第二节　隔物灸技术

隔物灸技术是灸法技术的一种，常以艾炷为灸材，并在艾炷与皮肤之间隔垫上某种物品，再进行施灸以治疗疾病的一种灸类技术。隔物灸又称“间接灸”、“间隔灸”，首载于晋代葛洪的《肘后备急方》，其载有治霍乱“以盐内脐中上，灸二七壮”的隔盐灸、治痈肿“取独颗蒜……灸蒜上百壮”的隔蒜灸等。后世针灸医家多有发挥，历代医籍载述的隔物灸约有四十余种，临床治疗病症广泛。

一、理论基础

隔物灸的作用机制与灸法类似，都是在经络、脏腑等理论的指导下，利用易燃材料或药物，在穴位上或患处烧灼和熏熨，借温热性效能，通过经络的作用，发挥温经散寒、扶阳固脱、消瘀散结、防病保健等作用。与直接灸不同的是，隔物灸发挥了艾灸和药物的双重作用，各种隔物灸的区别主要体现在所隔之物的效能。

二、隔物灸的种类及作用

历代医籍载述的隔物灸约有四十余种，临床治疗病症广泛，所隔之物多为动物、植物、矿物等，多数属于中药。目前临床常用的主要包括隔姜灸、隔蒜灸、隔盐灸、隔附子饼灸、隔豆豉饼灸、隔胡椒饼灸等。

（一）隔姜灸

生姜味辛性温，归肺、脾、胃经，有解表散寒、温中止呕、温肺止咳之功，《名医别录》谓其“主伤寒头痛鼻塞，咳逆上气”，《药性论》谓其“主痰水气满，下气”，《医学启源》称其“温中去湿”，配合艾灸之功，更能发挥温通之效。

操作方法　将鲜生姜切成直径 2～3cm，厚 0.2～0.3cm 的薄片，中间以针刺数孔，然后将姜片置于应灸的腧穴部位或患处，再将艾炷放在姜片上点燃施灸。当艾炷燃尽后，易炷再灸。灸完所规定的壮数，以皮肤红晕而不起泡为度。在施灸过程中，若患者感觉灼热不可忍受时，可将姜片向上提起或缓慢移动姜片。

此法应用很广，如《针灸大成》卷上，灸聚泉穴治咳嗽，“灸法用生姜，切片如钱厚，搭于舌上穴中，然后灸之”。又如明张介宾《类经图翼》治疗痔漏，亦用隔姜灸法。现代常用于治疗因寒而致的呕吐、腹痛、风寒湿痹等，有温胃止呕、散寒止痛之功。

（二）隔蒜灸

大蒜味辛性温，归脾、胃、肺经，能解毒杀虫、消肿、止痢。《本草纲目》谓其“气熏烈，能通五脏，达诸窍，去寒湿，辟邪恶，消痈肿，化癥积肉食”，配合艾灸之力，多用于治疗瘰疬、肺痨及初起的痈疡等，有清热解毒、杀虫的作用。

操作方法：用鲜大蒜头，切成厚0.2～0.3cm的薄片，中间以针刺数孔（捣蒜如泥亦可），置于应灸的腧穴部位或患处，然后将艾炷放在蒜片上，点燃施灸。待艾炷燃尽，易炷再灸，直至灸完规定的壮数。因大蒜液对皮肤有刺激性，灸后容易起泡，若不欲起泡，可将蒜片向上提起，或缓慢移动蒜片。此外，尚有一种自大椎穴起至腰俞穴铺敷一层蒜泥的铺灸法（长蛇灸），民间用于治疗虚劳、顽痹等病症。

隔蒜灸在古代流传甚广，许多中医外科书都有论述，一般制作成蒜片、蒜饼、或蒜泥等。最早的记载见于《肘后备急方》“灸肿令消法，取独颗蒜，横截，厚一分，安肿头上。住如梧桐子大，灸蒜上百壮。不觉消，数数灸，唯多为善。勿大热，但觉痛即擎起蒜，蒜焦更换用新者，不用灸损皮肉”。《寿世保元》卷十云：“灸疔疮，用大蒜烂捣成膏，涂疔四围，留疮顶，以艾炷灸之，以爆为度。”

（三）隔盐灸

《本草纲目》认为食盐性“甘、咸、寒”，主治“下部蚀疮、胸中痰饮、下痢肛痛”等，与艾炷灸同用又可温元阳、健运脾胃、复苏固脱，所以临床多用于虚寒。艾炷隔盐灸有生用、炒用二种，但炒用可佐盐之寒性，更有助于治疗虚证。因该法只用于脐部，又称神阙灸。

操作方法：用纯净干燥的精制食盐填敷于脐部，或于盐上再隔一薄姜片，上置大艾炷施灸，如患者稍感灼痛，即更换艾炷。配合艾灸之力，有回阳、救逆、固脱之功，但需连续施灸，不拘壮数，以待脉起、肢温、证候改善。临床上常用于治疗急性寒性腹痛、吐泻、痢疾、小便不利、中风脱证等。

（四）隔附子饼灸

附子辛温大热，功擅回阳救逆、补火助阳、散寒止痛，《本草正义》谓其“辛温大热，其性善走，故为通十二经纯阳之要药，外则达皮毛而除表寒，里则达下元而温痼冷，彻内彻外，凡三焦经络，诸脏诸腑，果有真寒，无不可治”。按附子入药，有生熟之分，隔物灸多用熟者，加上艾灸的作用，更能增其温肾壮阳之功，用于治疗命门火衰而致的阳痿、早泄、遗精和疮疡久溃不敛等。

操作方法：首先制备附子片或附子药饼作为间隔物。药饼的制法，是将附子研成细末，以黄酒调和，制成直径约3cm，厚约0.8cm的附子饼，中间以针刺数孔，放在应灸腧穴或患处，上置艾炷，点燃施灸，直至灸完所规定的壮数为止。

（五）隔豆豉饼灸

豆豉味苦性寒，功能解表、除烦、宣发郁热，《名医别录》谓其“主伤寒头痛，寒热，瘴气恶毒等”，《本草纲目》认为其能“下气，调中，治伤寒温毒发斑，呕逆”。配合艾灸的作用，多用治痈疽发背，恶疮肿硬不溃、不敛，疮色黑暗者，可促使疮口愈合。

操作方法：用淡豆豉为细末，过筛，量疮之大小，以适量药末和入黄酒做饼，软硬适中，厚约0.6cm，放于疮孔周围，上置艾炷灸之，勿使皮破，每日灸1次，以愈为度。

（六）隔胡椒饼灸

胡椒味辛性热，归胃、大肠经，功擅温中散寒、下气消痰。《本草经疏》认为其“辛温太甚……气味俱厚，阳中之阳也。主下气、温中、去痰，除脏腑中风冷者……辛温暖肠胃而散风冷”。配合艾灸的作用，主要用于治疗胃寒呕吐、腹痛泄泻、风寒湿痹和面部麻木等。

操作方法：以白胡椒末适量，加面粉和水制成厚约0.5cm，直径约2cm的圆饼，使中央呈凹陷型，置适量药末（如丁香、麝香、肉桂等）于内填平，上置艾炷，点燃施灸。灸完所规定的壮数，以觉温热舒适为度。

三、隔物灸技术操作步骤图

隔物灸技术操作步骤如图3-2所示。

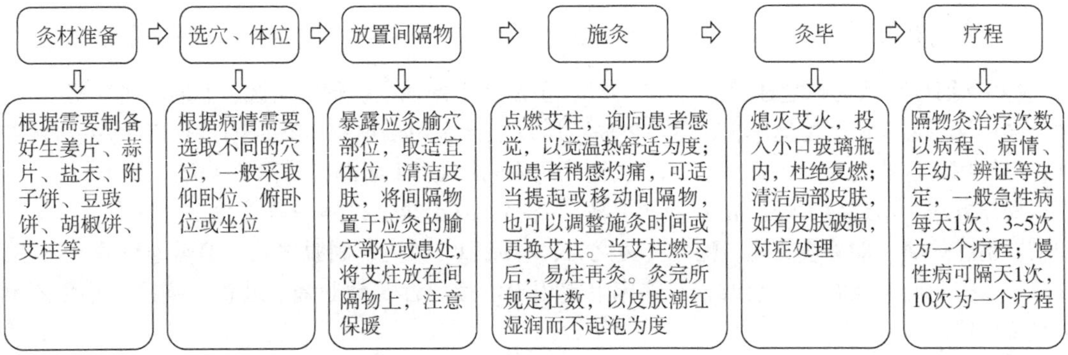

图3-2　隔物灸操作步骤

四、适　应　证

隔物灸广泛用于临床各种病症，对于寒证疗效尤为显著。

（1）痛证：寒性腹痛、风寒湿痹、顽痹等。

（2）外科病症：如瘰疬、痈疡初起、疮疡久溃不敛等。

（3）内科病症：如胃寒呕吐、泄泻、虚劳、中风脱证、面部麻木等。

（4）男科病症：如命门火衰导致的阳痿、早泄、遗精等。

五、临床应用举例

1. 急性胃肠炎

适应证　适用于因寒而致的呕吐、泄泻、腹痛为主症者。
取穴　中脘、足三里。
配穴　泄泻甚者，加关元；腹痛明显者，加腹结。
操作方法　一般选用隔姜灸、隔盐灸或隔胡椒饼灸，每穴灸5壮，操作方法同前所述。

2. 痈疡

适应证　适用于痈疡初起。
取穴　阿是穴、灵台。
操作方法　可选用隔蒜灸或隔附子饼灸，灸5壮，操作方法同前所述。

3. 阳痿、遗精、早泄

适应证　适用于肾阳虚衰所致的阳痿、遗精、早泄等男科病症。
取穴　气海、关元。
配穴　伴小便不利者，加中极；伴腰膝酸软者，加肾俞、命门。
操作方法　可选用隔盐灸、隔附子饼灸，每穴灸5壮，操作方法同前所述。

4. 骨性关节炎

适应证　适用于各种风寒湿邪所致的关节疼痛、活动不利等。
主穴　气海、关元、肾俞。
配穴　膝骨关节炎者，加膝眼、鹤顶。
操作方法　可选用隔姜灸、隔胡椒饼灸，每穴灸5壮，操作方法同前所述。

六、禁　忌　证

（1）实热证、阴虚发热者，一般不适宜隔物灸；
（2）过饱、空腹、极度疲劳和对灸法恐惧者，应慎用隔物灸；
（3）孕妇的腹部和腰骶部不宜施灸。

七、注意事项

（1）施灸时应防止艾绒脱落，避免烫伤。
（2）体弱者刺激量不可过强，艾炷不宜过大，以防晕灸；一旦发生晕灸，应及时处理。
（3）施灸后，局部皮肤出现微红灼热，属于正常现象。如因施灸过量，时间过长，局部出现小水疱，只要不擦破，可任其自然吸收。如水疱较大，可用干净毫针刺破水疱，放出水液，或用注射针抽出水液，再涂以甲紫，并以纱布包敷。
（4）施灸后的艾炷应装入密封的小口玻璃瓶或筒内，防止复燃。

第三节 铺灸技术

铺灸，又称督灸、长蛇灸，是一种在督脉上铺以中药或姜或蒜等隔物灸的一种灸类技术。是我国浙江地区的针灸工作者从传统的和民间的方法中挖掘和总结出来的一种独特灸类技术。其施灸面广，火气足，温通力强，非一般灸法所及。

一、理论基础

铺灸疗法具有益肾壮督、温阳通脉、散寒止痛的功效，其发挥作用的理论依据如下。

（1）督脉是人体奇经八脉之一，六条阳经都与督脉交会于大椎，具有调节阳经气血的作用，故称为“阳脉之海”。在督脉上施灸可以达到益肾壮督、温阳通经的作用。

（2）艾绒性烈可透达诸经，生姜或蒜泥协同温通，再加上铺灸药粉三者联合增强功效。

二、施灸药物制备

目前督脉铺灸所使用的药粉均是在斑麝粉基础上变化而来。

斑麝粉：按麝香粉 50%，斑蝥粉 20%，丁香粉、肉桂粉各 15% 的比例，混匀装瓶，密封备用。

新鲜大蒜 500g，去皮捣烂成泥，备用。或使用生姜 1000g，用搅拌机搅碎，去汁留渣备用。

消毒医用纱布、甲紫药水。

三、施灸部位及主治作用

施灸部位：多用大椎至腰俞间督脉段，可灸全段或分段。其中大椎位于脊柱正中，第七颈椎棘突下凹陷中；腰俞位于脊柱正中，第五腰椎棘突下凹陷中。

大椎至腰俞全段施灸可以通调督脉、温阳通经止痛，适合治疗强直性脊柱炎、类风湿关节炎等病变累及面广、症状重的风湿免疫疾病。

分段施灸时，上胸段可治疗心肺疾患、上背、双肩及上肢各类病症；下胸段可治疗背痛、脾胃、肝胆疾患；腰段可治疗泌尿生殖系统疾病、腰痛及下肢各类病症。

四、铺灸技术操作步骤

铺灸技术操作步骤如图 3-3 所示。

五、适 应 证

督灸疗法适合于督脉诸证和慢性、虚寒性疾病，如痹证（类风湿关节炎、风湿性关节炎、强直性脊柱炎等）、腰痛（腰椎、胸椎、颈椎骨质增生和腰肌劳损等）、哮喘（慢性支气管炎、鼻炎、支气管哮喘、肺气肿等）、虚劳消瘆（迁延性肝炎、乙型病毒性肝炎、神经症等）、慢性胃肠疾病、产后恶寒等。

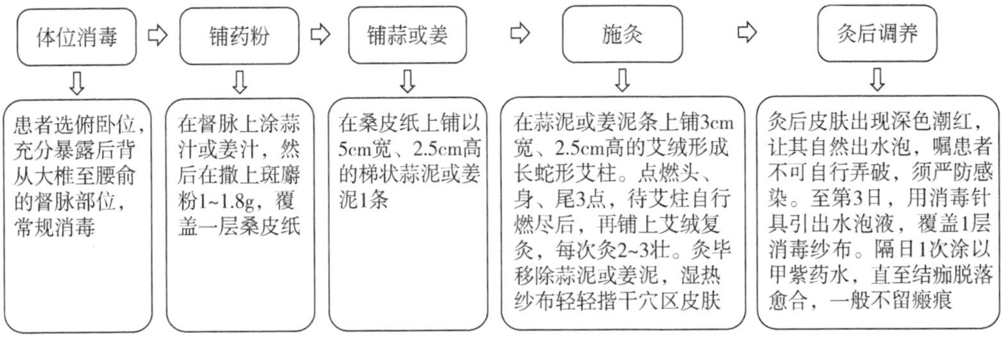

图 3-3　铺灸技术操作步骤

六、铺灸技术临床应用举例

1. 强直性脊柱炎

适应证　各期强直性脊柱炎。
施灸部位　大椎至腰俞全段督脉。
操作方法　同上。

2. 类风湿关节炎

适应证　稳定期类风湿关节炎。
施灸部位：大椎至腰俞全段督脉。
操作方法　同上。

3. 上背部肌筋膜炎

适应证　因受寒、劳损引起的上背部疼痛。
施灸部位　上胸段督脉。
操作方法　同上。

七、禁　忌　证

（1）孕妇、年幼老弱者，实热及阴虚阳亢者不宜用铺灸。
（2）糖尿病，高血压，心脏病，出血性疾病等患者也不宜用铺灸。

八、注意事项

灸后1个月内饮食忌生冷辛辣、肥甘厚味及鸡鹅鱼腥发物等。慎洗冷水，可用温水，避风寒，注意休息。

第四节　脐灸技术

脐灸技术是把药物直接贴灸、艾灸以及药纸熏灸的方法施治于脐部，以激发经络之气、疏通气血、调理脏腑，用以预防和治疗疾病的一种灸类技术。脐，中医穴位又称“神阙”。它与人体十二经脉相连、五脏六腑相通，中医认为，肚脐是心肾交通的“门户”，神仙居住的地方，故名“神阙”。中医脐疗治病的历史已有2000多年。早在殷商时期，太乙真人就用熏脐法治病；彭祖也用蒸脐法疗疾。《杂疗方》记载了用桂、姜、椒、皂荚等辛香温热之品，制丸后纳入肚脐，有益精延年之效。脐疗历经各朝代的发展，直至晚清进入了其发展的鼎盛时期。中医外治宗师、清代吴师机所著的《理瀹骈文》更是对脐疗做了系统的阐述，其中强调“中下焦之病，以脐疗为第一大法”，该书提到可用脐疗治疗80多种疾病，运用的方法有灸法、擦熨法、熏法、洗法等。

一、理论基础

神阙（脐）为经脉之中枢，经气之江海，可通过经气沟通上下内外、诸经百脉、五脏六腑。我们可通过各种“灸”对脐部的刺激，激发人体潜在的经气疏通经络、调理气血，从而调整脏腑功能发挥其防病治本的功能。

（一）神阙，为先后天之源

脐，元者，生命起始处，故称一元。从无形之精气到有形之胚胎，均赖此输布形成，古贤认为：人体有一个以脐为中心，含八廓八卦的太极图，方园三寸大小。人体先天的禀赋与这个穴位关系密切，因此，“脐（神阙）为先天之源”；古人亦有“脐为五脏六腑之本”、“元气归脏之根”的说法。

当新生儿瓜熟蒂落，哇哇落地之时，脐带脱落，形成肚脐，此为人体最大的、唯一的看得见摸得着的穴位。它与人体十二经脉相连、五脏六腑相通，因此，“脐（神阙）为后天之源”。又因脐部的皮肤比较薄，神经及血管比较丰富，它所支持的脏器及血管包括横隔膜、肝、脾、胃、肾上腺、输尿管、膀胱，因此脐部透过与五脏六腑、十二经脉、奇经八脉的联系，有比较强的吸收和传导能力。古人亦称之为“十二经络之根”、“呼吸之门”。

（二）神阙，是一源三歧之本

“神阙穴”，隶属任脉，与冲脉相交会、与督脉相表里。任脉、督脉、冲脉为“一源三歧”，三脉经气相通。同时，任脉与督脉周循全身，分别总督阳脉与阴脉，内联五脏六腑，外连四肢百骸，内通外联，承上启下，在防治疾病中具有十分重要的作用。“灸脐”正是这一理论的根基。作为人体最大（高）信息元的“神阙穴”，通过此三条奇经已在人体占领了不可替代的三维立体空间，为“脐治百病”奠定了坚实的理论基础。

二、脐灸的分类及操作

1. 悬空脐灸

用纯艾条或药艾条1～2根，点燃一端，在患者脐上2～5cm处温和悬灸，让脐部能感受到阵阵热能在脐部盘旋，经络敏感者可感受到经气的传导，直达病所，大部分患者可慢慢感受到热量传至腰部。保健灸一般每次治疗10～15min，根据病情而定，一般病浅病轻灸的时间短些，病久病深者灸的时间可长些，给小孩艾灸只需5～10min。

2. 隔物脐灸

隔物脐灸在艾炷与皮肤之间间隔一种物质，这种物质多数是中药制成，可单味药或多味药组成。在艾炷燃烧时，热通过间隔物质，温热与药性就直接作用于脐部达到温经通络，治病防病之效。具体如下所述。

隔姜灸：取直径 3 ~ 5cm，厚约 0. 3cm 的钱币大小的姜片，在姜片上扎上十余个小洞，放上如桃核状艾炷并点燃，使热量渗透到脐部，它的燃烧时间为 5min 左右，一般做 2 ~ 5 壮。

隔盐灸：用适量的盐填于脐中。在盐堆的中央放上如桃核大的艾炷，在脐部施灸，使热量渗透到脐部。

隔蒜灸、隔药饼灸，均大致如上方法。

3. 药物贴灸

此法是用对皮肤有刺激性的物质敷帖于脐部，使局部充血，合并药物敷于表皮产生的热效应，共同产生温经通络、祛寒除湿、通痹止痛的作用，并激活人体的免疫系统，起到防病治病的作用。

4. 药纸脐灸

该方法是河南杨成杰先生，在继承祖传秘方和传统技术的基础上发明的。其运用现代萃取工艺，把萃取提纯的中草药有效成分浸泡在特种纸上，然后将纸卷成普通手电粗细的筒状，一端扣接在稳固在肚脐部位的底座上，一端点燃，纸筒在燃烧时废气上升外排，而由于燃烧时纸筒内的烟气通过压力向下至肚脐部位，持续燃烧后，肚脐部位就会沉积一层药物，药物的有效成分在烟气的压力下，通过肚脐吸收，从而达到调理气血、疏通经络、平衡阴阳、祛除疾病的作用。并经过 30 多年的临床实践，主要在治疗乙型病毒性肝炎、丙型病毒性肝炎、酒精型病毒性肝炎、药物性肝炎和肝硬化腹水及凡属因寒湿引起的诸多疾病都有显著疗效。因此杨成杰把这种用药物浸泡的纸筒取名为脐灸技术，并于 1996 年获得国家专利。

三、脐灸技术操作步骤

脐灸技术操作步骤如图 3-4 所示。

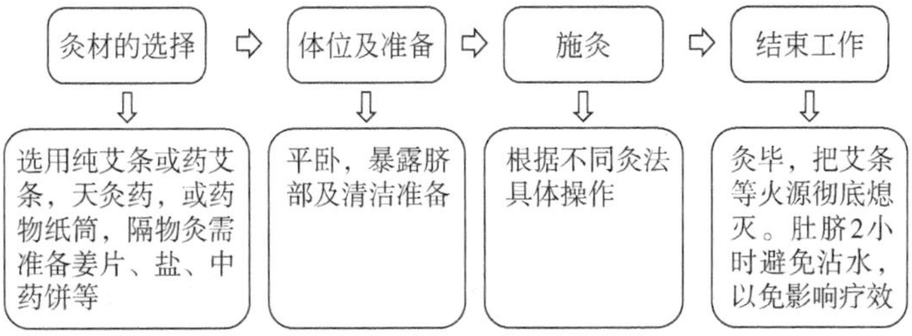

图 3-4　脐灸技术操作步骤

四、适应证及功用

脐灸的功用及适应证非常广泛，对消化、呼吸、泌尿、生殖、神经、心血管系统均有作用。并能增强机体免疫力，可广泛用于内、外、妇、儿、皮肤、五官科疾病，并可养生保健。

（1）脐灸可强壮祛病，养生延年：脐之先天之命蒂，后天之气舍，是强壮保健的要穴。脐灸具有补脾肾、益精气之功，可用于虚劳诸疾、神经衰弱和不寐少眠、多梦烦躁等症，增强人体抗病能力。

(2) 健脾和胃、生清降浊：脐，又称“环谷”，脐与腹膜相连，与大肠、小肠、肝脏、脾、胃、胰等中下焦脏腑距离最近。脐灸可增强脾胃机能，使清阳得升，浊阴下降，以健脾止泻，和胃降逆。用于胃痛、痞满、反胃、呕吐、泄泻、痢疾、呃逆等。

(3) 脐灸通调三焦、利水消肿：灸脐能激发三焦的气化功能，使气机畅通，经络隧道疏通。可治疗小便不利、腹水、水肿、黄疸等病。

(4) 脐灸可调理冲任、温补下元：冲为血海，任主胞胎，冲任督带四脉与生殖及妇人的经带、胎、产息息相关，故灸脐可调理冲任，固经安胎。临床用于阳痿、遗精、早泄及妇女月经不调、痛经、崩漏、带下、滑胎、不孕等症。

(5) 脐灸可通经活络、行气止痛：适应于痹证，手足麻木及诸酸痛证。“痹证”除了与肝脾肾关系密切外，还和心、胆、三焦密切相关。肾为先天之本，脾为后天之本，肾阳不能温煦脾阳，致脾胃虚弱，运化水湿功能失常而瘀积瘀湿，日久肺、脾，心、胆（肝）、肾多脏功能失常，使水的生成、转输、排泄障碍，水湿痰饮停积为患，有形之邪阻滞三焦，三焦气机转枢功能失常而出现各种痹证。此时，常常灸脐，可共调多脏，梳理三焦，活血通络，化水饮与痰湿于无形，达到“通则不痛”目的。

(6) 脐灸可通督醒脑，防治脑病：神阙位于腹部中央，是“一源三歧”之本，它可以调整大脑神经。灸脐，可改善脑供血，预防脑功能退化，是防治脑病的最理想穴位。

五、脐灸技术的临床应用举例

1. 胃痛

适应证　适用虚证胃痛。

取穴　神阙。

配穴　伴消化不良者配内关、足三里；伴腹泻者配水分、阴陵泉；伴便秘则配腹结、天枢以巩固疗效。

操作方法　使用特制药粉用姜汁调匀，取少许放到脐部，贴上胶布，1～2 小时后取出。

2. 痹证

适应证　各种关节病。

取穴　神阙。

配穴　膝关节退行性变，可配阳陵泉、双膝眼；膝盖肿胀有积液可配艾灸水分、阴陵泉；颈椎病可配中脘、百劳、肩中俞；腰椎病配天枢、气海。

操作方法　用纯艾条或药艾条 1 根，点燃一端，在患者脐上和其他穴位上 2～5cm 处温和悬灸。

3. 痛经

适应证　原发性痛经、子宫腺肌症等属寒凝血瘀的痛经。

取穴　神阙。

配穴　伴腰酸者可配合八髎、肾俞；若血块多者，可配合三阴交、阴交、归来等穴进行艾灸。

操作方法　用纯艾条或药艾条 1 根，点燃一端，在患者脐上及其他穴位上 2-5cm 处温和悬灸。

4. 脑血管病

适应证 脑血管病的预防与治疗。
取穴 神阙。
配穴 预防脑功能退化配合内关、绝骨更佳；若脑供血不足，可配中脘、风池。
操作方法 操作同上述。

5. 肝硬化

适应证 适用于肝炎、酒精肝等引起的肝硬化。
取穴 神阙。
操作方法 把萃取提纯的中草药有效成分浸泡在特种纸上，然后将纸卷成普通手电粗细的筒状，一端扣接在稳固在肚脐部位的底座上，一端点燃，纸筒在燃烧时废气上升外排，而燃烧时纸筒内的烟气通过压力向下至肚脐部位，协助药物的吸收。

六、禁 忌 证

（1）脐部有损伤、炎症者及孕妇禁用。
（2）刚吃完饭或空腹不宜灸脐。
（3）胃肠积热日久、肝胆火旺或阴虚火旺者不宜灸的时间过长，建议先调理后再灸。

七、注意事项

（1）艾灸不可离脐部太近，特别是糖尿病患者，施灸时注意温度及距离，避免烫伤。
（2）药物灸脐时若出现不良反应，如疼痛、过敏反应、病情加重等，应立即去药。

第五节 实按灸技术

实按灸技术是用药艾条点燃后，垫上纸或布，趁热按到穴位或患处，使热气透达深部的一种施灸技术。常用的实按灸技术有太乙神针和雷火针，又称为太乙针、雷火针，之所以称为“针”，是因为操作时实按在穴位上，很像针法的缘故。又因该法对于某些顽疴痼疾取效甚捷，故以“神针”名之，与之类似民间流行的还有：百发神针、消癖神火针、三气合痹针、阴证散毒针等，以太乙神针应用最为广泛。该技术取材简单、操作方便、疗效确切、无毒副作用，具有安全、经济、可靠的优点。

一、理论基础

太乙是尊贵的意思，太乙神针法历史悠久，早在唐代陈藏器所撰的《本草拾遗》中，就有记载，到了清代，该法在民间广为流传，用来治疗临床各科常见病及疑难杂症，1717 年韩贻丰所撰的《太乙神针心法》是最早的太乙神针专著。雷火针法首见于李时珍所撰的《本草纲目》，其后《外科正宗》、《针灸大成》等书也有记载，雷火神针与太乙神针的制作、施灸方法一样，只是药物处方不同，但均有温经散寒、活血化瘀、通络止痛的作用，实按灸技术的治病机理上是通过刺激穴位或人体的一定部位通过经络的传导，扶正袪邪使气血归于平衡，达到调节机体各器官组织的治疗作用，使人体恢复正常生理功能。

二、实按灸技术药物处方

太乙神针：取人参125g，三七250g，穿山甲250g，山羊血90g，千年健500g，钻地风300g，肉桂500g，小茴香500g，苍术500g，甘草1000g，防风200g，磨椿少许。共研细末，用纯净的细软的艾绒150g。平铺在40cm见方的桑皮纸上，将上药末24g掺入艾绒内，紧卷成圆柱状，外用浆糊封固，阴干后备用。

雷火针：该法与“太乙神针”基本相同，是“太乙神针”的前身。药物处方：艾绒125g，沉香、木香、乳香、羌活、茵陈、干姜、穿山甲各9g共为细末，麝香少许。其艾卷制法、施术方法及适应证与“太乙神针”相同。

三、实按灸技术的操作方法

施灸时，先在施灸腧穴部位或患处垫上纸数层，然后将药物艾卷的一端点燃，乘热按到施术部位上，稍停1~2秒钟，使热力透达深部，若艾火熄灭，再点再按；或者以布6~7层包裹艾火熨于穴位，若火熄灭，再点再熨。每次每穴点按5~7次，操作时，为了保持火力连续，可点燃数根艾条交替使用（图3-5）。

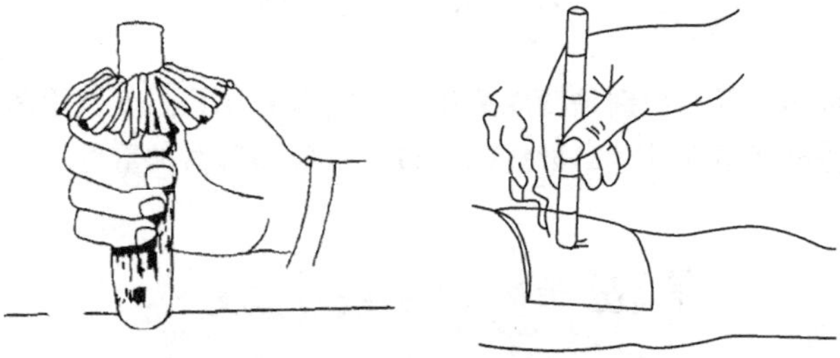

图3-5　实按灸技术的操作方法

四、实按灸技术操作步骤

实按灸技术操作步骤如图3-6所示。

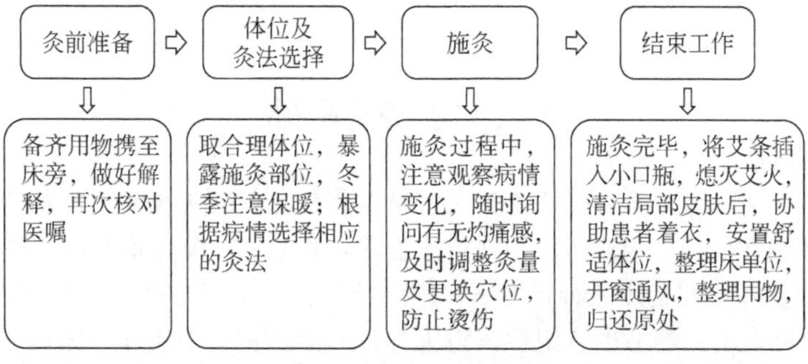

图3-6　实按灸技术操作步骤

五、实按灸的取穴原则

实按灸取穴以传统中医经络腧穴及经验效穴、阿是穴为主。

六、适　应　证

(1) 虚寒性病证所致的胃脘痛、泄泻、风寒痹痛、疮疡久溃不敛、月经不调等的临床症状。
(2) 可预防疾病、保健强身。

七、实按灸技术的临床应用举例

1. 感冒

适应证　伤风外感恶寒发热、头身疼痛、咳嗽鼻塞，或流行性感冒。
主穴　大椎、肺俞、风池。
配穴　发热伴身体疼痛者加灸身柱、外关、阳陵泉；头项强痛加肩中俞、肩井、风门；咽痒咳嗽加灸定喘、膻中。
操作方法　每日施灸一次，连灸三至五日。

2. 泄泻

适应证　各种原因引起的排便次数增多。
主穴　中脘、水分、天枢。
配穴　伴胸闷呕吐者，加灸内关、足三里；滑泄者，加灸命门、大肠俞、三阴交；伴里急后重感者，加灸阴陵泉；伴腹痛肠鸣者加灸上巨墟。
操作方法　每日施灸一次，必要时可多次，以愈为度。

3. 项痹

适应证　外伤、劳损、退变、风寒侵袭引起的颈椎病颈痛，颈肩综合征、落枕等。
主穴　百劳、新设、大椎、肩井。
操作方法　每日施灸一次，十日为1个疗程。

4. 月经不调、痛经

适应证　素体阳虚、风寒侵袭、产后体虚等原因引起的月经不调、痛经等妇科病症。
主穴　命门、腰阳关、肾俞、关元、气海、三阴交、足三里。
操作方法　每日施灸一次，一个月为1个疗程。

5. 眩晕

适应证　眼花、头晕，轻者闭目即止，重者如坐车船，不能站立。
主穴　百会、风池、风府、百劳。
配穴　伴恶心呕吐者加中脘、内关、足三里；伴心悸胸闷者加心俞、脾俞。
操作方法　每日施灸一次，十日为1个疗程。

八、禁 忌 证

凡属实热证、阴虚发热者慎用，昏厥、局部知觉减退的患者或小儿等慎用。颜面部、大血管处、孕妇腹部及腰骶部不宜施灸。

九、注 意 事 项

（1）施灸部位，宜先上后下，先灸头顶、胸背，后灸腹部、四肢。

（2）注意防止艾灰脱落时烫伤皮肤或烧坏衣物。

（3）施灸后局部皮肤出现微红灼热，属于正常现象。如灸后出现小水泡，无需处理，可自行吸收。如水泡较大，可用无菌注射器抽去泡内液体，覆盖消毒纱块，保持干燥，防止感染。

（4）熄灭后的艾条，应立即装入小口瓶内，以防复燃，发生火灾。

第六节　悬 灸 技 术

悬灸是艾灸中的一种，艾灸历史源远流长，《黄帝内经》为灸疗理论奠定了基础，《灵枢·官能》说“针所不为，灸之所宜”为针灸确立了治疗原则。《医学入门》亦说：“药之不及，针之不到，必须灸之。”艾灸根据操作方法可分为直接灸和间接灸，而间接灸又可分为隔物灸和悬灸。悬灸即为悬空施灸，是不借助于任何灸器以左手按穴、右手持艾的悬空操作的一项中医外治技术。悬灸是以中医基础理论对人体进行整体辨证，选用蕲艾和多种草本原料制成的艾条，通过经络的传导，以温通经脉、调和气血、协调阴阳、扶正祛邪，达到治疗疾病、防病保健的目的。

一、理 论 基 础

悬灸的理论基础是中医经络理论，还包括中医藏象学说、八纲辨证、六经辨证、子午流注等学说。经络是气血运行的通道，人体所有的器官组织进行正常的功能活动，都需要气血的供给和濡养。《黄帝内经》曰：“经脉者，所以能决生死，处百病，调虚实，不可不通。”《素问·调经论》曰：“气血者，喜温而恶寒，寒则泣而不流，温则消而去之。”悬灸就是利用艾绒燃烧时产生的热能，在人体相关穴位上方悬空操作，达到温通气血、调和阴阳、疏通经络的作用。

二、悬灸技术的种类

悬灸根据施灸手法不同，可分为温和灸、雀啄灸、回旋灸。

三、悬灸技术的主要治疗作用

悬灸取穴施灸时，通过局部刺激和经络腧穴的作用，可以调整机体阴阳失衡，从而达到治疗疾病的目的。悬灸主要具有以下几方面治疗作用。

1. 温经散寒，行气通络

悬灸法属于热技术，通过悬灸一定的穴位，可以起到调和气血、疏通经络的作用，从而达到“通则不痛”的治疗效果。临床常用于灸治因寒邪所致的、偏于阳虚的各种病症（如因脾胃虚寒所致的脘腹冷痛、久痢、久泻）及因虚寒引起的痛经等症。

2. 温阳补虚，回阳固脱

人体正常生理活动以阳气为根本，得其所则人寿，失其所则人夭。故阳病则阴盛，阴盛为寒、为厥、易元气虚陷、阳气衰微则阴气独盛，阳气不通，则手足逆冷、四肢不暖。通过悬灸的温热驱寒，不但可以驱散寒邪，而且能够阻止阳气的消散，具有回阳固脱之功，可用于治疗遗尿、脱肛、阴挺、崩漏、急性腹痛吐泻、虚脱、中风等症。

3. 消瘀散结

“瘀”指瘀积不通，多由寒邪而致，悬灸能散寒，故能消瘀；“结”指的是由于气血瘀滞形成的结块，一般可以通过温化来消解。多用于治疗乳痈初起、瘰疬、手术后刀口周围形成的包块及寒性疖肿未化脓者。

4. 防病保健

无病施灸，可以激发人体的正气，增强抗病的能力，使人精力充沛，长寿不衰。可调理亚健康状态。《扁鹊心书・须识扶阳》说：“人于无病时，常灸关元、气海、命门、中脘，虽未得长生，亦可保百年寿也。”

四、悬灸技术的治疗原则和选取穴位原则

1. 悬灸的治疗原则

根据中医治疗学基本思想和悬灸治疗疾病的具体实践，可将悬灸治疗原则归纳为辨证与辨经、标本缓急、补虚泻实和三因制宜等。

（1）辨证与辨经：辨证是辨别疾病的病位、病性、病程，辨经是辨识疾病的部位，这也是《灵枢・官能》所说的：“察其所痛，左右、上下；知其寒温，何经所在。”《素问・皮部论》说的：“别其分部，左右、上下、阴阳所在，病之始终。”辨证是以经络理论为纲来分析全身证候，为循经用穴提出合理的依据。

（2）标本缓解：标与本、缓与急是一个相对的概念，根据《黄帝内经》“治病必求于本”的治疗思想和临床实践的经验总结，标本缓急的运用原则主要体现在急则治标、缓则治本、治病求本和标本兼治四个方面 。

（3）补虚泻实：《灵枢・经脉》说：“盛则泻之，虚则补之。”补虚泻实是指导悬灸的治疗原则。“虚”指人体正气虚弱，“实”指邪气亢盛。操作方法上，补法施灸，须艾火自灭，使火力缓缓透入深层，以补虚扶羸、温阳起陷。泻法则须用口吹使火速燃，力促而短，以起消散作用。

（4）三因制宜：悬灸的灸量亦因人、因时、因地而异，在治疗时需要考虑这些影响因素，选择不同的灸量。

2. 悬灸的取穴原则

悬灸腧穴的选取，以脏腑经络学术为指导，以循经取穴为主，并根据不同症候选取不同腧穴，

因此，取穴原则主要包括近补取穴，远部取穴和随症取穴。

（1）近部取穴

近部取穴是指选取病痛的所在部位或邻近部位的腧穴，它是根据腧穴普遍具有近治作用的特点提出的，大凡其症状在体表部位反应较为明显和较为局限的病症，均可按近部取穴原则选取腧穴。

（2）远部取穴

远部取穴是指选取距离病痛较远处部位的腧穴，这一取穴原则是根据腧穴具有远治作用的特点提出的，人体许多腧穴，尤其是四肢肘膝关节以下的经穴，不仅能治疗局部病症，而且还可以治疗本经循行所及的远隔部位的病症。如胃脘痛属胃病，可选取足阳明胃经的足三里。

（3）随症取穴

随症取穴是指对症取穴，或者辨证取穴，针对某些全身症状或疾病的病因病机而选取腧穴，这一取穴原则是根据中医理论和腧穴主治功能而提出的，近部取穴和远部取穴适用于病痛部位明显或者局限者，但是临床上有许多疾病往往难以明确其病变部位，对于这类病症，可以按照随症取穴的原则选取适当腧穴。

五、悬灸技术操作步骤

悬灸技术操作步骤如图 3-7 所示。

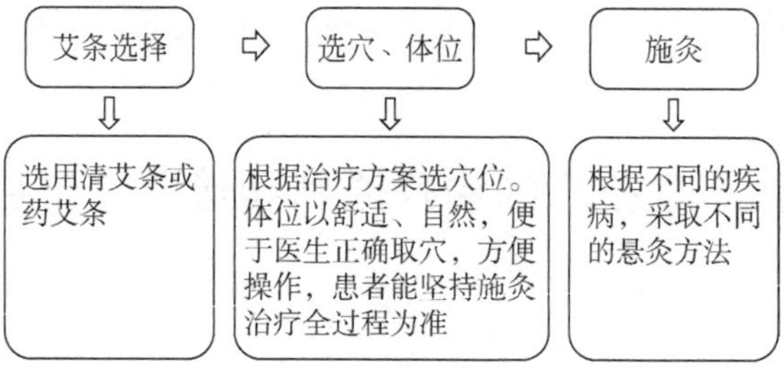

图 3-7　悬灸技术操作步骤

1. 操作前的准备工作

（1）艾条的选择：一般选用普通清艾条，如有需要可以选用药艾条。

（2）选穴和体位：根据治疗方案选准穴位。体位的选择以医者能正确取穴，操作方便，患者舒适为原则。一般是背部、腰、臀及下肢后面取俯卧位（图 3-8），头面、胸腹部取仰卧位（图 3-9），身侧取侧卧位（图 3-10）。

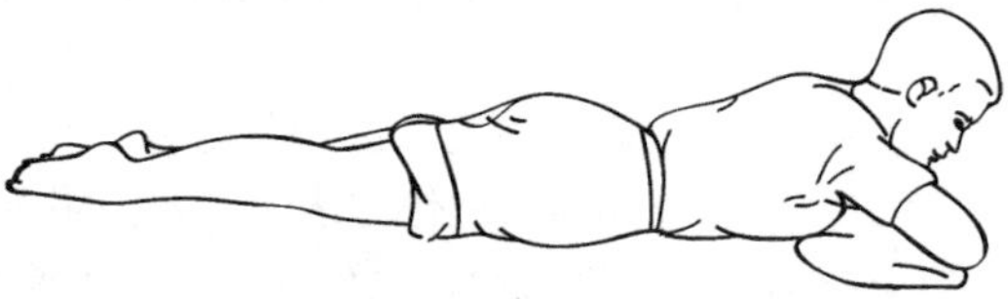

图 3-8

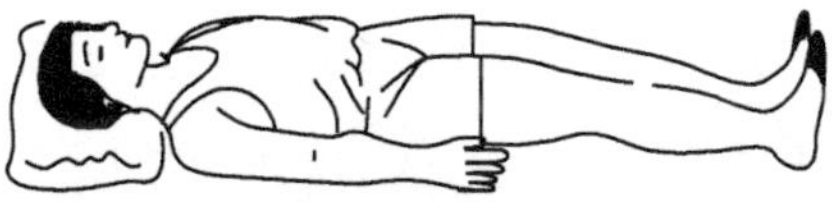

图 3-9

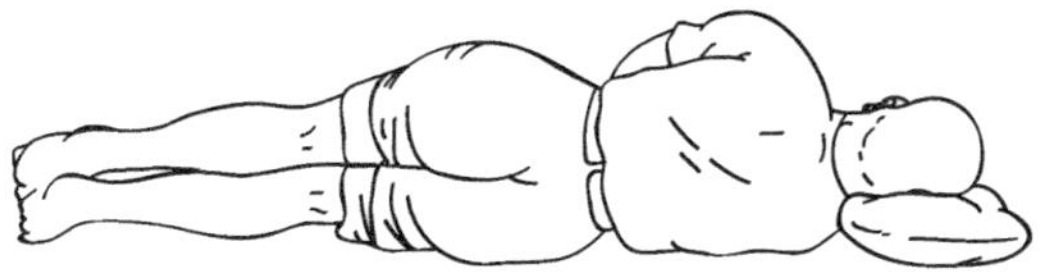

图 3-10

2. 温和灸

将艾条的一端点燃悬于施灸部位，3cm 左右高度，固定不移，使患者局部有温热感而无灼痛。一般每处灸 3 ~ 5min，灸至皮肤稍起红晕为度。对于昏厥、局部知觉减退的患者和小儿，医者可将示、中两指，置于施灸部位两侧，这样可以通过医者手指的感觉来测知患者局部的受热程度，以便随时调节施灸距离，掌握施灸时间，防止烫伤。温和灸是临床上应用最为广泛的灸法之一，有温经通络、散寒祛邪、活血化瘀、软坚散结等功效。

2. 雀啄灸

将艾条一端点燃，悬于施灸部位约 3cm 之上，将艾条象鸟雀啄食一样做一上一下移动，使艾条与施灸部位不固定在一定的距离。该灸法多用于昏厥及儿童疾患。

4. 回旋灸

将点燃的艾条，悬于施灸部位约 3cm 高度，然后均匀地向左右方向移动或反复旋转施灸，移动范围约 3cm。该灸法适用于风湿痹痛及神经性麻痹。

六、适　应　证

悬灸技术可广泛应用于内、儿、妇、五官、皮肤各科常见疾病，不论寒热虚实表里阴阳，都有悬灸法的适应证。从其作用方面主要有以下几点。

（1）寒凝血滞、经络痹阻引起的各种病症，如风寒湿痹、痛经、经闭、寒疝腹痛。

（2）外感风寒表证及中焦虚寒呕吐、腹痛、泄泻等。

（3）脾肾阳虚、元气暴脱之证，如久泄、久痢、遗尿遗精、阳痿、早泄、虚脱、休克等。

（4）气虚下陷、脏器下垂之证，如胃下垂、肾下垂、子宫脱垂、脱肛及崩漏日久不愈等。

（5）外科疮疡初起、瘰疬等证，用于疮疡久溃不愈，有促进愈合、生长肌肉的作用。

（6）气逆上冲的病症，如肝阳上亢、水气冲心等。

七、悬灸技术的临床应用举例

1. 感冒

适应证　风寒感冒。

选穴：主穴为风池、大椎、曲池、合谷、尺泽；风寒加风门、肺俞、列缺；气虚加足三里；身痛加大杼；腹痛、腹泻加神阙。

操作方法　将点燃的艾条，对准穴位，以施灸部位有温热舒适感为度。每次选取 2 ~ 4 穴，每穴每次艾灸 15 ~ 20min，以灸后穴位局部皮肤潮红为度。每日 1 ~ 2 次，至治愈。

2. 面瘫病

适应证　周围性面瘫。

选穴：主穴为翳风、颊车、地仓、合谷、阳白；风邪胜者加灸太阳、风池；气虚者加灸足三里。

操作方法　将点燃的艾条，对准穴位，以施灸部位有温热舒适感为度。每次选取 2～4 穴，每穴每次艾灸 15～20min，以灸后穴位局部皮肤潮红为度。每日 1～2 次，7～10 次为 1 个疗程。

3. 泄泻病

适应证　肠易激综合征（腹泻型）。

选穴　主穴为天枢、足三里；胃脘胀痛者加中脘、内关；湿盛者加上巨虚、阴陵泉；脾胃虚弱者加脾俞、公孙、气海；命火虚弱者加命门、肾俞、关元、神阙；肝木乘脾者加脾俞、太冲。

操作方法　将点燃的艾条，对准穴位，以施灸部位有温热舒适感为度。每次选取 2～4 穴，每穴每次艾灸 15～20min，以灸后穴位局部皮肤潮红为度。每日 1 次，10 次为 1 个疗程。

4. 痛经

适应证　原发性痛经。

选穴：主穴为中极、气海、三阴交。气血亏虚加脾俞、胃俞；肝肾不足加肝俞，肾俞；寒凝加归来、地机；气滞加肝俞、太冲。

操作方法　将点燃的艾条，对准穴位，以施灸部位有温热舒适感为度。每次选取 2～4 穴，每穴每次艾灸 15～20min，以灸后穴位局部皮肤潮红为度。每日 1 次，每个月经周期，以月经前 3～4 日开始治疗，5 次为 1 个疗程，共治疗 3 个月经周期。

5. 项痹病

适应证　颈椎病。

选穴：主穴为颈部压痛点、颈夹脊、大椎、肩井。督脉劳损者加命门、腰阳关；气血不足者加足三里、神阙；风寒胜者加风门、肺俞；气滞血瘀者加膈俞。

操作方法　将点燃的艾条，对准穴位，以施灸部位有温热舒适感为度。每次选取 2～4 穴，每穴每次艾灸 15～20min，以灸后穴位局部皮肤潮红为度。每日 1 次，7～10 次为 1 个疗程。

八、禁　忌　证

1. 禁灸病症

凡属实热证或阴虚发热、邪热内炽等证，如高热、高血压危象、肺结核晚期、大量咯血、呕吐、严重贫血、急性传染性疾病、皮肤痈疽疔疖并有发热者，均不宜使用艾灸技术。

2. 禁灸部位

孕妇的腹部、腰骶部，颜面部、颈部及大血管走行的体表区域、黏膜附近，均不得施灸。

九、注 意 事 项

（1）施灸顺序：先上后下、先背后腹、先头部后四肢、先阳经后阴经。

（2）所选穴位要少而精，原则上取 8 ~ 10 个，通常施灸整个过程控制在 60min 左右。年老体弱者、儿童选择穴位不宜太多，施灸时间不宜太长，宜 45min 左右。

（3）灸后不能受风寒，尤其注意颈部、脚部的保暖；除非盛夏，否则建议不光脚穿鞋。

（4）施灸期间不吃或少吃寒凉食物：如西瓜、香蕉、螃蟹、冷饮、凉茶等；在夏季施灸时，室内空调不要调太低，或风不能直接对着身体吹。

（5）空腹或餐后一小时左右不宜灸，有出血倾向者不宜灸；月经期禁灸。

（6）悬灸时，要注意防止艾火脱落灼烧患者，或烧坏衣服和被褥等物。悬灸结束后，必须将燃烧的艾条盖灭，以防止复燃事故的发生。

第七节 压灸技术

压灸技术，是指艾炷或艾制物在直接灸的过程中采用反复压灭的方法来达到治病目的一种灸法技术。该法最早出现于 20 世纪 80 年代中期。由著名针灸专家司徒铃教授所创，开始是采用艾炷直接灸百会穴以压舌板压灭的方式用于内耳眩晕病的治疗，并取得较好的疗效。目前百会仍是临床上压灸最常用穴位。随着实践的增多，压灸技术适应病证有所增加，如痛证、中风等。

一、理论基础

压灸时能在瞬间将热能通过穴位传至皮质下血管，使温热感保留较长时间，较大的刺激量可以有效疏通经脉。由于压灸法能使灸感直达病灶，持续时间长，疗效佳，优于临床上常用的直接灸法和艾条悬灸法。百会，又名三阳五会，为督脉经穴，位于巅顶，为督脉、足太阳膀胱经、足少阳胆经、手少阳三焦经之会，是治疗眩晕、中风的常用穴位。正如《胜玉歌》云："头痛眩晕百会好。"司徒铃教授认为，压灸百会能起到振奋阳气、疏通经络、散寒化湿、醒脑开窍的作用。

现代临床研究表明艾灸可明显改善老年及老年前期的全血浓度、全血还原黏度、血沉、红细胞聚集指数等血液流变学性质，能有效改变血液高浓、黏、凝聚状态，增强红细胞变形能力，从而对脑部的血液循环加以改善。压灸百会穴，能提高前列环素的水平和降低血栓素水平，维持正常脑血管的舒缩状态，有利于脑组织血液供应的改善。

二、压灸技术操作步骤

压灸技术操作步骤如图 3-11 所示。

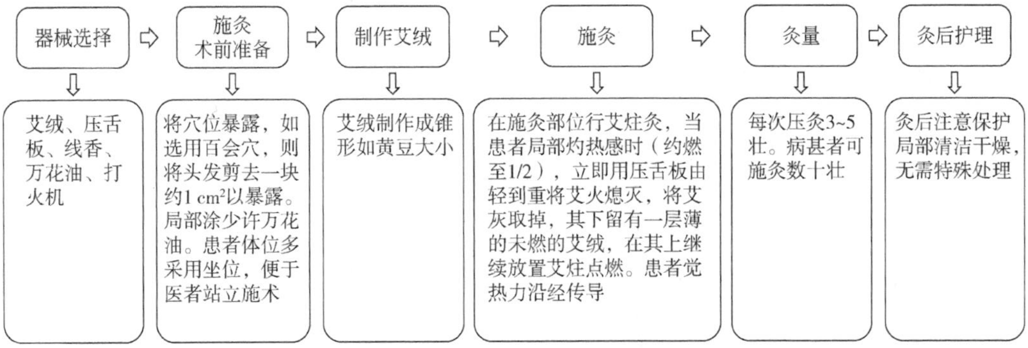

图 3-11 压灸技术操作步骤

三、适 应 证

压灸技术适用于内耳眩晕病、颈性眩晕及某些痛证等。

四、压灸技术临床应用举例

1. 内耳眩晕病

取穴　百会。
治法　用艾炷压灸法。按前述的方法操作，隔日施灸一次，以愈为期。

2. 颈性眩晕

取穴　百会、颈段夹脊穴。
治法　压灸百会如前述操作，灸后取俯伏位，配合针刺颈段夹脊穴。

3. 拇指屈肌腱鞘炎

取穴　患处压痛点。
治法　操作方法如前述，局部以患者感觉温热感而不待灼热感时按压艾炷，避免局部灼伤。

4. 鼻咽癌放疗术后眩晕

取穴　百会。
治法　用艾炷压灸法。按前述的方法操作，隔3～5日施灸1次，以愈为期。

五、禁 忌 证

（1）高血压、脑出血急性期禁用。
（2）一般阴虚阳亢、邪实内闭及热度炽盛者需慎用。

六、注 意 事 项

（1）眩晕辨证为痰湿中阻型，采用压灸百会穴治疗效果较好。
（2）要注意操作上的熟练，避免Ⅱ、Ⅲ度烧伤。灸后穴区局部可起小水泡，无须挑破，令其自然吸收。如灸百会穴，注意保持创面清洁干燥，少数患者可形成灸疮，注意疮面清洁，不需特殊处理，一般1个月左右灸痂自行脱落，不留瘢痕，新发自生。

第八节　精 灸 技 术

精灸技术是采用小米米粒大小的艾灸炷于穴位上燃烧以此来治疗全身疾病的灸类技术。因其热力集中、透热迅速、刺激量大，一壮可达到普通麦粒灸多壮之效，取其精而效验，称其精灸。

精灸是符文彬教授在传承司徒氏灸技术的基础上，深刻挖掘中医理论精髓，不断发展和完善的灸类技术。该技术强调“艾炷小、壮数少”的原则，根据各种病证的需要，可合理的控制灸量及灸度。

一、理论基础

灸量是指以艾绒等灸材燃烧时产生的温热及生成物对机体产生的刺激量，包括灸材燃烧产生热量的高低、穿透力的大小、生成物的刺激程度，是影响灸效的关键因素。

艾炷底的大小是灸量控制的重要方面，底面积可以影响刺激面积的大小及整个艾炷的重量。如《小品方》、《扁鹊心书》中认为“灸不三分，是谓徒劳”、“此为作炷，欲令根下广三分为适也”。一些医家认为艾炷的底面积不能太小，否则影响热力的传入而疗效不佳。“减此，不覆空穴，不中经络，火气不能远达”。但同时也有医家提出应根据情况灵活使用，不可拘泥于三分这个范围，《外台秘要》中详述理由“小品方云：黄帝曰灸不过三分是为从穴，此言作艾炷欲令根下广三分也，若减此，则不覆空穴，不中经络，火气不行，不能除病，若江东、岭南，寒气即少，当二分为准”。唐代孙思邈指出了“艾炷务大”的同时，已提出需要根据患者个体情况决定艾炷大小：“小弱，炷乃小作之，以意商量。”同样在日本的针灸学者也注意到这一问题，透热灸派强调用高质量的灸材制作半个米粒大小的艾炷，在压痛点、硬结处、经穴部施灸，使皮肤出现皮肤发红或出现水泡来治疗疾病。

艾灸壮数没有统一的标准量，甚至《备急千金要方》中有灸治300壮的案例。壮数的多少往往受到多方面因素的影响，如病情的轻重、疾病的性质、患者的耐受性、地域等多方面的影响。病情轻重是一个常见的参考因素，如《扁鹊心书》中“大病灸百壮，小病不过三五七壮。”病位在卫分、上焦、经络等位置轻浅者，不需要太多壮数的灸治。而随着疾病的深入，涉及血分、中下焦等位置较深者，则需要增加艾灸的壮数。另外选穴部位不同，艾灸量也有较大区别。《医学入门》中“针灸穴治大同，但头面诸阳之会，胸膈二火之地，不宜多灸，背腹阴虚有火者，亦不宜多灸，维四肢穴最妙，凡上肢及当骨处，针入浅而灸易少，下肢及肉厚处，针可入深，灸多无尽”。另外天气地域对此也有明显影响，《素问》中：“北方者，天地所闭藏之域也，其地高陵居，风寒冰冽，其民乐野处而乳食，藏寒而生满病，其治易灸，故灸者，亦从北方来。”可知北方寒冷地区，艾灸壮数可多，南方湿热地区，壮数易少。因此，灸量、灸度的量化是针灸临床需要探究的问题（图3-12、图3-13）。

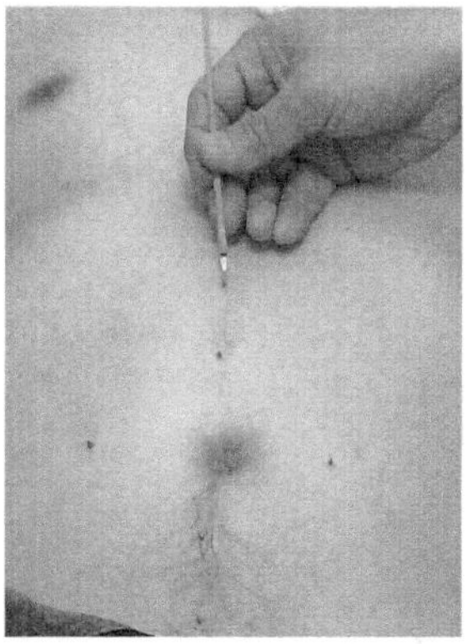

图3-12　精灸施灸

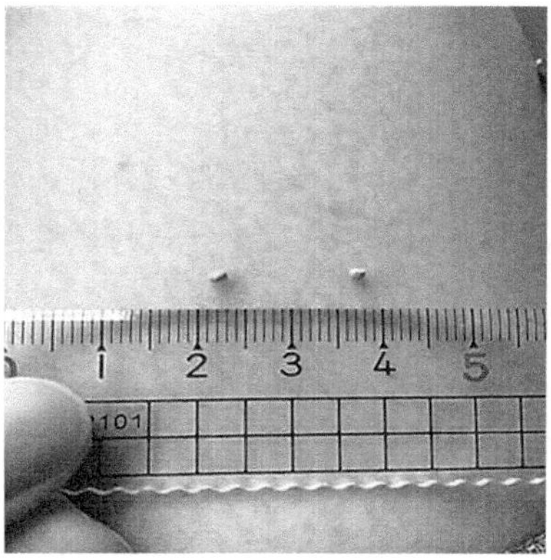

图3-13　精灸灸炷

传统麦粒灸因一般施灸壮数需要量多，燃烧时烟雾多，灸量灸度不易控制，临床上易偏废。精灸技术是在传承司徒氏灸的基础上发展演化而来；型小的艾炷由于与皮肤的接触面积小，其燃烧时对皮肤产生的灼痛感较小，患者较容易耐受深度燃烧，而使得小艾炷易燃烧完全，耗时短，产生的灸效更具穿透性。因此，精灸有灸材消耗少、治疗时间短、灸量灸度易控制、临床疗效好、便于推广等诸多优势。目前，精灸在临床上已广泛应用于痛证、失眠及抑郁相关病症等，取得了良好的治疗效果。

二、灸 材 选 用

精灸强调灸料的选用。如《本草纲目》载："至柔烂如棉为度。"《太平惠民和剂局方》中指出新鲜艾叶经过反复捣筛，候其细黄熟为度。《针灸聚英》中认为高质量艾绒具有"灸有力，火易燃"之特征。所以，精灸强调选用如下特点的高质量精细艾绒：①便于搓捻为精灸要求的小规格艾炷；②燃烧时火力更均匀；③燃烧时温度温和；④燃烧时气味芬芳、热度易窜透达深部。

三、精灸技术操作步骤

精灸技术操作步骤如图 3-14 所示。

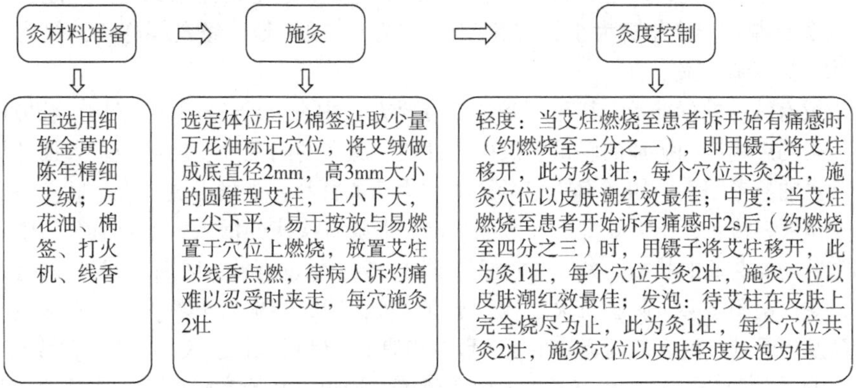

图 3-14　精灸技术操作步骤

四、适　应　证

（1）退行性骨关节炎、类风湿关节炎、带状疱疹后遗疼痛等急、慢性痛证。

（2）失眠、抑郁、焦虑等情志障碍性疾患。

（3）哮喘、过敏性鼻炎、荨麻疹等过敏性疾患。

五、临床应用举例

1. 颈痛

适应证　颈椎病、筋膜炎等以慢性颈痛为主者。

主穴　百劳、肩中俞、肩井、胆俞。

配穴　足少阳经型加阳陵泉、足临泣；督脉加大椎；风寒湿证加风池、天柱；气滞血瘀证加膈俞；痰湿阻络证加中脘；肝肾不足证加肾俞；气血亏虚证加足三里。

操作方法　穴位先以万花油标记，将底直径 2mm、高 3mm 大小的圆锥型艾炷置于穴位上以线香点燃，待其自行烧尽，再施灸第二壮，以发泡为度。

2. 膝关节骨性关节炎

适应证　膝关节骨性关节炎慢性疼痛反复发作。

主穴　膝眼、阴陵泉、脾俞、膀胱俞、阿是穴。

配穴　行痹配膈俞；痛痹配肾俞；着痹配水分；痰瘀痹阻证配脾俞、膈俞；肝肾不足配肾俞、气海；半月板损伤加肺俞；髌骨软化症加肾俞、胆俞。

操作方法　穴位先以万花油标记，将底直径2mm、高3mm大小的圆锥型艾炷置于穴位上以线香点燃，待患者诉灼痛难忍及夹走艾炷，再施灸第二壮，以皮肤潮红为度。

3. 肩周炎

适应证　肩周炎慢性迁延期或粘连期。

主穴　肩髃、肩贞、肩前、百劳、肺俞。

配穴　阳明经型配厉兑；少阳经型足临泣；太阳经型配束骨；阳维脉配外关。风寒湿证加大椎、风门；气血瘀滞证配膈俞、胆俞；气血不足证配关元、足三里。

操作方法　同上发泡法。

4. 慢性胃炎

适应证　反复胃痛消化不良者。

主穴　足三里、上脘、中脘、脾俞。

配穴　寒邪犯胃证配胃俞、风门；肝胃气滞证配膈俞、胆俞；胃热炽盛证配内庭；脾胃虚寒证配关元、胃俞；胃阴不足证配太溪、内庭。

操作方法　同上发泡法。

六、禁　忌　证

（1）糖尿病血糖控制欠佳者慎用。

（2）脑出血急性期慎用。

（3）高热炎性疾病或局部疮疡者禁用。

七、注意事项

（1）颜面及大动脉处慎用发泡法。

（2）关节部位不易施用瘢痕灸。

（3）发泡后局部灸疮当日无沾水，如有化脓渗液，予局部消毒换药。

第九节　天灸技术

天灸技术又称药物灸、发泡灸，是根据经络腧穴理论及中医时间治疗学为基础，在特定时间将芳香辛温之品及一些具刺激性的药物涂敷于穴位或患处，促使局部皮肤发泡以治疗全身疾病的灸类技术。

一、理论基础

天灸一词最早见于南北朝宗懔《荆楚岁时记》（公元420～589年）："八月朔日收取摩墨，点太阳穴止头痛，点膏肓穴治痨瘵，谓之天灸"，"八月十四日，民并朱水点头额．名为天灸"。明代滕硕等主持汇编的《普济方》记载："目赤肿瘤，红眼起星，生移星草，捶烂如泥，贴内关穴，少顷发泡，揭去。"唐代孙思邈《备急千金要方》："用旱莲草椎碎，置手掌上一夫，当两筋中（间使穴）以古文钱压之，系之以故帛，未久即起小泡，谓之天疚，尚能愈症。"清代张璐《张氏医通》最早记录了天灸治疗哮喘："夏日三伏中，用白芥子涂法，可防止哮喘病复发。"选用白芥子、细辛、甘遂、延胡索为药，姜汁调和，白芥子为君药，共奏温肺行气、祛痰平喘之功。

1. 天人相应

《灵枢·邪客》载："人与天地相应也。"人体脏腑气血随着节气变化出现周期性变化。如春温、夏热、长夏湿、秋凉、冬寒，人体阳气随之有升、浮、沉、降节律，形成春生、夏长、长夏化、秋收、冬藏规律。因此，人体应顺应自然界的节气变化进行调治，才能更好地进行预防和治疗。

2. 春夏养阳，秋冬养阴

《内经·四气调神大论》载："圣人春夏养阳，秋冬养阴，以从其根。"，春夏顺其生长之气即养阳，秋冬顺其收藏之气即养阴。春夏养阳，即养生、养长；秋冬养阴，即养收、养藏。一方面借助自然界夏季阳旺阳升，人体阳气有随之欲升欲旺之趋势，体内凝寒之气易解的状态，此时扶阳祛寒可以更好地发挥治疗作用。另一方面为秋冬储备阳气，阳气充足则冬季不易为严寒所伤。

3. 冬病夏治，夏病冬治

一些冬季常发而以阳虚阴寒为主的慢性病，夏天气候暖和病情缓解，通过伏夏的调养，可以不失时机地补益正气，提高人体的免疫力，扶正而祛邪，以预防其在冬季复发或减轻发作症状。一些夏季发作频繁、症状明显的病症到了冬季，寒冬季节，万物封藏，阴气最浓厚，大多到了缓解期、稳定期或恢复期，这时进行治疗，能温阳益气，增强体质，大多数可达到事半功倍的效果。

二、敷贴时间

三伏天灸、三九天灸

三伏天及三九天为一年当中阴阳转化的关键时期。

（1）三伏天，分为初伏、中伏、末伏，夏至后第三个庚日为初伏，第四个庚日为中伏，立秋后第一个庚日为末伏，三日均为庚日，是全年中气候最炎热、阳气最旺盛的阶段，为温煦肺经阳气、驱散内伏寒邪的最佳时机。它在五行中与肺同属金，就是说肺部疾病在庚日治疗效果最佳，而且在这一阶段人体肌肤腠理开泄，经络气血流通，人体之阳气可充分得天阳之助，使天灸膏更易透皮吸收，通过对穴位的刺激放大效应，增强经络的传导作用，从而对肺、脾、肾等脏腑功能起到良好的调节作用，达到祛寒、逐痰、补肺、健脾、益肾、平喘功用，从而增强机体免疫功能、抑制机体过敏状态，达到预防和减少疾病发作目的。

（2）三九天，是以冬至这一天为"一九"，相隔九天为"二九"，再隔九天为"三九"。夏天会加重的病多为阴虚阳亢的病，而寒冬季节万物闭藏，阴气最为浓厚，阴虚阳亢的病在冬天抓紧养阴，夏天时症状就是减轻。在这段全年气温最低的日子里，以辛温药物敷贴在一些特定穴位上，以补益肺气、健脾温肾，可达到夏病冬治的效果。

三九天灸技术是三伏天灸技术的补充。两者相互配合，相得益彰，从而使机体阴阳平衡，“正气存内，邪不可干”，增强抗病能力和病后的自我康复能力。

三、药物选择

天灸技术常用药物有斑蝥、毛茛、巴豆、生天南星、石蒜、生半夏、生草乌、生附子、甘遂、白芥子、细辛、吴茱萸、皂角、威灵仙等。药物选择一般强调以下内容。

（1）多选用通经走窜、开窍活络之品，如冰片、麝香、丁香、姜、葱、白芥子、细辛、白芷等。

（2）多选用气味俱厚之品，甚至力猛有毒药物，如生南星、生半夏、川乌、巴豆、附子等。

（3）选用血肉有情之品，如羊肉、动物内脏、鳖甲等。

（4）有些需用鲜品，如旱莲草、透骨草、毛茛等。

（5）勿轻易使用蟾酥、大戟等刺激性过强的药物，可引起组织坏死。

四、选穴原则

以脏腑经络学说为基础，辨证选穴，穴位选取重在少而精。一般强调以下内容。

（1）选择离病变器官、组织最近、最直接的穴位。

（2）阿是穴。

（3）经验选穴，如吴茱萸敷贴涌泉治疗小儿流涎；威灵仙敷贴身柱穴治疗百日咳等。

五、天灸技术操作步骤

天灸技术操作步骤如图 3-15 所示。

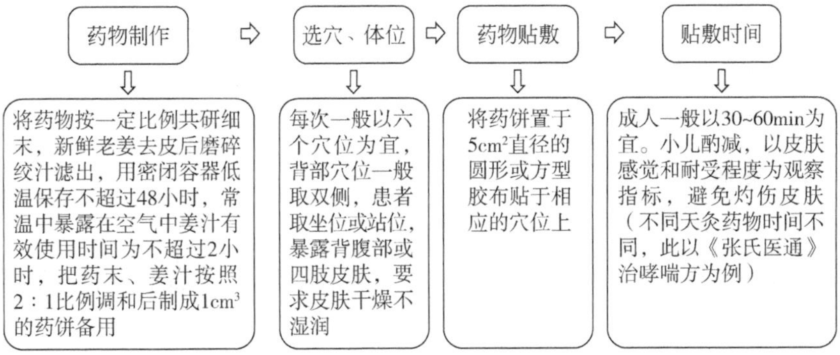

图 3-15　天灸技术操作步骤

六、适 应 证

1. 呼吸系统疾病

如支气管哮喘、过敏性鼻炎、慢性支气管炎、虚人感冒等。

2. 消化系统疾病

慢性胃肠炎、胃脘痛、便秘等。

3. 痛证

骨性关节炎、类风湿关节炎、颈痛、腰痛等。

4. 抑郁相关病症

抑郁症、焦虑症、睡眠障碍、神经症等。

5. 内分泌相关疾病

肥胖症、甲状腺功能异常、糖耐量异常等。

七、天灸技术的临床应用举例

1. 支气管哮喘

适应证　适用于哮喘发作期的辅助治疗或缓解期治疗。
主穴　定喘、天突、肺俞、脾俞。
配穴　风寒外袭证配风门；痰浊阻肺证配中脘；肺气不足证配气海；肺肾气虚证配关元；脾气亏虚证配足三里。

2. 过敏性鼻炎

适应证　适用于鼻炎发作期及缓解期治疗。
主穴　大椎、肺俞、脾俞、关元。
配穴　肺虚感寒证加风门；脾气虚弱证加足三里；肾阳亏虚证加肾俞。

3. 膝骨性关节炎

主穴　内外膝眼、阳陵泉。
配穴　气滞血瘀证加膈俞，风寒湿痹证加风市，痰湿阻络证加中脘，肝肾不足证加肾俞；韧带损伤加局部压痛点。

4. 郁病

主穴　胆俞、膈俞、肝俞、内关。
配穴　肝气郁结证加期门、气海；气郁化火加支沟、曲池；痰气郁结证加中脘、丰隆；心脾两虚证加心俞、脾俞；心肾不交证加心俞、涌泉；心胆失调证加心俞、阳纲。

5. 消化不良

主穴 中脘、天枢、足三里。

配穴 脾虚气滞证加脾俞、气海；肝胃不和证加肝俞、胃俞；脾胃湿热证加阴陵泉、内庭；脾胃虚寒证加脾俞、胃俞；胃胀明显者加梁门、建里；恶心呕吐者加内关、天枢。

八、禁 忌 证

（1）合并严重心脑血管疾病、肝肾功能不全及严重糖尿病患者。

（2）炎性疾病发热者。

（3）孕妇。

（4）过敏体质患者：对外贴胶布或药物过敏患者慎用。

九、注 意 事 项

（1）贴药当日戒酒、辛辣、海鲜、蘑菇、牛肉、芋头等易致化脓食物，并避免进食生冷食品及进行冷水浴。

（2）贴药后局部皮肤红肿、瘙痒、水泡，避免搔抓破损。水泡溃破者保护创面，防治感染。

（3）贴药时背部皮肤应干燥，贴药后不宜剧烈活动，以免出汗致药膏脱落。

（4）14 岁以下儿童贴药时间不宜超过 45min，年龄越小则贴药时间相应缩短，但不少于 20min。以贴药处皮肤潮红或自觉背部瘙痒、灼热、刺痛，随即移去膏药。

（5）老年人贴药时间可适当延长，但不宜超过 2 小时。

第十节 温针灸技术

温针灸（图 3-16）是指针刺与艾灸相结合的针灸技术，是将艾绒燃烧的热量通过针身传导，使其发挥针刺与艾灸的作用以达到治病的目的。

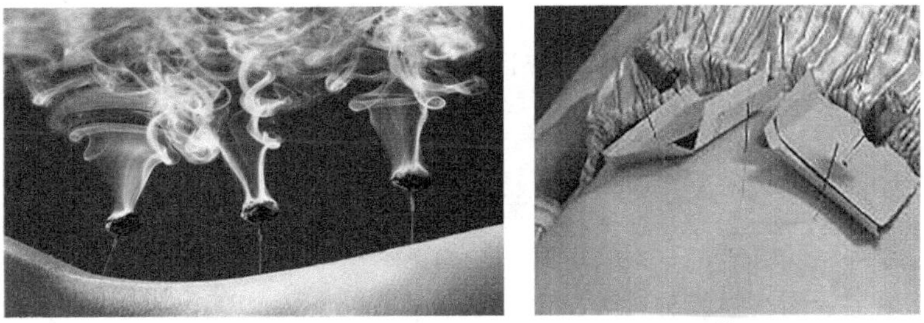

A　　B

图 3-16 温针灸

一、理 论 基 础

温针灸通过将针刺和艾灸相结合，达到温通经络、调整脏腑功能、治疗疾病的目的。

二、温针灸的主治作用

各脏腑穴区主治本脏腑或经脉的病症：如胃经主治呃逆、呕吐、胃脘痛等胃腑病变及足跗肿痛、面瘫等胃经循行所过部位疾病。

三、取 穴 原 则

温针灸技术的取穴原则是以脏腑经络辨证为基础。

（1）循经取穴：是根据经络辨证病变属于何经脉进行取穴。如腰椎间盘突出症表现为腰侧臀部及下肢外侧放射痛属胆经，针刺则选取胆经治疗。

（2）脏腑辨证取穴：是根据脏腑辨证病变在何脏腑来取穴。如哮喘患者急性发作属痰浊阻肺者取肺经、脾经。

四、温针灸技术操作步骤

温针灸技术操作步骤如图 3-17 所示。

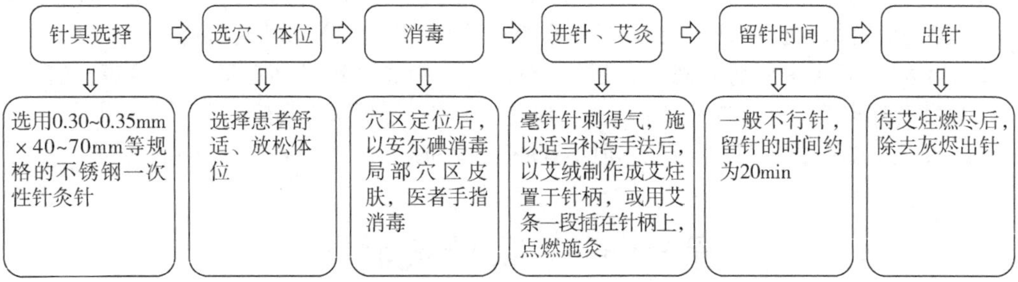

图 3-17　温针灸技术操作步骤

五、适　应　证

温针灸技术与毫针技术、灸法技术适应证相似，临床应用于痛证、消化系统、妇科病症等，特别常用于治疗寒证、虚证。

六、禁　忌　证

（1）颜面、五官、有大血管分布等部位不宜施术。

（2）皮肤局部溃疡、红肿及各类皮肤疾患者禁用。

（3）孕妇腰骶部、腹部禁用。

七、注 意 事 项

（1）燃烧前置放隔热纸片于皮肤上，防止烫伤皮肤。

（2）燃烧完后需等针柄冷却后出针，以防烫伤术者。
（3）感觉障碍患者慎用。
（4）治疗过程中注意嘱患者不可改变体位。

第十一节 热敏灸技术

热敏灸是采用艾条悬灸热敏化的腧穴，激发喜热、透热、扩热、传热、局部不（微）热远部热、表面不（微）热深部热、非热感等热敏灸感或经气传导，并施以个体化的饱和消敏灸量，从而提高艾灸疗效的一种新技术。现代针灸学家周楣声教授在其《灸绳》中首先提出“热敏点”的概念，其论“还有热敏点反应……当照至敏感点时，每见火焰下沉，而局部之热感亦向深部窜透。或用艾条点燃慢慢熏烤，当熏至敏感点时，亦可使热感向内深透，或向远方传布”。江西省中医院陈日新教授在继承以往研究的基础上对腧穴热敏化现象进行大量观察及广泛临床应用的基础上进行总结，提出“腧穴热敏化悬灸技术”。

一、理论基础

腧穴是人体脏腑经络气血输注于体表的特殊部位，是疾病在体表的反应点，也是针灸等治疗的刺激点，具有反应病症、协助诊断、接受刺激、防治疾病的作用。在生理状态下腧穴是脏腑经络气血活动的门户，病理状态下腧穴是脏腑经络病症的反应点。其反应表现形式多种多样，可分为形态改变点和功能改变点。形态改变点如皮下组织和肌肉处出现条索状、结节状改变，皮肤出现皮疹、血络、色泽的改变等；功能性改变点如压痛点、低阻点、皮温改变、热敏化点等。其中热敏化点既是诊断疾病的腧穴也是治疗疾病最有效的方法，临床应用广泛。

（一）腧穴热敏化现象

腧穴热敏化现象主要有以下几种。
（1）透热：灸热从施灸点皮肤表面直接向深部组织穿透，甚至直达胸腹腔脏器。
（2）扩热：灸热以施灸点为中心向周围扩散。
（3）传热：灸热从施灸点开始循经脉路线向远部传导，甚至达病所。
（4）局部不（微）热远部热：施灸局部不（或微）热，而远离施灸部位的病所处或其他部位感觉甚热。
（5）表面不（微）热深部热：施灸部位的皮肤表面不（或微）热，而皮肤下深部组织甚至胸腹腔脏器感觉甚热。
（6）产生其他非热感觉：施灸（悬灸）部位或远离施灸部位产生酸、胀、压、重、痛、麻、冷等非热感觉。
（7）上述灸感传导之处，病症随之缓解。

（二）热敏化规律

1. 腧穴热敏化的出现率

普查健康人群的结果显示，腧穴热敏化出现率约5%，而对神经系统、运动系统、消化系统、呼吸系统、生殖系统等20种疾病进行艾灸腧穴观察，腧穴热敏化的出现率平均可达70%左右。其中寒证、湿证、瘀证、虚证中多，急性病和慢性均可出现。疾病愈后，腧穴热敏出现率下降至10%左右。

2. 热敏化腧穴与经穴定位的关系

腧穴热敏化作为一种疾病的病理反应，出现的部位与经穴定位不完全符合，但它可以经穴为参照坐标系来定位。

热敏化腧穴具有时变特性，即随着时间其部位和强度也发生变化。对热敏化腧穴进行艾灸治疗能明显提高临床疗效。

3. 热敏化腧穴对艾灸的反应

热敏化腧穴对艾热反应表现为喜热、透热、扩热、传热和非热觉，平均出现概率为70%，这说明上述现象的出现不是偶然的，有其内在的必然性。

二、腧穴热敏化的分布

腧穴热敏化有其自身的分布规律，具体如下所述。

面瘫多在翳风、下关、颊车、太阳、神阙、手足三里穴出现热敏化。

感冒多在风池、风府、大椎、肺俞、太阳穴和上印堂穴出现热敏化。

慢性支气管炎、支气管哮喘多在风门、肺俞、至阳、次髎、命门、肾俞、脾俞出现热敏化。

消化性溃疡多在中脘、脾俞、肝俞、阳陵泉、足三里出现热敏化。

肠易激综合征多在上星、神阙、大肠俞、足三里、三阴交出现热敏化。

便秘多在次髎、大肠俞、大横、迎香、上巨虚出现热敏化。

原发性痛经多在关元、中极、子宫、次髎、三阴交出现热敏化。

盆腔炎多在三阴交、次髎、大肠俞、关元、子宫出现热敏化。

中风病在百会穴、曲池穴、风市穴、血海穴、阳陵泉穴出现热敏化。

颈椎病在百会穴、大椎穴、风池穴、颈夹脊、肩井穴出现热敏化。

过敏性鼻炎在大椎、肺俞、上印堂、神阙、肾俞出现热敏化。

腰椎间盘突出多在至阳、腰阳关、大肠俞、关元俞、委中、委阳、阳陵泉、昆仑穴出现热敏化。

增生性膝关节炎在内外膝眼穴、血海、梁丘、肾俞穴出现热敏化点。

荨麻疹多在肺俞、至阳、神阙、阴陵泉、曲池出现热敏化。

三、灸法操作

1. 循经往返灸

用点燃的纯艾条在患者体表，距离皮肤3cm左右沿经络循行往返匀速移动施灸，以患者感觉施灸路线温热为度。循经往返灸有利于疏导经络、激发经气，临床操作2～3min。

2. 回旋灸

用点燃的纯艾条在患者特定体表部位，距离皮肤3cm左右，均匀的左右方向移动或往复回旋施灸。以患者感觉施灸部位温暖舒适为度。回旋灸有利于温热局部气血，临床操作以1～3min为宜，继以雀啄灸。

3. 雀啄灸

用点燃的纯艾条对准患者施灸部位，一上一下的摆动，如鸟雀啄食一样，以患者感觉施灸部位波浪样温热感为度。雀啄灸有利于加强施灸部位的热敏化程度，疏通局部的经络，从而为局部的经气激发，甚至产生灸性感传作进一步准备，临床操作以 1 ~ 2min 为宜。

4. 温和灸

将点燃的纯艾条对准热敏化腧穴，距离皮肤 3cm 左右实施温和灸，以患者无灼热痛感为度。此种灸法有利于激发施灸部位的经气活动，激发灸性感传。

四、取穴原则

（1）先选强敏化腧穴，后选弱敏化腧穴。
（2）先选躯干部腧穴，后选四肢部腧穴。
（3）先选近心部腧穴，后选远心部腧穴。
（4）远近搭配，左右搭配，前后搭配。

五、热敏灸技术操作步骤

热敏灸操作步骤如图 3-18 所示。

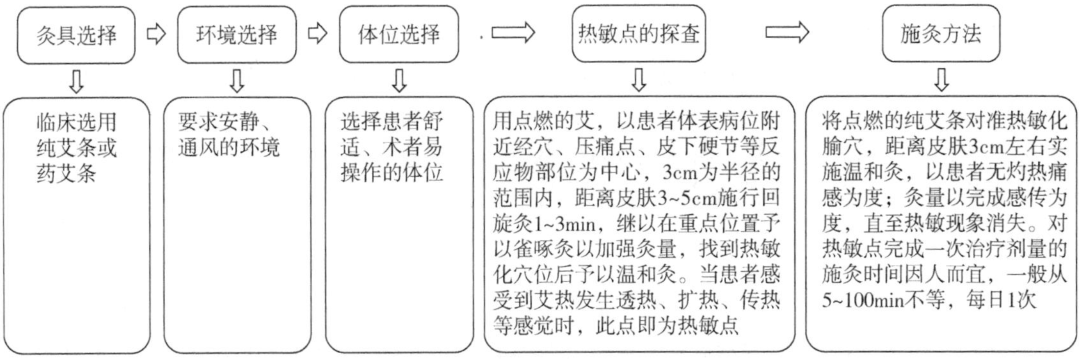

图 3-18　热敏灸技术操作步骤

六、适　应　证

（1）痛证：如肌筋膜疼痛综合征、软组织损伤、颈肩腰腿痛、骨性关节炎等。
（2）神经系统疾病：中风偏瘫、面瘫、面肌痉挛、三叉神经痛等。
（3）肺系疾病：过敏性鼻炎、慢性支气管炎、支气管哮喘等。
（4）消化系统疾病：功能性消化不良、胃肠动力障碍、腹痛、腹泻等。
（5）生殖系统疾病：痛经、月经不调、盆腔炎、性功能障碍等。
（6）其他疾病，如风湿性关节炎、慢性疲劳综合征等。

七、热敏灸技术的临床应用举例

1. 面瘫

适应证　适用于急性期、恢复期及后遗症期以口眼歪斜为主症者。

主穴　主要于热敏高发部位翳风穴、阳白穴、下关穴、颧髎穴、颊车穴、大椎穴、足三里穴、手三里穴、合谷穴附近进行热敏探查。

操作方法　运用“回旋灸”温热施灸部位的气血，然后“循经往返灸”疏通经络，激发经气，“雀啄灸”进一步加强局部敏化；确定热敏点，做好标记；最后于局部“温和灸”进一步激发经气，直至热敏灸感消失。

2. 感冒

适应证　适用于感冒表现为鼻塞流涕、喷嚏、头痛头晕、全身酸痛等症状，可伴有发热或不发热。

主穴　主要于热敏高发部位印堂穴、太阳穴、风池穴、丰富穴、大椎穴、至阳穴、腰阳关穴等穴位附近进行热敏探查。

操作方法　运用“回旋灸”温热施灸部位的气血，然后“循经往返灸”疏通经络，激发经气，“雀啄灸”进一步加强局部敏化；确定热敏点，做好标记；最后于局部“温和灸”进一步激发经气，直至热敏灸感消失。

3. 过敏性鼻炎

适应证　主要适用于有半年以上典型过敏病史，表现为喷嚏、鼻塞流涕、鼻痒、严重者出现不同程度的嗅觉减退。

主穴　主要于热敏高发部位上印堂穴、通天穴、风池穴、肺俞穴、神阙穴等穴位附近进行热敏探查。

操作方法　运用“回旋灸”温热施灸部位的气血，然后“循经往返灸”疏通经络，激发经气，“雀啄灸”进一步加强局部敏化；确定热敏点，做好标记；最后于局部“温和灸”进一步激发经气，直至热敏灸感消失。

4. 原发性痛经

适应证　主要适用于原发性痛经表现为行经前后或经期出现下腹疼痛、坠胀不适、腰骶酸痛，可伴有头晕头痛、发力、恶心呕吐、腹泻等症状。

主穴　主要于热敏高发部位关元穴、子宫穴、次髎穴、三阴交穴等穴位附近进行热敏探查。

操作方法　运用“回旋灸”温热施灸部位的气血，然后“循经往返灸”疏通经络，激发经气，“雀啄灸”进一步加强局部敏化；确定热敏点，做好标记；最后于局部“温和灸”进一步激发经气，直至热敏灸感消失。

5. 功能性消化不良

适应证　主要适用于消化不良表现为上腹部疼痛、饱胀、嗳气、食欲不振、恶心呕吐等上腹部不适症状，持续4周以上，并排除相关器质性疾病。

主穴　主要于热敏高发部位天枢穴、中脘穴、关元穴、肝俞穴、膈俞穴、上巨虚穴等穴位附近进行热敏探查。

操作方法 运用“回旋灸”温热施灸部位的气血，然后“循经往返灸”疏通经络，激发经气，“雀啄灸”进一步加强局部敏化；确定热敏点，做好标记；最后于局部“温和灸”进一步激发经气，直至热敏灸感消失。

八、禁 忌 证

（1）感觉障碍、语言障碍、听觉障碍、肿瘤晚期、出血性脑血管病急性期、大量失血、结核病、过饥、过饱、过劳、酒醉等患者。

（2）对于证属实热及阴虚发热者，一般也不宜施灸。

（3）神志障碍、婴幼儿及孕妇腰骶部和腹部不宜施灸。

九、注意事项

（1）严格把握热敏灸的适应证及禁忌证，根据年龄、性别、体质、病情，采取舒适的并能充分暴露施灸部位的体位，并根据病情及个体的不同，采用个体化施灸剂量。

（2）施灸的先后顺序：《备急千金要方·针灸上》有记载：“凡灸当先阳后阴……先上后下，先少后多。”因此，自古以来医家都十分重视施灸的先后顺序。临床上我们一般是先灸上部，后灸下部；先灸阳部，后灸阴部，灸量由小到大进行热敏灸治疗。

（3）灸后的处理：施灸后局部出现皮肤潮红、灼热感，属于正常现象，无需特殊处理。如果因为施灸过量火针不慎烫伤，局部出现小水泡，只要注意不擦破，可任其自然吸收；如果水泡较大，可用消毒后的毫针火针注射器针头刺破水泡，放出水液，再用甲紫外涂，纱布包裹；如果出现化脓者，在灸疮化脓期间，要注意保持局部清洁，预防感染，局部可用敷料保护灸疮，适当休息，加强营养，待其自然愈合；如处理不当，灸疮脓液呈黄绿色或有渗血现象者，可用消炎药膏或玉红膏外涂。

（4）施灸时应防止艾火烧伤皮肤或衣物。用过的艾条应保证完全熄灭，以防复燃。

第十二节 雷火灸技术

雷火灸（图3-19）是采用中药麝香、硫黄、乳香、没药、穿山甲、全蝎、红花等做成粗约为3cm药柱，用明火悬灸治疗疾病的一种灸类技术。雷火灸是赵时碧先生在古代“雷火神针”和“太乙神针”的基础上，传承和发展起来的的特色技术，并已申请国家专利，在手法、灸具上独树一帜。雷火灸为纯中药柱、药效峻、火力猛、渗透力强、治疗范围、疗效更加显著。

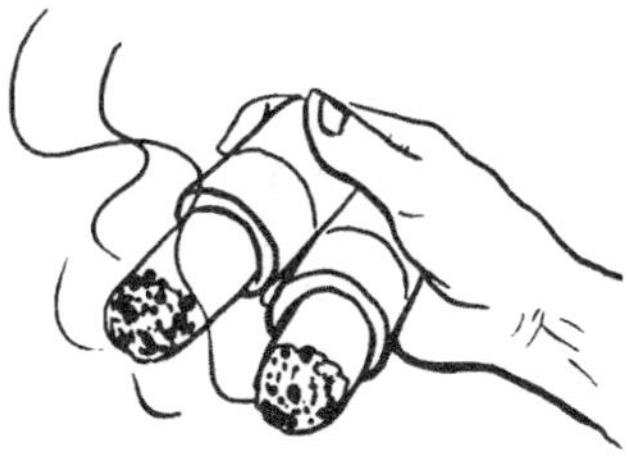

A

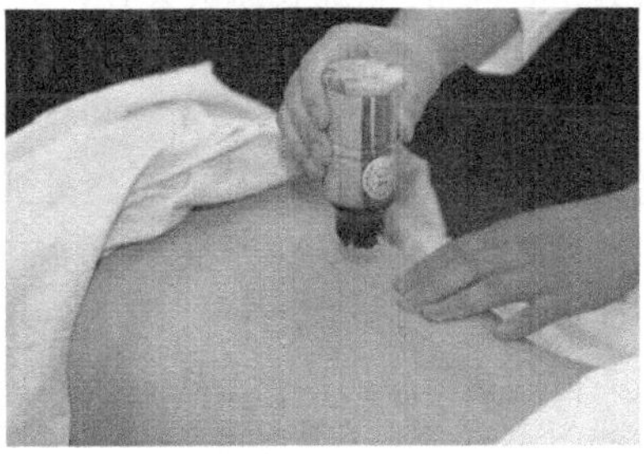

B

图3-19 雷火灸

一、理论基础

（一）雷火灸与阴阳五行学说

阴阳五行学说，贯穿在中医学理论体系的各个方面，用来说明人体的组织结构、生理功能，疾病的发生和发展规律，并指导各科临床诊断和治疗。它也指导雷火灸如何调节阴阳平衡的统一，指导雷火灸的治疗，调节五行相生相克的失调，同时也可以平衡阴阳的失调。

（二）雷火灸与经络学说

经络联系人体内各个脏腑组织器官，起到感应传导、通理气血及调节人体各个功能的作用。在病理情况下，经络就成为病邪传入和反应病变的路径，如《素问·皮部论》云："邪客于皮则腠理开，开则邪入客于络脉，络脉满则注于经脉，经脉满则入舍于脏腑也。"用雷火灸产生的温热效应及放射同的近红外线更具有渗透力和滋养人体组织的功效，能通经活络、活血化瘀、消肿止痛、祛风除湿、散瘿散瘤、扶正驱邪。

二、雷火灸的配方创新

雷火灸根据人体解剖学功能、灸疗基础理论阴阳五行学说、脏腑学说、经络学说选穴施灸，更具特色的是中药学的性味重新组合灸条方剂。其根据各种病侯群的辨证要领，发明创造了雷火灸的新的配方。它燃烧时产生的温热效应增大及放射出的远近红外线形成的红外线网更具有渗透力和滋养人体组织的功效。

雷火灸配方：主方能攻补兼施，故能温经散寒、活血化瘀、消痰除湿、消肿止痛、散瘿散瘤、扶正驱邪。主方内有白树茎属油质芳香类木质，燃烧时它除了散发出芳香气息增加艾绒的芳香作用外，由于它是带油质性的物质，还可以助其他物质的燃烧，所以雷火灸的温度会比普通灸的温度增加若干倍的原因之一。另，根据病侯群再增加适应证药物。如减肥再加月见草、荷叶（降脂肪）；治鼻炎类疾病，加苍耳子、板蓝根（增加消炎、消肿的作用）。

三、雷火灸的特点

雷火灸根据实验报告说明：它有热辐射力和远近红外线产生。

雷火灸与艾条灸温度的比较：雷火灸距离火头1cm，灸1 min（吹掉燃烧表面灰头时）最高温度可达240℃；（保留燃烧表面灰头时）最低温度200℃；温差40℃，平均温度220℃。艾条距离被灸处1cm，灸1 min（吹掉燃烧表面灰头时）最高温度可达90℃，（保留燃烧表面灰头时）最低温度65℃，温差35℃，平均温度78℃。

雷火灸的物理基础：它燃烧时放射出来的热辐射力是比较强的，它的温热效应对人体产生的作用比较大。雷火灸在燃烧时还会产生远近红外线，远红外线对人体的皮肤容易渗透，而产生的近红外线可以渗透到人体的深部组织，渗透力深度在10mm以上，继续燃烧的热辐射力就可以把红外线渗透到人体内脏、骨骼、神经、淋巴、血液循环、内分泌等系统。促进各系统生理功能活动的能力，增强人体的抗体作用。雷火灸在灸病灶部位时，由于它粗壮，所产生的灸疗面积也比其他的任何灸要宽广。

总体来说，雷火灸的特点：药力峻、火力猛、渗透力强、灸疗面广。其通经活络、活血化瘀、消肿止痛、追风除湿、散瘘散瘤、扶正驱邪的功效比其他灸的功效强。

四、雷火灸的手法特点

手法：就是雷火灸施灸时运用的各种技法，采取不同的灸疗技术方法，就能达到雷火灸治疗各种疾病的效果，手法如下。

1. 雀啄法

雷火灸火头对准应灸部位或穴位，做形如鸡啄米、雀啄食运动，火头距皮肤 1～2cm。此方法多用于泄邪气（图 3-20）。

2. 小回旋灸法

雷火灸火头对准应灸的部位或穴位，做固定的圆弧形旋转，距离皮肤 1～2cm 为泻，3～5cm 为补，2～3cm 为平补平泻（图 3-21）。

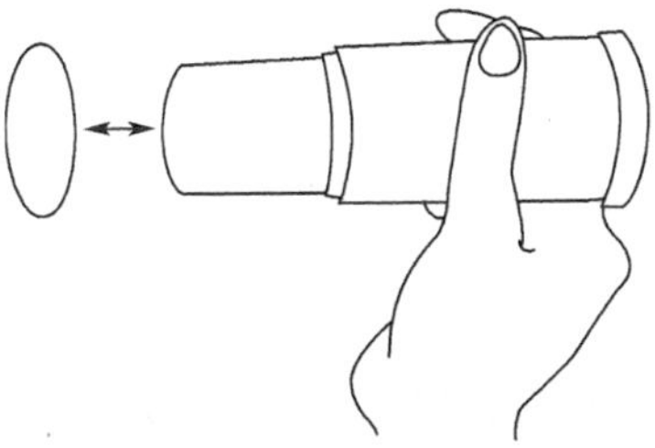

图 3-20　雀啄法

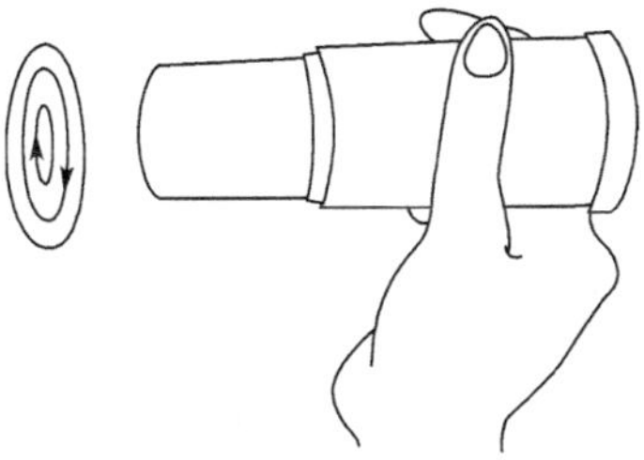

图 3-21　小回旋灸法

3. 螺旋形灸法

雷火灸火头对准应灸部位中心点，螺旋式旋转至碗口大，并反复操作。一般距离皮肤 2～3cm，做顺时针方向旋转（图 3-22）。

4. 横行灸法

雷火灸火头悬至病灶部位之上，灸时左右摆动，距离皮肤 1～2cm，为泻；距离皮肤 3～5cm，为补（图 3-23）。

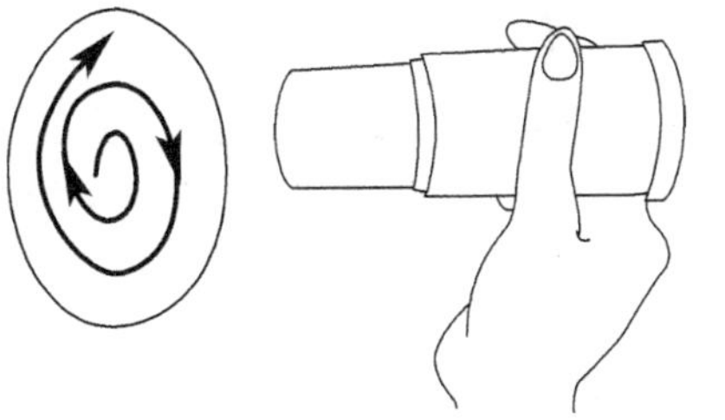

图 3-22　螺旋形灸法

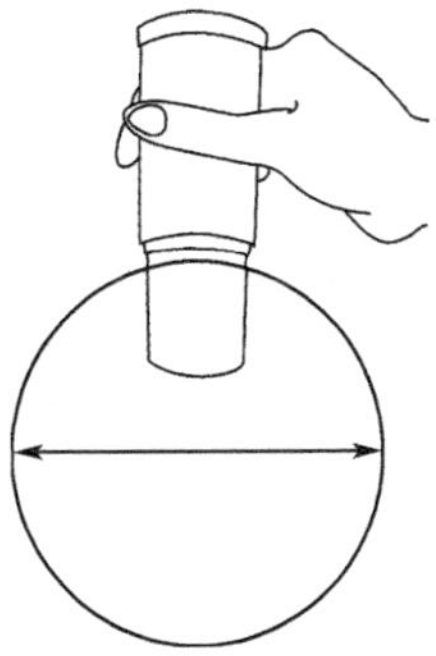

图 3-23　横行灸法

5. 纵行灸法

雷火灸火头悬至病灶部位之上，灸时火头上下移动，距离皮肤1～2cm，为泻；3～5cm，为补（图3-24）。

6. 斜行灸法

雷火灸火头悬至病灶部位之上，火头斜行移动，距离皮肤1～2cm，为泻；3～5cm，为补。此方法在治疗鼻炎等多种疾病时常采用（图3-25）。

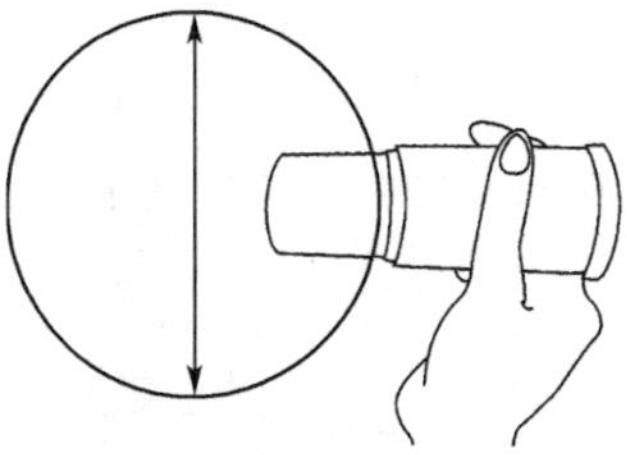

图3-24　纵行灸法

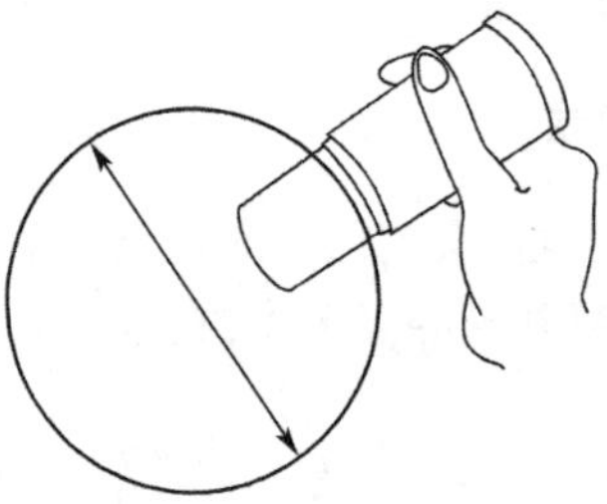

图3-25　斜行灸法

7. 拉辣式灸法

此为雷火灸创新手法。用示指、中指、无名指平压躯干软组织，指尖处为施灸部位，手指往后移，火头随指尖移动，距离皮肤2cm。用时保持红火，患者皮肤需有灼热感（图3-26）。

8. 摆阵法

用单、双孔或多孔温灸盒，根据患者不同病情在患者身体部位用两个或两个以上的温灸盒平形、斜形或丁字形摆出横阵、竖阵、斜阵、丁字阵等（图3-27）。

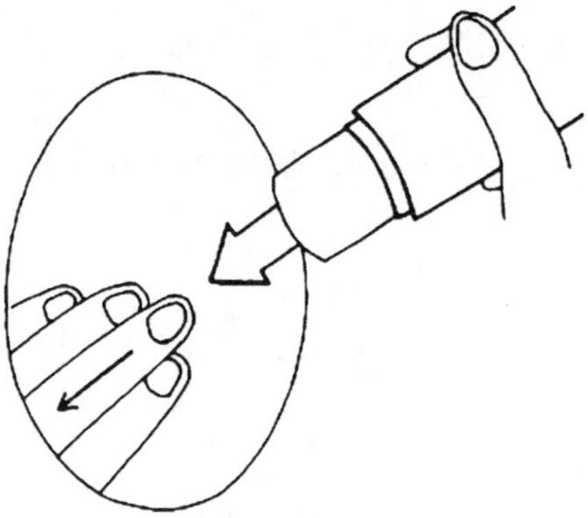

图3-26　拉辣式灸法

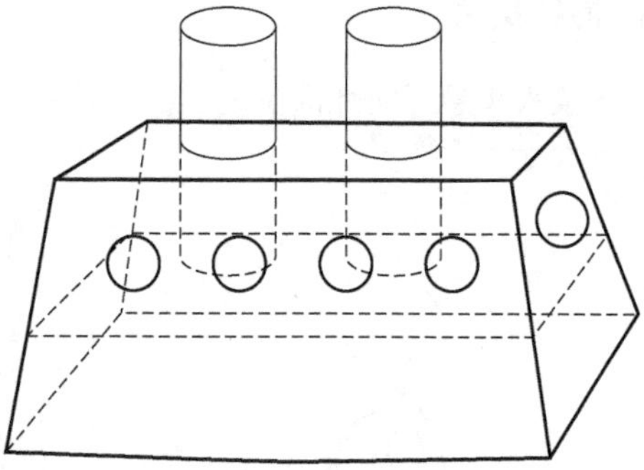

图3-27　斗式温灸盒

五、雷火灸技术操作步骤

雷火灸技术操作步骤如图3-28所示。

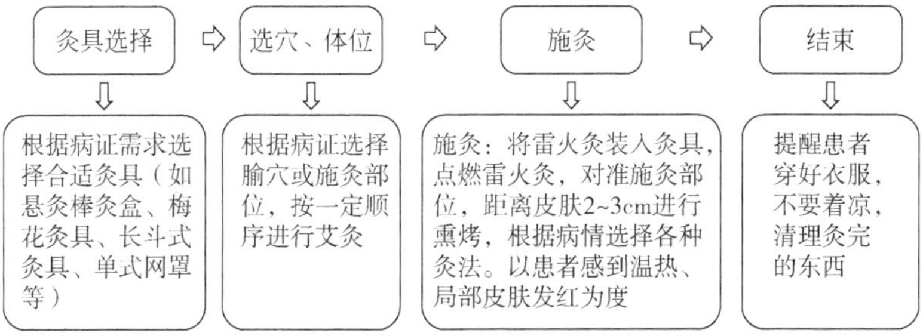

图 3-28　雷火灸技术操作步骤

六、适　应　证

雷火灸技术在眼疾、鼻疾、咽喉疾、耳疾、各类痛疾、减肥、妇科疾病、男性疾病八大系列疾病有明显效果。

七、雷火灸技术的临床应用举例

1. 中风偏瘫

适应证　适用于急性期以肢体偏瘫为主症者。

穴位：人中、太冲、内关。

操作方法　点燃一支药，固定在单头灸具上，在人中，距离皮肤 2cm，进行雀啄式灸法，然后取内关和太冲，距离皮肤 2cm，用小螺旋法，人中可配针灸同时治疗。

2. 痛风性关节炎

适应证　痛风性关节炎急性发作期。

穴位：三阴交、太溪、中极、关元、中冲、劳宫。

操作方法　患者取仰卧位，点燃 1 支药，固定在单头灸具上。灸三阴交、太溪、中极、关元、中冲、劳宫，距离穴位 1cm，用雀啄法。

3. 胃下垂

适应证　腹胀、食后加重者。

穴位：中脘、神阙、关元、气海、足三里。

操作方法　患者仰卧，点燃 1 支药，固定在单头灸具上，距离穴位 2 ~ 3cm，用小螺旋形法灸疗。

4. 急性乳腺炎

适应证　适用于乳房局部结块，红肿热痛，并有恶寒发热等全身症状。

穴位：十指冲、阿是穴、足三里。

操作方法　点燃 1 支药，距离乳房及患侧腋下部皮肤 3 ~ 5cm，每旋转纵向或横向，有肿胀疼痛处的包块及患侧乳房，灸至皮肤发红，深部组织发热，重心灸乳房肿块处（阿是穴）；灸双手

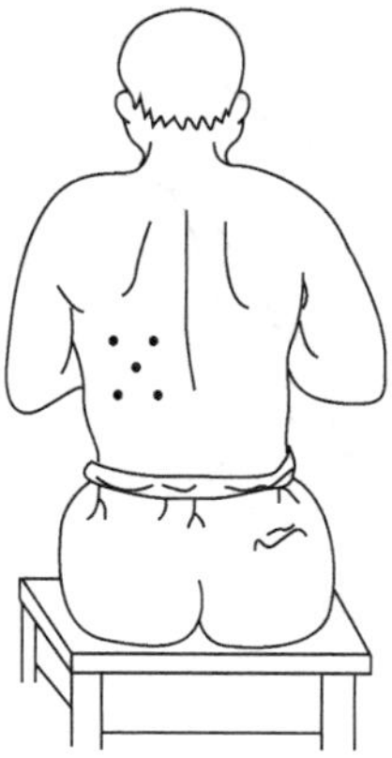

图 3-30 梅花穴

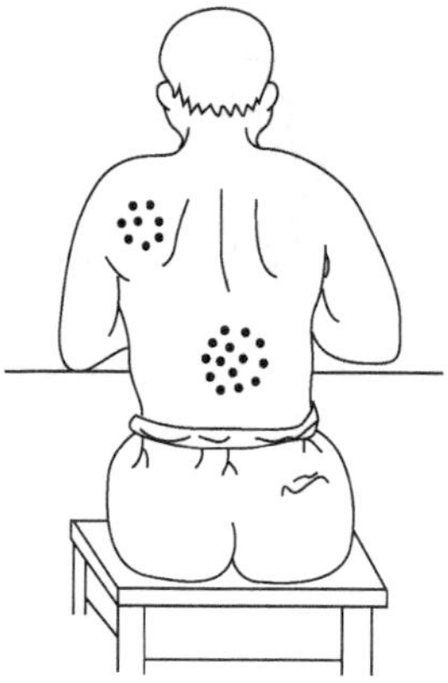

图 3-31 莲花穴（上）葵花穴（下）

4. 结顶穴

淋巴结附近或周围炎症时引起的局部淋巴结肿大之顶部。

5. 长子穴

皮疹类疾病最先出现的疹子或最大的疹子为穴。

6. 脐周四穴

以神阙为中心，旁开 1.5 寸，上下左右各取一穴，治胃肠病变。

7. 膀胱三穴

于尿液潴留而隆起之上缘取左、中、右三穴，主治尿潴留。

8. 关常

各关节周围常用穴位，如膝眼、膝阳关等。

9. 食背

手背，示指本节关节的中点取穴。

10. 十六路总火穴

十六路总火穴是治疗夹色症危重患者的一组特定穴位，这些穴位包括攒竹、头维、风池、中冲、足三里外，还包括以下内容。

（1）翼唇穴：于鼻翼至上唇垂直连线中点处取穴。

（2）背八穴：从风门至大肠俞连线平分为五等分，两等分交界处取一穴，每边四穴。

（3）甲角穴：于踇趾外侧旁开赤白肉际处取穴，左右各一穴。

（4）肘凹穴：于肘后鹰头后方凹陷处取穴。

五、壮医药线点灸操作步骤

壮医药线点灸操作步骤如图 3-32 所示。

药线选择	选穴、体位	消毒	持线	点火	施灸
1号线直径1mm适用于皮肤较厚或癣类疾病；2号线直径0.7mm，适用于各种病症；3号线直径0.25，适用于幼儿或皮肤较薄处	辨证取穴，根据病情或经验选取经穴或经验效穴	穴区定位后，以安尔碘消毒局部穴区皮肤	拇、示指持线一端，露出线头1~2cm（图3-32A）	将露出的线段端在酒精灯上点燃，使线头有火星（珠火）	将有火星的载端对次穴们，顺就腕和拇指屈曲动作，拇指指腹稳重而敏捷地将有火星的线头直接点按于穴位上（图3-32B）

图 3-32　壮医药线点灸操作步骤

六、适　应　证

药线点灸技术适应证广泛，涉及内、外、妇、儿、五官各科病症。

七、药线点灸技术的临床应用举例

1. 感冒

适应证　伤风外感恶寒发热、头身疼痛，或流行性感冒。

主穴　攒竹、头维、风池。

配穴　发热伴身体疼痛者加灸大椎、合谷、肩髃、附分、三焦俞、气海俞；头项强痛加外关；咽痒咳嗽加灸肺俞、天突。

操作方法　每日施灸一次，连灸三至五日。

2. 泄泻

适应证　各种原因引起的排便次数增多。

主穴　脐周四穴、食背。

配穴　伴胸闷呕吐者，加灸内关、足三里；滑泄者，加灸命门、大肠俞、三阴交；伴里急后重感者，加灸阴陵泉。

操作方法　每日施灸一次，必要时可多次，以愈为度。

3. 类风湿关节炎

适应证　类风湿关节炎急性期、慢性期关节疼痛及其周围组织的红肿热痛。

主穴　关常（各关节周围常用穴位）。

操作方法　每日施灸一次，一个月为 1 个疗程。

4. 荨麻疹

适应证　各种急、慢性发作的荨麻疹。

主穴　梁丘、足三里、曲尖、肾俞、下官员、阳陵泉、居髎。

操作方法　每日施灸一次，直至麻疹逐渐减少至完全停止发作。

5. 眩晕

适应证　眼花、头晕，轻者闭目即止，重者如坐车船，不能站立。
主穴　攒竹，百会，风池。
配穴　伴胸闷呕吐者加天突、内关、足三里。
操作方法　每日施灸一次，十日为1个疗程。

八、禁　忌　证

眼球及孕妇禁灸，实热证慎用。

九、注意事项

（1）持线对着火端必须露出线头，以略长于拇指端即可。

（2）掌握火候，施灸时以线头火星最旺时为点按时机，使珠火着穴。

（3）施灸手法严格掌握“以轻应轻，以重对重”，即轻对轻病、重对重症。轻即接触穴位时间短者、重为接触时间长者，故快速扣按、珠火接触穴位即灭为轻，缓慢扣压珠火较长时间接触穴位为重。

（4）灸后局部有灼热感或痒感，不要用手抓破以免感染。

（5）灸时点一次火灸一壮，再点再灸。

第十四节　灯火灸技术

灯火灸是以灯心草作为灸材蘸植物油对准穴位或部位，以治疗疾病的一种灸类技术。灯火灸（lamplight moxibustion）又称灯草灸、灯草、油捻灸、十三元宵火，也称神灯照，此法始见于《本草纲目・灯火》，历代相传，是民间沿用已久的简单灸法。即取10～15cm的灯心草或纸绳，醮麻油或其他植物油，浸渍长3～4cm，点燃起火后用快速动作对准穴位，猛一接触听到“叭”的一声后迅速离开，如无爆之声可重复1次，灸后皮肤有一点发黄，偶尔也会起小泡。主治小儿痄腮、惊厥、吐泻等病证。《幼幼集成》称其为“幼科第一捷法”。

一、理论基础

灯火灸技术是中医学热灸技术之一，它以中医经络学说和辨证论治理论为依据，通过灯芯火对皮肤的温热刺激，借助经络的传导作用，以激发经气、疏通经脉、促进气血运行，调整脏腑功能，扶正祛邪，对疾病起到“外惹内效”之功，它的防病、治病作用与艾灸、电热灸、激光灸或其他灸法一样，均是温热刺激的结果，

二、灯火灸技术施灸的材料

灯火灸技术施灸简便，所需材料及用具不多，通常只需预备灯心草数根、植物油、油灯或蜡烛、火柴、普通消炎膏等。植物油可使用胡麻油、苏子油、香油、豆油、花生油均可；灯心草甘

淡无味，性微寒，内服有清心降火、利水通淋作用，外用于灸治，以陈久为上品。

三、灯火灸技术的操作方法分类

根据古籍记载和民间流传的经验，总结、归纳起来，灯火灸的施术方法常用的有如下几种。

1. 明灯爆火灸法（民间称爆灯火）

取灯心草1根（约10cm长），蘸植物油并使其浸渍寸许，点燃灯芯火后，以灵捷而快速的动作，对准选定的穴位，直接点触于穴位上爆灸，一触即离去，并听到爆响“叭”之声，即告成功，此称一壮，该法灸后局部皮肤稍微灼伤，偶尔也可引起小水泡，3～4日后水泡自然吸收而消失，该法常用于治疗急性病症，包括小儿急性病（图3-33）。

2. 阴灯灼灸法

取灯心草1～2根（约10cm长），蘸植物油并使其浸渍寸许，点燃灯芯火约半分钟及吹灭灯火，待灯芯温度稍降，利用灯火余热烬点于治疗穴位上灼灸之，一触即起为一壮，每穴可雀啄般地灼灸1～3壮，该法无灼伤之弊端，可消除害怕心理，可适用于各科急性和慢性病的治疗（图3-34）。

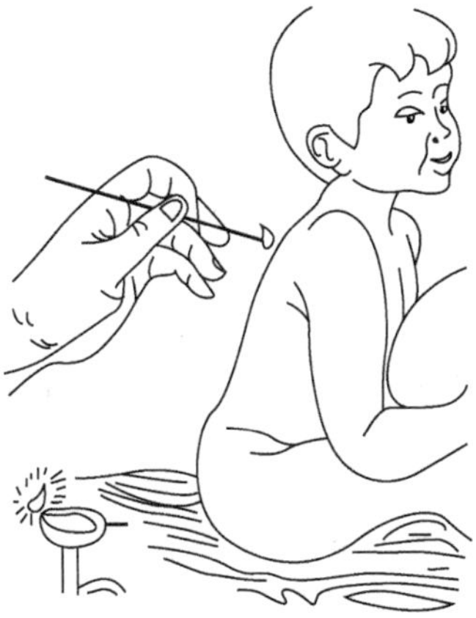

图3-33 明灯爆火灸法

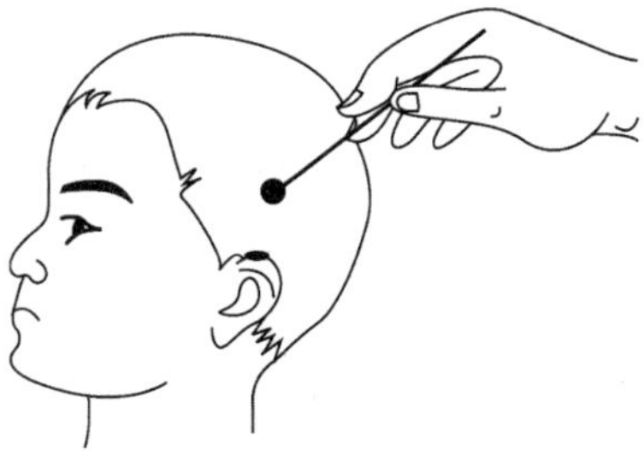

图3-34 阴灯灼灸法

3. 压灯指温熨法

取灯芯草1～3根（约10cm长），蘸植物油并使其浸渍寸许，点燃灯芯火，然后用拇指指腹压在灯芯火上，旋即把拇指指腹的温热迅速移压在治疗穴位上熨灼之，如此反复3～5次即可，该法属间接熨灸法，适用于婴幼儿疾患和老年体弱慢性病，通常用于2周岁以下婴幼儿（图3-35）。

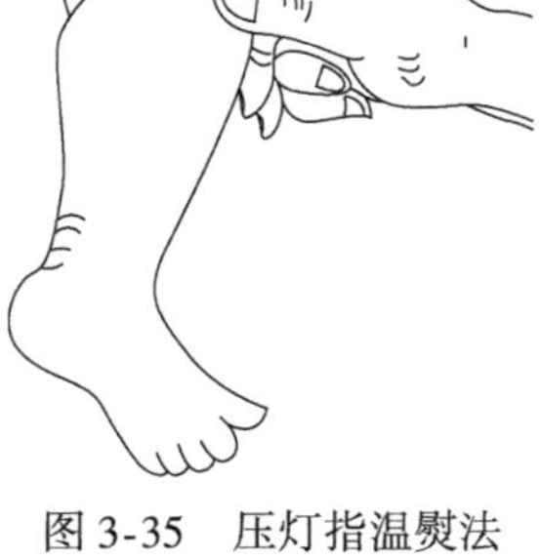

图3-35 压灯指温熨法

四、灯火灸技术操作步骤

灯火灸技术操作步骤如图3-36所示。

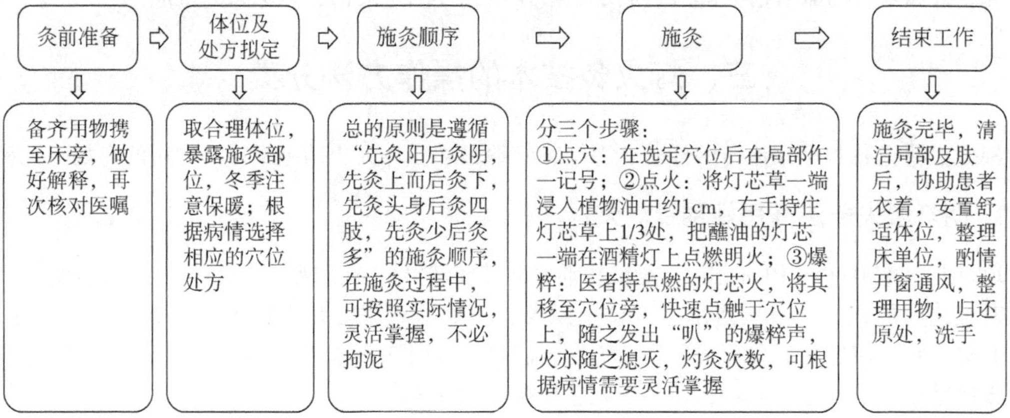

图 3-36　灯火灸技术操作步骤

五、灯火灸的疗程与操作步骤

灯火灸治疗注重治疗的时机，强调轻病早治，急病速治，慢性病长期治，因此，可根据患者的身体虚实情况和不同疾病的需要，灵活掌握治疗时间及疗程，一般有如下原则。

1. 急性病的疗程宜短

如急性腮腺炎、感冒之类，宜每日施灸一次，连续 1 ~ 3 日，可以治愈，故疗程较短。

2. 慢性病的疗程较长

对于一些顽固性慢性疾病，短期治疗难以奏效，通常需要灸治 1 ~ 3 个月才能逐渐出现疗效，故疗程较长。

3. 施灸间隔于疗程

灯火灸有小点灼伤，一般 3 ~ 5 日施灸一次，以免过频刺激损伤皮肤，对于急性病，应每日施灸一次，避开原灸火点，5 次为 1 个疗程，慢性病或顽固性疾病，其间隔时间不宜过长，一般 2 ~ 3 日施灸一次 5 ~ 10 次为 1 个疗程。

六、适　应　证

灯火灸技术具有疏通经络、调畅气血、调节脏腑、平衡阴阳、通达内外、宣泄邪气和补益正气、强壮保健的作用，故其适应证繁多，而且应用广泛，诸如头痛、胃痛、颈肩腰腿痛等各类痛证，月经不调、痛经、崩漏等妇科疾病，小儿痄腮、喉蛾、吐泻、麻疹、惊风等儿科疾病，涉及内、外、妇、儿多个学科常见病，其施灸方法简便，使用灵活，奏效快捷，治愈率较高。

七、灯火灸技术的临床应用举例

1. 感冒

适应证　四季常见的伤风外感恶寒发热、头身疼痛、咳嗽鼻塞，或流行性感冒。

主穴 大椎、风门、风池、列缺、合谷。

配穴 头项强痛加外关；发热伴身体疼痛者加灸身柱、阳陵泉；咽痒咳嗽加灸肺俞、天突。

操作方法 每日施灸一次，每穴一壮，连灸三至五日。

2. 咳嗽

适应证 外感、内伤引起的咳嗽、咯痰、肺气不利之证。

主穴 合谷、肺俞、列缺、风门、天突。

配穴 恶寒者加灸风池；咽痛者加灸尺泽；发热者加大椎、曲池；痰多者加丰隆，呕吐者加中脘、内关。

操作方法 外感咳嗽用明灯爆灸法，内伤咳嗽用阴灯灼灸法，每日施灸一次，必要时可多次，以愈为度。

3. 小儿疳积

适应证 小儿饮食不节、喂养不当或因多种疾病影响，引起脾胃虚弱、津液耗伤、水谷积滞、营养不良之证。

主穴 大敦、二间、足三里、四缝。

配穴 腹胀满者加公孙，虫积者加百虫窝。

操作方法 采用阴灯灼灸法，每日施灸一次，每穴一至二壮，十日为1个疗程。

4. 痛经

适应证 妇女经行前后或行经期间出现下腹部疼痛，或痛引腰骶。

实证：主穴 中极、归来、承山、气海、次髎。

配穴 肝气郁结加太冲；气滞血瘀加三阴交、血海。

灸法：采用明灯火爆灸法，每日施灸一次，每穴一壮，直至疼痛消失。

虚证：主穴 中极、关元、命门、足三里、次髎。

配穴 肾阴亏虚加肾俞、三阴交；气血不足加脾俞、膈腧、胃俞。

灸法：采用阴火灼灸法，每日施灸一次，每穴一至三壮，直至疼痛消失为止。

5. 眩晕

适应证 眼花、头晕，轻者闭目即止，重者如坐车船，不能站立。

主穴 百会、风池、太溪、足三里、攒竹。

配穴 气血不足加脾俞、气海；肝阳上亢加肝俞、太冲、行间；痰浊上扰者加丰隆、内关、中脘；肝肾阴虚者加肝俞、三阴交。

操作方法 采用阴灯灼灸法，每日施灸一次，每穴一至三壮，十日为1个疗程。

八、禁 忌 证

(1) 颜面五官区域、大血管及重要器官、黏膜附近不宜施灸。

(2) 凡属实热证、阴虚发热者慎用。

(3) 昏厥、局部知觉减退的患者或小儿等慎用。

(4) 孕妇腹部及腰、骶部不宜施灸。

(5) 对于过劳、过饥、醉酒、大喝、大惊、大恐、大怒者不宜施灸。

(6) 精神病患者或不相信灯火灸的患者不宜施灸。

九、注意事项

(1) 施灸手法要熟练，以稳、准、快的动作对准穴位，一触即离，爆响“叭”声即告成功。

(2) 做好患者解释工作，消除患者惧怕心理，使患者配合治疗。

(3) 施灸后局部皮肤出现微红灼伤，属于正常现象，注意保持局部皮肤清洁，涂以普通消炎膏或龙胆紫药水，并嘱患者避免擦拭，加以保护，预防感染。

(4) 熄灭后的灯心草，应立即装入小口瓶内，以防复燃，发生火灾。

第十五节　红外灸技术

红外灸技术是使用红外线对人体经络穴位进行照射，使其产生温热效应，从而疏通经络、宣导气血、扶正祛邪以治疗疾病的一种灸类技术。红外灸具有以下特点：①无损伤：红外灸采用的是不足以引起穴位组织损伤的红外线剂量进行穴位照射，患者只有照射局部的温热感，是无创伤性穴位技术之一。②疗效确切，适应范围广：红外线的生物学作用基础主要是热效应，它能改善局部血液循环、缓解痉挛、消炎镇痛，适用于内、外、妇、儿等数十种疾病的治疗，疗效确切，特别对于风寒湿痹证疗效更为显著。③成本低廉，易于普及，红外线辐射器价格低廉，操作简单，易于推广应用。

一、理论基础

1. 人体对红外线的反射与吸收

红外线照射到体表后，一部分被反射，另一部分被皮肤吸收。据观察，皮肤对红外线的反射程度与色素沉着的状况有关。例如，用波长0.9μm的红外线照射时，无色素沉着的皮肤反射能量达40%；长波红外线（波长1.5μm以上）照射时，绝大部分被反射和浅层皮肤组织所吸收。因此，直接穿透皮肤的深度仅达0.005～2.0mm，短波红外线（波长1.5μm以内）及红色光的近红外线部分，导入组织最深，其直接穿透深度在10μm以内。根据观察发现，波长为0.8～1.2μm光线进入体体表的透过率最大，波长在0.6μm以下、1.5μm以上的光线经体表透过率最小。因此，长波红外线只能作用到皮肤的表层组织，短波红外线可直接作用到皮肤的血管、淋巴管、神经末梢及其皮下组织。

2. 人体对红外线的感受和耐受

足够强的红外线辐射作用于体表时首先产生较强的热辐射，进一步增加辐射量可引起痛感，甚至烧伤。对于短波红外线和可见光的最大耐受温度，在皮肤表面为43.3℃左右，对于长波红外线则为45℃左右，红外线多次重复照射皮肤时，感受性可以升高。足够强度的红外线照射人体皮肤时，可出现红外线红斑，其特点是呈斑状或网状，与未照射的皮肤缺乏明显界限，停此照射后，可较快消失，仅仅在用接近引起烧伤的强度照射时，红斑反应才可持续数小时。大剂量红外线照射，可引起皮肤结缔组织成分的渗出性炎症改变或增殖性改变。大剂量红外线多次照射皮肤时，可产生褐色的大理石样红斑，且长时间不消退，即色素沉着。这与热作用加强了血管壁基底细胞层中黑色素细胞的色素形成有关。

3. 红外线的温热效应

红外线局部照射首先引起照射部位的温度升高。但当照射的强度大、时间长时，也可以引起身体其他部位温度升高。据研究，在红外线直接照射的组织内出现一些活性物质，这些物质进入血管内，随血液循环至其他部位，可使远离照射部位的组织器官的代谢和产热加强。用红外线照射时神经支配的离体血管或皮肤时，可产生一些活性物质。如以格林液冲洗这些被红外线照射过的组织，可发现氮特别是残氮的含量明显增多。有人认为，这些活性物质就是蛋白分解的特殊产物。因此，红外线局部照射对远离部位温度的影响，可能也与这些活性物质有关。

二、红外灸技术的主治作用

1. 改善局部血液循环和促进消散吸收

皮肤吸收红外线后可引起血管扩张，血流加速，代谢增强，局部组织营养得以改善，组织中异常产物的吸收和清除加快。红外线引起血管扩张可通过神经、体液两种途径实现。从神经途径来说，一则热可使血管周围神经丛兴奋引起轴索反射，二则热可引起下丘脑的体温调节中枢中温度敏感神经元的活动，继而抑制交感神经的活动，引起血管扩张；从体液途径来说，热可使组织细胞蛋白轻度变性，形成组胺或血管活性肽致使血管扩张。

2. 缓解痉挛

热可使肌梭中 γ-传出神经纤维的兴奋性降低，牵张反射减弱，致使肌张力下降，肌肉松弛。除横纹肌外，于腹壁局部进行红外线照射时，对胃肠平滑肌亦可使之松弛，致使胃肠蠕动减弱。

3. 镇痛

红外灸技术对多种原因而致的疼痛均具有一定的镇痛作用。如温热可降低感觉神经的兴奋性而抑制神经痛；温热感觉和疼痛感觉在中枢产生的相互干扰也可使痛觉减弱；红外线促进吸收的作用亦可使疼痛缓解。红外线改善血液循环、缓解肌肉痉挛的作用可以消除局部缺血或肌肉痉挛而致的疼痛。

4. 消炎

红外线除改善血液循环、促进吸收外，尚可使小动脉及毛细血管周围出现白细胞移行、浸润，吞噬细胞功能增强，抗体形成增多，免疫功能增强，故对浅层组织的慢性炎症有效。对急性炎症因可使渗出物增多，易使炎症扩散，故不宜使用。

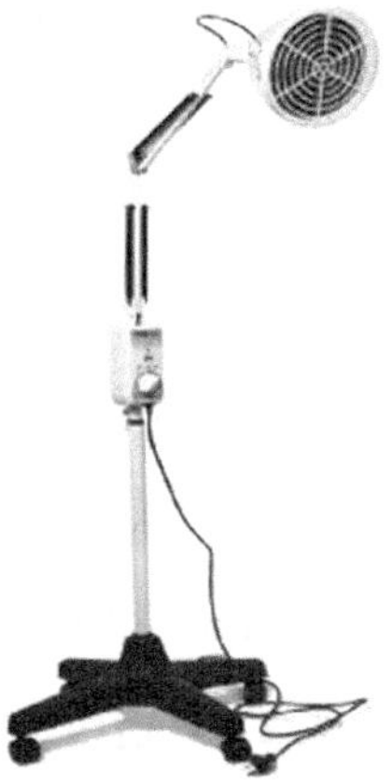

图 3-37　红外线治疗仪

5. 促进再生

红外线可增强修复细胞的再生，故有利于组织的修复、愈合。

三、器械选择

目前临床常用红外线治疗仪（图 3-37）、远红外线治疗仪等。

四、红外灸技术操作步骤

红外灸技术操作步骤如图 3-38 所示。

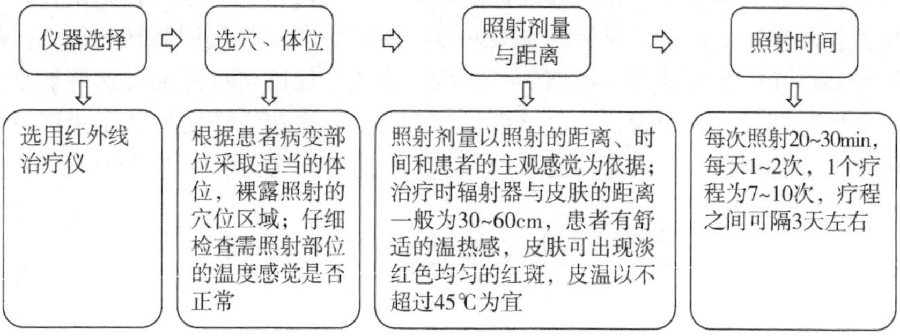

图 3-38　红外灸技术操作步骤

五、适　应　证

1. 康复理疗、针灸科

颈、肩、腰、腿关节痛、肌肉痛、小关节痛等，可配合毫针治疗亦可单独使用。

2. 外科、骨伤科

跌打损伤、术后伤口感染的预防及治疗、肌纤维软组织炎症。

3. 皮肤科

带状疱疹、单纯疱疹、湿疹、脚气、甲沟炎、脓疱疮、褥疮、糖尿病足、脉管炎、各种皮肤溃疡等。

4. 妇产科

盆腔炎、附件炎、乳腺炎症及增生、会阴侧切伤口感染的预防及治疗、痛经等。

5. 内科

腹痛、腹泻等。

六、红外灸技术的临床应用举例

1. 膝关节痛

适应证　适用于风寒湿痹型的膝关节痛。

取穴　阿是穴、内外膝眼、梁丘、血海。

操作方法　使用红外线治疗仪照射，每次照射 20～30min。

2. 颈痛

适应证　适用于风寒湿痹型的颈痛。
取穴　阿是穴、大椎、百劳、大杼。
操作方法　使用红外线治疗仪照射，每次照射20～30min。

3. 带状疱疹

适应证　适用于外感风寒型的各期带状疱疹患者。
取穴　疱疹所在部位。
操作方法　使用红外线治疗仪照射，每次照射20～30min；也可采用祛风散寒、消炎止痛中草药涂剂外敷后再行红外灸治疗，效果更好。

4. 痛经

适应证　适用于风寒、瘀血型患者。
取穴　神阙、关元、天枢、水道、归来、中极。
操作方法　使用红外线治疗仪照射，每次照射20～30min。

5. 腹泻

适应证　适用于外感风寒型腹泻。
取穴　天枢、神阙。
操作方法　使用红外线治疗仪照射，每次照射20～30min。

七、禁 忌 证

对于有出血倾向、高热、恶性肿瘤、代偿功能不全的心脏病、重症动脉硬化、活动性肺结核、闭塞性脉管炎患者禁用。

八、注意事项

(1) 治疗过程中应嘱患者勿随意活动，以免烫伤。

(2) 治疗过程中如出现疲乏、失眠、头晕、皮炎等反应时应停止治疗。

(3) 由于眼球含较多液体，对红外线吸收较强，一定强度的红外线直接照射眼睛易引起白内障。因而照射眼部周围病灶时，应使用浸水的棉花或纱布遮盖双眼，以防红外线对眼的伤害。

(4) 治疗时应询问、检查患者治疗局部皮肤知觉是否正常，对知觉障碍、瘢痕、植皮部位治疗时要慎重，剂量要小。

(5) 红外线照射时患者应有舒适的温热感，皮肤可出现淡红色均匀红斑；若皮肤出现大理石状红斑为过热表现，皮肤超过45℃可致烧伤。

第四章 中医微创技术

第一节 针刀技术

针刀技术是应用针刀作为治疗工具在病变组织局部及相关部位进行闭合性松解，以治疗局部病变或全身性疾病的医疗技术。著名针刀医学家朱汉章教授在闭合性手术理论、慢性软组织损伤病因病理学新理论、骨质增生病因学新理论及经络实质理论的基础上，对中、西医学精髓进行整合而于20世纪70年代创立。针刀技术最初以治疗慢性软组织损伤和骨质增生所导致的颈、肩、腰、腿痛为主要治疗病种，随着理论与技术的进步，逐渐扩大到内、外、妇、儿各科疾病。

一、理论基础

（一）闭合性手术的理论

针刀技术的实施离不开闭合性手术理论的支撑。针刀医学关于闭合性手术的理论由八个方面组成，即微观解剖学、立体解剖学、动态解剖学、体表定位学、闭合性手术的进针刀方法、闭合性手术的手术入路、闭合性手术的手术方法及闭合性手术的工具——针刀。

1. 微观解剖学

闭合性手术是在非直视下进行的，因此闭合性手术操作者所应具备的解剖学知识必须是全面的、微观的、立体的、动态的。微观解剖学指人体结构中精细、微小但是作用重大的部分。闭合性手术要求操作者精确定位，找准病变位置，减少对正常组织的损伤。因此，微观解剖是闭合性手术不可缺少的一环。微观解剖学包括全身性的和局部性的两大部分，两者有机统一。因为人体有多种组织共同构成，故学习微观解剖学也必须针对不同组织从细微处入手。微观解剖学应着重掌握肌肉、韧带、滑囊、肌腱膜和肌间膜、神经血管束的精细解剖，必须对全身肌肉、韧带、滑囊的分布、解剖位置、生理病理特征全面掌握。

2. 立体解剖学

闭合性手术操作需要在全面掌握解剖学知识的基础上，对各组织结构立体的毗邻关系有一个形象的认识，以保证治疗的安全。通常，将人体按区域划分为头颈部、肩背部、上肢部、腰臀部和下肢部。对以上五部分根据具体标线再细致划分区块。立体解剖学可帮助闭合性手术操作者在手术操作时建立起三维立体的空间概念，从而注意避开危险区域，保障操作安全、精确、有效。

3. 体表定位学

体表定位学对针刀医学意义重大。针刀操作是非直视下的闭合性手术操作，操作必须避开神经血管和其他重要脏器，必须对皮下解剖结构有明确的了解。针刀医学将针刀定位的知识系统化、概念化，形成了体表定位学。体表定位学也将人体划分头颈部、肩背部、上肢部、腰臀部和下肢部五个部分，在具体部分中根据组织结构毗邻关系再具体定位相关组织。

4. 动态解剖学

动态解剖学主要研究非标准体位下体表与内部的解剖结构改变的关系，以解决患者因为疾病导致的肢体畸形或强迫体位，内部的解剖结构和体表定位发生变化的问题。主要划分颈部、上肢部、腰背部和下肢部四部分。

5. 闭合性手术的进针四部规程

①定点：在确定的针刀进针点部位用药水或医用定位笔做一记号，局部用聚维酮碘消毒，覆盖无菌洞巾。②定向：将刀口线与大血管、神经及肌肉纤维走向平行，将刀口压在进针点上。③加压分离：右手拇指、示指捏住针柄，其余三指托住针体，稍加压使进针点部位形成一个长形凹陷，刀口线与重要血管神经及肌肉纤维走向平行，使血管、神经被分离在刀刃两侧。④刺入：继续加压，针刀穿过皮肤，进针点凹陷基本消失，神经血管被分离在针体两侧，此时可按需要的手术方法进行治疗。

6. 针刀手术入路

针刀操作是闭合性手术操作，为了安全，必须建立精确、科学的手术入路方法，针刀手术入路不仅需要平面定位，也需要立体定位。针刀手术入路是根据具体的某类病症或根据解剖部位而确定的，主要有以下 10 种入路。①一般手术入路：主要用于慢性软组织损伤的疾患，按闭合性手术的进针四部规程操作；②治疗腱鞘炎的手术入路：治疗腱鞘炎；③治疗深层组织的手术入路：找准深层组织的体表投影，明确局部微观、立体解剖，按闭合性手术的进针四部规程操作；④按骨突标准的手术入路：根据喙突、桡骨茎突、关节突等明确的体表骨性标志确定手术入路，按闭合性手术的进针四部规程操作；⑤按肋骨标准手术入路：针对胸背部疾病，位于肋骨区域的位置，按闭合性手术的进针四部规程进针后，针刀首先刺刀肋骨表面，再移动刀锋到病变部位；⑥以横突为依据的手术入路：针对脊柱区带的病变，针刀进针后以横突作为骨性标志，首先找到横突，再移动刀锋到病变位置；⑦按组织层次手术入路：针对多种层次的病灶部位，应注意组织层次，适时调转刀口线；⑧治疗腕管综合征的手术入路：主要针对腕骨部位疾病；⑨手法推开浅层组织，直接进入深层的手术入路：主要针对肱桡关节滑囊炎；⑩闭合性截骨的手术入路：主要治疗陈旧性骨折的畸形愈合。

7. 闭合性手术的手术方法

针刀在临床上的应用操作方法比较复杂，主要有以下几种：纵行疏通剥离法、横行剥离法、切开剥离法、铲磨削平法、瘢痕刮除法、骨痂凿开法、通透剥离法、切割肌纤维法、关节内骨折复位法、血管疏通法、划痕切开法、剪断松解剥离法、平面松解剥离法、注射松解剥离法、切痕松解法、周围松解剥离法、打孔疏通法、电生理线路接通法、点弹神经法、病变组织摘除法、病变组织体外切除法、减弱电流量法、增强电流量法。

（二）慢性软组织损伤病因病理学新理论

1. 慢性软组织损伤的概念

针刀医学认为人体软组织的范围比较广泛，不仅包括肌肉、韧带、腱鞘、滑囊、关节囊、筋膜等常说的软组织，也包括血管、神经、淋巴管、内脏、大脑、小脑脊髓等，因此慢性软组织损伤是指除硬组织之外的人体一切组织所导致的疾病，是由软组织损伤缓慢演变而成的疾病。由此可以看出，软组织损伤覆盖的范围很广。造成软组织损伤的形式有 11 种，暴力损伤、积累性损伤、情绪性损伤、隐蔽性损伤、疲劳性损伤、侵害型损伤、人体自重性损伤、手术性损伤、病损性损伤、环境性损伤和功能性损伤。

2. 软组织损伤的病理变化过程

针刀医学认为，软组织损伤病理变化的结果有四个方面，即粘连、瘢痕、挛缩、堵塞，也是造成慢性软组织损伤的四大病理因素。粘连是一个病理概念，包括外伤性软组织粘连和病理性软组织粘连。粘连的发生具有以下特点：有外力损伤和病理损伤；排除其他原因；牵拉区肌肉有阻碍感；被动活动患肢或躯干，不能完成患处软组织应完成的动作，并引起疼痛加重；使内脏器官进行针对性活动，引起症状加剧。软组织损伤后的修复过程中，不仅可导致粘连，还可以引起瘢痕，外部瘢痕可见，内部瘢痕不可见但是可引起严重的软组织功能障碍。此外，软组织损伤后因自我保护性反应，软组织处于收缩状态，急性期过后往往导致挛缩，不能正常舒展。由于肌肉、血管及其他组织的损伤，局部生成的血肿机化、体液干涸、组织瘢痕和纤维化可堵塞人体正常的循环通道，造成部分位置体液和血液储留，而部分位置体液和血液循环障碍而供应不足。

3. 动态平和失调是慢性软组织损伤的根本病因

慢性软组织损伤后，由于粘连、挛缩、瘢痕、堵塞这四大病理因素的存在，限制了软组织某一点的运动，不能自由舒展，也限制了软组织间的横向的面运动及相互间的交叉运动，并且由于四大病理因素的存在，也可能导致体液和血液的流动障碍，造成流体力学的动态平衡失调。动态平衡失调的内涵不仅包括机械性的和流体性的内在活动受限制，还包括生物性自我保护制动。当软组织在内部受到牵拉时，软组织表现为痉挛性挛缩，同样限制了内部运动。其次，由于软组织损伤变形造成的挛缩，限制了内部运动，也是动态平衡失调的内涵一部分。

4. 慢性软组织损伤可引起人体各大系统的疾病

慢性软组织损伤疾病的四大病理因素是粘连、挛缩、瘢痕、堵塞，它的第一位的根本病因是动态平衡失调。慢性软组织损伤不仅可导致运动系统的疾病，也可以导致其他系统的病症。如循环系统、消化系统、呼吸系统及泌尿生殖系统。

（三）骨质增生的病因学新理论

针刀医学认为人体内力平衡失调是骨折增生的根本原因。对于骨折增生的发病原因，普遍认为是退行性变，但是针刀医学通过临床观察，并运用生物力学原理对骨关节炎的病因进行研究，发现力平衡失调才是骨质增生的根本原因，并总结为以下三种类型：压应力过高引起的骨质增生；拉应力过高引起的骨质增生；张应力过高引起的骨质增生。针刀医学找到了骨质增生的根本病因，也找到了治疗的根本出路，即恢复人体内力学平衡。

（四）经络实质理论

针刀医学认为经络是人体内庞大的电生理线路的干道，这个电生理线路系统较大的十八条干线基本上和经络的主要干线重叠，即十二经络加上任脉、督脉、阴跷脉、阳跷脉、阴维脉、阳维脉，这十八条主要干线，对人体生理、病理起着巨大作用。

电生理系统具有重要的生理功能。首先其控制着整个神经系统的活动功能；其次，对人体循环系统起重要作用；再次，其在免疫功能方面，在抵御外来侵害方面发挥着重要的作用；最后，人的一切情感活动，都是电生理线路系统的作用。

电生理线路系统的病理变化主要有以下几种：①短路：两条线路在中途接触，产生不正常放电；②断线：引起该线路辖区器官功能的减退；③电流量的不正常减少，流速的不正常减慢：引起脏器功能下降；④电流量的不正常增加和流速的不正常增快：引起脏器功能的亢进；⑤不正常放电：往往引起精神方面疾病。

造成电生理线路功能异常的原因主要由以下几种：情绪、损伤、细菌感染、挤压和牵拉、麻醉、有毒药品、有害食物、环境污染、暴饮暴食、过度疲劳、过度制动和休息。

二、治疗点的定位

1. 根据解剖定位治疗点

四肢与躯干骨骼肌选点主要选择肌肉、肌腱及腱周围结构的高应力点和异常高应力点。周围神经卡压综合征选点在神经受卡压的部位。滑囊、腱鞘等软组织疾病需根据具体病变部位选择治疗点。凿开折骨复位时，治疗点需根据 X 线片和触诊，在原骨折线上选择治疗点。

2. 根据神经支配定位治疗点

神经是人体运动、感觉的信息通路，如果信息通路受阻，则引起运动或感觉障碍，应用针刀在相应的神经支配区治疗，可以起到良好的疗效。比如手小指麻木，如果排除其他疾病，而确定是脊神经卡压引起，可以在脊柱 C7 ~ T1 区段定位治疗。

3. 根据针灸经络理论定位治疗点

针灸腧穴即是针刀治疗点。

三、治疗点的主治作用

1. 根据解剖选择的治疗点的主治作用

高应力点经针刀松解后，可消除异常高应力，恢复组织正常动、静态平衡，重建人体正常生物力学；周围神经卡压点经针刀松解后可解除周围组织对神经的束缚，恢复神经正常功能；滑囊、腱鞘经针刀治疗后可恢复其各自正常的功能；对于畸形愈合的骨折经针刀凿开后，可重新复位。

2. 根据神经支配选择的治疗点的主治作用

解除神经卡压，恢复局部微循环，恢复神经正常功能。

3. 根据针灸经络理论选择治疗点的主治作用

针刀可起到与针灸针相同的穴位刺激作用，结合不同腧穴配伍，可舒经通络，最终达到阴平阳秘的状态。

四、选取治疗点的原则

（1）单纯的局部病症以局部选点为主，如屈指肌腱鞘炎治疗点就在腱鞘处治疗。

（2）复杂的病症需要考虑局部与远处配合，如部分肩周炎患者同时有颈椎疾病，需要肩部选点并颈部选点治疗。

（3）存在明确神经支配关系的按神经支配选择治疗点。

（4）中医针灸学腧穴配伍选点。

五、针具选择

目前已经获得国家专利的针具包括 14 种模型，主要分为以下类型：Ⅰ型齐平口针刀：包括 4 个型号，此型主要治疗各种软组织损伤和骨关节损伤，接通电生理线路，及其他杂病；Ⅱ型截骨针刀（小号）：主要治疗较小骨折畸形愈合凿开折骨术和较小关节融合剥开术；Ⅲ型截骨针刀（大号）：主要治疗较大骨折畸形愈合凿开折骨术和较大关节融合剥开术；Ⅳ型斜口针刀：包括 3 个型号，主要治疗筋膜、骨膜、皮肤划开术，根据施术部位的深浅层次不同而选长短不同的型号；Ⅴ型圆刃针刀：包括 3 个型号，主要治疗神经点弹、剥离骨膜、筋膜及其他坏死组织；Ⅵ型凹刃针刀：包括 3 个型号，主要用于切开细小神经周围挛缩筋膜；Ⅶ型剑锋针刀：包括 3 个型号，适用于肌肉、筋膜、腱鞘点状切痕松解术；Ⅷ型注射针刀：包括 3 个型号，适用于较大面积需要松解治疗的疾病和某些针刀手术时的局部药物注射；Ⅸ型鸟嘴刃针刀：包括 3 个型号，适用于两个相邻组织平面分离的治疗或体内囊状病灶的切开；Ⅹ型剪刀刃针刀：包括 3 个型号，适用于体内一些紧张的肌纤维和紧张筋膜的剪断松解治疗及体内小瘤体的剥离；Ⅺ型芒针刀：包括 3 个型号，适用于眼角膜和其他黏膜表面的治疗和因电生理线路紊乱或短路引起的各种疾病；Ⅻ型旋转刃针刀：包括 3 个型号，适用于因血管阻塞造成的疾病及其他微小管道型器官阻塞造成的疾病；Ⅷ型探针式针刀：包括 3 个型号，适用于人体内部部分瘤体和其他病变组织的摘除；XIV 型弯型针刀：包括 3 个型号，适用于人体内部瘤体和其他病变组织需要拉出体外摘除的治疗。

六、针刀技术操作步骤

针刀技术操作步骤如图 4-1 所示。

七、适　应　证

针刀技术适应证广泛，涉及内、外、妇、儿各科病症，对于慢性软组织损伤病症疗效显著。

（1）各种因慢性软组织损伤而引起四肢躯干各处的顽固性疼痛：因外伤性因素或病理性因素导致的软组织慢性损伤引发的病症均为针刀的适应证。

（2）部分骨质增生：根据针刀医学关于骨质增生病因学新理论，应用针刀将紧张和挛缩的肌

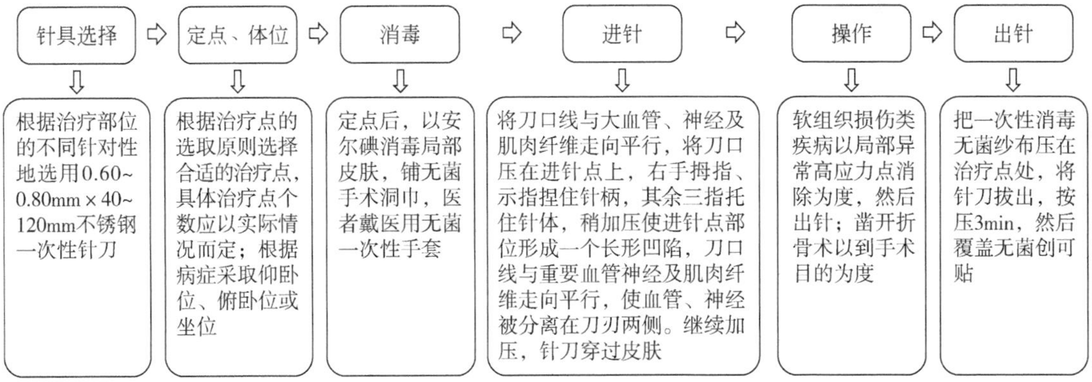

图 4-1　针刀技术操作步骤

肉、韧带松解，消除异常高应力点，可有效地治疗骨质增生病症。

（3）滑囊炎：应用针刀将病变的滑囊切开松解，可恢复滑囊的分泌滑液功能。

（4）四肢躯干因损伤而引起的后遗症：四肢、躯干损伤后，经紧急治疗解除急性症状并且超过 100 日以上，遗留功能障碍或肌肉萎缩，无其他骨断筋伤并发症时，可应用针刀治疗。不过肌肉已经萎缩，无法恢复再生能力的情况除外。

（5）骨化性肌炎初期（包括肌肉、韧带钙化）：针刀可在骨化未完全僵硬前介入治疗。

（6）各种腱鞘炎：如屈指肌狭窄性腱鞘炎。

（7）肌肉和韧带积累性损伤：对病损较久的疗效显著，病损时间短的疗效差。

（8）外伤性肌痉挛和肌紧张（非脑源性）：针对病因行针刀治疗，效果较好。

（9）手术后遗症：如在四肢关节处手术时，造成的功能障碍，针刀可取得理想疗效。

（10）病理性损伤后遗症：如类风湿关节炎导致的关节伸屈受限，软组织挛缩、结瘢、粘连。

（11）骨干骨折畸形愈合：应用针刀可行闭合性折骨，再进行复位治疗，有利于骨折恢复。

（12）部分内科疾病、肛肠疾病、皮肤疾病、妇科疾病等杂病。

八、针刀技术的临床应用举例

1. 肩周炎

适应证　适用于肩周炎各期以肩关节疼痛伴活动受限为主症者。

治疗点　主要是肩峰下点、喙突点、肱骨小结节点、肱骨大结节点、结节间沟点、肱骨大小结节嵴点、大小圆肌起点、冈上肌痛点、冈下肌痛点、肩胛提肌痛点、菱形肌痛点。

操作方法　肩峰下点：刀口线与肱骨纵轴平行，针刀与肱骨干以 110°～130°角刺入，到达肩峰骨面后，纵行疏通与横行剥离 2～3 刀，以手下有松动感为度；喙突、肱骨大小结节点、结节间沟各点：刀口线与上肢纵轴平行，针刀与上肢呈 135°角刺入，达到骨面后，纵行疏通，横行剥离，以手下有松动感为度；肱骨大、小结节嵴点：刀口线与肢体纵轴平行，针刀垂直皮肤刺入，到达骨面，纵行疏通，横行剥离，以手下有松动感为度；大、小圆肌点：刀口线与大、小圆肌纤维平行，垂直皮肤刺入，达到骨面，纵行疏通，横行剥离，以手下有松动感为度；冈上肌、冈下肌、肩胛提肌和菱形肌点：刀口线均与各肌纤维平行，垂直皮肤刺入，到达骨面后，再行疏通和剥离手法，均以手下松动感为度。

2. 三角肌滑囊炎

适应证　适用于三角肌滑囊炎以局部疼痛伴上肢活动受限者。

治疗点：三角肌滑囊。

操作方法　刀口线与三角肌纤维走行平行刺入，深度为2cm左右，不能到达骨面，在冈上肌、冈下肌腱膜缘纵行切开2～3点，即可出针。

3. 屈指肌腱鞘炎

适应证　适用于屈指肌腱鞘炎局部疼痛伴活动受限者。

治疗点：掌侧指横纹硬结处；

操作方法　针刀垂直皮肤，刀口线与屈指肌腱平行刺入，不可到达骨面，只做屈指肌腱鞘切开，待患指可以自如屈伸即可出针。

4. 第三腰椎横突综合征

适应证　适用于第三腰椎横突综合征急性期和缓解期以腰痛伴或不伴活动不利者。

治疗点：患侧第三腰椎横突尖。

操作方法　刀口线与人体纵轴平行，垂直皮肤表面刺入，当针刀到达第三腰椎横突骨面时，用横行剥离法，以手下有松动感为度，即可出针。

5. 髌下脂肪垫损伤

适应证　适用于髌下脂肪垫损伤以膝关节疼痛伴膝关节活动受限者。

治疗点：髌下脂肪垫。

操作方法　在髌骨下缘和胫骨粗隆间的压痛点上进针刀，刀口线方向和髌韧带纵轴平行刺入，针体和髌韧带平面垂直，深度达髌韧带下方，先作纵行切开剥离，再将刀锋移至髌韧带内面脂肪垫的上面，刀口线方向不变，将针体沿刀口线垂直方向倾斜和韧带平面呈15°角，在髌韧带和脂肪垫之间行通透剥离，将髌韧带和脂肪垫剥离开；然后将针体向相反方向倾斜和髌韧带平面呈15°角，重复上述方法，将髌韧带和脂肪垫的另一侧剥离开，即可出针。

九、禁　忌　证

（1）一切严重内脏疾病的发作期。

（2）施术部位有皮肤感染、肌肉坏死者。

（3）施术部位红肿、灼热，或在深部有脓肿者。

（4）施术部位有重要的神经血管，或重要脏器而施术时无法避开者。

（5）患有血友病或其他出血倾向者。

（6）体质极度虚弱者。

（7）高血压危象，恶性肿瘤疼痛。

十、注意事项

（1）针刀操作时必须严格遵守无菌操作。

（2）针刀操作必须熟悉局部解剖，防止损伤重要神经、血管及脏器。

第二节 带刃针技术

带刃针（刃针）技术是以带刃针行软组织微创术以治疗疾病的方法。带刃针（图 4-2）技术源于中医学理念中的古九针，以中医理论为指导，以现代医学理论为框架，结合现代诊疗理念，在针具设计上侧重针的形状，强调产生信息调节、解除过大应力及热效应三种功效，是传统与现代相结合的一种特色技术。由于带刃针技术疗效确切、安全微创、容易掌握等优点，带刃针技术应用越来越广泛。

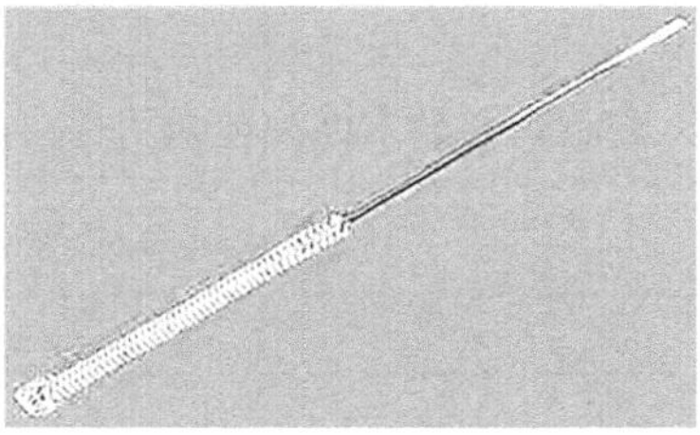

图 4-2 带刃针

一、理 论 基 础

带刃针为针灸器械中带刃针具的延续和发展。针具的发展演进过程大致可分为砭石、九针、毫针几个阶段，在各个不同阶段，带刃针具均起到了重要作用，特别是在当代，带刃针具的发展势头更加迅猛。据初步统计的资料，师怀堂的新九针（1950 年）、高谦的新针砭（1958 年）、黄荣发的小宽针（1968 年）、任志远的针灸刀（1970 年）、朱汉章的小针刀（1976 年）、肖万坤的松针（1994 年）、黄枢的微型外科手术带刃针具（1996 年）、田纪钧的刃针（2001 年）、董福慧的铍针（2002 年）等有较大的影响。近年又派生出水针刀、注射针刀、激光针刀、刀中刀等，它们各有所长，对带刃针具的发展均有贡献。目前临床上广泛使用的典型带刃针针具，是田纪钧在传统中医针灸的基础上，结合现代医学创制的一种新型的“带刃针具”。

二、带刃针技术治疗点的选择

一般而言，刃针技术选择的治疗点就是病灶处，也就是损伤变性软组织的结瘢、粘连处，或无菌性炎症的部位。既然结瘢、粘连或无菌性炎症时造成慢性软组织损伤疼痛的主要病理改变，那么选择在这些部位进行松解治疗，就是捉住了主要矛盾，可以取得事半功倍的疗效。另外，治疗点的选择，是在中医学理论指导下，辨证及辨病结合基础上，随证选取穴位作为治疗点。

选择治疗点的思路，首先询问疼痛部位，目的在于缩小检查范围，在限定范围内寻找压痛点。压痛点的选择，需要注意的如下所述。

（1）分清是按压正常部位的痛感，还是病变部位的痛感。有相当多的部位，即使是无病状态，按压也会出现明显痛感，常称为“生理性压痛点”。如腰部两侧，肩胛冈下以及肘外侧等。

（2）同时按压患、健侧相同部位，对比疼痛的性质与程度，这样可较为准确。仔细触摸、细心体会压痛点处有否软组织的异常改变，以及病变的层次和大致的深度。

选取压痛点后，还要完成以下步骤，进行分析判断。

（1）压痛点是在软组织与骨附着的起、止点，纤维部，腱鞘或滑囊等部位。

（2）牵拉该软组织时，压痛点处疼痛加剧。

（3）做某些特定方向活动时，压痛点处疼痛加剧。

（4）抗阻力主动收缩该软组织时，压痛点处疼痛加剧，或因疼痛而致收缩无力。

（5）长形软组织异常改变的纵轴，是否与软组织纤维走行方向一致。

经过上述过程，在判定是哪一个软组织损伤以及其部位、层次后，该伴有软组织异常改变的压痛点，即可作为刃针技术的治疗点。治疗点位于神经或血管部位时，应选择离治疗点较近的旁边部位入针，避开神经或血管后，再深入到病灶进行治疗。对于一些特定的部位，如棘突、横突、脊椎的后关节等，可以依照与骨性标志距离的正常值，大致确定。也可根据X线片上测出的治疗。

三、针具选择

根据疾病的不同部位和治疗目的，刃针分为四个类型8种型号（表4-1）。

表4-1　针具型号

型号	针体直径/mm	针体长度/cm
Ⅰ-1	0.7	9.0
Ⅰ-2	0.7	6.0
Ⅰ-3	0.7	3.0
Ⅰ-1	0.5	6.0
Ⅱ-2	0.5	4.0
Ⅱ-3	0.5	2.0
Ⅲ-1	0.35	3.0
Ⅲ-2	0.35	2.0

四、带刃针技术操作步骤

带刃针技术操作步骤如图4-3所示。

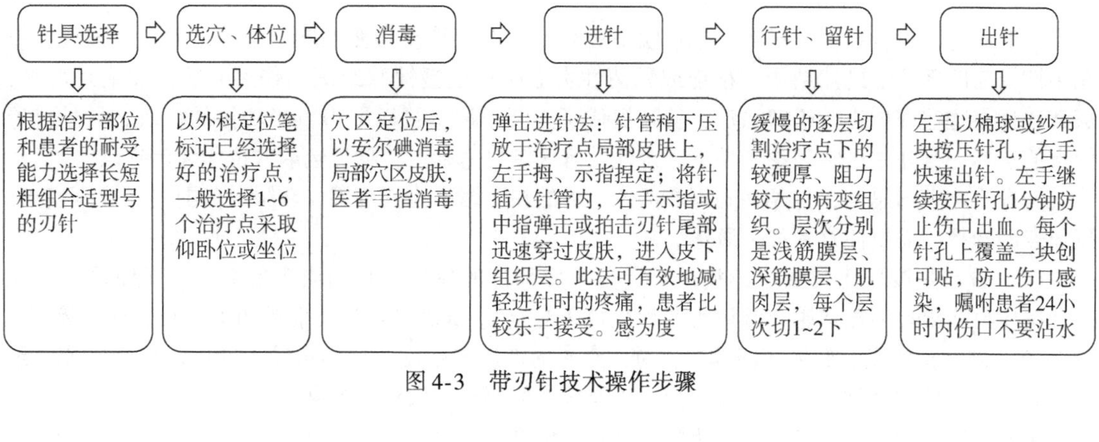

图4-3　带刃针技术操作步骤

五、带刃针技术的适应证

骨科及软组织损伤疾病，是刃针技术的主要适应证包括外伤性滑囊炎、腱鞘炎、肌肉筋膜炎、纤维炎结节、增生性关节炎、关节微小移位、坐骨神经痛等多种疾病。同时，还要综合分析病症的病理机制、不同疾病阶段等情况，才能收到最佳疗效。

脊柱相关疾患也是刃针技术的主要适应证。由于脊柱退行改变、脊柱周围软组织损伤或劳损，使一个或多个椎体发生轻度位置改变或排列紊乱，导致整个脊柱的平衡失调，除了会产生脊柱活动的障碍外，还可以引起脊髓、神经、血管和与脊柱相关联的组织器官的一系列病损，而产生头面、五官、脑血管、神经，心血管、胃肠、泌尿及生殖器官等许多相关的症状。

六、带刃针技术临床应用举例

1. 落枕

主穴　患者取坐位，在痉挛的肌肉如胸锁乳突肌、斜方肌及肩胛提肌最敏感的压痛处定点。

操作方法　进针：针刃与胸锁乳突肌、斜方肌或肩胛提肌走向一致，针体与局部体表垂直刺入。切刺：刺入皮肤后，至厚硬的肌肉上，稍提起操作，纵行切刺，必要时横行切刺。

2. 颈椎病

主穴　患者坐位或俯卧位，头前屈30°，在病变椎体上、下棘突间及旁开1～1.5cm处选两点。

操作方法　进针：针刃与脊柱纵轴平行，针体与局部体表垂直刺入。切刺：刺入皮肤后，至病变锥体棘突上下缘的棘间韧带上，纵行切刺。如横突结节有损伤点，针刃与颈椎纵轴平行，针体垂直于横突后结节外侧面，针达骨面后将刃口线调转90°，在横突末端上、下边缘处纵行切刺，松开部分横突间肌，横突间韧带。

3. 腰肌劳损

主穴　患者取俯卧位，在腰背压痛点处或腰背部皮肤增厚、粗糙处垂直局部体表入针。

操作方法　进针：针刃与后正中线一致，针体与局部体表垂直刺入。切刺：刺入皮肤后，至肥厚硬韧的索状物上，行纵行切刺，必要时横行切刺。

4. 慢性支气管炎

主穴　患者俯卧位，选取$T_{1\sim5}$水平双侧肩胛骨内缘之间压痛点、结节或条索处；如果未找到压痛点、结节或条索等病变，则选取穴位治疗：大椎、身柱、双侧肺俞、双侧风门。

操作方法　进针：针刃与脊柱纵轴平行，针体与局部体表垂直刺入。切刺：刺入皮肤后，达到痛点、结节或条索等阳性病变处，纵行切刺，可根据阳性病变的大小酌情加用纵行斜切。如针对穴位，刺入深度达肌肉层，行提插手法。

5. 原发性痛经

主穴　俯卧位，取腰骶部压痛点。穴位：双侧次髎、双侧三阴交、双侧肾俞。

操作方法　进针：针体垂直刺入皮下。切刺：刺入皮肤后，继续进针达肌肉层，行纵行切刺、提插手法。

七、带刃针技术的禁忌证

（1）全身发热。

（2）严重内脏疾患的发作期。

（3）施术部位红、肿、热，以及有皮肤疾患。

（4）施术部位坏死或有深部脓肿。

（5）凝血机制不健全者。

（6）刃针施术部位有重要的神经、血管或主要脏器，进针时无法避开，有可能造成损伤者。

（7）脑源性疾患所致的运动系统症状。

（8）急性软组织损伤（慢性软组织损伤以外伤为诱因的急性发作，不在此范围）。

（9）风湿性肌炎、关节炎，以及类风湿关节炎的化验检查显示为阳性结果的活动期。但在静止期内刃针技术可以缓解局部症状和恢复部分功能。

（10）因内脏器质性病变，反射到体表的牵涉或反射疼痛，刃针技术不宜。

（11）诊断不清或损伤部位不能确定时，不能进行刃针治疗。待进一步明确后，再根据是否为适应证决定。

（12）疼痛或压痛部位，触不到软组织异常改变，或不能用解剖学、运动学、生物力学予以解释者，应进一步明确诊断后再判定能否应用刃针技术治疗。

八、注意事项

（1）熟习主要神经、血管和内脏的体表投影，以防在治疗中误伤。

（2）逐层进针，体会刃针下的感觉，鉴别是病变软组织还是正常软组织，在不超过病灶范围、不超过病灶层次的要求下，进行松解治疗。

（3）密切注意患者在治疗中的感觉及变化。

（4）腹部穴位治疗要领：①达到肌层即可，切勿深刺；②女性经期、孕期不宜；③关元、中极等穴宜先使膀胱排空；④可采用向下斜刺法较更安全。

（5）背部穴位（督脉及膀胱经俞穴）治疗要领：①必须先熟悉棘突、横突、关节突之间的关系以便通过触摸棘突来准确判断横突与关节突的位置。从棘突到横突端部之间部分的层次解剖必须熟悉；②督脉穴位过于深入可穿过黄韧带进入椎管，常会造成危险，故应避免。紧贴棘突端部下角侧缘深入，同样可穿过黄韧带，也应注意切勿过深。膀胱经穴位的层次解剖必须了解，以免误伤神经、血管、内脏。

第三节　水针刀技术

水针刀技术是将南阳张仲景医圣祠内“清朝年间刀针”与现代水针疗法有机结合，融中西医针法于一体，以治疗软组织损伤、疼痛病及脊柱相关病等的一种技术。著名水针刀学家吴汉卿教授根据《灵枢·经筋》“结者皆痛，以痛为腧”及现代软组织损伤学、人体生物学、病理学，于20世纪80年代创立了水针刀技术。《灵枢》中详细介绍了十二经筋的走行及作用，现代软组织损伤学、人体生物学、病理学提供了详尽的人体解剖、病理特点，为水针刀技术提供了理论依据。

一、理论基础

结合中医经筋学说、人体软组织生物力学、病理学原理，吴汉卿教授认为人体经筋是由软组织筋膜、肌腱、韧带系统与筋结交汇点体系，构成了人体肌肉筋膜动力链，形成十二经筋区带；传统腧穴为经筋交汇点体系，是十二经筋外周连属部分，经筋区带扩大了传统经络的分布线路联系；经筋的作用主要是通过肌筋膜动力链，牵动人体关节屈伸活动，固定骨骼稳定，以保持人体运动系统的正常功能。人体肌肉筋膜动力链，聚结于关节骨突上的筋节点，是肌腱筋膜附着点，为生物力学的应力点、病理学损伤点、微创针法松解治疗点；因此人体筋膜动力链，简称为人体“十二经筋区带”，与任、督经筋区带，共同构成了维系人体胸廓躯干及四肢肌肉骨骼稳定系统的“十四经筋区带”。

二、治疗点特点

根据传统的中医筋伤学、现代软组织病理学的损伤点，总结水针刀治疗点有以下几方面特点。

（1）软组织筋膜损伤点：软组织筋膜损伤以后局部散在出血、机化粘连形成无菌性炎症结节。触诊按之有压痛、局限性僵硬结节，活动时有明显的牵涉痛，这些部位为水针刀微创技术的治疗点。

（2）肌肉肌腱的起始点、终止附着点：为软组织的应力点、病理损伤点及针法的治疗点。

（3）扳机点：又称为肌筋膜激痛点，是肌筋膜的高张力点。扳机点主要分布在每块肌肉的肌腹肌腱交汇处，两块筋膜的间隙点、两层筋膜的间室点及肌腱韧带的交叉点。

（4）骨突治疗点：如枕骨粗隆、C_1 横突、C_2 棘突、C_7 棘突、坐骨结节等。

（5）内脏疾病反应点：如右肩胛下区为胆囊炎反射点；剑突下腹部为胃溃疡反射点；肋脊角为肾病反射点；右下腹部麦氏点为阑尾炎反射点。

三、针具选择

水针刀针具：有扁平刃、圆刃、鹰嘴型、樱枪型、马蹄型，最常用针具为扁平刃型水针刀，该针头为扁平刃，进针锋利、针体韧性大。有大（8.5cm）、中（6.5cm）、小（4.5cm）三个规格，针体直径0.9mm（图4-4～图4-6）。

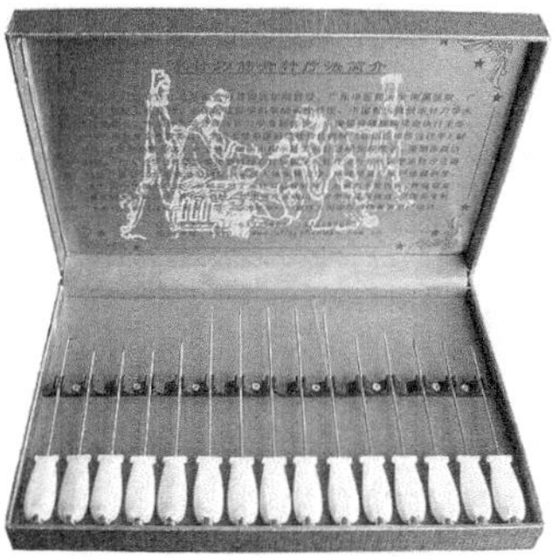

图4-4　各型水针刀针具

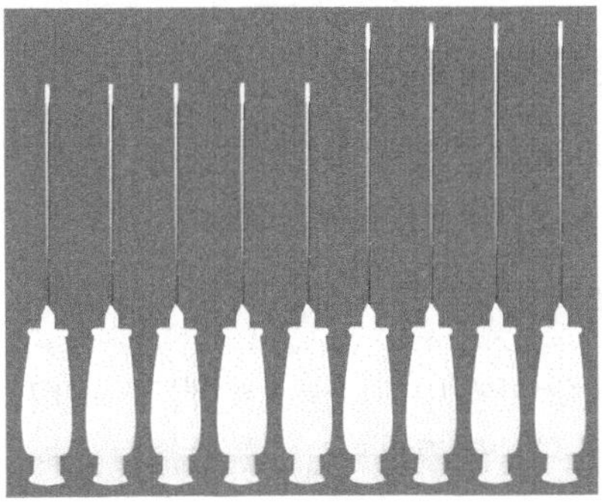

图4-5　扁平刃水针刀

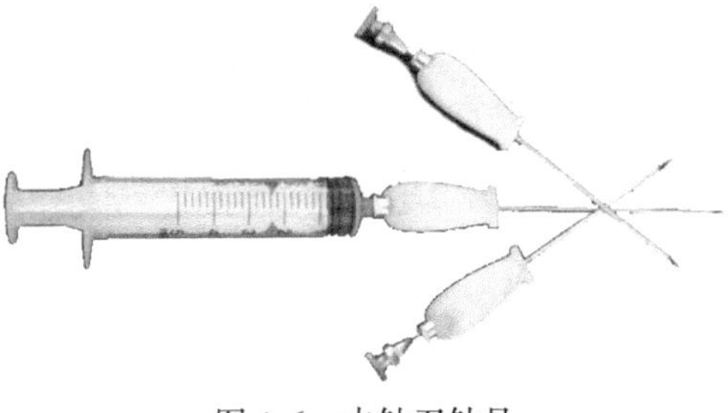

图4-6　水针刀针具

四、水针刀针法

1. 筋膜扇形分离法

其是传承于传统的斜刺针法，可选用扁圆刃水针刀，在病变结节处进针，扇形分离软组织结节，对于病变点有压痛无结节者，可在疼痛点远端，快速斜行进针达浅筋膜层、进行扇形分离，主要用于治疗软组织损伤疾病。

2. 筋膜弹割分离法

选取鹰嘴型水针刀，应用筋膜弹割松解、摇摆注药的针法，治疗四肢末端病变及胸腹部软组织损伤，如屈指肌腱鞘炎、类风湿关节炎等。

3. 筋膜弹拨分离法

其传承于传统针法的青龙摆尾针法，选用樱枪型或扁圆刃水针刀，在筋膜结节点及筋膜间室高压点，快速纵行进针达肌筋膜层，进行快速纵横弹拨分离，若有结节，可轻快纵切 3 刀，回抽注药 2 ~ 3ml。

4. 一点三针分离法

选取樱枪型水针刀，采用一点进针进入囊腔后回抽滑液，注射磁化松解液，然后向三维方向通透分离，主要治疗滑囊炎、滑膜炎及滑膜积液。

5. 双手针法

双手针法是指水针刀在治疗脊柱病变及脊柱相关病时，要求双手同时快速进针，同时松解分离脊柱两侧的病变组织。

6. 刀静患动松解法

刀静患动法是指水针刀不动患者动，如腰椎间盘突出症，水针刀针体进入患者侧隐窝后，医者左右推动患者，从而起到微创松解功能。

7. 旋转分离法

传承于中医针灸中的白虎摇头针法，选用勺状水针刀或扁圆刃水针刀，在颈椎或腰椎椎间孔外口、骶后孔等神经根出口处，透过皮质达神经出口处，进行旋转分离。

8. 经筋飞挑法

其是传承于传统针法的挑法，选用小号樱枪水针刀或微型筋骨针，沿四肢及躯干部筋膜分布区或神经线路反射点，轻快飞挑。针法要点为：有响声、皮不破、不出血。主要适用于神经根型颈椎病、腰椎间盘突出症、椎管狭窄症所引起的上肢或下肢疼痛、麻木症。

9. 骨膜扇形分离法

主要用于治疗增生退变性疾病，取扁圆刃水针刀或巨型筋骨针，沿骨刺增生部位肌腱牵张点、筋膜结节粘连部位，快速斜行进针达筋膜层，进行扇形分离，松解硬化的筋膜结节，主要用于增生退变性疾病。

10. 骨膜交叉叩刺法

传承于传统的刺血技术，选用小号樱枪水针刀，在病变关节的交叉对应关节部位，左手配右足，右手配左足。快速进针达骨膜层，进行骨膜快速叩击法，每分钟 80 ~ 100 次，主要用于治疗类风湿关节炎或顽固性疼痛疾病。

五、水针刀技术操作步骤

水针刀技术操作步骤如图 4-7 所示。

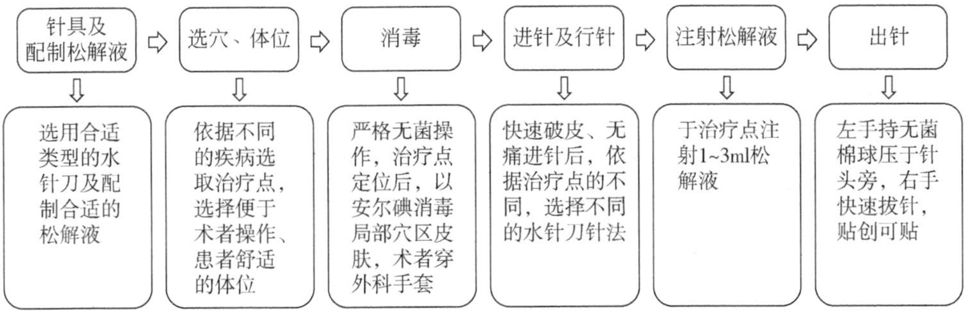

图 4-7　水针刀技术操作步骤

六、适　应　证

水针刀技术适应证广泛，涉及各大系统疾病病症，对于骨伤疼痛病及软组织损伤病疗效显著，如颈椎病、肩周炎、腰间盘突出症、腰三横突综合征、网球肘、腕管综合症、腱鞘炎、膝关节病变、风湿性关节炎、类风湿关节炎、坐骨神经痛及脊柱相关病的治疗。

七、水针刀技术的临床应用举例

1. 颈型颈椎病

主穴　患节棘突点、患节横突后结节、肩胛内上角。

操作方法　快速纵行进针，由浅筋膜逐层松解筋膜结节，行筋膜扇形分离法松解 3 ~ 6 针，回抽无血，旋转注药 1ml/每穴，快速出针，贴创可贴。

2. 肩凝症（肩关节周围炎）

主穴　肩前方入路点（喙突骨点）、肩外侧方入路点（肱骨大结节）、肩后方入路点（盂下结节）。

操作方法　快速纵行进针，逐层松解分离筋膜结节，行筋膜扇形分离法松解 3 ~ 6 针，回抽无血，注射松解液 2ml/每穴，快速出针，贴创可贴。

3. 肱骨外上髁炎

主穴　肱骨外上髁压痛点。

操作步骤：快速进针达筋膜层，逐层松解筋膜结节，达外上髁后行筋膜扇形分离法松解 3 ~ 6 针，局部有松动感后，回抽无血，注射松解液 1 ~ 2ml，快速出针，贴创可贴。

4. 桡骨茎突腱鞘炎

主穴　桡骨茎突压痛点。

操作方法　左手按压桡骨茎突，右手持针快速透皮，逐层松解分离，达腱鞘后，行筋膜弹割分离法松解 3 ~ 6 针，回抽无血，注入松解液 2ml，注入中浓度三氧 3 ~ 5ml，快速出针，贴创可贴。

5. 梨状肌损伤

主穴　大转子尖端内上方、坐骨神经出口处。

操作方法　快速纵行进针达筋膜层，行筋膜弹拨分离法松解 3 ~ 6 针，回抽无血，注射松解液 1 ~ 2ml/每穴，注射中浓度三氧 5 ~ 10ml，快速出针，贴创可贴。

八、禁　忌　证

（1）全身感染发热性疾病；

（2）凝血机制不全者，如血友病、血小板减少症；

（3）施术部位有红、肿、热、痛或有深部脓肿；

（4）严重心、脑、肾疾患者；

（5）传染性疾病如骨结核、梅毒等；

（6）体内恶性病变，如骨癌、淋巴瘤等；

九、注意事项

（1）严格无菌操作。一次性水针刀开启即可使用；对于可重复使用水针刀针具，要高压灭菌消毒。

（2）掌握治疗点处局部血管神经的走行与分布，进针时与血管、神经平行，严格按水针刀危险区划分，严防损伤血管神经。

（3）逐层体会针刀下的感觉，鉴别是病变组织还是正常软组织，在不超过病灶范围，不超过病灶层次的要求下，进行针法松解治疗。

（4）治疗阳性结节时，应在原位按压，不可将阳性结节推到一旁，必须固定后方可进针刀。

（5）水针刀注射药物要单纯，注意药物的适应证。

（6）对于年老体弱者，取治疗点宜少而精。

（7）孕妇不宜在腹部针法治疗。

（8）个别年老体弱患者，若出现头晕、心慌、面色苍白等反应，应立即出针，按晕针处理。

第四节 针挑技术

针挑技术是在人体特定部位或穴位上，用特制挑治针挑刺，挑断皮下的白色纤维样物或适当出一点血，以治疗全身疾病的针灸技术，又称为挑针、挑治。

一、理论基础

“针挑”一词首见于晋代葛洪《肘后备急方·疗沙虱毒方条》“针挑取虫子”。

针挑技术是基于《灵枢·九针十二原》“菀陈则除之”之法则，以通为用，以通为理，在人体皮部经络针治点上挑治以疏通经气、清除瘀滞，是古代“锋针疗法”、“半刺法”和“刺络法”的综合发展。

《灵枢·官针》云“病在经络痼痹者，取以锋针”；“病在五脏固居者，取以锋针”；“半刺者，浅内而疾出针，无针伤肉，如拔毛状，以取皮气，此肺之应也”；“刺络者，刺小络之血脉”。

宋代《桂海虞衡志》载有广西少数民族治疗疾病的简便疗法，言“草子，即寒热时疫，南中吏卒小民，不向病源，但头痛不佳，谓之草子，不服药，使之锥刺唇及舌尖出血，谓之挑草子”。

清代郭右陶《痧胀玉衡》记有“一应刺法，不过针锋微微入内，不必深入”。

二、针具选择

常用针挑工具三棱针、大号注射针头、锋钩针、钩状挑治针等（图 4-8）。

消毒用品、聚维酮碘、棉签、敷料等。

局部麻醉药物：1% ~2% 利多卡因，注射器。

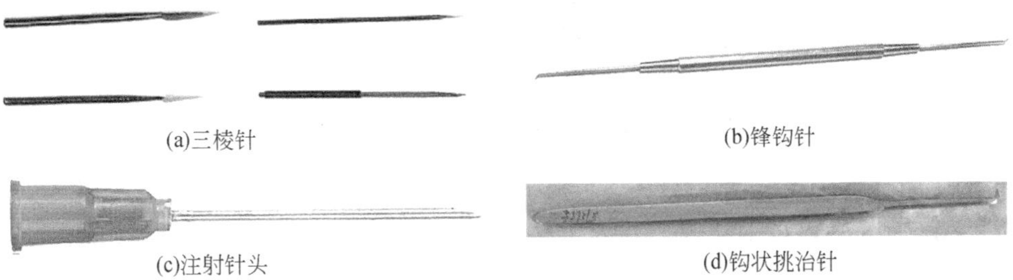

(a)三棱针

(b)锋钩针

(c)注射针头

(d)钩状挑治针

图 4-8 针挑、针具

三、针挑技术操作步骤

针挑技术操作步骤如图 4-9 所示。

四、适 应 证

（1）运动系统疾病：肩周炎、颈椎病、枕神经痛、腰椎间盘突出症、强直性脊柱炎、类风湿关节炎、膝骨性关节炎等。

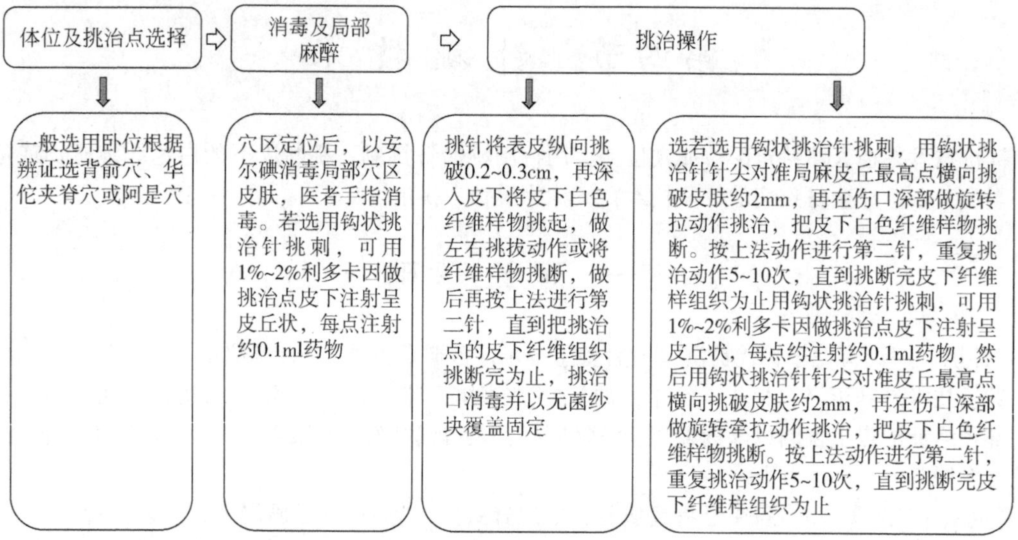

图 4-9　针挑技术操作步骤

（2）呼吸系统疾病：哮喘、慢性支气管炎等。

（3）消化系统疾病：慢性结肠炎、顽固性呃逆、神经性呕吐、胆绞痛、消化不良、小儿疳积等。

（4）神经系统疾病：中风后遗偏瘫或感觉障碍、癫痫、肋间神经痛、三叉神经痛、偏头痛等。

（5）泌尿生殖系统疾病：痔疮、慢性前列腺炎、前列腺肥大、不育症、不孕症、慢性盆腔炎等。

（6）代谢内分泌疾病：甲状腺肿大、甲状腺功能亢进等。

（7）皮肤外科疾病：痤疮、过敏性皮炎、荨麻疹、湿疹等。

（8）五官科疾病：过敏性鼻炎、慢性咽喉炎、慢性结膜炎等。

五、针挑技术的临床应用举例

1. 中风病

适应证　适用于中风后遗症期偏瘫。

主穴　百劳、膈俞、肾俞。

配穴　上肢偏瘫者加大椎；下肢偏瘫者加腰阳关，失语者加心俞；高血压者加俞。

2. 偏头痛

适应证　适用于顽固性偏头痛反复发作者。

主穴　四花、翳风。

配穴　发作期在太阳穴周挑脉络充盈部；痰湿内阻证加脾俞；肝阳上亢证加肝俞

3. 颈椎病

适应证　用于顽固性颈痛或头晕者。

主穴　大椎、新设（双）、大杼（双）。
配穴　气滞血瘀证加膈俞；肾虚证加肾俞；上肢麻木者加肩外俞。

4. 癫痫

适应证　适用于反复癫痫反复发作者间歇期治疗。
主穴　大椎、长强、鸠尾、肝俞。
配穴　发作频频加筋缩；久病加膈俞。

5. 哮喘

适应证　适用于哮喘反复发作者或急性发作间歇期治疗。
主穴　天突、鸠尾、大椎、肺俞。
配穴　瘀血内阻证加膈俞；久病肾虚证加肾俞；痰多者加脾俞、中脘；小儿哮喘挑四缝。

六、禁　忌　证

特殊人群如孕妇、严重心脏病、血液病、糖尿病血糖控制不理想或有严重并发症者不能实施挑针。

七、注意事项

（1）针挑也会出现晕针，要注意预防和处理。
（2）挑治后嘱患者注意创口保护，防止感染。
（3）挑治完毕后，需嘱患者治疗期间不吃刺激性食物。

第五节　铍针技术

铍针（图 4-10）技术是运用铍针对皮下组织、筋膜进行切割，使筋膜腔内压力减低，筋膜表面张力降低，松解粘连，从而消除感觉神经末梢所受的刺激和压迫，缓解疼痛的一种治疗方法。早在 20 世纪 90 年代中期，中国中医研究所董福慧教授经过长期临床和科研，提出了皮神经卡压综合征的诊断，并根据皮神经卡压的发病特点，提出了铍针技术来治疗皮神经卡压综合征。其所使用的铍针起自古代九针，《灵枢・九针》载有“九针之名，各不同形……；三曰鍉针，长三寸半；……五曰铍针，长四寸，广二分半；……。鍉针者，锋如黍粟之锐，主按脉勿陷，以致其气。……铍针者，末如剑锋，以取大脓”。现代铍针采用钛合金材料研制而成，常用于治疗各种骨伤科疾病、周围神经疾病等，具有疗效好、创口小、损伤小、无痛感等特点。

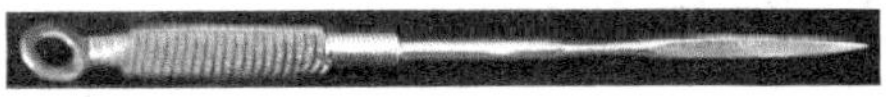

图 4-10　铍针

一、理论基础

皮神经广泛分布于人体周身的皮肤及筋膜中，在临床上有大量常见的无明显诱因出现疼痛和不适，缠绵难愈、反复发作，常被诊断为“慢性软组织损伤”、“肌筋膜炎”或“风湿性疾病”的，有相当数量属于皮神经在走行过程中“卡压”导致的神经功能障碍。而铍针是根据皮神经卡压综合征的这些特点设计研制而成的。

分布于周身的感觉神经由浅部进入深部必须穿过筋膜。如果炎性渗出等导致筋膜腔内压力增高时，筋膜的表面张力必然随之增高，通过其间的感觉神经末梢也要承受相应的张力。当肌肉紧张或痉挛时，不但要牵动筋膜，而且和筋膜间还要发生相对位移，另外筋膜和皮下组织之间也要发生相对的位移。如果筋膜和肌肉、筋膜和皮下组织之间因损伤或炎症而存在着粘连和瘢痕化，或筋膜本身和感觉神经粘连，则这种相对的位移就可以刺激或压迫感觉神经，从而引起疼痛。

除了臀上皮神经、股外侧皮神经等较大一些的皮神经发生卡压时可以手术切开进行神经松解术外，大量细小的皮神经是难以进行手术暴露松解的。因此一般只能采取局部封闭或者在压痛最明显处行“盲目”切除或切断术。况且封闭技术往往不能充分松解粘连、解除压迫，且容易复发，手术切除所造成的创伤又相对较大。铍针是根据皮神经卡压综合征的这些特点设计研制而成的。它具有创口小、痛苦小、无需麻醉、定位准确、松解较为充分的优点。另外由于铍针技术对神经周围组织的损伤较小，因此治疗后神经周围形成的瘢痕少，不易再次形成卡压，从而可以使临床症状得到明显的改善。

铍针技术相当于一种创伤较小的神经外松解术，大量临床实验研究已经证实单纯的神经外松解术可使受压皮神经的组织学和电生理学得到较好的改善，经铍针治疗后患部的软组织张力指数明显降低，表明铍针能够充分松解粘连，解除压迫，是一种安全简便、疗效肯定、易于推广的技术，它的提出为临床常见的疼痛性疾病增添了新的技术。

二、取穴原则

铍针技术的取穴原则是以解剖定位为基础，一般取皮神经走行穿出筋膜处附近穴位为治疗点，如枕大神经穿出点的位置与足太阳膀胱经的天柱穴定位位置相似，位于后发际正中直上方 0.5 寸，旁侧 3 寸处，在斜方肌外缘凹陷中。枕小神经压痛点的位置与经外奇穴翳明穴的定位位置相似，位于耳垂后方，当乳突与下颌角之间的凹陷处（翳风穴）后 1 寸。

三、针具选择

铍针全长 5 ~ 8cm，针头长 1cm，直径为 0.5 ~ 0.75mm，针体长 4 ~ 7cm，末端扁平带刃，刀口为斜口，刀口线为 0.5 ~ 0.7mm。针柄是用钢丝缠绕的普通针柄，长 3 ~ 5cm。

四、铍针技术操作步骤

铍针技术操作步骤如图 4-11 所示。

进针方法如下所述。

（1）点刺法：术者一手拇示指捏住针柄，另手拇示指用无菌棉球或无菌纱块捏住针体，针尖对准皮肤定位点的中心，双手骤然向下，使铍针快速穿过皮肤，当铍针穿过皮下时，针尖的阻力较小，进针的手下有种空虚感，当针尖刺到深筋膜时，会遇到较大的阻力，持针的手下会有种抵抗感。

（2）弹刺法：术者一手捏住套有塑料套管针的针体，针尖对准皮肤定位点的中点，垂直下压套管，另手的拇中指端相对，中指指甲对准针尾，用力弹击露在套管外的针尾，使其瞬间穿过皮

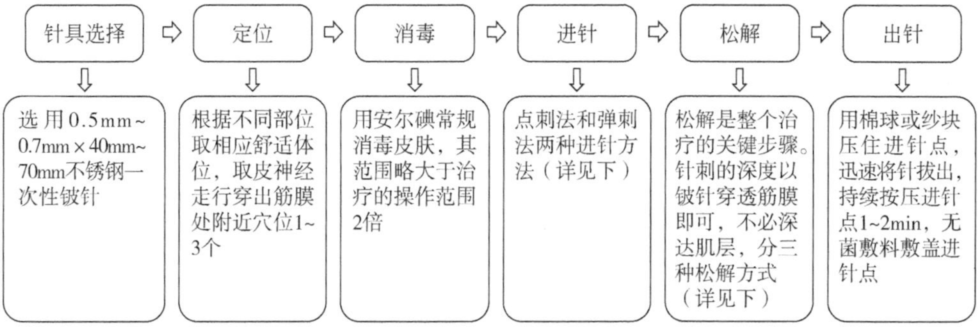

图 4-11　铍针技术操作步骤

肤，然后取下套管，再逐层进针。

松解方式如下所示。

根据治疗需要，对筋膜层的松解可以采用以下几种方式。

（1）一点式松解：适用于痛点局限、定位准确的病例。铍针的尖端穿过深筋膜即可，患者的局部疼痛常随之消失。

（2）多点式松解：适用于痛点局限但定位较模糊的病例，当铍针的尖端穿过深筋膜后，轻轻上提，将针退出筋膜至皮下，稍微改变进针角度，再穿过筋膜层，可如此重复 3～5 次。

（3）线式松解：适用于疼痛范围较大、病程较长、筋膜肥厚且肌肉张力较高的病例。线式松解其实就是沿一个方向的反复连续点刺，形成一条 0.5～0.7cm 的筋膜裂隙。

五、适　应　证

（1）皮神经卡压综合征首诊明确的病例。

（2）经 1～2 个疗程的其他保守技术治疗无效的病例。

（3）经手术技术治疗后再次形成粘连卡压的病例。

六、铍针技术的临床运用举例

1. 枕大神经卡压综合征

适应证　以枕大神经痛为突出的症状，常因头部运动而诱发，其疼痛为针刺样、刀割样，发作时常伴有局部肌肉痉挛，偶可见枕大神经支配区有感觉障碍。

治疗点　枕大神经穿出点的位置与足太阳膀胱经的天柱穴定位位置相似，位于后发际正中直上方 0.5 寸，旁侧 3 寸处，在斜方肌外缘凹陷中。

操作方法　直刺或斜刺 0.5～0.8 寸，不可向内上方深刺，针体穿过皮肤、浅筋膜、深筋膜外缘头夹肌内，有沉僵之感时缓慢提插 2～3 次，使针感上传至枕颈部，待患者有麻电感时稍出针，在附近有沉僵感处点刺松解 2～3 针，然后出针。出针后以无菌敷料局部压迫 1～2min。

2. 枕小神经卡压综合征

适应证　以“枕小神经痛”为主要症状，项上线处压痛，枕小神经压痛点（翳明穴）即乳突后缘处压痛，各压痛点可向枕颈放射。枕小神经支配区域即枕部及耳廓背面上部可有感觉过敏或

感觉减退。

治疗点　枕小神经压痛点的位置与经外奇穴翳明穴的定位位置相似，位于耳垂后方，当乳突与下颌角之间的凹陷处（翳风穴）后1寸。

操作方法　直刺0.5～1寸，针体穿过皮肤、浅筋膜、深筋膜、胸锁乳突肌的外缘，进入头夹肌，再缓慢进针，刺入头最长肌的表面，患者有麻电感时小幅度提插2～3次，待手下无沉僵感时出针。

3. 耳大神经卡压综合征

适应证　患者一侧枕部疼痛，可向外耳部放射，枕外隆起处常有压痛，胸锁乳突肌后缘中点压痛明显，疼痛可向颈部放射。耳大神经支配区域如耳郭、腮腺表面及乳突表面可出现感觉过敏或感觉轻微减退。

治疗点　天窗、天容。

操作方法　取铍针直刺0.3～0.5寸，针体穿过皮肤、皮下组织，至胸锁乳突肌的后缘中点，缓慢进针，至患者有麻电感时停止进针，向上缓锃针体，同时做纵行松解手法，直至针下无沉紧涩滞感时出针。

4. 肩胛上神经卡压综合征

适应证　肩部疼痛为主要症状，痛为锐痛，呈刀割样，亦可为钝痛，可为静止痛，夜间较重，也可因运动而诱发或加重。按压肩胛冈中点上方，肩胛上切迹处，可有局限性压痛和放射到整个肩胛部的疼痛。

治疗点　巨骨、天宗、秉风、曲恒。

操作方法　垂直于穴体皮肤，直刺0.3～0.5寸，使针尖通过皮肤、皮下组织、斜方肌，到达冈上肌，寻找沉紧涩滞之感，并在针感层进行松解疏通，待针下有轻快感时出针。

5. 锁骨上神经卡压综合征

适应证　颈肩部疼痛为主要症状，可向头颈部或肩背部放射，严重者可有颈部活动受限，其所支配的肌肉如胸锁乳突肌、颈阔肌麻痹，颈下部侧面、肩部和胸壁上部的皮肤出现感觉过敏或感觉减退。

治疗点　臑俞、肩髃、肩髎。

操作方法　嘱患者正坐，自然垂，在肩部，当腋后缓缓直上，肩胛冈下缘凹陷中取臑俞穴，锁骨上外侧神经分布与穴区的浅层，直刺0.6～1寸，找寻沉紧涩滞感，并在此处疏通剥离，针下松快感时出针。然后嘱患者外展上臂平肩，在肩部，三角肌上，臂外展，或向前平伸时，当肩峰前下方凹陷处取肩髃，肩峰后下方凹陷处取肩髎，其穴区浅层均有锁骨上外侧皮神经分布，直刺0.5～0.8寸，余刺法相同。

七、禁　忌　证

（1）局部软组织存在炎症反应者。

（2）有出血倾向者。

（3）患有严重心脑血管疾病或脏器衰竭不能耐受刺激者。

（4）糖尿病患者有肢体缺血或软组织感染倾向者。

（5）意识不清不能配合治疗者。

八、注意事项

(1) 最好采用适合的体位接受铍针治疗，同时避免在饥饿、疲劳、精神紧张、体质极度虚弱、较长时间未饮水等情况下接受治疗。如果出现晕针反应，及时处理。

(2) 在治疗过程中应严格掌握无菌操作。

(3) 在治疗时如果出现皮下出血的情况，及时压迫止血。

(4) 铍针的进针深度达到深筋膜即可，不宜过深，以免造成不必要的损伤。

第六节　浮针技术

浮针技术是用一次性的浮针针具在局限性疼痛（多数为肌筋膜触发点，myofascial trigger point MTrP）的周围或邻近四肢的皮下组织进行扫散手法的针刺方法。和传统针刺不同，浮针技术在病痛周围或者四肢远端健康的部位进针，通常不在疼痛局部治疗。浮针技术是在对古代文献的挖掘中获取营养成长起来的，采用独特的针具和手法，结合现代肌筋膜触发点理论，在临床实践中摸索、应用的一种新型现代针灸方法，是对传统针灸理论的继承、发展和创新。

一、理论基础

浮针技术是在《内经》十二皮部经筋理论“以痛为输”基础之上，结合现代肌筋膜触发点理论发展而成。

皮部理论：十二皮部是十二经脉功能活动反映于体表的部位，也是络脉之气散布之所在。浮针技术在皮下进针，不深入肌层，进针点在病痛周围，力专效宏。

经筋病变以痛为输理论：《内经·经筋》所载十二经筋的各种痹证，其治疗原则均是“治在燔针劫刺，以知为数，以痛为输”。而隋唐时期也以阿是穴来定义局部软组织疼痛点。浮针在治疗某些局限性疼痛时，选择在病痛周围进针，一定程度上也体现了“以痛为输”的治疗原则。

肌筋膜触发点理论：浮针在其发展的过程中，也结合现代肌筋膜触发点理论，现代康复学的肌筋膜触发点理论认为人体大多数的肌肉筋膜疼痛都是由特定的触发点引起，接触这些触发点对治疗肌肉筋膜疼痛意义巨大。浮针治疗过程中，寻找这些触发点，在触发点周围进针、行使扫散手法，并配合特定的再灌注活动，可以有效地消除触发点，治疗疼痛。

二、针具选择

作为一种新式针灸器具，浮针是复式结构，分为针芯、软套管及管座和保护套管。另外，为减轻疼痛、进针规范、操作方便，配有专门的进针器。如图 4-12、图 4-13 所示。

三、浮针的进针点选取及操作特点

浮针与目前临床常用的针灸方法比较，在进针点选取与操作方法上有所不同，有其特殊之处。

(1) 按部位选取进针点：浮针技术根据病痛所在的部位、范围大小，以及引起病痛出现的肌筋膜触发点来选取进针点。

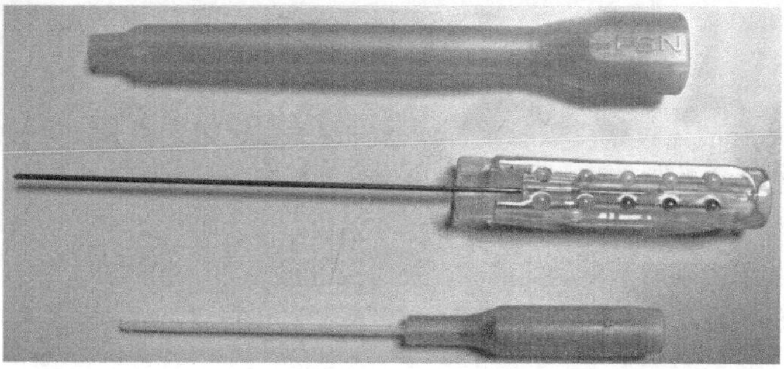

图 4-12　自上而下，依次为浮针的保护套管、针芯、软套管及管座

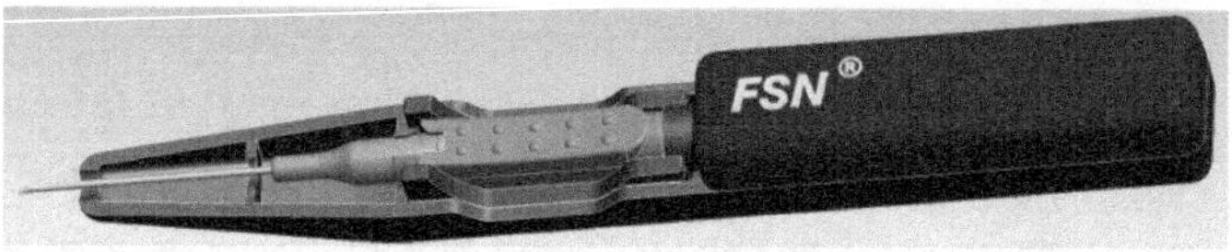

图 4-13　浮针进针器

（2）在病灶周围或远隔部位进针：浮针技术在病痛周围操作，针尖并不达到病所，有时甚至相隔甚远，如腰臀部的病痛可以在小腿或大腿进针。

（3）皮下浅刺：浮针技术所涉及的组织仅为皮下组织，主要是皮下疏松结缔组织。

（4）不要求得气：浮针技术要求避免患者有酸、胀、重、麻、沉等得气感，医生持针的手应有松软无阻力的感觉。

（5）留管时间长：浮针技术可以较长时间的在皮下留置软套管（一般不超过 24 小时），因为针具的特殊性，留管过程中患者没有不适感觉，甚至不会注意到浮针软套管的存在。

（6）扫散是重要环节：扫散动作是进针完毕后针体左右摇摆如扇形的动作，是浮针技术区别于其他所有非药物侵入性技术的一个重要特点。

（7）可以在任何体位进针：对于站立或其他特殊姿势时才有的病痛，因为浮针技术并不深入肌肉而且进针点少，可以采用站立或其他特殊姿势进针治疗。

（8）配合再灌注活动：浮针进针后进行扫散动作的过程中，医生左手或者其他身体部位促使患者有节律地活动相关关节和肌肉（带负荷或者不带负荷），或者患者自己有意识地反复活动与病痛有关的相关关节和肌肉，这些活动有利于缺血组织的血流再灌注，因此，称为再灌注活动（reperfusion approach）。再灌注活动的运用可以大幅度地提高浮针的临床疗效。

四、浮针技术操作步骤

浮针技术操作步骤如图 4-14 所示。

五、浮针技术临床适应证

慢性头痛、颈椎病、肩周炎、网球肘、腱鞘炎、腕管综合征、腰椎间盘突出症、腰肌劳损、膝关节炎、踝关节陈旧性损伤、股骨头坏死、强直性脊柱炎、胆囊炎胆石症、慢性胃痛（慢性胃炎胃溃疡）、泌尿道结石、慢性附件炎、宫颈炎、痛经、顽固性面瘫等。

体位消毒	进针	运针	扫散+再灌注	留管	出管
根据患者病情选取合适的体位，选好进针点，局部及医生手指消毒	现在多采用浮针专用进针器进针	指针入皮下后，单用右手沿皮下将针向前推进。运针深度一般掌握在25~35mm	以进针点为支点，手握针座，使针身和针尖做扇形运动。扫散过程中，配合再灌注活动以加强疗效。进针完毕，抽出针芯	用胶布将管座固定在皮肤上，以固定留于皮下的软套管。留管时间以5~8小时为宜，一般不超过24小时	在留管达到既定的时间(3~8小时)后拔出浮针的软套管部分。将软管从皮下抽出，用消毒干棉签或棉球按压，防止出血

图 4-14　浮针技术操作步骤

六、浮针技术临床应用举例

1. 颈椎病

适应证　颈型颈椎病、神经根型颈椎病、椎动脉型颈椎病。

主要进针点　中上斜方肌、冈上肌、斜角肌等相关肌肉的肌筋膜触发点。

配合进针点　神经根型颈椎病可配合三角肌、肱桡肌的肌筋膜触发点，椎动脉型颈椎病可配合肱二头肌的肌筋膜触发点。

操作方法　首先触摸寻找到上述相关肌肉的肌筋膜触发点，在距离触发点 3 ~ 5cm 的地方进针、运针、扫散，并根据不同肌肉设计不同的再灌注活动，留管 3 ~ 8 小时，出管。

2. 膝关节病

适应证　排除前后交叉韧带、半月板严重损伤的膝骨关节病。

主要进针点　以股四头肌为主相关肌肉的肌筋膜触发点。

配合进针点　膝关节内侧疼痛可配合大腿内收肌群的肌筋膜触发点，膝关节外侧痛可配合股二头肌、小腿外侧肌群的肌筋膜触发点，膝关节不能伸直可配合股二头肌、半腱肌、半膜肌的肌筋膜触发点。

操作方法　首先触摸寻找到上述相关肌肉的肌筋膜触发点，在距离触发点 3 ~ 5cm 的地方进针、运针、扫散，并根据不同肌肉设计不同的再灌注活动，留管 3 ~ 8 小时，出管。

3. 网球肘

适应证　各种原因造成的肱骨外上髁炎（也称网球肘）。

主要进针点　前臂外侧伸肌群为主相关肌肉的肌筋膜触发点。

配合进针点　上臂肱三头肌的肌筋膜触发点。

操作方法　首先触摸寻找到上述相关肌肉的肌筋膜触发点，在距离触发点 3 ~ 5cm 的地方进针、运针、扫散，并根据不同肌肉设计不同的再灌注活动，留管 3 ~ 8 小时，出管。

七、禁　忌　证

全身浮肿；局部红热肿大；近期使用外治法，如推拿、拔火罐、按摩等；局部封闭没多久。

八、注意事项

（1）患者在过于饥饿、疲劳、精神紧张时，不宜针刺。

（2）常有自发性出血或损伤后出血不止者，不宜针刺。

（3）皮肤有感染、溃疡、瘢痕或肿瘤的部位，不宜针刺。

（4）浮针技术留针时间长，相对传统针刺技术而言，较易感染。浮针器具只能一次性使用，同时要注意消毒。特别是对容易感染的患者，如糖尿病患者，当加倍小心，慎防感染。

（5）留针期间，应注意针口密封和针体固定，嘱患者避免剧烈活动和洗澡，以免汗液和水进入机体引起感染。

（6）当肢体浮肿时，效果不佳，改用它法治疗。例如，系统性红斑狼疮、类风湿关节炎的治疗，大量的激素导致水肿，在这种情况下，浮针技术效果差。

（7）对软组织伤痛，如果浮针技术治疗后只有近期效果，病情反复发作，要考虑免疫系统疾病所致。

第五章

其他类技术

第一节　拔罐技术

拔罐（留罐、闪罐、走罐）法又称“负压技术”，是用罐状器具，扣在患处或穴位上，用烧火、温热或直接抽取罐中空气（或温水）的方法，造成罐中负压，使它紧吸在皮肤上，造成瘀血现象，从而起到治病作用的一种常见的民间治疗方法。拔罐技术在我国古代称“角法”。早在马王堆汉墓出土的《五十二病方》中，即有以兽角罐治疗痣疾的记载，公元 281 ~ 361 年，晋代葛洪著的《肘后方》中就提到“角法”，可以认为是中国拔罐法的起源。到了公元 1765 年，清代医学家赵学敏所著的《本草纲目拾遗》，其书中对拔罐技术的应用地区、出处、形状、适应证、使用方法及优点都做了详尽的记述。临床常用的有闪罐法、留罐法、走罐法、刺血拔罐法。

一、理论基础

中医认为拔罐的治疗机制为开泄腠理、扶正祛邪。清代赵学敏在《本草纲目拾遗》中也提到：“罐得火气合于内，即牢不可脱，肉上起红晕，罐中气水出，风寒尽出。”无论用何种罐具，其刺激的作用途径皆是通过罐内负压进行吸拔皮部，有吸邪外出的作用。一方面罐具通过负压将皮肤吸起并使局部腠理开泄，让邪出有去路；另一方面闪罐或长时留罐的吸拔力，可将病邪不断由里至表拔出体外。

二、拔罐的主要部位

拔罐主要选择肌肉较丰满的部位，如腰背部、颈肩部。主要选足太阳膀胱经、督脉及华佗夹脊穴。

三、取穴原则

1. 就近拔罐

就近拔罐即在病痛处拔罐。这是由于病痛之所以出现，是因为局部经络功能之失调，如经气不通所致。在病痛处拔罐，就可以调整经络功能，使经气通畅，通则不痛，从而达到治疗疾病地目的。

2. 远端拔罐

远端拔罐就是在远端病痛处拔罐。这远端部位的选择是以经络循环为依据，刺激经过病变部位经络的远端或疼痛所属内脏的经络的远端，以调整经气，治疗疾病。如牙痛拔合谷，胃腹疼痛拔足三里，颈椎疼痛拔足三里等。

3. 特殊部位拔罐

某些穴位具有特殊的治疗作用。因此，根据病变特点特点来选择拔吸部位。如大椎、曲池、外关等有退热作用。如治疗发热时，可以在上述部位处拔罐。内关对心脏有双向调节作用，如心跳过缓、过急可以选择此穴。

4. 脊椎拔罐

（1）颈椎部是指颈椎到胸椎的部位，主要治疗头部，颈部，肩部，上肢及手部的病变合功能异常。如头晕，头痛，颈椎病，落枕，肩周炎，手臂肘腕疼痛等。

（2）胸椎上部是指第一胸椎到第六胸椎的部位。主要治疗心，肺，气管，胸廓的病变。如心悸，胸闷，气短，咳喘，胸痛等病症。

（3）胸椎下部是指第七胸椎到第十二胸椎的部位，主要治疗肝，胆，脾，肠等器官的痛证。如肝区胀痛，胆囊炎，消化不良，急慢性胃炎，肠炎，腹痛，便秘等病症。

（4）腰椎部是指腰椎以下的腰椎部，主要治疗肾，膀胱，生殖系统，腰部，臀部，下肢各部位的病变。如肾炎，膀胱炎，痛经，带下，阳痿，腰椎增生，椎间盘带脱出，坐骨神经痛，下肢麻痹，瘫痪，疼痛等病症。

四、器具选择

罐具：玻璃罐、竹罐（图5-1）、陶罐、抽气罐等。
点火器具：止血钳、酒精棉球、打火机。

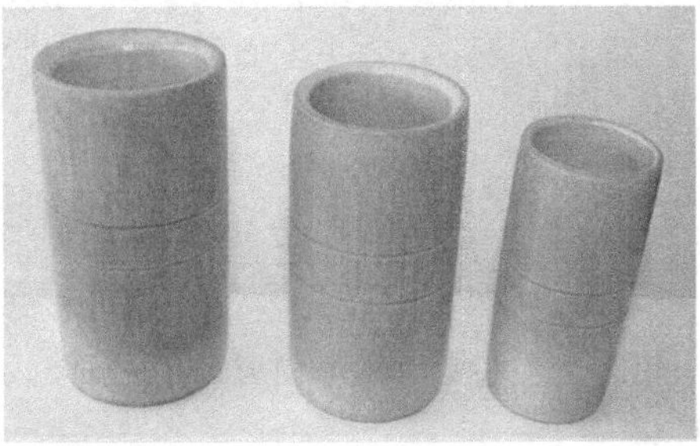

图5-1　竹罐

五、拔罐技术操作步骤

留罐法操作步骤如图5-2所示。

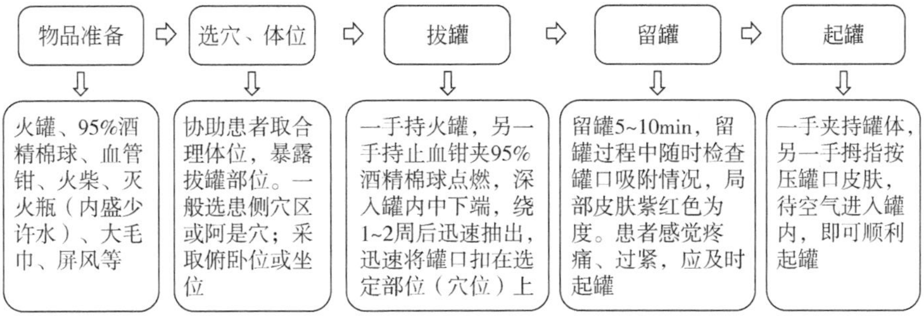

图 5-2　留罐技术操作步骤

闪罐法操作步骤如图 5-3 所示。

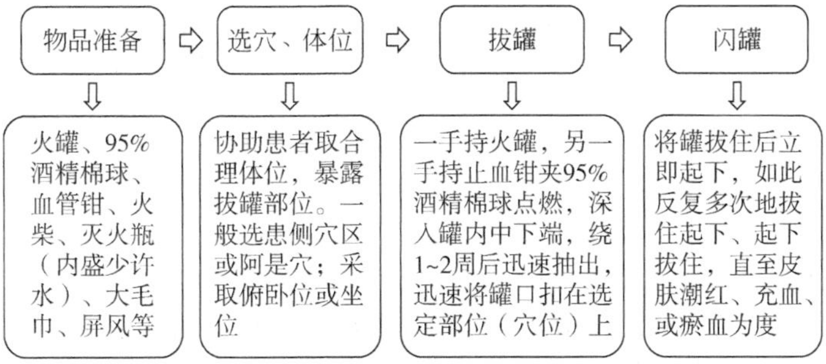

图 5-3　闪罐技术操作步骤

走罐法操作步骤如图 5-4 所示。

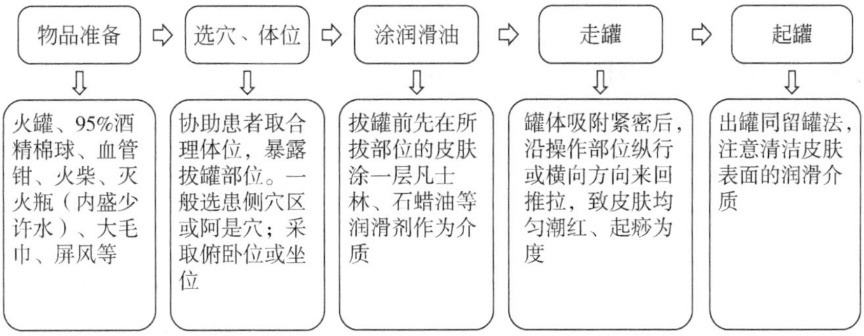

图 5-4　走罐技术操作步骤

六、适　应　证

（1）内科疾病：感冒、咳嗽、肺痈、哮喘、心悸、不寐、多寐、健忘、百合病、胃脘痛、呕吐、反胃、呃逆、痞满、泄泻、便秘、腹痛、胃下垂、饮证、痿证、眩晕、胁痛、郁证、水肿、淋证、癃闭、遗尿、遗精、阳痿、男性不育、阳强、风温、暑湿，秋燥。

（2）外科疾病：红丝疔，丹毒，有头疽，疖病，乳痈，脱肛，急性阑尾炎，急性胆绞痛，急性胰腺炎，急性输尿管结石。

（3）骨科疾病：落枕、颈椎病、腰椎间盘突出症、腰椎管狭窄症、腰肌劳损、急性腰扭伤、肩关节周围炎、颈肩纤维织炎、肱骨外上髁炎、坐骨神经痛、股外侧皮神经炎、肋软骨炎、肋间神经痛、类风湿骨关节炎等。

(4) 妇科疾病：经行先期、经行后期、经行先后无定期、月经过多、月经过少、经闭、痛经、白带、黄带、赤带、妊娠呕吐、产后缺乳、产后腹痛、人工流产综合症、脏躁、阴挺、阴吹、阴痒、不孕症、产后大便困难、产后发热等。

(5) 儿科疾病：小儿发热、小儿呕吐、小儿泄泻、小儿厌食、小儿夜啼、小儿遗尿、百日咳、腮腺炎等。

(6) 皮肤科疾病：缠腰火丹、银屑病、牛皮癣、斑秃、湿疹、瘾疹、风瘙痒、漆疮、疥疮、蛇皮癣、皮痹、白癜风等。

(7) 五官科疾病：针眼、睑弦赤烂、流泪症、沙眼、目痒、目赤肿痛、目翳、远视、近视、视神经萎缩、鼻塞、鼻渊、鼻衄、咽喉肿痛、乳蛾、口疮、牙痛、下颌关节紊乱症。

七、拔罐技术的临床应用举例

1. 感冒

适应证　适用于急性期鼻塞流涕、咽喉肿痛者。

主穴　风门、合谷、肺俞、大椎。

配穴　风寒型加列缺；鼻塞加印堂；风热型加尺泽、曲池；咽喉肿痛者加孔最、天突；或取穴背部督脉及两侧膀胱经内侧循行线。

操作方法　应采取合理体位，选择肌肉较丰满的部位；留罐期间随时检查罐口吸附情况。

2. 咳嗽

适应证　适用于急性期及咳嗽有痰初起者。

主穴　天突、尺泽、合谷、列缺、定喘、肺俞。

配穴　风寒束肺加大椎、曲池、风门；风热犯肺加鱼际、曲池、大杼；燥热伤肺加外观、脾俞；痰湿阻肺加脾俞、丰隆、足三里；肝火灼肺加肝俞、阳陵泉；肺肾阴虚加肾俞、膏肓；脾肾阳虚加脾俞、肾俞、气海、关元、足三里。

操作方法　应采取合理体位，选择肌肉较丰满的部位；留罐期间随时检查罐口吸附情况。

3. 痛经

适应证　适用于急性期疼痛明显者。

主穴　次髎、关元、三阴交。

配穴　气滞血瘀者加气海、太冲；寒湿凝滞者加肾俞、大赫；气虚血弱者加脾俞、膈俞、足三里；肝肾不足者加肝俞、肾俞、太溪。

操作方法　应采取合理体位，选择肌肉较丰满的部位；留罐期间随时检查罐口吸附情况。

4. 颈椎病

适应证　适用于急性期疼痛明显及颈部活动受限者。

主穴　大椎、大杼、肩中俞、肩外俞。

配穴　伴上肢放射痛加肩井、臂臑；肝肾亏虚者加肝俞、肾俞；风寒外袭型加风池、风门等。

操作方法　应采取合理体位，选择肌肉较丰满的部位；留罐期间随时检查罐口吸附情况。

八、禁 忌 证

（1）高热抽搐及凝血机制障碍者禁用。
（2）皮肤溃疡、水肿及大血管处禁用。
（3）孕妇腹部、腰骶部均不宜拔罐。

九、注 意 事 项

（1）防止烫伤，拔罐时动作要稳、准、快，起罐时切勿强拉。
（2）使用过的火罐，均应消毒备用。
（3）起罐后，如局部出现小水疱，可不必处理，可自行吸收。
（4）如水疱较大，消毒局部皮肤后，用无菌注射器吸出液体，覆盖消毒敷料。

第二节 药 罐 技 术

药罐法是指拔罐与药疗配合，拔罐时或拔罐前后配合药物应用的一种拔罐方法。随用药途径不同而分为药煮罐法、药蒸汽罐法、药酒火罐法、伫药罐法、涂敷药罐法、药面垫罐法及药走罐法等。

一、药罐技术的常用部位

拔罐主要选择肌肉较丰满的部位，如腰背部、颈肩部。主要选足太阳膀胱经、督脉及华佗夹脊穴。

二、取 穴 原 则

同拔罐技术。

三、器具的选择

罐具：竹罐或木罐。
点火器具（止血钳、酒精棉球、打火机）。

四、药罐技术操作步骤

药罐技术操作步骤如图 5-5 所示。

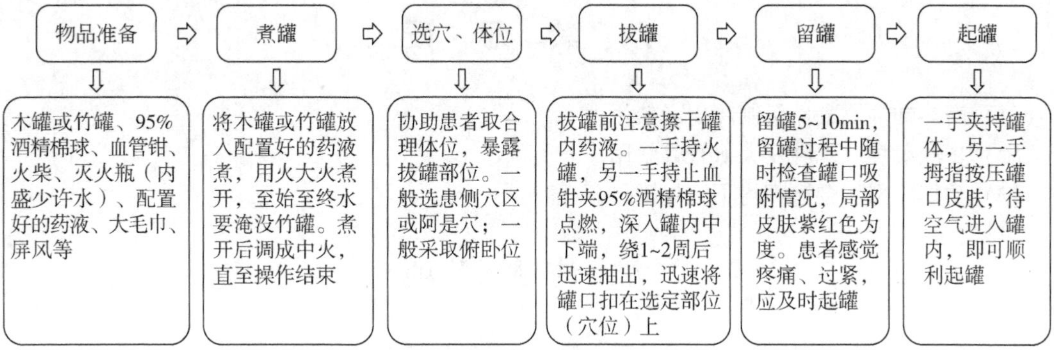

图 5-5　药罐技术操作步骤

五、适　应　证

（1）骨关节病。

（2）面神经炎。

（3）痛证。

六、药罐技术的临床应用举例

1. 腰椎后关节紊乱症

适应证　急性期及腰部疼痛明显者。

主穴　肾俞、大肠俞、关元俞、气海俞、环跳、委中。

药方选择　三棱 15g，延胡索 20g，莪术 20g，艾叶 15g。

配穴　伴瘀血阻络加血海；寒凝痛甚者加大椎。

操作方法　应采取合理体位，选择肌肉较丰满的部位；留罐期间随时检查罐口吸附情况。

2. 面神经炎

适应证　面瘫急性期症状呈进行性加重，且耳后压痛明显者。

主穴　合谷、翳风、牵正。

药方选择　将生姜榨汁，姜渣加水煎成姜液，两者混合配成 50% 生姜液 250ml，加芥末 10g 及少量二甲基亚砜。

配穴　伴风寒加大椎。

操作方法　应采取合理体位，选择肌肉较丰满的部位；留罐期间随时检查罐口吸附情况。

3. 痛经

适应证　适用于急性期疼痛明显者。

主穴　次髎、关元、三阴交。

药方选择：柴胡 6g，白芍 15g，茯苓 15g，延胡索 15g，丹参 15g。

配穴　气滞血瘀者加气海、太冲；寒湿凝滞者加肾俞、大赫；气虚血弱者加脾俞、膈俞、足三里；肝肾不足者加肝俞、肾俞、太溪。

操作方法 应采取合理体位，选择肌肉较丰满的部位；留罐期间随时检查罐口吸附情况。

4. 荨麻疹

适应证 适用于慢性荨麻疹者。
主穴 肺俞、肝俞、脾俞、肾俞、大肠俞。
药方选择：麻黄15g，连翘20g，薄荷10g，赤芍15g。
配穴 伴湿热加大椎；伴肺热加膈腧。
操作方法 应采取合理体位，选择肌肉较丰满的部位；留罐期间随时检查罐口吸附情况。

七、禁 忌 证

（1）高热、抽搐和痉挛发作时，不宜拔罐。治疗癫痫，应在其间隙期使用。

（2）有出血倾向的患者，慎用拔罐，更不宜刺络拔罐，以免引起大出血。

（3）有严重肺气肿的患者，背部及胸部不宜拔罐，更忌用大号火罐或强负压吸拔。

（4）心力衰竭或体质虚弱者，不主张用拔罐治疗。

（5）骨折患者，在骨折未完全愈合前，不可拔罐，避免影响骨折对位及愈合。急性关节韧带扭伤者，亦应预先做仔细检查，如韧带已发生断裂，不可贸然拔罐。

（6）皮肤有溃疡、破裂处，不宜拔罐。在治痈疖或其他急性感染时，拔罐要严格掌握时机，在脓未成熟的红、肿、热、痛期，病灶拔罐必须慎重。面部疖肿，禁忌拔罐，以免造成严重后果。局部原因不明的肿块，亦不可随便拔罐。

（7）孕妇之腰骶及腹部不宜拔罐。

八、注 意 事 项

（1）根据病情，选取拔罐部位，摆好患者体位。

（2）拔罐部位每次都要更换，以免损伤皮肤。

（3）注意留罐时间，不能超过20min。视病情决定应用吸拔力的大小。

（4）根据病情选取吸拔罐的数目。

（5）应用的药物根据病情而定。

（6）不要在血管浅显处、心搏处、鼻、眼、乳头、皮肤细嫩、毛发多或凹凸不平处拔药罐。

（7）治疗时要严密观察患者局部和全身的反应。注意患者对所应用药物是否过敏。

（8）患者发狂、烦躁不安，或者全身出现剧烈抽搐者；久病体弱至全身消瘦、皮肤失去弹性者；患出血性疾病，有广泛皮肤病者、皮肤易过敏者；患者有心力衰竭或全身浮肿者，不易使用拔药罐技术。

第三节 刺络拔罐技术

刺络拔罐法是用三棱针或注射器针头刺穴位、病灶部表皮显露的小血管，使之出血或出脓，然后立刻拔罐，也有先拔罐而后刺血者。该法常用于病程短，症状较重，表现亢奋，具有红、热、痛、痒、游走不定等实证者。

一、理 论 基 础

《黄帝内经》是我国刺络放血技术的最重要根据，有关刺络放血的理论在《内经》中随处可见，如《素问》中刺虐篇、刺腰痛论篇、刺禁论篇、缪刺论篇，《灵枢》中癫狂篇、血络论篇等全篇。在《素问》其他各篇中有 20 多处，《灵枢》中有 40 多处论刺络放血技术。其内容包括络脉的意义，诊络法、络脉在体表的分布与循行，络脉的生理功能、病理变化，刺络的原则、部位、针具（九针）、刺法、放血量、放血时的异常现象及刺络的禁忌等。拔罐法在马王堆汉墓出土的医帛书《五十二病方》中也有载录。《素问·皮部论》说：十二皮部与经络、脏腑联系密切，运用三棱针或皮肤针扣刺皮部，激发调节脏腑经络功能，以疏通经络，调和气血，促使机体恢复正常，从而达到防治疾病的目的。刺络拔罐技术具有祛瘀解毒、活血止痛之效。

二、刺络拔罐的主要部位

拔罐主要选择肌肉较丰满的部位，如腰背部、颈肩部。主要选足太阳膀胱经、督脉及华佗夹脊穴。

三、拔罐技术操作步骤

拔罐技术操作步骤如图 5-6 所示。

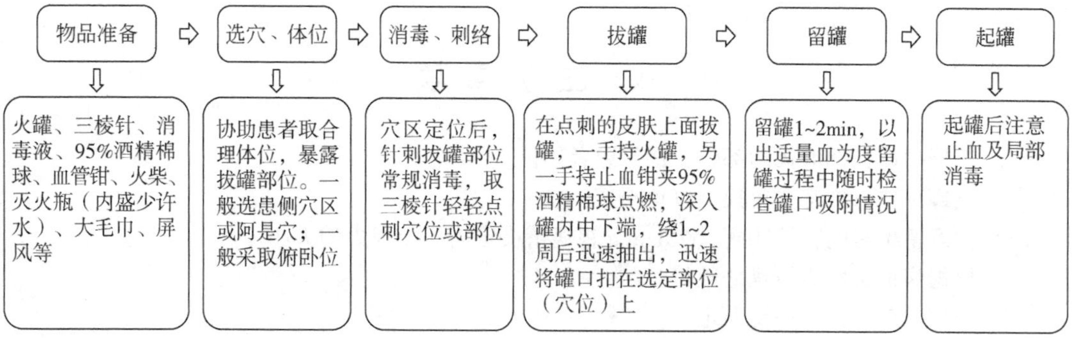

图 5-6　拔罐技术操作步骤

四、适　应　证

同三棱针技术。

五、拔罐技术的临床应用举例

1. 带状疱疹

适应证　带状疱疹局部疼痛或带状疱疹后期皮疹消退后局部神经性疼痛者。

主穴　阿是穴。

配穴　伴肝经郁热加太冲、极泉；伴脾经湿热加三阴交、血海；伴瘀血阻络则与皮疹部位加相应穴位，如面部加阳白、太阳；胸胁部加期门、大包。

操作方法　诸穴常规用点刺，以见血为度，皮损部位围刺，起针后不闭针孔，再施以闪火拔罐。

2. 痤疮

适应证　痤疮有脓疮者。

主穴　心俞、肺俞、肝俞、脾俞、肾俞、大肠俞。

配穴　伴湿热加大椎；伴肺热加膈俞。

操作方法　诸穴常规用点刺，以见血为度，皮损部位围刺，起针后不闭针孔，再施以闪火拔罐。

3. 中风后偏瘫

适应证　适用于急性期及恢复期以肢体偏瘫为主症者。

主穴　肩髃、曲池、外关、伏兔、足三里、丰隆等。

配穴　伴肝阳上亢加太冲、极泉；伴瘀血阻络加三阴交、血海。

操作方法　诸穴常规用点刺，以见血为度，皮损部位围刺，起针后不闭针孔，再施以闪火拔罐。

4. 腰椎间盘突出

适应证　急性期及腰部疼痛明显者。

主穴　肾俞、大肠俞、关元俞、气海俞、环跳、委中。

配穴　伴瘀血阻络加血海；寒凝痛甚者加大椎。

操作方法　诸穴常规用点刺，以见血为度，皮损部位围刺，起针后不闭针孔，再施以闪火拔罐。

5. 周围性面瘫

适应证　面瘫急性期症状呈进行性加重，且耳后压痛明显者。

主穴　合谷、翳风、牵正。

配穴　伴风寒加大椎。

操作方法　点刺为主，局部选穴宜少，刺激宜轻。

六、禁　忌　证

（1）高热抽搐及凝血机制障碍者。

（2）皮肤溃疡、水肿及大血管处。

（3）孕妇腹部、腰骶部均不宜拔罐。

七、注 意 事 项

（1）术前对针具及施术部位要严格消毒，以免发生感染。

（2）在利用三棱针进行刺血时，要防止损伤皮下的重要组织。如主要的血管、神经等。

（3）拔罐后皮肤被吸入罐内，因此，火罐口必须大于散刺或扣刺的面积，这样拔罐后该面积可恰巧在火罐口径内。

（4）当在相连接的两个以上部位拔进行刺络拔罐时，散刺或扣刺部间距要适当增宽，应为拔罐后皮肤被吸入罐内，间距缩短，以致再往下拔时，火罐不能准确地拔到散刺或扣刺的中心，或因皮肤被向两端过度牵拉而产生撕裂样疼痛。

（5）拔罐放血时，达到治疗所需的出血量即应起罐（一般不管针刺面积大小或拔罐数量多少，每次出血总量以不超过10ml为宜，丹毒时可适当增加出血量），为便于观察，宜选用透明罐具，出血量过多时，应立即起罐，并按压止血。

（6）拔瘀血或脓肿时，若出血缓慢，皮肤有皱褶凹陷，说明脓肿被基本拔出，当及时起罐。

（7）治疗前需向患者说明会情况，以免产生恐惧心理。

第四节　刮痧技术

刮痧技术是用边缘光滑的牛角板、砭石板、小汤匙、铜钱、硬币等工具，蘸润滑油或清水在体表部位进行反复刮动至皮肤可见红、紫色的痧斑的技术，临床上可以治疗各科多种疾病。

该技术的文献记载最早见于晋代葛洪《肘后备急方》卷七《治卒中沙虱毒方第六十六》。在元、明时期有较多的记载。及至清代，有关刮痧的描述更为详细。郭志邃《痧胀玉衡》曰："刮痧法，背脊颈骨上下，又胸前胁肋两背肩臂痧，用铜钱蘸香油刮之。"吴尚先《理瀹骈文》载有如"阳痧腹痛，莫妙以瓷调羹蘸香油刮背，盖五脏之系，咸在于背，刮之则邪气随降，病自松解"。《串雅外编》、《七十二种痧证救治法》等医籍中也有记载。

一、理论基础

《素问·皮部论》说："凡十二经脉者，皮之部也。是故百病之始生也，必先于皮毛。"刮痧技术通过刺激皮表，调整脏腑、经络之气，从而治疗疾病，它的理论依据就是经络学说中的皮部理论，通过皮表的刮痧，刺激皮部，调整体内脏腑正气，并通过刮出的痧斑，起到排病祛邪、活血通络等治疗功效。

二、穴区的划分及定位、主治

参考人体经络分布、经穴定位、相应主治，此处不再另行描述。

三、治疗原则

（1）循经治疗：是指循着经脉进行刮痧的一种方法，常用于项背腰骶部的督脉和足太阳膀胱经，不强调某一穴位的重点治疗。

（2）经穴治疗：根据临床症状表现，辨证、辨经、按经取穴，在经穴上进行刮痧的方法。

（3）局部治疗：是指在患部进行刮痧的一种方法，如颈椎病局部疼痛、僵硬，可在局部进行刮痧治疗。

四、器械的选择

特制刮痧牛角板、砭石板（图 5-7）。

辅助用具：润滑油。

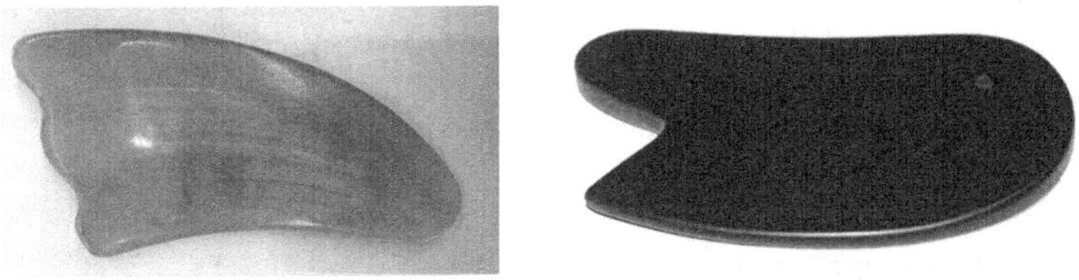

(a)刮痧牛角板　　(b)刮痧砭石板

图 5-7　刮痧器械

五、刮痧技术操作步骤

刮痧技术操作步骤如图 5-8 所示。

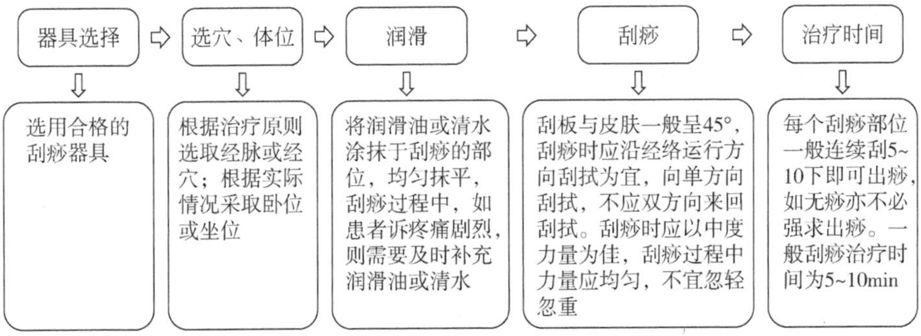

图 5-8　刮痧技术操作步骤

六、适　应　证

刮痧技术适应证广泛，涉及内、外、妇、儿各科病症。

七、刮痧技术的临床应用举例

1. 腰痛

适应证　适用于腰肌劳损为主的腰痛不适。

取穴　在腰部沿督脉，膀胱经循行刮痧，重点刮拭腰阳关、肾俞、大肠俞、委中等，并可在腰痛剧烈部位局部进行重点刮痧。

操作方法　将润滑油或清水涂抹于刮痧的部位，均匀抹平。刮板与皮肤一般呈 45°，刮痧时应沿经络运行方向刮拭为宜，向单方向刮拭，不应双方向来回刮拭。刮痧时应以中度力量为佳，刮痧过程中力量应均匀，不宜忽轻忽重。

2. 肩周炎

适应证　适用于病程短的肩周炎患者，对于病程长者亦可辅助治疗。

取穴　选肩关节处手三阳循行部位进行重点刮痧，可根据辨证加用选穴进行刮痧。

操作方法　将润滑油或清水涂抹于刮痧的部位，均匀抹平。刮板与皮肤一般呈45°，刮痧时应沿经络运行方向刮拭为宜，向单方向刮拭，不应双方向来回刮拭。刮痧时应以中度力量为佳，刮痧过程中力量应均匀，不宜忽轻忽重。

3. 感冒头痛

适应证　适用于外感风寒引起的头痛。

取穴　在颈部、胸背部沿督脉，膀胱经循行刮痧，重点刮大椎、风门、肺俞、太阳等，并可在头痛剧烈部位局部（无毛发处）进行重点刮痧。

操作方法　将润滑油或清水涂抹于刮痧的部位，均匀抹平。刮板与皮肤一般呈45°，刮痧时应沿经络运行方向刮拭为宜，向单方向刮拭，不应双方向来回刮拭。刮痧时应以中度力量为佳，刮痧过程中力量应均匀，不宜忽轻忽重。

4. 急性胃痛

适应证　适用于胃痛急性发作，尤以外感导致的胃痛为佳。

取穴　取背部膀胱经为主进行刮痧，重点刮风门、大椎、脾俞、胃俞、中脘、天枢，并可配合内关、手三里、足三里等穴位。

操作方法　将润滑油或清水涂抹于刮痧的部位，均匀抹平。刮板与皮肤一般呈45°，刮痧时应沿经络运行方向刮拭为宜，向单方向刮拭，不应双方向来回刮拭。刮痧时应以中度力量为佳，刮痧过程中力量应均匀，不宜忽轻忽重。

5. 颈椎病

适应证　适用于颈椎病引起的颈部疼痛、僵硬等病症。

取穴　选膀胱经穴为主，重点刮痧大椎、风池、肩井，可根据辨证加用取穴。

操作方法　将润滑油或清水涂抹于刮痧的部位，均匀抹平。刮板与皮肤一般呈45°，刮痧时应沿经络运行方向刮拭为宜，向单方向刮拭，不应双方向来回刮拭。刮痧时应以中度力量为佳，刮痧过程中力量应均匀，不宜忽轻忽重。

八、禁　忌　证

（1）孕妇禁用。

（2）血友病患者，有出血倾向的患者慎用。

（3）局部如有溃疡或损伤者禁用。

（4）急性传染性疾病和急腹症等重大急症慎用。

九、注意事项

（1）刮痧板在使用前需要进行消毒。

（2）注意室内保暖，刮痧完毕后患者应注意避风寒。
（3）前一次刮痧部位的痧斑未消退之前，不宜在原处进行再次刮痧。

第五节 砭石治疗技术

砭石技术是以中医基础理论尤其是经络理论为指导的外治法，是一切用石质工具对人类进行疾病治疗和预防保健的医术的总称，亦称砭术。砭，音 bian，《说文解字》："砭，以石刺病也。"用于治病的石头称为砭石或砭具，是人类最早的医疗器械。

一、概 述

中国的砭石技术产生于石器时代，当时人类在生产生活过程中发现用篝火边的热卵石外敷身体不适处，可得到缓解，并逐渐形成一定的经验，制出了各种各样的用于治疗的石头，即压、刮、擦等不同的方法祛除病楚。砭石技术最早见诸文字记载当属《马王堆帛书》和《黄帝内经》。《帛书》记载："用砭启脉者必如式，痈肿有脓，则称其大小而为之砭。"

古代砭石技术有两大基本技法，一种是用针状的尖锐砭石刺入皮肤肌肉，排出脓血，主要用于气盛血聚已化为脓血的情况，另一种是在气盛血聚但尚未化脓的情况下，用不尖锐的砭石进行"石熨"，这两种方法都属于泻法，《黄帝内经太素》有"气盛血聚，未为脓者，可以石熨，气盛脓血聚者，可以砭石之针破去也"。砭石的排脓血功能比用针刺的效果好，在《灵枢·玉版》中有："黄帝曰：其已有脓血而后遭乎，不导之以小针治乎？岐伯曰：以小治小者其功小，以大治大者多害，故其已成脓血者，其唯砭石铍锋之所取也。"认为用小针治疗脓血的效果不好，用大针治又有害，故应用砭石或铍针、锋针治之。古代的砭刺破脓技术现今已很少见到。"石熨"是一种非侵入式的无损伤技术，相当于一种石头按摩术，其中又分为用加热的石头进行按摩的温熨和用不加热的石头进行按摩的冷熨。

古代制作砭石的石料并非普通的石头，《山海经》记载："高氏之山，其上多玉，有石可以为砭针。"说明制作砭石要用如玉般的细腻石料。砭石技术至东汉以后逐渐从古医籍中消失，唐代学者颜师古指出"古者攻病则有砭，今其术绝矣"，关于失传的原因东汉学者服虔认为"季世复无佳石，故以铁代之尔"，指出因制作砭石的好石料没有了，造成砭术的失传。砭石技术在汉、隋之后逐渐从古医籍中消失后，在民间多以刮痧的形式流传。

20 世纪 90 年代耿乃光教授应用岩石物理学技术研究砭石，认定杨浚滋先生在泗水流域山东段地表采集的泗滨浮石为砭具佳石，具有微晶、超声波和远红外三种卓越物理性能，对人体有增温感应及双向调节人体微循环血流作用，并制作成各种形状的砭具，创立了多种手法提高了砭石技术的疗效。

二、砭具选择

目前常用的砭具依照对人体的作用、功能分为按摩砭具、温熨砭具和割刺、罐疗砭具。

按摩砭具用于按摩、点穴，其特点是用用砭石的物理特性，对人体进行宏观按摩（力学按摩）和微观按摩（超声按摩），常见有砭棒、砭锥。

温熨砭具用于热疗、热敷，其特点是应用砭石的远红外特性，对人体进行红外理疗；采用各种方法加热砭具，以适当增强其远红外辐射强度。常见的有砭块、电热砭。

割刺罐疗砭具用于排脓、刺穴、刮痧。其特点是应用砭石的物理特性对人体进行治疗，使用割刺、罐疗砭具对人体造成轻微损伤（图5-9）。

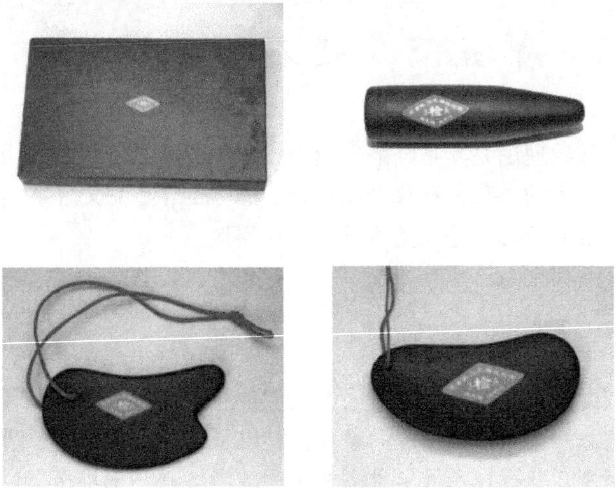

图5-9　砭具

三、砭石技术基本操作方法

砭石技术具体分为三大类，即感应技术，温度技术，砭石手法。

1. 感应技术（感法）

（1）红外感应：将砭石置于人体体表，利用其特有的极远红外波作用，达到对人体的治疗作用；是砭术种最基本的方法，在施行其他任何砭术方法的过程中都同时伴随着此法。

（2）声音感应：术者或患者敲击砭琴，使之发出优美动听的音乐，患者听后精神得以愉悦，心理状态得到改善。多用于情绪焦虑、精神紧张的患者，如高血压、抑郁症、恐惧症、失眠等精神心理疾病。

2. 温度技术

温法：以加热后的砭具直接或间接置于人体体表，进行熨烫，有散寒活血的作用。

清法：将砭石冷却后放置于肤表，吸收人体多余热量，有清镇退热的作用。

3. 砭石手法

术者手持砭具，按各种特定的技巧动作，在患者体表做有规律、有节奏的运动，以达到治疗目的的方法，称为砭石手法。手法要求持久、有力、和缓、均匀，以求达到“力至病所”的渗透力。注意用力当轻而不浮，重而不滞。其手法与推拿手法相似，具体如下所述。

（1）摩法。

操作方法：以砭具平面于体表作环转移动。

施术部位：常用于胸背、胁肋、腹部。

功能：疏通腠理，调和气机。

(2) 刮法。

操作方法：以砭具侧棱垂直方向移动，按所需方向刮擦体表，与刮痧类似。

施术部位：可在人体各部位使用。

功能：宣散郁火、疏通经气、提脑醒神、镇静安眠。刮痧深层组织，扩张毛细血管，加强微循环，兴奋末梢神经。

(3) 揉法。

操作方法：术者手持砭具以砭具平面或边尖作用于人体，以腕、肘、肩关节在体表摆动按揉。

施术部位：可用于全身各部。

功能：放松肌肉、活血祛瘀、行气导滞、消肿止痛。

(4) 点法。

操作方法：以砭尖对穴位或病变局部施以压力。

施术部位：广泛用于全身各部位。

功能：开通滞塞、运行经气、活血止痛、调整脏腑功能。

(5) 叩法。

操作方法：以砭具有节奏的叩击拍打躯体。

施术部位：颈肩、腰背、四肢。

功能：行气活血、疏经通络、宣畅气机。对于气血阻滞，感觉迟钝尤为适宜。

(6) 拨法

操作方法：术者以砭具的边尖部分在体表往复拨动。

施术部位：多应用于肌肉筋腱或结节性病变。

功能：散结消滞、开通气血、放松筋肉。

四、适 应 证

砭石技术以砭石作为工具，以中医理论尤其是经络理论为依据，通过各种手法及砭石本身的物理特性作用于人体达到治疗效果，作为一种非药物治疗方法，适应范围广，可治疗内外妇儿科多种疾病。

五、砭石技术的临床应用举例

1. 高血压病

感法 百会、印堂。睡眠时将砭块放在枕头下。

点法 风池、肩井、曲池、三阴交。

刮法 头部、颈、肩后部、背部、小腿外侧、小腿前侧。

2. 感冒

感法 太阳、大椎、风门、肺俞。

点法 迎香、风池、曲池、合谷、尺泽、列缺、足三里。

叩法 肩井。

刮法 颈后部、背上部、胸上部。

3. 急性支气管炎

感法　太阳。
点法　尺泽、太渊、列缺、足三里、丰隆。
刮法　颈后部、背上部。
摩法　颈前部、前胸。

4. 三叉神经痛

点法　阳白、四白、颊车、大迎、列缺、合谷、侠溪。
刮法　颈部、小臂外侧、面部。
叩法　风池、风门。

5. 痛经

刮法　背部、腰部及臀部。
点法　次髎、血海、三阴交、肾俞。
摩法　任脉、下腹部。
叩法　脾俞。

6. 盆腔炎

刮法　背下部、腰部。
点法　血海、复溜、行间、肾俞。
摩法　腹部、胁下。
叩法 次髎。

7. 颈椎病

感法　睡眠时枕下放置砭块。
刮法　头后部、颈后部、肩部、背部、两臂外侧、手指背。
摩法　颈两侧及前部，胸上部，两臂内侧。双手夹持砭砧或砭板摩擦掌心。
点法　曲池、列缺、合谷、肾俞。
叩法　风池、大椎、肩井。

8. 腰肌劳损

刮法　后背下部及腰部、小腿后侧。
点法　阳陵泉、承山、昆仑、肾俞、志室。
摩法　腰两侧，冬季配合温法。

六、注意事项

砭石技术是比较安全的医疗保健方法，但慎重起见，仍提出以下禁忌。
(1) 头部不适用叩法。
(2) 心脏附近不使用叩法和振法。
(3) 孕妇腹部不做砭术治疗。

（4）老弱者慎用凉法。

（5）对老弱者和人体脆弱部位要慎重掌握施术的力度。

（6）使用温法时勿因温度过高而造成皮肤的烫伤。

第六节 截根技术

截根技术，故名思议，是以截断疾病根源的技术，又称挑治技术，是在患者一定部位或穴位的皮肤上，用针具挑断皮下白色纤维组织，以疏通皮肤经络，使脏腑得到调理的一种治疗方法，是传统针灸术的治疗方法之一。其较普通挑治疗动作粗快，创面较大。截根技术源于古老的砭石、砭针，是针灸中一种特殊针法，由我国传统中医九刺中的“络刺”发展而来，历史悠久，疗效显著，从古至今多以祖传口授的形式流落民间，无人整理发扬，故历代针灸书中无记载。清康熙十四年（1675 年），郭右陶把民间挑、刮、放血等治疗痧胀的方法加以总结，写成了《痧胀玉衡》。清代著名医学家陈修园在治疗痧胀急症中也介绍使用针挑法、针刺法。清代同治四年（1865 年），吴尚先对民间各种外治技术进行收集和整理，写成了《理瀹骈文》一书，介绍了不少民间挑治法。现代针灸医家，彭静山在《针灸密验》有截根技术的详细描述。

一、理论基础

（1）从中医学的角度及临床实践的效果来看，皮肤的分布与经络紧密相连。《素问·皮部论》曰：“皮部以经脉为纪”，“凡十二经络脉者，皮之部也”。经脉有十二条，皮部也随之分为十二部分，成为十二皮部。《素问·五脏生成论》曰，皮部是“卫气所留止”。卫气是人体正气的重要组成部分，所以有“卫外而为固”、抗外安内的作用。皮部借以“卫气”的运行和经络的传导作用，起到对外接受信息、对内传达命令的作用，是集体的“受纳器”和“效应器”。皮肤是“卫气之所留止，邪气之所客也，针石缘而去之”，因此，皮部在人体生理病理和诊疗中有着十分重要的作用。在皮肤的特定位置给予适当的刺激，属于一种良性的治疗性刺激，可以充分发挥卫气的作用，起到疏通经络、推动气血、使阴阳调和、调动体内一切积极因素而治愈疾病的目的。

（2）活血化瘀理论的应用：祖国医学认为，人的生命由气、血构成。气血是人体生命活动的物质基础，“气断命亡，血尽身亡”。经络是全身气血运行的通道，联络脏腑肢节，沟通上、下内外，调节身体各部分的通路。气伤则痛，血伤则肿，所以在临床上中医非常重视通过刺激穴位，以疏通经络、调理气血而治病。《灵枢·经脉》曰；“经脉者所以能决生死，处百病，调虚实不可不通。”清代医家王清任指出“无论外伤、内伤所伤者无非气血等”；气血随着经络的分布而营运全身，气血失调则是一切疾病的病理基础。依据人体任何部位经络受阻则发病的原理，截根技术采用“整体经络”配合治疗，强调“审气血之荣枯，辨气血之通滞”。大凡疾病的产生，是人体脏腑器官组织细胞等出现生理障碍或平衡失调的结果，而症状只是他们病理改变的外在表现和反映。血液停积于脏腑经络或离经之血停积于内，而未能及时消散即可形成瘀血。瘀血形成以后阻滞于脏腑或经络，阻滞了气的运行，可引起气机阻滞，即血瘀气滞，而气滞又会加重血瘀，从而形成血瘀气滞、气滞血瘀的恶性循环。《血证论·瘀血篇》曰；“故凡血证总以去瘀为要。”明确提出了瘀血不去则新血不生的观点。

《灵枢·九针十二原》“满则泄之，菀陈则除之，邪胜则虚之”。“菀陈则除之”法则，以通为用，以通为调理，在人体皮部经络针治点上挑治，挑断皮下纤维组织样物或适当放血，不但可以疏通经气，且可清楚瘀滞，使气血流通。正如《灵枢·经脉》所说：“脉道以通，血气乃行。”

《素问·调经论》所言“五脏之道，皆出于经隧，以行血气，血气不和，百病乃变化而生”，“神有余，则泻其小络之血出血，勿之深刺，无中其大经，神气乃平”。

二、取穴原则

截根技术以中医脏腑经络辨证为基础，根据不同的个体、不同的病种、不同的证型，特别是在某些患者的特定反应点来选取穴位。

（一）以俞募配穴为主

背俞穴是脏腑经气输注于背部的腧穴。《灵枢·背腧》提出了背俞的穴名和部位，并提出了背俞穴的客观指标是“按其处，应在中而痛解”的阳性反应现象，参考《难经》“阴病行阳，阳病行阴”的论述，可知内脏有疾可反应到相应的背俞穴上，临床可观察背俞穴处的异常反应现象来分析推断某经某脏腑病的虚实，指导临床。

募穴是脏腑之气输注于胸腹部的腧穴，五脏、心包络、六腑各有募穴分布，可调节脏腑经气。募穴主治性能与背俞穴相互贯通，临床常配合使用，所谓“审募而察俞，察俞而诊募”。

（二）以华佗夹脊为主

古人在长期临床实践中，发现了华佗夹脊（胸1～腰5左右旁开5分）治疗的适应证基本与背俞相似，所以选取华佗夹脊为治疗点。一般选取规律如下。

（1）$C_{1\sim7}$夹脊穴主治头面颈项诸器官疾病。

（2）$C_3\sim T_7$ 夹脊穴主治胸腔内脏及上肢疾病。

（3）$T_8\sim L_2$ 夹脊穴主治上腹部内脏疾病。

（4）$T_{10}\sim S_2$ 夹脊穴主治腰不和下腹部内脏疾病。

（5）$L_2\sim S_4$ 夹脊穴主治肛门部和下肢部疾病。

（三）异常反应点

异常反应点是疾病在体表的病理反应点。由于人体是一个有机的整体，皮肤和内脏有着非常密切的联系，体内有病可以在相应的体表上出现异常反应点。反应点的种类很多，有皮肤斑点、疹点、异感点、颗粒点、结节点和脉络点等。

异常反应点的特征：

（1）斑点：其形如斑，与表皮相平，抚之不碍手，形状大小不一，有如针帽、芝麻，颜色有红、黄、蓝、白、黑、褐、紫等，以红、褐、白多见，多无光泽，压之多不褪色，无压痛。

（2）疹点：其形如疹，凸出表皮，抚之碍手，形状大小不一，多如沙子、芝麻，有红、紫、白三种颜色。

（3）异感点：即皮肤异常感觉点。一种是自发性痛点，一种是加压后才发觉异常的异常压痛点或麻木点。

（4）颗粒点：患者皮肤或黏膜上的一种颗粒状的病理反应点。它的形状多为圆形，顶稍平，皮色微红或白色，大小如芝麻、绿豆。颗粒内含有少许白色如米饭状的分泌物，挑破可取出像半粒米饭大小的粘胶物。

（5）结节点：患者某个区域或点线上的皮肤或皮下出现的结节状病例反应物。形状不一，多数是圆形、椭圆形，也有条索状。大小不一，有绿豆大的，也有花生米大的。推之稍移或不移，质韧硬，压之有痛感或不痛，在其上即为结节点。

（6）脉络点：人体因为病例变化而引起体表浅在的血管形态色泽变异的一种病理反应现象，有的特别显露充盈，有的扭曲挛缩；颜色有红、紫、黑色之变。

三、截根技术的主治功效

该法具有活血祛瘀、通经活络、消肿止痛、调整脏腑阴阳的作用，可使皮下纤维组织再生，起到针刺和艾灸的综合作用。

四、器械的选择

外科三角弯针、蚊式止血钳、持针钳、外科手术刀（图 5-10）。

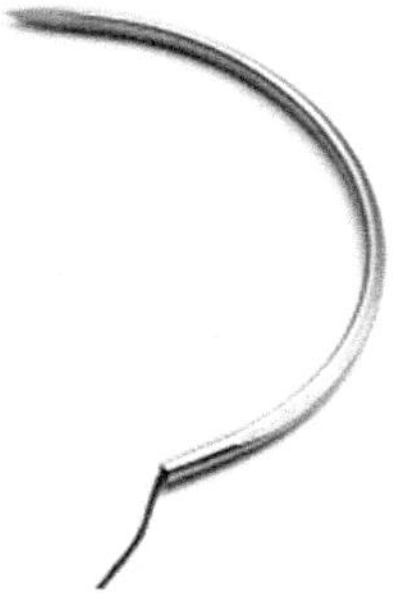

A.三角弯针

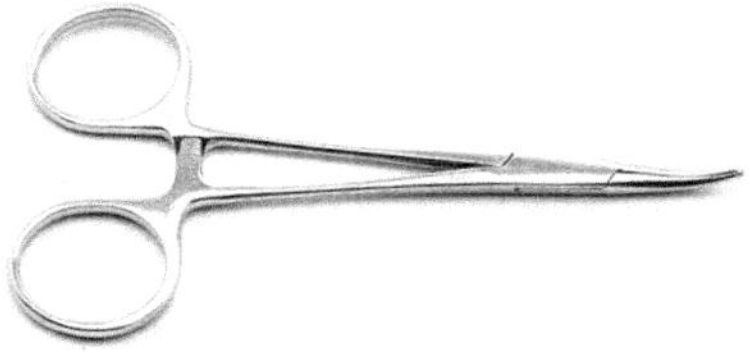

B.蚊式止血钳

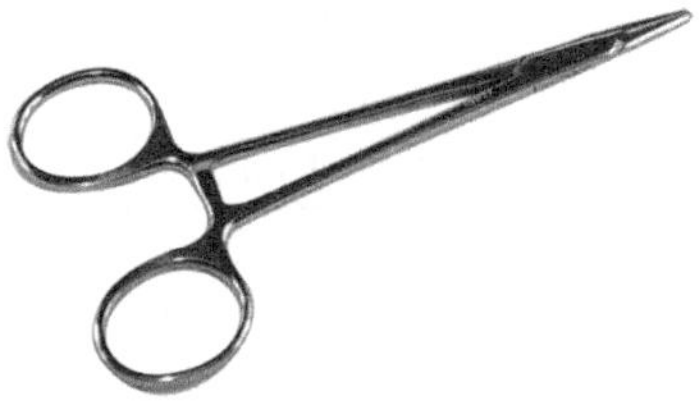

C.持针钳

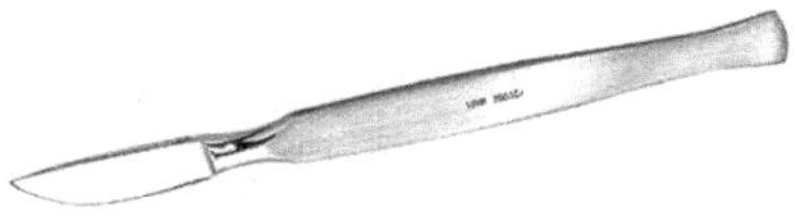

D.外科手术刀

图 5-10　截根器械

五、截根技术操作步骤

截根技术操作步骤如图 5-11 所示。

六、截根技术的适应证

（1）呼吸系统：哮喘、久咳、慢性肺源性心脏病、支气管扩张、肺囊肿引起胸痛。

（2）消化系统：胃十二指场溃疡、消化不良、小儿疳积、慢性结肠炎、胃下垂、呃逆、噎嗝，呕吐、慢性肝炎、胆绞痛、慢性胆囊炎。

（3）心血管系统疾病：高血压、早期冠心病。

（4）泌尿生殖系统：慢性前列腺炎、前列腺肥大、不育症、月经不调、痛经、慢性盆腔炎、慢性睾丸炎、阳痿、性功能低下。

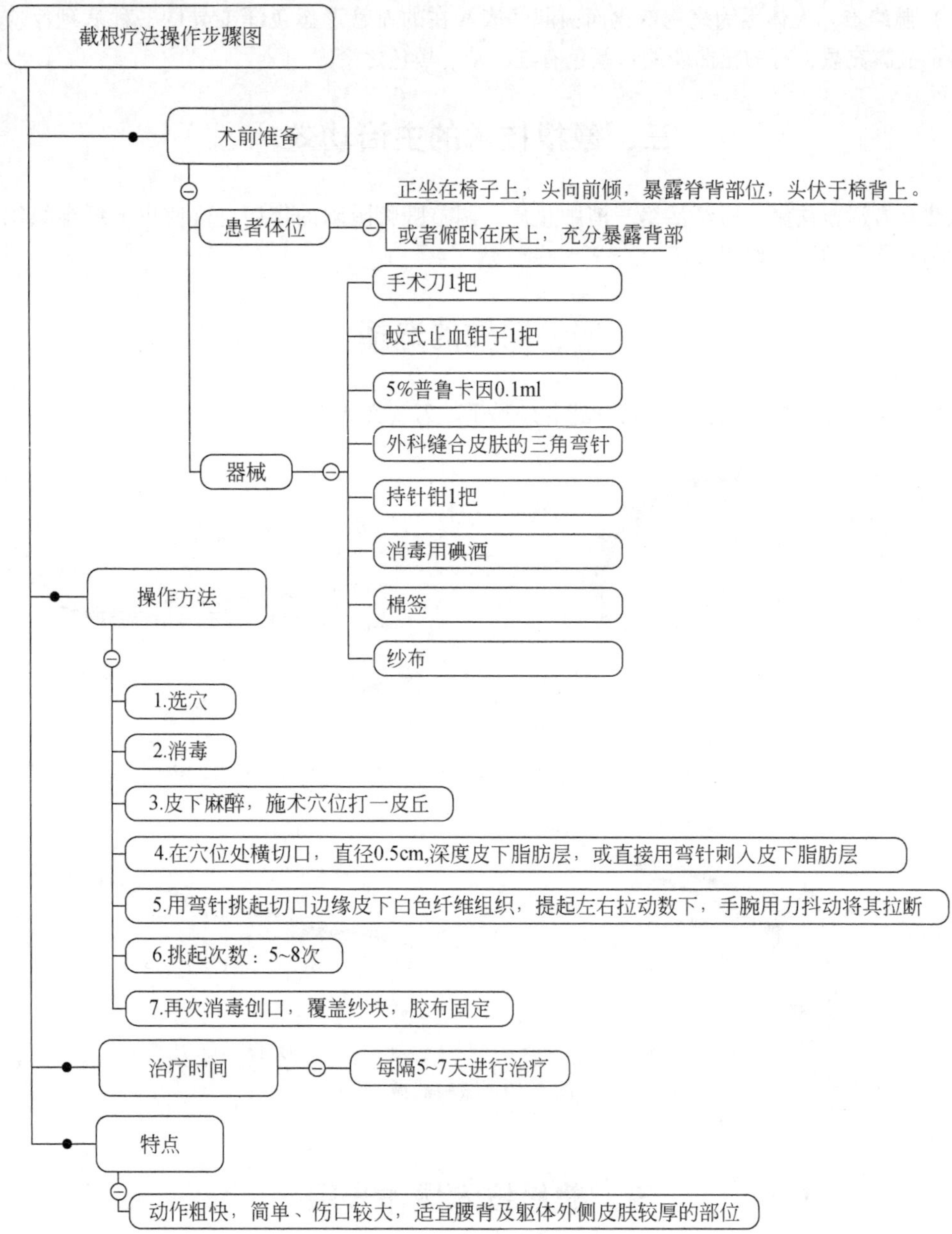

图 5-11　截根技术操作步骤

（5）皮肤疾病：瘰疬，发际疮，痤疮，疖肿缠绵不愈、荨麻疹等。

（6）代谢性内分泌疾病：甲亢、甲状腺肿大。

（7）其他：乳腺增生，痔疮等。

七、临床应用举例

1. 局限性瘙痒病

截根穴位　肛门疹痒病取长强、大肠俞、腰俞、关元俞、承山。阴囊瘙痒病和阴痒病取三阴交、肾俞、关元、长强。每次可选用2~3个穴位，交替选用。

操作方法 取俯卧位，选好穴位，按皮肤常规消毒，用0.5%普鲁卡因0.1ml，于每一穴位注射一皮丘，取普通手术刀片，在该皮丘上切一横划口，长约0.5mm深度以微出血划破表皮），然后用缝合皮肤的三角弯针夹于持针器上，使针从划口刺入，挑起一些皮下白色纤维组织（皮内白而细的细丝样物），提起上下左右拉动数下，手腕用力抖动将其拉断，一般挑5~8次即可，用75%乙醇消毒划口周围，盖无菌纱块，胶布固定，每次截根2~3个穴位，相隔5~7日进行第2次截根治疗。

2. 甲状腺峡部腺肿

取穴 第七、八胸椎之间旁开二寸；第九、十胸椎之间旁开二寸，都是左右双穴。

操作 第一次取两穴，上下斜对，局部消毒后，在穴位处横切口，直径0.5cm，深度皮下脂肪层、然后用止血钳子取出少量脂肪组织，进行按摩1min左右，敷以消毒纱布、再用胶布固定，1个月后再做第2次，但穴位不能重复。

3. 乳腺增生

取穴 肩井、大椎、肝俞。

器械 无菌医用缝合针线、持针器、镊子、一次性5ml注射器等。

操作方法 患者俯卧在床上，并尽量低头，穴位皮肤常规消毒，用0.5%普鲁卡因在穴位做浸润麻醉，以左手拇、示二指用力将穴位皮肤捏紧，使该部肌肤突起，然后用右手持带线针，从二指中间刺过该部之皮肤，将线首尾相并，用力向外一拉，使穴位处皮肤成一个创口，并带出白色纤维数根，挤出血3~5滴，用酒精棉球按压，胶布固定，每穴操作同上。10天治疗1次，3次为1个疗程。

4. 浅表淋巴结结核

取穴 第1次手术取魄户穴，第2次取膏肓穴，第3次取骑竹马穴（骑竹马穴取穴方法：第七至九胸椎棘突间，旁开1.5寸区域点按有明显的酸、胀、麻感即是）。每次手术间隔为6个月。所有病例均按此顺序取穴。行3次手术后未愈者或病情复发者，可再按上述顺序取穴治疗。

操作 令患者反坐于靠背椅，穴位局部皮肤常规消毒、铺巾，术者戴无菌手套，用1%的普鲁卡因2ml做术部浸润麻醉。根据患者的身材大小，胖瘦作切口，即胖大者稍深，瘦小者稍浅，其深和长均不宜超过1cm。再以特制的钩针钩出术口内纤维样物，将其切断。此物多达数百条，务须全部钩割断。然后用无菌纱布覆盖，胶布固定。术中及术后必须防止术口感染。

5. 痤疮

选穴 背部脊柱两侧的穴位，如大杼、风门、肺俞、心俞等穴位，选择皮肤的异常点，如异色点、异形点和易感点。

方法 局部皮肤消毒，以利多卡因做皮肤浸润麻醉，形成以挑刺部位为中心，直径0.2cm大小的皮丘。左手固定挑治部位，右手持三棱针将针刺入皮肤0.5左右的深度，挑出皮下白色纤维状物质并挑断。用拇指和示指挤压针刺口挤出血液。每周1次，每次5~6个穴位。2周为1个疗程。

八、禁 忌 证

血友病，血小板减少，三周岁以下幼儿，孕妇，高龄患者（75岁以上），严重心脏病，及各种明显衰竭症状的患者均不可随便施针。

九、注意事项

（1）注意无菌操作，嘱患者注意保持局部清洁，3～5日避免水洗，防止感染。

（2）挑断的皮下白色纤维在结束前应回纳至伤口内部，避免因异物导致伤口愈合困难；另不要在创口上下乱挑。

（3）治疗后注意休息，避免刺激性食物。

（4）预防晕针，治疗前充分告知，以缓解紧张情绪；如若发生晕针及时处理。

第七节　烙治法治疗慢性扁桃体炎技术

烙法治疗慢性扁桃体炎，最早可追溯到唐代孙思邈的《千金翼方》，记载“治咽中肿垂物不得食方，先以竹筒内口中，热烙铁从竹中拄之，不过数度愈”。“肿垂物”即指肥大的扁桃体，距今已有1300多年的历史。明代陈实功的《外科正宗》明确地记载了应用“针烙”的方法治疗乳蛾，“凡喉痹、乳蛾不针烙，此皆非法”，说明五百多年前已明确的记述了应用针烙方法治疗乳蛾。清代《咽喉经验秘传》中有烙法治疗乳蛾的记载；清代金德鉴《焦氏喉科枕秘》中具体记载了烙铁的质地、形状及施烙方法、注意事项。中医烙法治疗慢性扁桃体炎不仅能够有效地缩小扁桃体的体积，改善患者的临床症状，而且保留了扁桃体的免疫功能，无严格禁忌证，有远期疗效较好，费用低廉，操作安全、简单的优点。

一、烙法治疗慢性扁桃体炎的理论基础

临床上应用中医烙法治疗慢性扁桃体炎过程中，烙具只烧烙扁桃体表面，不插入扁桃体内施烙部位在扁桃体游离区内时，患者没有疼痛感觉，当烙至扁桃体中间区域时，部分患者感觉轻微疼痛外，大多数患者仍无疼痛，随着烧烙组织层次的加深，痛感渐趋明显，烧烙附着区时，患者感觉疼痛较为显著，但大多为向耳部放射痛。临床上这种现象与扁桃体神经分布规律相吻。隐窝不会被造成粘连闭锁，烙后扁桃体白膜脱落后，隐窝开口清晰可见，经多次烧烙，扁桃体逐渐变小，隐窝变短，有利于隐窝内容物的排出。扁桃体变小，改善扁桃体肥大引起的各种机械症状，隐窝变短，可减轻慢性扁桃体炎的发作次数，乃至消除所有症状，得以治愈。

慢性扁桃体炎中医称“乳蛾”，以儿童多见，发病率为22.4%。一般认为，发病多为急性扁桃体炎反复发作或隐窝引流不畅，窝内细菌滋生繁殖而演变为慢性炎症。其病程缠绵，且并发症较多，主要有风湿热、风湿性关节炎、肾炎、心脏病、长期低热等。链球菌和葡萄球菌为主要致病菌。该病的发生机制尚不清楚，近年来认为与自身变态反应有关，也可继发于猩红热、白喉、流行性感冒、麻疹、鼻腔及鼻窦感染。小儿扁桃体过度肥大，可能出现呼吸不畅、睡时打鼾、吞咽或言语共鸣障碍。

“灼烙技术”是在传统中医技术的基础上，经20多年的研究，形成的一种中医非药物治疗的方法，在扁桃体组织表面以低温物理刺激（灼烙）7～10次，即可使慢性扁桃体炎治愈，技术简单，安全有效，治疗后能保留扁桃体，炎症消除，自身的功能存在。技术的特色为：①操作简便，不使用药物，无痛苦，无医疗风险，治疗期间不影响正常的生活工作，适宜各级医院推广；②改进了传统中医治疗的昂长繁琐，儿童较难接受的缺点；③克服了西医手术切除带来的风险、扁桃

体自身功能缺失的弊端；④消除了药物治疗存在的不良反应。

二、慢性扁桃体炎的诊断标准

西医标准参照1995年卫生部颁布的《慢性扁桃体炎诊断与疗效判定标准》，中医参照《中医耳鼻咽喉科疾病诊断与疗效判定标准》。凡具备急性扁桃体炎反复发作病史及检查所见中第（1）项或第（2）~（5）中的三项以上即可做出诊断。

（1）病史：有急性扁桃体炎发作病史。

（2）自觉症状：咽部不适，如发痒、干燥、灼热感、异物感、微痛，可有刺激性咳嗽，口臭，易感冒，或伴食欲缺乏、乏力、头痛、低热等。

（3）咽部检查：①挤压舌腭弓，自隐窝口有脓液及脓栓排出。②扁桃体表面不平，有瘢痕或黄白色点状物。③舌腭弓、咽腭弓与扁桃体粘连。④扁桃体及舌腭弓慢性充血。⑤患侧下颌角淋巴结肿大。

三、慢性扁桃体炎的烙法治疗适应证

①符合慢性扁桃体炎诊断标准。②年龄在5~60岁的患者。③扁桃体肥大，发生咽部阻塞感，吞咽不利，呼吸不利，呛咳，睡眠打鼾等机械性症状者。④因扁桃体炎波及邻近器官疾病，如中耳炎、鼻炎、鼻窦炎、咽炎、喉炎或气管炎等反复发作，久治不愈者。

四、器 械 选 择

中医烙法治疗的器械准备：见图5-12。

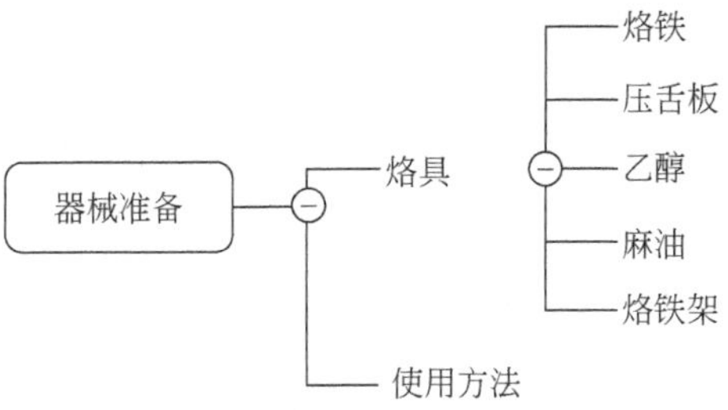

图5-12 中医烙法治疗的器械准备

（1）烙铁的介绍：见图5-13。

（2）压舌板的介绍：见图5-14。

压舌板的使用方法：直型压舌板的执法，用左手将柄的后段夹在拇指和示指、中指之间，拇指头钩在柄缘上；示指和中指靠拢，斜伸在柄上，指端恰在板体后段上；无名指和小指靠拢，伸在柄下，以无名指托在板体后端。柄尾卡在第一二掌骨之间，防止压舌板前后移动。压舌时，压舌板的板面平贴于舌背，施烙时可将压舌板推向施烙侧，前端伸在舌根加压。初次压舌时，患者往往感觉恶心，烙治2~3次后即可适应。若想看清扁桃体下部，可将压舌板前端稍加压力向下向前压拉。弯型压舌板亦用左手握住柄如握旋杆样，其他使用方法与直型压舌板相同。

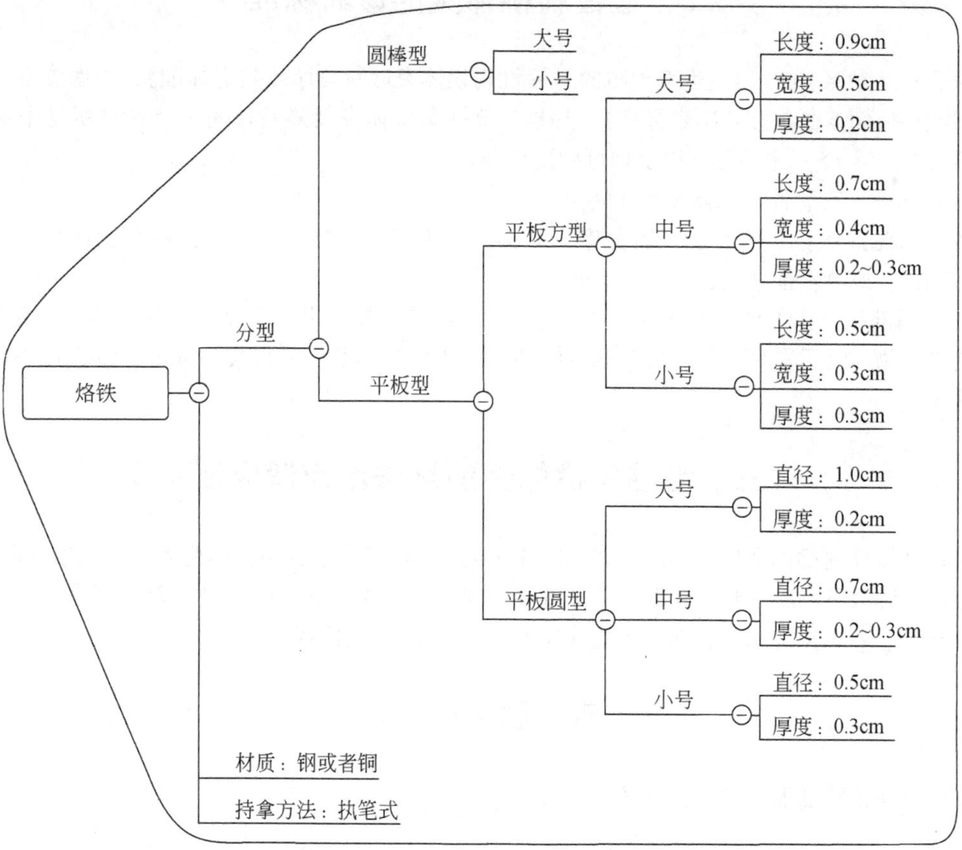

图 5-13 烙铁

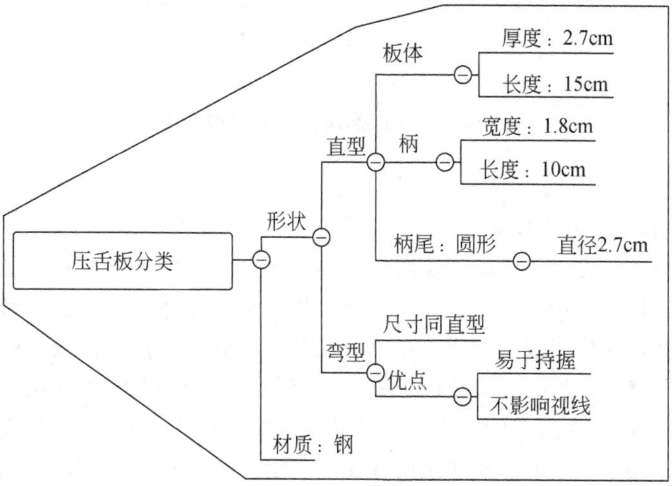

图 5-14 压舌板

五、烙法治疗慢性扁桃体炎技术操作步骤

烙法治疗慢性扁桃体炎技术操作如图 5-15 所示。
烧治烙数的详细图示见图 5-16。
烙治方法的分类图示见图 5-17。

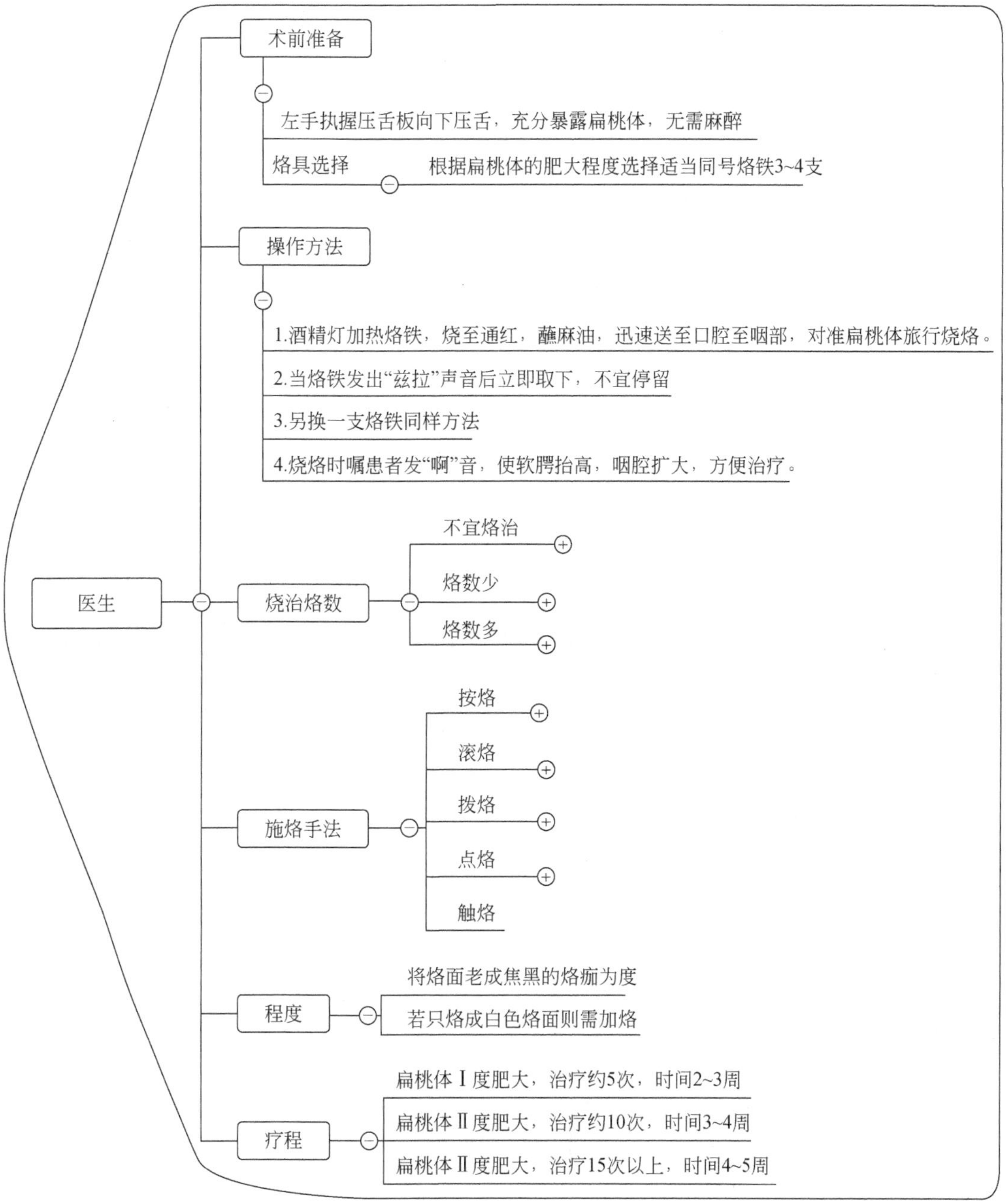

图 5-15　烙法治疗慢性扁桃体炎技术

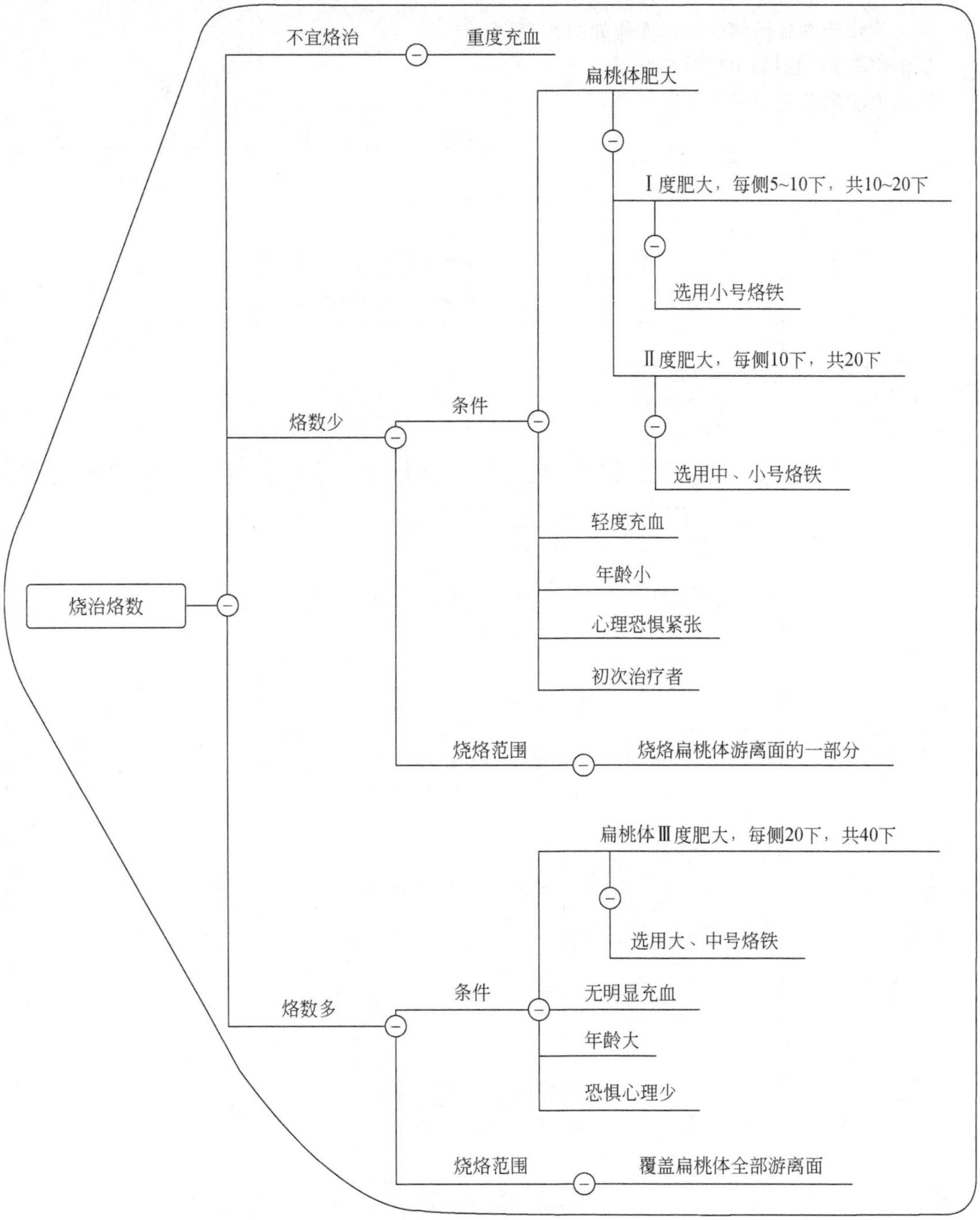
不宜烙治
重度充血
扁桃体肥大
Ⅰ度肥大，每侧5~10下，共10~20下
选用小号烙铁
Ⅱ度肥大，每侧10下，共20下
选用中、小号烙铁
烙数少
条件
轻度充血
年龄小
心理恐惧紧张
初次治疗者
烧治烙数
烧烙范围
烧烙扁桃体游离面的一部分
扁桃体Ⅲ度肥大，每侧20下，共40下
选用大、中号烙铁
烙数多
条件
无明显充血
年龄大
恐惧心理少
烧烙范围
覆盖扁桃体全部游离面

图 5-16　烙治烙数

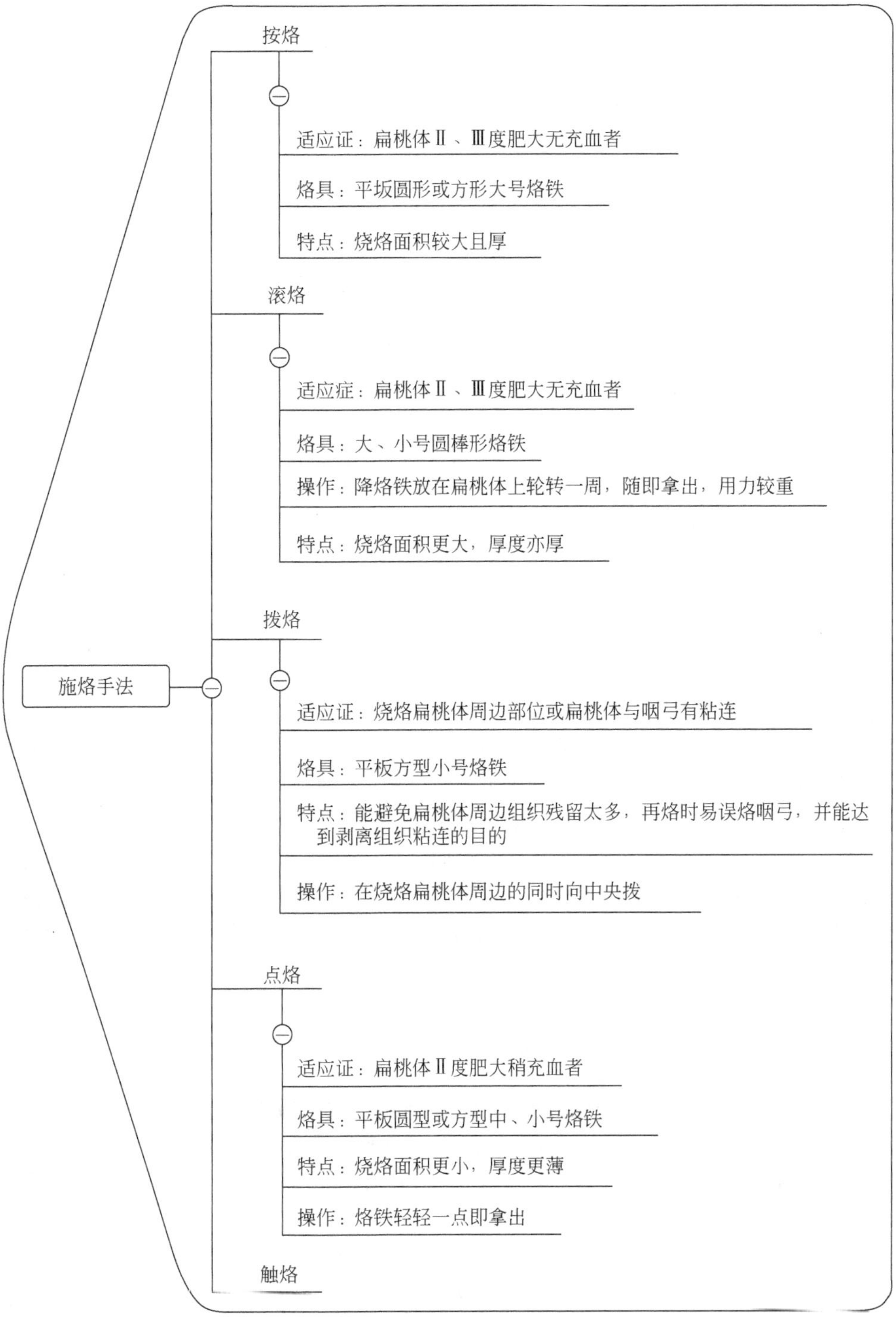

图 5-17　烙治方法的分类

关键技术环节如下所述。

(1) 为便于施烙，同时避免误烙它处，可在施烙时嘱患者发“啊”音。烙铁烧红至烙治前需蘸麻油，可防止烙铁粘连组织。

(2) 烙铁相接的颈部不要成突出的曲角，以免施烙时误伤他处。柄与烙铁的烙面平行，两者距离一般不超出 0.2cm。圆棒型烙铁的柄接在梭状圆棒的一端，与烙铁纵轴一致。不论何种类型的烙铁，必须将柄结实地铆在烙铁上。

（3）烙铁的执法，如执毛笔，以拇指、示指和中指夹持柄的后端。使用平板方型烙铁时，应用烙面，亦可用前端面。使用平板圆型烙铁时，只可用烙面。使用圆棒型烙铁时，应用整个圆周面。施烙前先按扁桃体的肥大程度选择适当的同号烙铁三四支。烙铁烧至通红，蘸上麻油，趁着在麻油瓶中冒烟时取出烙铁，施行烧烙。当听到烙铁烙着有“兹拉”声音后立即取下，不宜停留。每支烙铁离烙一次，须另换一支，用同样操作方法再烙，以三四支烙铁轮流使用。

六、注意事项

（1）施烙前向患者说明烙治无痛，以解除其顾虑和恐惧，必要时可让其旁观其他患者的受烙过程。

（2）烙铁必须烧至通红再蘸麻油，正在冒烟时最适宜进行烧烙，否则热度下降，达不到烧烙作用。

（3）烙铁进入口腔时，让患者发“啊”音，这不仅能看清扁桃体，防止误烙他处，同时患者在呼气，还能防止油烟被吸入致呛咳。

（4）烧烙时间不宜过长，触之即拿出，否则烧烙后局部充血肿胀，发生疼痛。

（5）烙铁进出口腔时，必须在压舌板的上面送进或拿出，以免烫伤口唇和口角等。送进前必须先将蘸完麻油的烙铁轻触一下压舌板，使其多余的热油粘去，以免滴在口腔发生溃疡。

（6）每次烙治必须均匀地烧烙，避免中心部多烙，周边部少烙，否则会使中心部形成陷坑，周边部隆起，这样将影响以后的周边部烧烙。

（7）烧烙周边部位时，必须分清扁桃体与舌腭弓和咽腭弓的关系，以免误烙两弓。扁桃体肥大与腭垂相触时，让患者发“啊”音，使之分开，可避免误烙腭垂。

（8）烧烙的部位已成一片焦黑色时，表示烧烙已充分，不必再加烙。

（9）烙数少，烧烙面呈白色，烙数多，烧烙面则呈焦黑色。不论呈白色或黑色，烙后第二日则均形成一片白膜。应向患者交代清楚，以免误解而造成恐惧，嘱患者不要勉强咯出或挖掉。

（10）白膜与组织粘连紧密时，等待一两日白膜脱落后再烙，若烙在白膜上达不到烧烙组织的目的。

七、禁　忌　证

①扁桃体局部或咽部黏膜充血显著者。②扁桃体局部或咽部有急性炎症，尚未完全治愈者。③全身有疖肿、痈肿，或肺炎、支气管炎、胰腺炎、阑尾炎等急性炎症尚未治愈者。④有活动性肺结核病者。⑤不足 5 周岁儿童及患精神疾病不能合作者。⑥白喉带菌者。⑦妊娠或哺乳期妇女。⑧伴有严重心血管、肝、肾等造血系统疾病者。

第八节　火针引流技术

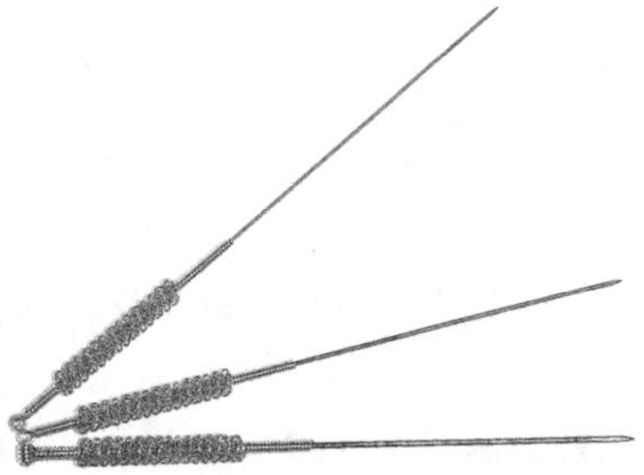

图 5-18　火针

火针（图 5-18）引流技术是用火烧红的针尖迅速刺入穴内，迅速拔出，以治疗疾病为目的的一种针灸技术。此方法具有温经散寒，通经活络的作用，在临床上可用于虚寒痈肿等症的治疗。

一、理论基础

早期使用火针并未见用在外科及疮疡，仅用于经筋及骨病。《内经》对火针的针具、刺法以及其适应证、禁忌证有初步的描述，认为火针的治疗多局限于寒证，禁忌证是热证，只提到对于经筋拘急及寒湿骨病可用火针治疗。如：《内经》中称“火针”为“燔针、焠刺”，《灵枢·官针》云：“凡刺有九，以应九变，……九曰焠刺”，《灵枢·筋经》也云：“治在燔针劫刺也”。而对于火针针具，《灵枢·九针十二原》云：“九曰大针，长四寸，……大针者，尖如挺，针锋微圆……”。

最早提到火针引流技术的是唐朝孙思邈的《太平圣惠方》中，其将火针称之为“白针”，首先将“火针”应用于外科，治疗疮疡痈疽、瘰疬痰核和出血等疾患。其卷第六十一对痈疽用火针或不用火针的证型进行了分析，认为“夫痈疽者，头少肿处多出脓。不快者宜针烙”，其也首次提出小儿无辜疳用火针治疗的方法：“烧针似火色，看核子大小，作一纸环子束定，无辜仍须捏定，以针当中烙之，可深二豆许，即贴沉香膏”。

此外，孙思邈对“火针”的禁忌穴位也提出了自己的看法，明确规定腹部的“巨阙，太仓，上、下管等及诸小弱者，勿用火针”。并且说明火针在操作过程要热，在《千金要方·用针略例》卷二十九日：“以油火烧之，务在猛热，不热，则与人有损也”。

火针引流技术用于去腐排脓是有其特殊的优势，其操作简便易行，排脓彻底，疮口易于愈合。只需将烧红的火针对准脓肿中心或易引流的部位刺入，一般中心刺 1～2 针，周围再刺 2～3 针即可。火针具有收肌敛疮的功效，可用中等粗细的火针，烧红后在疮口四周围刺，疮口内有腐肉者，可在疮口正中刺 1～2 针。由于火针能温通经络、行气活血，使气血运行畅通和加速，故疮口周围淤积的气血可流动消散，病灶周围的营养得以增加，促进了组织再生，疮口自然加快愈合。对于一些久治难愈的疮口如慢性溃疡、破溃的瘰疬、臁疮等，火针引流技术可起到独特的生肌收口之效。

二、火针引流的工具

（一）火针分类

1. 按针具材质分类

按针具材质分有钨锰合金火针，铁铬合金火针，钼金属火针，不锈钢火针，铜火针和特质金属火针等。其中特制金属材质的导热能力不像钨锰金属那样迅速，但储热好，散热慢，相对来讲，比钨锰材料制作的火针热力不易丢失，且更为集中，治疗效果最好。

2. 按加热形式分类

按加热形式分有用火加热的火针、用电加热的火针和激光火针。

凡用火源形式加热的火针均为用火加热火针。

用电源加热，要注意把电火针与电热针加以区分。电火针的特性是首先对针体加热至 60℃ 以上，然后进针。电热针的特性是首先进针，然后对针体进行加热，温度一般在 30～60℃。

激光火针：激光火针疗法是传统火针与现代高科技成果的有机结合，它集瘢痕灸、火针的优势于一身，而避其短，加之激光本身就具有消炎止痛的生物效应，所以疗效优于传统火针，而且病人无恐惧感，缺点是术后皮肤易留下瘢痕。

火针引流术多选用粗、中粗火针，目前对急性化脓性伤口多选用稳定恒定的特制金属电火针，对面部痤疮等小伤口则可选用细火针，可手动操作。

三、火针引流技术的主治作用

穴区主要是在疮疡局部最高点，或者低垂位，火针引流主要起到去瘀除腐、破溃排脓，生肌敛疮，促进气血运行，加快肌肤更新的作用。

四、取穴原则

最好术前彩超探查、定位，标记脓腔位置及层次，选取低垂位穿刺点作为引流口，并做好体表标记进针点、进针方向及深度。

五、火针引流技术操作步骤图

火针技术操作步骤如图5-19。

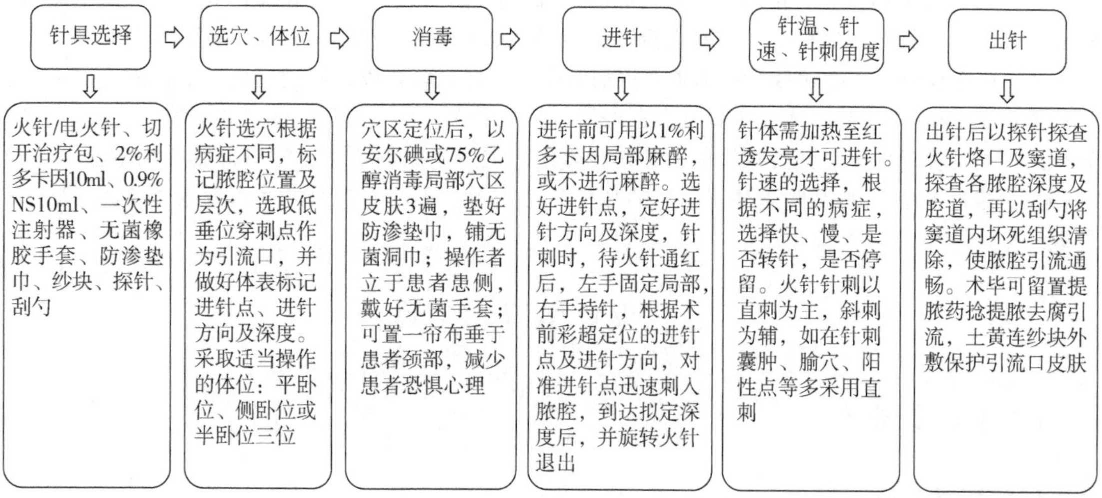

图5-19　火针引流技术操作步骤

六、适　应　证

火针引流技术主要用于外科，对于痈疽、久不愈的疮口或其他慢性溃疡，如破溃的瘰疬、臁疮等疗效显著。

（1）乳痈：是目前火针引流技术使用最多的疾病之一，其具有起效快，创口小，预后良好，减少复发等优势。

（2）臁疮：火针引流技术可去除瘀血，改善伤口血运，促进愈合。

（3）痛风结石：火针引流技术可协助痛风结石排出，减少肿胀，缓解疼痛。

（4）聚合性痤疮：火针引流可促进聚合性痤疮的透脓、排脓以及愈合。

（5）痈：火针点刺及引流可促进其成脓及排脓，并可消炎杀菌，减少感染。

七、火针引流技术的临床应用举例

1. 急性乳腺炎

适应证 适用于急性期乳腺炎发作者。

主穴 进针点需选择脓腔的低垂位，若有多房脓腔，可选择中间位置的最低位，以兼顾多个脓腔的引流。

操作方法 最好术前彩超探查、定位，标记脓腔位置及层次，选取低垂位穿刺点作为引流口，针尖直达脓腔深部，才能达到较好的引流效果。进针方向需绕开乳晕后方，避免损伤主导管，也可避免损伤乳晕后血管引起大出血；进针方向需平行于胸壁，避免损伤胸壁引起出血、感染播散，甚至出现气胸、血胸等严重并发症。术后配合药捻引流效果更佳。

2. 急性踝关节韧带损伤

适应证 踝关节韧伤急性损伤者。

主穴：外踝前下方肿胀最明显处。

操作方法：取直径 0. 8 cm 中粗火针，以酒精灯火焰将针体前端 1 ~ 2 cm 烧红，在外踝前下方肿胀最明显处刺 3 ~ 4 针，针刺深度约 1 ~ 1. 5 cm。针刺方法为闪刺法，即迅速刺入后立即拔出。此时可见血性渗出液自针孔不断流出，不予压迫，令血水自然外流至软纸上，及时更换软纸。静卧 2 h，然后以消毒纱布包扎针孔 72 h，每日更换纱布 3 次，一星期内限制活动。

3. 痛风结石

适应证：适用于痛风结石不断增厚的小关节处。

主穴：局部最高点或红肿疼痛并按压有液体波动点。

操作方法：两人同时操作，助手双手用力挤压有结石的关节两侧，操作者用粗火针烧红后直刺最高点，针刺深度 3 ~ 5mm，即迅速刺入后立即拔出，可针刺 2 ~ 4 针，可见红黄相间的黏液从针孔流出，助手用力挤压协助液体流出，可观察到黏液含有细小结石结晶。

4. 痤疮

适应证：适用于聚合性痤疮患者。

主穴：局部痤疮。

操作方法：用 1 寸长火针，将针身前 1/3 用酒精灯烧红后迅速点刺痤疮最高点，点刺后无需挤压，部分脓液从针孔里带出，可用消毒棉签轻轻擦拭便可。

5. 臁疮

适应证：因下肢静脉回流障碍引起的、静脉曲张伴溃疡、糖尿病足等。

主穴：溃疡面及周围的静脉曲张血管高压点处。

操作方法：将火针的前中段烧红，对准溃疡面及高压点垂直快速进针，速刺疾出，令其瘀血尽出。每周治疗 2 次，4 次为 1 个疗程，1 个疗程后判定疗效。

八、禁 忌 证

（1）对于动脉血管和主要神经分布部位亦不宜施用火针。

（2）发热的病症，不宜用火针。

（3）面部施行火针不宜太过，用针要小，手法要轻，避免留下瘢痕，瘢痕体质者慎用。

九、注 意 事 项

（1）在针刺后，局部呈现红晕或红肿未能完全消失时，则应避免洗浴，以防感染。

（2）针刺后若造口较深，建议留置药捻以便脓液流出，减缓伤口愈合，让新肉从内部开始往外生长。

（3）针眼处红肿加重，分泌物增多，可外敷金黄膏等外伤药物。

（4）如刺破血管，引起血流不止，可立即用消毒干棉球压迫止血。青紫处先冷敷，使血管收缩止血。第二日再行热敷，以便瘀血的吸收。

（5）针孔处理：如果针刺 1 ~ 3 分深，可不作特殊处理。若针刺 4 ~ 5 分深，针刺后用消毒纱布贴敷，用胶布固定 1 ~ 2 天，以防感染。

（6）术前需与患者签署有创治疗知情同意书，告知可能出现的并发症及风险，征得理解同意。

参考文献

艾坤 . 2012. 水针疗法 . 北京：中国中医药出版社
薄智云 . 2006. 腹针无痛治百病 . 北京：科学普及出版社
薄智云 . 2012. 腹针疗法（中国针灸名家特技丛书）. 北京：中国中医药出版社
柴铁劬 . 2009. 靳三针临症配穴法 . 北京：人民卫生出版社
陈怀龙，王明山，王世端 . 2006. 针刺麻醉的临床应用及前景展望 . 国际麻醉学和复苏杂志，27（6）：347-350
陈丽云，洪超星，王碧娥 . 2001. 针刺手针腰背痛点治疗 92 例急性腰扭伤疗效观察，福建医药杂志，23（6）
陈隆晖 . 杨思进 . 张勉，等 . 2011. 灼烙技术治疗慢性扁桃体炎优化研究（附 97 例报告）. 见：世界中联耳鼻喉口腔专业委员会换届大会及第三次学术年会暨中华中医药学会耳鼻喉科分会第十七次学术交流会暨广东省中医及中西医结合学会耳鼻喉科学术交流会论文汇编
陈汉平 . 2007. 简明针灸辞典 . 上海：上海科学技术出版社
陈全新 . 1995. 论针刺与补泻手法、中国医药学报，10（5）：52-55
陈全新 . 1996. 浅谈针灸临床辨证特点、配方规律及刺法 . 新中医，（11）：9-10
陈日新 . 2009. 热敏灸实用读本 . 北京：人民卫生出版社
成永明，陈秀华 . 2014. 无痛蜂疗法 . 北京：人民卫生出版社
邓良月，孟鸣飞 . 2004. 中国针灸刺灸通鉴 . 青岛：青岛出版社
邓贤斌，葛小苏 . 2010. 符文彬教授针灸从心胆论治疾病的临床经验 . 辽宁中医杂志，1134-1136
第二掌骨侧穴位全息疗法的临床应用点滴体会 . 云南中医学院学报，13（2）：39-41
东贵荣，马铁明 . 2012. 刺法灸法学 . 北京：中国中医药出版社
董福慧 . 2002. 皮神经卡压综合征 . 北京：科学技术出版社
樊华，李彦华 . 2015. 中医外治法治疗慢性扁桃体炎的研究进展 . 新疆中医药，2015，33（1）：72-73
方湘治，方源 . 2011. 穴位截根术治疗浅表淋巴结结核 352 例 . 中国针灸，21（2）：116
方圆 . 2013. 通督调神针刺法治疗腰椎间盘突出症的临床研究 . 广州中医药大学
方云鹏 . 1985. 体环针 . 广东：科学普及出版社广州分社
冯春祥 . 1995. 中国特种针法全书 . 北京：华夏出版社
冯祯 . 2004. 铺灸治疗强直性脊柱炎 36 例 . 上海针灸杂志，23（1）：20
符文彬，陈秀华 . 2004. 陈全新针灸经验集 . 北京：人民卫生出版社
符文彬，徐振华 . 2013. 岭南传统天灸疗法 . 北京：人民军医出版社
符文彬，许能贵 . 2011. 针灸临床特色疗法 . 北京：中国中医药出版社
符文彬 . 1995. 针灸奇法治病术 . 广州：广东科技出版社
符文彬 . 2012. 司徒铃针灸医论医案选 . 北京：科学出版社
符仲华 . 2011. 浮针疗法治疗疼痛手册 . 北京：人民卫生出版社
高树中，杨骏 . 2013. 针灸治疗学 . 北京：中国中医药出版社
高忻洙，胡玲 . 2010. 中国针灸学词典 . 南京：江苏科学技术出版社
高学敏 . 2004. 中药学 . 北京：人民卫生出版社
耿乃光 . 2005. 新砭石疗法 . 北京：学苑出版社 . 5
郭长青，金燕 . 2009. 实用颈、背俞、脊针疗法 . 北京：化学工业出版社
郭长青，卢婧 . 2009. 实用芒针疗法 . 北京：化学工业出版社
郭少武 . 1994. 腭扁桃体的神经分布（摘要）. 中华耳鼻咽喉科杂志，29（4）：254
郭世余 . 1989. 中国针灸史 . 天津：天津科学技术出版社
郭义，刘阳阳 . 2013. 穴位注射疗法 . 北京：中国中医药出版社
国家中医药管理局 . 2013. 中医病症诊断疗效标准 . 北京：中国医药科技出版社

国家中医药管理局 . 2013. 中医医疗技术手册 . 北京
韩冰雪，唐强 . 2008. 头针配合十二井穴刺络放血治疗急性脑梗死 . 辽宁中医杂志，35（1）
何永昌 . 2006. 阿是穴压灸法治疗拇指屈肌腱鞘炎疗效观察 . 针灸临床杂志，22（5）：41-42L
黄瑾民，黄汉儒，黄鼎坚 . 1986. 壮医药线点灸疗法 . 南宁：广西人民出版社
贾剑南，陈泽林，郭义 . 2011. 三棱针现代临床操作方法及名称概述 . 针灸临床杂志，27（1）：66-69
贾琪 . 2011. 第二掌骨侧全息疗法治疗女大学生痛经的应用研究 . 山东体育学院
蒋龙魁，陈小宁 . 2009. 中医烙法治疗慢性扁桃体炎进展 . 内蒙古中医药，28（6）：95-96
靳士英 . 1999. 实用中医外治法 . 北京：人民军医出版社 . 12
赖新生，伦新 . 2004. 实用针灸处方学 . 北京：人民卫生出版社
赖新生，张家维 . 1998. 岭南针灸经验集 . 北京：中国医药出版社
李春源 . 2009. 运气学说如何结合子午、八法流注针法的理论研究 . 广州中医药大学
李华，文蕾 . 2015. 飞腾八法针刺配合刺血拔罐治疗落枕 25 例 . 中国中医药现代远程教育，13（12）：73-74
李磊 . 2014. 针灸时间治疗学（修订本）. 山西：山西科学技术出版社
李镤 . 1996. 穴位注射疗法临床大全 . 北京：中国中医药出版社
李石良，张永旺，李辉 . 2007. 火针引流法治疗急性踝关节韧带损伤 30 例 . 临床报道
李岩，周震，刘保红等 . 2008. 火针刺络放血治疗下肢复发性丹毒 28 例 . 中国针灸，28（1）
李造坤，李俊伟 . 2000. 截根治疗乳腺增生症 64 例临床体会 . 中国针灸，（9）：536
梁繁荣 . 2005. 针灸学 . 北京：中国中医药出版社

林红，杨殿兴 . 2007. 中国民间灸法绝技 . 四川：四川科技出版社
林毅 . 唐汉钧 . 2003. 现代中医乳房病学 . 北京：人民卫生出版社
刘兵 . 宋佳杉 . 2009. 拔罐的传统中医思维与临应酬应用 . 江苏中医药 . 41（6）：28-29.
刘炳权，梁俭昌 . 2006. 背针疗法 . 广州：广东科技出版社
刘堂义，杨华元，褚立希，等 . 2007. 针刺麻醉的现状及分析 . 中国针灸，27（12）：914-916
刘新，贾春生，王建岭等 . 2014. 基于数据挖掘的刺络疗法中放血量与方法的研究 . 中国针灸，34（3）：257-260
陆寿康 . 2007. 刺法灸法学 . 北京：中国中医药出版社
米建平 . 2014. 中医外治疗法治百病丛书 . 火针疗法 . 北京：人民卫生出版社
彭静山，费久治 . 1985. 针灸秘验 . 沈阳：辽宁科学技术出版社
朴联友 . 1995. 飞腾八法按时取穴治疗妇女更年期潮热、汗出 76 例临床观察 . 中国乡村医药，2（3）：121-122
朴联友 . 2001. 飞腾八法配合刺血拔罐治疗黄褐斑 30 例 . 中国针灸，21（7）：415-416
朴联友 . 2002. 飞腾八法治疗单纯性肥胖 . 中国中医药信息杂志，9（7）：57
漆浩，董晔 . 1993. 子午流注、灵龟飞腾八法大全 . 北京：中国医药科技出版社
齐凤军 . 1999. 人体全息诊疗大法 . 北京：中国医药科技出版社
齐永 . 2015. 脐针入门 . 北京：人民卫生出版社
钱存泽，钱进，白耀辉 . 1991. 近红外仿灸仪的研制与临床应用 . 红外技术，13（6）：27
清江上外史 . 1984. 针灸内篇 . 北京：中医古籍出版社，3
裘沛然 . 1991. 中国中医独特疗法大全 . 上海：上海文汇出版社
沈雪勇 . 2007. 经络腧穴学 . 北京：中国中医药出版社
石学敏 . 2002. 针灸治疗学 . 北京：中国中医药出版社
石学敏 . 2003. “醒脑开窍”针刺法治疗脑卒中 . 中国临床康复，7（7）：58
石学敏 . 2007. 针灸学 . 北京：中国中医药出版社
石学敏 . 2009. 石学敏实用针灸学 . 北京：中国中医药出版社
史效卿 . 1974. 截根术治疗甲状腺峡部腺肿 15 例临床观察 . 哈尔滨医科大学学报，（2）：
粟漩 . 2008. 通督调神法电针治疗脑卒中后吞咽障碍的临床研究 . 广州中医药大学

孙海波 . 2010. 中医烙法治疗慢性扁桃体炎技术（上）. 农村适宜技术，17（2）：85-86
孙介光，孙雪然 . 2008. 实用舌针疗法 . 北京：人民军医出版社
孙介光，孙雪然 . 2010. 舌针技术 . 中国针灸，30（5）：599-600
孙介光，孙雪然 . 2010. 舌针疗法（续 1）——舌穴定位、功能与研究 . 中国针灸，30（5）：421-422
谭支绍 . 1990. 中国民间灯火灸疗法 . 南宁：广西科学技术出版社
滕红丽，林辰 . 2014. 药线点灸疗法 . 北京：人民卫生出版社
田纪钧，陈磊 . 2014. 刃针疗法治疗百病 . 北京：人民卫生出版社
田建刚，郝重耀 . 2009. 新九针鍉针疗法 . 上海针灸杂志，28（7）：434
田舜莲 . 2002. 第二掌骨侧穴位治疗胆囊结石诱发“气至病所”探析 . 中医药学刊 .（4）：467
王富春 . 2003. 头针疗法 . 北京：人民卫生出版社
王富春 . 2009. 灸法捷要 . 上海：上海科学技术出版社
王富春 . 2009. 灸法医鉴 . 北京：科学文献出版社
王富春 . 2009. 刺法灸法学 . 上海：上海科学技术出版社
王国强 . 2013. 中医医疗技术手册（2011 普及版）. 北京：国家中医药管理局
王克兢 . 2014. 灸法的起源及时代特征 . 内蒙古中医药 . 33（6）80-81
王兰 . 2009. 飞腾八法按时取穴治疗黄褐斑临床研究 . 北京中医药大学
王丽，袁卫华，蔡圣朝 . 2012. 铺灸疗法的临床应用 . 针灸临床杂志 . 28，（3）：35-37
王玲玲 . 2010. 针灸学临床 . 北京：人民卫生出版社，227-230
王璐璐，唐志坤 . 2014. 截根疗法治疗痤疮 34 例疗效观察 . 内蒙古中医药，22（30）：51-52
王启才 . 2007. 针灸治疗学 . 北京：中国中医药出版社
王松涛，徐毅 . 1998. 鼻针治疗顽固性呃逆的临床疗效观察 . 针刺研究，（3）：218
王文远 . 2007. 中国平衡针灸 . 北京：北京科学技术出版社
王峥，马雯 . 2011. 中国刺血疗法大全 . 安徽：安徽科学技术出版社 . 9
尉建辉，李雪薇，张文宙 . 2007. 刘世琼教授运用“子午流注”针法治验举例 . 甘肃中医学院学报，24（4）：1
温瑞书，张明泉，刘忙柱 . 2003. 手针疗法治疗尿潴留 . 新中医，35（3）
吴汉卿 . 2014. 水针刀微创技术·脊柱相关疾病 . 北京：人民卫生出版社
吴汉卿 . 2014. 中医筋骨三针疗法 . 北京：人民卫生出版社
吴焕淦，张仁，口锁堂，等 . 2006. 从经筋理论探讨针刺麻醉 . 上海针灸杂志，25（12）：40
吴旭，盛灿若 . 2001. 实用针灸学 . 北京：人民军医出版社 . 2
谢潇侠，雷秋慧 . 2008. 铺灸为主治疗类风湿关节炎疗效观察 . 中国针灸，28（10）：730-732
谢新才，王桂玲 . 2011. 国医大师贺普仁 . 北京：中国医药科技出版社
徐呈超，母晓艺，彭杰等 . 2015. 耳针配合手针治疗原发性失眠临床观察，山东中医杂志，34（5）
徐振华，符文彬，刘健华 . 2007.《内经》经络诊察体系及临床应用 . 江西中医学院学报，19（2）：46-48
许能贵，符文彬 . 2015. 临床针灸学 . 北京：科学出版社
许文涛，高雪芹，黄晓丽 . 2001. 鼻针治疗胃痛 150 例 . 中医研究，14（6）：53-54
禤国维，陈达灿 . 1993. 截根疗法治疗局限性瘙痒病 109 例 . 中医杂志，34（12）：739
杨长森 . 1985. 针灸治疗学 . 上海：上海科学技术出版社
杨甲三 . 1989. 针灸学 . 北京：人民卫生出版社
杨维杰 . 1995. 董氏奇穴针灸学 . 北京：中医古籍出版社出版
杨兆钢，杨铭 . 2003. 脑病的芒针治疗 . 北京：中国医药科技出版社
殷克敬 . 2007. 针灸时间医学概论 . 北京：人民卫生出版社
于秀梅 . 2006. 子午流注纳支法治疗失眠临床观察 . 辽宁中医杂志，33（12）：1633
俞云 . 1994. 切脉针灸治癌 . 合肥：安徽科学技术出版社
俞云 . 2013. 皇帝内经针法—切脉针灸 . 北京：人民卫生出版社

袁春新 . 2013. 中医烙法治疗慢性扁桃体炎临床观察 . 辽宁中医药大学学报，15（11）：234-235
袁青 . 2006. 靳瑞针灸传真 . 北京：人民卫生出版社
袁青 . 2014. 靳三针法 . 北京：人民卫生出版社
岳增辉，李铁浪 . 2012. 中国传统特色疗法丛书：耳针疗法 . 北京：中国医药科技出版社
张峰 . 2012. 通督调神针刺法治疗缺血性中风失语症临床研究 . 广州中医药大学
张吉 . 2006. 针灸学 . 北京：人民卫生出版社
张全明 . 2012. 微针疗法 . 北京：中国医药科技出版社
张时宜，唐仲良，张瑞生 . 1995. 面针的探源与临床应用（续一）. 上海针灸杂志，14（2）：88-89
张时宜 . 1997. 面针探讨与临床应用 . 中国针灸，3：143-147
张心曙，凌昌全，周庆辉 . 2002. 实用腕踝针疗法 . 北京：人民卫生出版社
张心曙 . 1997. 腕踝针 . 北京：人民军医出版社
张颖清 . 1987. 全息生物疗法 . 山东：山东大学出版社
张瑜，吴勋仓 . 2005. 黄帝内经 . 刺络放血疗法探析 . 陕西中医，26（7）
赵晶岩 . 2001. 谈中医传统截根技术的机理及疗效 . 时珍国医药，12（1）：69-70
赵平璋 . 2011. 中国脐灸疗法 . 北京：科学技术文献出版社
赵时碧 . 2013. 雷火灸疗法 . 北京：人民卫生出版社
赵详 . 2014. 浅析《灸法秘传》的临床试用价值 . 湖南中医杂志 .（6）. 95-95
赵奕 . 2013. 通督调神针刺法治疗血管性痴呆的临床研究 . 广州中医药大学

郑锦，孙晓明，李荣华 . 2013. 实用中医诊疗技术操作指南 . 上海：上海科学技术出版社 . 10
郑雅芳，张丽娜，黄晶等 . 2006. 黄帝内经 . 刺营出血疗法及临床意义 . 中医药学报，34（2）
中国针灸学会 . 2012. 针灸学学科发展报告 . 北京：中国科学技术出版社
中国中医科学院，中国针灸学会 . 2011. 中医循证临床实践指南 · 针灸 . 北京：中国中医药出版社
中华人民共和国国家标准 . 针灸技术操作规范 · 第 6 部分穴位注射（GB/T 21709、6-2008）
中华人民共和国国家质量监督检验检疫总局，中国国家标准化管理委员会 . 2014. 针灸技术操作规范第 22 部分：刮痧 . 北京：中国标准出版社
周楣声 . 2006. 灸绳 . 青岛：青岛出版社
朱福平，庄礼兴，杨顺益 . 2003. 压灸百会穴为主治疗椎动脉型颈椎病 34 例疗效观察 . 广州中医药大学学报，20（2）：124-126
2008. 针灸技术操作规范第 7 部分：皮肤针 . 北京：中国标准出版社